W0260772

Handbuch der experimentellen Pharmakologie

Handbook of Experimental Pharmacology

Heffter-Heubner   New Series

Herausgegeben von / Editorial Board

O. Eichler   **A. Farah**   **H. Herken**   **A. D. Welch**
Heidelberg   Syracuse, N. Y.   Berlin   New Brunswick, N. J.

Beirat / Advisory Board

G. Acheson · E. J. Ariëns · Z. M. Bacq · F. von Brücke · V. Erspamer

U. S. von Euler · W. Feldberg · R. Furchgott · A. Goldstein · G. B. Koelle

O. Krayer · K. Repke · M. Rocha e Silva · P. Waser · W. Wilbrandt

Vol. XVI/11 A

Springer-Verlag Berlin Heidelberg GmbH 1967

Erzeugung von Krankheitszuständen durch das Experiment

Teil 11 A

Infektionen III

Bearbeitet von

G. Gillissen · H. P. R. Seeliger · H. Werner

Herausgeber

Oskar Eichler

Mit 252 Abbildungen

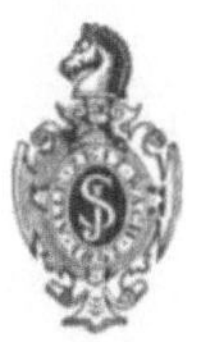

Springer-Verlag Berlin Heidelberg GmbH 1967

© by Springer-Verlag Berlin Heidelberg 1967
Ursprünglich erschienen bei Springer-Verlag Berlin Heidelberg New York 1967.
Softcover reprint of the hardcover 1st edition 1967
Library of Congress-Catalog-Card Number AGR 25-699

ISBN 978-3-662-35905-1   ISBN 978-3-662-36735-3 (eBook)
DOI 10.1007/978-3-662-36735-3

Titel-Nr. 5720

Inhaltsverzeichnis

Bacillus anthracis und andere aerobe Sporenbildner. Von G. Gillissen

Mitarbeiterverzeichnis

GILLISSEN, G., Professor Dr., Med. Hochschule, Abt. med. Mikrobiologie,
5100 Aachen, Goethestraße 27—29

SEELIGER, HEINZ P. R., Professor Dr., Institut für Hygiene und Mikrobiologie der
Universität, 8700 Würzburg

WERNER, HERBERT, Dr., Hygiene-Institut der Rheinischen Friedrich-Wilhelms-
Universität, 5300 Bonn

Erzeugung von Krankheitszuständen durch Sproßpilze und Schimmelpilze

Heinz P. R. Seeliger und Herbert Werner

Mit 246 Abbildungen

Einleitung

In der medizinischen Mykologie werden Tierversuche unter folgenden Zielsetzungen durchgeführt, zum

a) Erregernachweis,

b) Pathogenitätsnachweis,

c) Studium von Arznei- und Desinfektionsmittelwirkungen,

d) Studium immunbiologischer Erscheinungen.

Im Rahmen der drei ersten Fragestellungen werden beim Tier Krankheitszustände vorwiegend durch *lebende Keime* erzeugt. Versuche mit Pilztoxinen werden selten durchgeführt, da die meisten in der medizinischen Mykologie untersuchten Pilze keine Ektotoxinbildner sind. Doch gibt es auch hier Ausnahmen, z.B. bei *Aspergillus*-Pilzen, deren Toxine in jüngster Zeit zunehmende pathogenetische Bedeutung erlangen. Beim Studium serologischer und immunbiologischer Fragen wird im Tierversuch häufig mit abgetöteten Pilzen und Sporenaufschwemmungen gearbeitet und nur manchmal mit experimentell infizierten Tieren; denn im Vordergrund steht bei diesen Fragestellungen vielfach nicht die Erzeugung eines Krankheitszustandes, sondern die Gewinnung von Antikörpern, z.B. Agglutininen, Präcipitinen usw., gegen das benutzte Antigen. Daraus ergibt sich, daß in dem folgenden Beitrag vorzugsweise Untersuchungen zu den ersten drei Fragestellungen (a—c) zu berücksichtigen sind. Doch muß auch das Studium immunbiologischer Phänomene in die Betrachtungen einbezogen werden.

Die einschlägigen Angaben finden sich weit verstreut in der umfangreichen Fachliteratur der letzten 100 Jahre. In Anbetracht der Fülle des Schrifttums erscheint es ratsam, sich auf die wichtigsten, experimentell erarbeiteten Angaben zu beschränken, um so mehr, als viele Mitteilungen aus älterer Zeit schon deshalb nicht verwertet werden können, weil infolge der verwirrenden Nomenklatur oft nicht sicher ist, mit welcher Pilzart überhaupt gearbeitet wurde.

Als Grundlage für diese Zusammenstellung dienen die großen Standardwerke der Mykologie, das Handbuch der Haut- und Geschlechtskrankheiten von Jadassohn (1928) und die jüngst erschienenen Ergänzungsbände von Marchionini und Götz (1962, 1963), zahlreiche Lehrbücher und Einzeldarstellungen (s. Teil A) sowie vor allem folgende mykologische Referatesammlungen und Fachzeitschriften:

a) *Review of Medical and Veterinary Mycology*, herausgegeben vom Commonwealth Mycological Institute in Kew, Surrey;

b) *Mycopathologia et Mycologia Applicata*, Dr. W. Junk-Verlag, Den Haag; sowie

c) *Sabouraudia* (Journal of the International Society for Human and Animal Mycology), E. & S. Livingstone Ltd., Edinburgh & London.

Im folgenden Beitrag werden Methodik und Ergebnisse von Tierversuchen mit Mykoseerregern, d. h. pathogenen Hefen, dimorphen Pilzen und Schimmelpilzen, dargestellt. Berücksichtigt wird neben der Infektion empfänglicher Tiere auch, soweit bekannt, die Züchtung von Pilzen im Hühnerembryo und auf Gewebekulturen. Die Strahlenpilze (Erreger der Aktinomykose, Nocardiose und Streptomykose) werden in einem gesonderten Beitrag (HEINRICH) abgehandelt, da es sich bei ihnen nicht um echte Pilze, sondern um Bakterienarten der Familie *Actinomycetaceae* handelt. Die Wirkungen von Giftpilzen, z. B. Knollenblätterpilz, Fliegenpilz usw., werden an diesem Ort ebensowenig berücksichtigt wie die toxischen Wirkungen bzw. Nebenwirkungen verschiedener antibiotischer und antimykotischer Substanzen, die aus Pilzen gewonnen werden.

Da zur Erzeugung der experimentellen Mykose auch die Herstellung bzw. Züchtung des Inoculums sowie die Nachweismethoden des jeweiligen Erregers und seien Rückgewinnung aus dem Versuchstier (Henle-Koch'sche Postulate) gehören, werden diese einschlägigen Methoden, allerdings nur in dem hier erforderlichen Umfang, kurz behandelt.

Allgemeiner Teil

I. Methodik der Pilzzüchtung und des Erregernachweises im Versuchstier

Entsprechend der Zielsetzung des vorliegenden Beitrags wird im folgenden eine *beschränkte Auswahl erprobter Methoden* der Pilzzüchtung sowie des mikroskopischen, histologischen, kulturellen und serologischen Erregernachweises im Versuchstier dargelegt.

Es kann nicht Aufgabe dieses Beitrags sein, alle Einzelheiten der Pilzzüchtung usw. zu schildern, da hierdurch der Rahmen gesprengt würde. Die hier empfohlenen Verfahren werden im speziellen Teil durch manche Angaben ergänzt. Der darüber hinaus interessierte Leser findet weiteres im Handbuch der Haut- und Geschlechtskrankheiten von JADASSOHN (1928) und in dem von MARCHIONINI herausgegebenen Ergänzungswerk (1963), in dem 5. Band des Handbuchs der pathogenen Mikroorganismen von KOLLE, KRAUS und UHLENHUTH (1928) sowie in den Lehrbüchern und Einzeldarstellungen von AINSWORTH und AUSTWICK (1959), AJELLO, GEORG, KAPLAN und KAUFMAN (1962), BLOCH (1928), BRUMPT (1949), BUSCHKE und JOSEPH (1928), BUSCHKE und LANGER (1928), CASTELLANI (1928), CONANT, SMITH, BAKER, CALLAWAY und MARTIN (1958), EMMONS, BINFORD und UTZ (1963), FIESE (1948), FRÁGNER (1958), GÖTZ (1962), GRÜTZ (1928), KALKOFF und JANKE (1958), LACAZ (1960), LANGERON und VANBREUSEGHEM (1952), LITTMAN und ZIMMERMAN (1956), LODDER und KREGER-VAN RIJ (1952), NORDÉN (1951), PLAUT und GRÜTZ (1927), PLEHN (1928), POLEMANN (1961), SEELIGER (1958, 1959, 1963), THOM und RAPER (1945), den vom Pasteur-Institut in Paris herausgegebenen Sammelbänden „Mycologie Médicale" (1956) und „Cours de Mycologie Médicale" (1960) sowie in dem Sammelband „Laboratory Manual for Medical Mycology" 2. Ed. 1962 des Communicable Disease Center, Atlanta, Ga. u. a.

1. Methodik der Pilzzüchtung

a) Stammhaltung

Dem mit der Erzeugung von Tiermykosen befaßten Untersucher dürften zunächst in der Regel Sammlungskulturen von pathogenen Sproßpilzen und Fadenpilzen zur Verfügung stehen (geeignete Bezugsquellen: Centralbureau voor Schimmelcultures, Baarn, Holland sowie verschiedene nationale Kultursammlungen in verschiedenen Ländern, z. B. American Type Culture Collection, Washington, D.C. und National Collection of Type Cultures, London). Daraus gilt es, eine hinreichende Menge des infektionstüchtigen Inoculums zu bereiten. Zur Züchtung der meisten pathogenen Sproßpilze und Fadenpilze (Hyphomyceten) sind die in der mykologischen Routine üblichen Nährböden ausreichend. Zur experimentellen Mykoseerzeugung mit dimorphen, pathogenen Pilzen (*Blastomyces dermatitidis, Sporotrichum schenckii, Histoplasma capsulatum* u. a.) ist manchmal die Gewinnung der Hefephase bzw. der Gewebsphase wünschenswert. Dies gelingt in der Regel nur auf speziellen Nährböden bzw. unter Anwendung besonderer Kulturmethoden. Sofern der Untersucher nicht über eine eigene Pilzkultursammlung verfügt, muß er zunächst dafür sorgen, die zum Zwecke der Tierversuche beschafften Pilzkulturen in geeigneter Weise aufzubewahren bzw. für spätere Versuche und Kontrollen zu konservieren. Abgesehen von den Hefephasen dimorpher Pilze erfolgt die Stammhaltung auf einfachen Substraten bei Zimmertemperatur, besser im Kühlschrank, entweder als Agar-Schrägkultur, die zweckmäßigkeitshalber mit sterilem, flüssigem Paraffin überschichtet wird (Vermeidung der Austrocknung) oder im gefriergetrockneten Zustand. Hefephasen dimorpher Pilze werden auf Francis-Agar (s. unten) bei 37⁰ C gehalten.

b) Pilzzüchtung

Nachfolgend wird eine Auswahl brauchbarer Nährböden samt Anwendungsbereich [A = Sproßpilze, B = Fadenpilze (Hyphomyceten), C = Hefephase dimorpher Pilze] aufgeführt. Es handelt sich dabei um Formeln, die international allgemein bekannt und eingeführt sind.

α) *Dextrose-Agar nach* SABOURAUD
(Verwendung für A, B)

Dextrose	40,0 g
Pepton	10,0 g
Agar	20,0 g
Aqua dest. ad	1000,0 ml

15 min bei 121⁰ C autoklavieren, anschließend mit 10%iger steriler Weinsäure auf ein pH von 5,6 einstellen. Dieses Substrat wird vielfach zur Stammhaltung benutzt.

β) *Maltose-Agar nach* SABOURAUD
(Verwendung für A, B, auch zur Stammhaltung geeignet)

Herstellung wie α); statt Dextrose Maltose.

γ) SABOURAUDS *Dextrose-Agar mit Penicillin- und Streptomycinzusatz*
(Verwendung für A, B)

Herstellung wie α). Zu 1000 ml des vom Autoklavieren flüssigen Mediums werden 2 ml einer sterilen Penicillinlösung (20000 OE/ml) und 4 ml einer sterilen Streptomycinlösung (10 mg/ml) hinzugefügt. Das fertige Medium enthält 20 OE Penicillin und 40 γ Streptomycin pro ml.

δ) SABOURAUDS *Dextrose-Agar mit Cycloheximid- und Chloramphenicolzusatz*
(als Mycosel-Agar BBL im Handel; Verwendung für B)

Herstellung wie α); zum flüssigen auf 50⁰ C abgekühlten Medium werden 0,1 mg/ml Cycloheximid (Actidione) und 0,05 mg/ml Chloramphenicol hinzugefügt.

ε) *Würze-Agar*
(Verwendung für A, auch zur Stammhaltung von Sproßpilzen)

Ammoniumchlorid	1,0 g
Pepton	0,78 g
Maltose	12,75 g
Malzextrakt	15,0 g
Dextrin	2,75 g
Glycerin	2,35 g
Dikaliumphosphat (K_2HPO_4)	1,0 g
Agar	20,0 g
Aqua dest. ad	1000,0 ml

pH auf 4,8 einstellen; 15 min bei 121° C autoklavieren.

ζ) *Czapek-Dox-Medium*
(Verwendung für A, B)

Saccharose	30,0 g
Natriumnitrat	2,0 g
Dikaliumphosphat (K_2HPO_4)	1,0 g
Magnesiumphosphat-Kristalle	
($MgSO_4 \cdot 7\,H_2O$)	0,5 g
Kaliumchlorid	0,5 g
Eisensulfat ($FeSO_4$)	0,01 g
Aqua dest. ad	1000,0 ml

pH auf 7,2 einstellen; 15 min bei 121° C autoklavieren.

η) *Hirn-Herz-Infusionsagar*
(Verwendung für A, B, C)

Brain heart infusion (Difco)	37,0 g
Agar	15,0 g
Aqua dest. ad	1000,0 ml

pH auf 7,2 einstellen; 15 min bei 121° C autoklavieren.

ϑ) *Hirn-Herz-Infusionsblutagar mit Penicillin- und Streptomycinzusatz*
(Verwendung für A, B, C)

Herstellung wie η). Zu 1000 ml des flüssigen, auf 50° C abgekühlten Mediums werden 40 ml Schafblut, 20000 OE Penicillin und 40 mg Streptomycin zugesetzt.

ι) *Dextrose-Cystin-Blutagar*
(Verwendung für C und zur Stammhaltung von Hefephasen dimorpher Pilze)

Fleischwasser von Rind- oder Kalbfleisch	1000,0 g
Pepton	10,0 g
NaCl	5,0 g
Cystin oder Cystinhydrochlorid	1,0 g
Agar	20,0 g

pH 7,2. Zu 1000 ml des sterilisierten Mediums (15 min bei 121° C) werden nach Abkühlen auf 50° C 50 ml einer sterilen 20%igen Dextroselösung und 80 ml Schaf-, Kaninchen- oder Pferdeblut hinzugefügt. Gegebenenfalls können noch 20 OE Penicillin und 40 γ Streptomycin pro ml zugesetzt werden.

ϰ) *Negersaat-Kreatinin-Diphenyl-Agar*

mit Antibiotica-Zusätzen zum *Cryptococcus*-Nachweis (nach Staib und Seeliger, 1966; Ajello und Shields, 1966).

Herstellung von Negersaat-Kreatinin-Substrat

Dextrose 10,0 g; KH_2PO_4 1,0 g; Kreatinin 1,0 g; Negersaat, feinpulverisiert im Starmix 50,0 g; Agar 15,0 g; Aqua dest. 1000,0 ml; keine pH-Einstellung. Nach Verflüssigung und 30 min Kochen durch mehrere Lagen Gaze möglichst klar filtrieren, dann 30 min bei 110⁰ C sterilisieren. Nach Abkühlung des Nährbodens bis auf ca. 50⁰ C erfolgt:

1. Antibiotikazusatz

1. Streptomycinsulfat   40 E/ml
2. Penicillin-G   20 E/ml
3. Chloramphenicol   1 mg/ml

Streptomycinsulfat 1 g (= 1 Mill. E) in 25 ml sterilem Aqua dest. gelöst (= 40000 E/ml), davon 1 ml auf 1000 ml Nährsubstrat = 40 E/ml.

Penicillin-G 200000 E in 10 ml sterilem Aqua dest. gelöst (= 20000 E/ml), davon 1 ml auf 1000 ml Nährsubstrat = 20 E/ml.

Je 1 ml der obigen Streptomycin- und Penicillinlösung sowie 1 g *Chloramphenicol*-Substrat werden unter sterilen Kautelen in ca. 100 ml vom obigen abgekühlten Nährboden gelöst, gut gemischt und anschließend der übrigen Nährbodenmenge (ad 1000 ml) zugegeben.

2. Zusatz von Diphenyl zu 1000 ml Nährboden

Diphenyl 0,15% (in Alkohol gelöst, in Wasser unlöslich), z.B. 1500 mg Diphenyl in 20 ml Äthylalkohol bei leichtem Anwärmen im Wasserbad bei ca. 40—50⁰ C.

Nach gutem Mischen des Ganzen werden die Platten ausgegossen. Aufgrund neuerer Untersuchungen können anstelle von Negersaat auch die Früchte anderer Kompositen, z.B. Sonnenblume, Löwenzahn usw., verwendet werden.

Auf den Nährböden mit Antibioticazusätzen werden störende bakterielle Verunreinigungen unterdrückt. Der Zusatz von Cycloheximid dient zur Unterdrückung von saprophytären Schimmelpilzen. Einige der genannten Nährböden (z.B. α—η) eignen sich nach Weglassen des Agarzusatzes auch zur Pilzzüchtung in flüssiger Kultur. —

Grundsätzlich sollte der mit der Züchtung des Inoculums und der Reisolierung aus dem Körper des Versuchstieres mit anschließender Identifizierung der Kulturen zusammenhängende Teil der Arbeiten nur von mykologisch geschulten Fachkräften durchgeführt werden. Die Herstellung der oben angegebenen Nährböden erfordert in der Regel keine besonderen Spezialkenntnisse, zumal heute verschiedene Hersteller (z.B. Baltimore Biological Laboratories, BBL, Baltimore, USA; Difco-Laboratories, Chicago, USA; Oxoid-Laboratories, London, S.E.1, England und ihre in Deutschland ansässigen Vertriebsorganisationen, neuerdings auch deutsche Hersteller — wie Merck-AG Darmstadt) hochwertige Pilznährböden in Pulverform herstellen. — Die Beimpfung der Nährböden, ihre ständige Kontrolle, die Beurteilung der Reinheit der Kulturen und die Ernte der gewachsenen Pilze sowie die sachgemäße Verdünnung, Bereitung und Aufbewahrung des Inoculums erfordern peinliche Sorgfalt und absolut sauberes Arbeiten. *Dabei muß auch das bei einzelnen Pilzarten*, insbesondere solchen, die hochinfektiöse Luftsporen bilden, *erhebliche Infektionsrisiko beachtet werden*. Manche Pilzarten sind infolge der aerogenen Übertragungsweise der Sporen, vor allem bei *Coccidioides immitis*, hochinfektiös, so daß es leicht zu Laborinfektionen kommt, andere — wie *Sporotrichum schenckii* — gelangen leicht durch geringfügige Verletzungen ins Gewebe, wodurch langwierige Infektionen entstehen. Auch Hautpilze verursachen häufig, insbesondere bei Tierpflegern, Hautmykosen wechselnden Ausmaßes (vgl. Abb. 1). Als geeignete *Schutzmaßnahmen* gelten bei der Pilzzüchtung einmal kleine, entsprechend ausgestattete Impfkapellen (vgl. Abb. 2 und 3), die bei besonders gefährlichen Pilzarten ein hohes Maß von Sicherheit bieten müssen und dann sehr kostspielig sind, sowie das vorsichtige Überschichten der infektiösen

Kultur mit steriler physiologischer Kochsalzlösung, die das Netzmittel Tween 80 in 1%iger Konzentration enthält (Einzelheiten Teil B).

Die *Bebrütungszeiten* variieren je nach Pilzart von wenigen Tagen bis zu mehreren Wochen (s. Teil B). Als Bebrütungstemperatur sind für menschen- und warmblüterpathogene Pilze in der Regel 30—37° C zu wählen (Einzelheiten s. Teil B).

Das sachgemäß gezüchtete infektiöse Inoculum wird makroskopisch und mikroskopisch, am besten auch kulturell in Subkulturen, *auf Reinheit geprüft*. Oberflächenkulturen werden mit steriler physiologischer Kochsalzlösung abge-

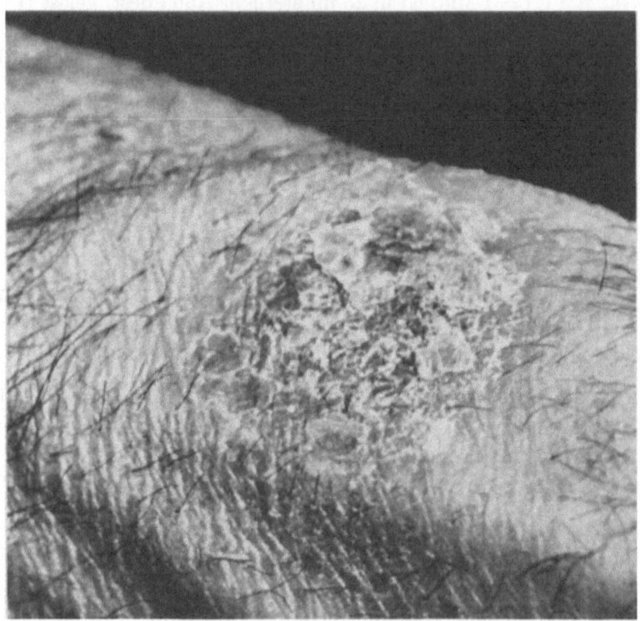

Abb. 1. Hautmykose durch *Trichophyton mentagrophytes (var. asteroides)* bei Tierpfleger, verursacht durch spontan-infiziertes Meerschweinchen

schwemmt. Das Inoculum wird anschließend unter nephelometrischer (Barium-sulfat-Standard) oder photometrischer Kontrolle auf die gewünschte Dichte eingestellt. Die Keimzahl kann auch — genauer — mikroskopisch in der Zählkammer bestimmt werden, was durch die Partikelgröße leicht ermöglicht wird. Die Anzahl lebensfähiger Pilzpartikel wird durch kulturelle Verfahren ermittelt (vgl. FRIED-HOFF und ROSENTHAL, 1954). Flüssige Pilzkulturen können unverändert, mit physiologischer Kochsalzlösung verdünnt oder nach Zentrifugieren in physiologischer Kochsalzlösung aufgenommen, verwendet werden.

Das Zentrifugieren, das zwecks Waschen des Inoculums bzw. zur genauen Einstellung seiner Dichte oft unerläßlich ist, darf nur in dicht verschlossenen Röhrchen (am besten mit Gummistopfen) erfolgen, da sich sonst leicht gefährliche Aerosole bilden können.

2. Mikroskopischer Erregernachweis

Als einfachste und schnellste Methode zum Erregernachweis im infizierten Versuchstier bietet sich die mikroskopische Kontrolle von Haut- und Schleimhautabstrichen, erregerhaltigen Ausscheidungen, Punktaten usw. an.

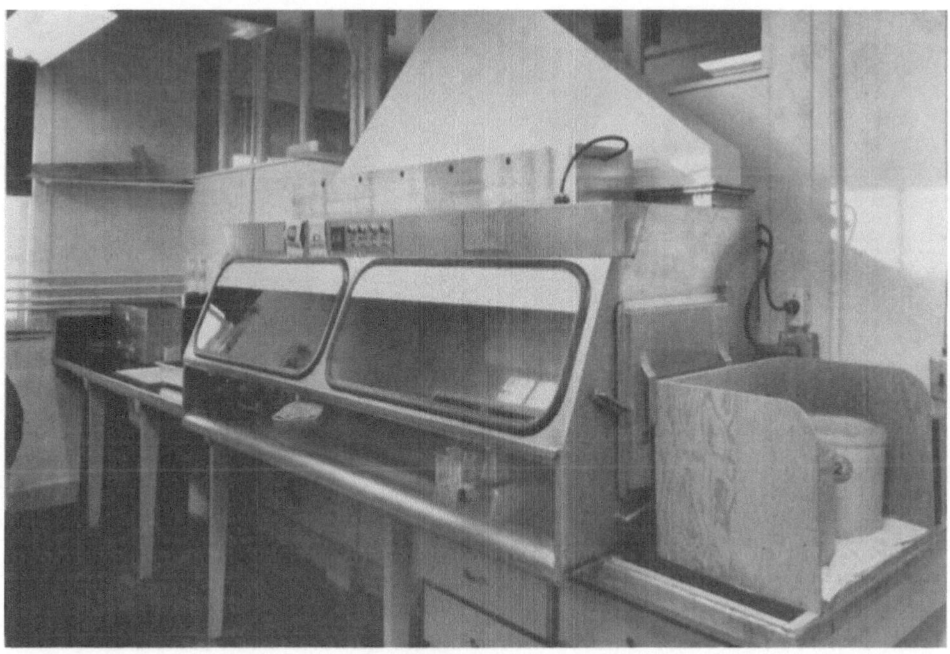

Abb. 2. Impfkabine mit offener Vorderseite, geeignet für Arbeiten mit Material (z. B. Bouillonkulturen von Hefe- und Schimmelpilzen), von dem keine Gefahr einer aerogenen Infektion ausgeht (Official photograph, U.S. Navy, Naval Biological Laboratory, J. Schutz, photographer)

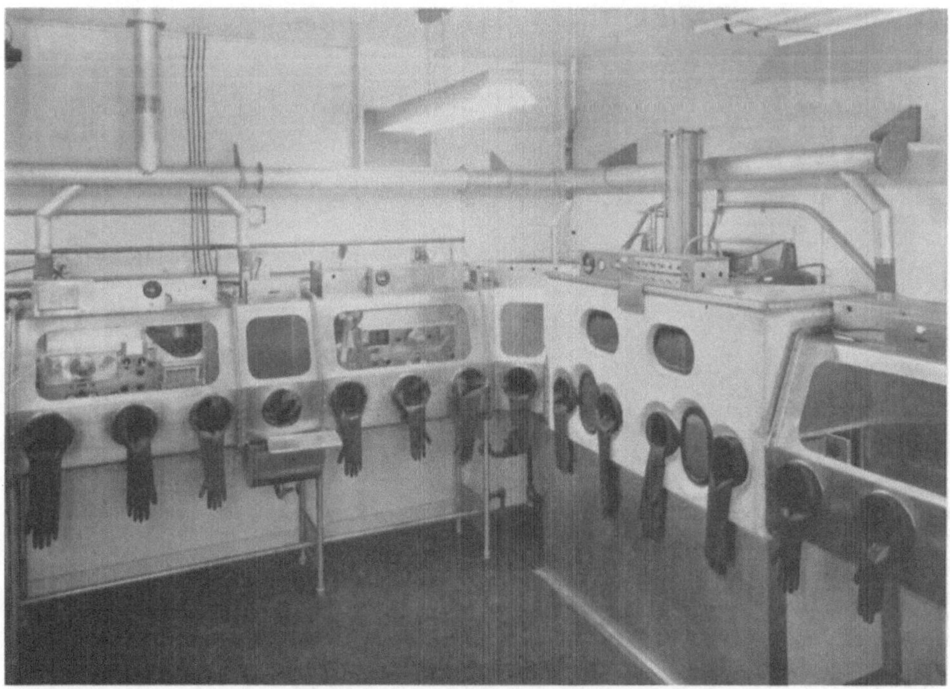

Abb. 3. Allseitig geschlossene Impfkabinen zur Verarbeitung von hochinfektiösem Material (Official photograph, U.S. Navy, Naval Biological Laboratory, J. Schutz, photographer)

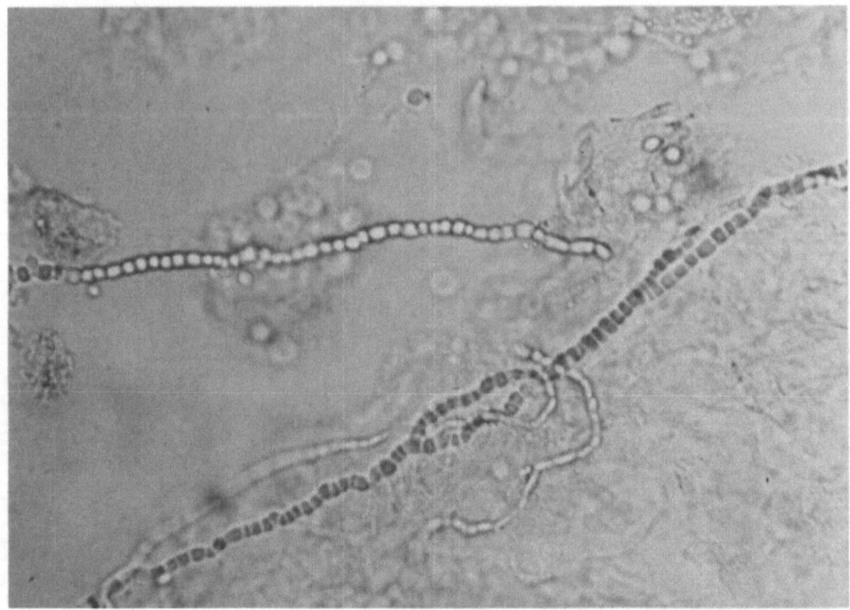

Abb. 4. Mycel von *Trichophyton rubrum* im Kalilaugenpräparat von infiziertem Nagelmaterial

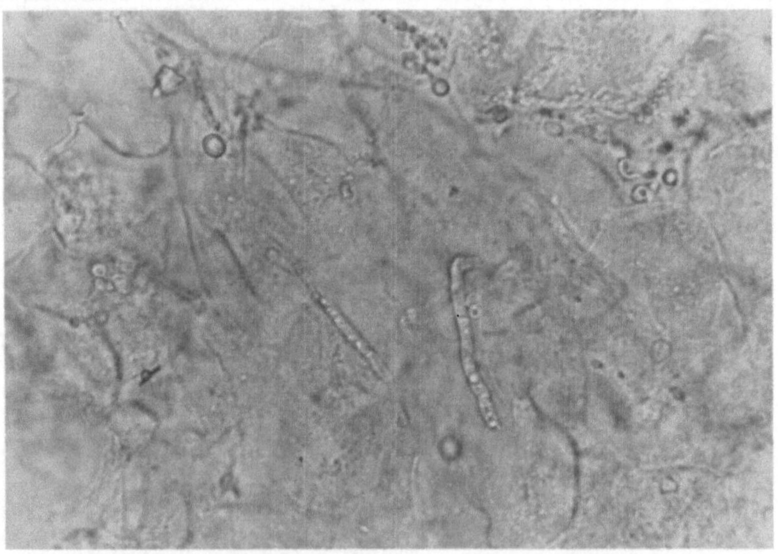

Abb. 5. Pilzfragmente und Sproßzellen im Kalilaugenpräparat bei Onychomykose. Vergrößerung etwa 500fach

In der Mykologie sind eine Reihe von speziellen mikroskopischen Verfahren üblich, die in mancher Hinsicht von den bakterioskopischen Untersuchungsmethoden abweichen. Die Aussagekraft mikroskopischer Kontrollen ist ähnlich wie in der Bakteriologie dadurch beschränkt, daß die vielfach uncharakteristische mikroskopische Morphologie allein eine sichere Erregerdiagnose oft nicht zuläßt. Dies gilt vor allem für die Sproßpilze.

α) *Nativpräparat in 0,9%iger NaCl-Lösung*

Pilzelemente sind in der Regel relativ groß und optisch dicht, so daß die Erkennung im ungefärbten Nativpräparat leicht gelingt. Mikroskopieren mit mittlerem und starkem Trockensystem; die Verwendung der Ölimmersion ist meist entbehrlich.

β) *Tuschepräparat nach* BURRI

Dieses Verfahren ist vor allem für den Nachweis von Kapseln, z. B. bei *Cryptococcus neoformans*, geeignet (vgl. Abb. 47).

γ) *Kalilaugen- oder Natronlaugenpräparat*

Verwendet wird 10%ige Kali- oder Natronlauge, die als Aufhellungsmittel zur Lösung des Keratins, der Hautepithelien, Nagelsubstanz und Haare verwendet wird und deshalb vor allem für den Nachweis von Fadenpilzen in Hautschuppen, Nägeln u. dgl. geeignet ist. Untersuchungsmaterial auf dem Objektträger mit dem Aufhellungsmittel mischen, 30—60 min bei 37° C in der feuchten Kammer stehenlassen und nach Auflösung des Eiweißes mikroskopieren (vgl. Abb. 4 und 5).

δ) *Chloral-Lactophenol-Präparat*

Rezept: Chloralhydratkristalle   2 Teile
         Phenolkristalle   1 Teil
         Milchsäure   1 Teil

Verwendung wie γ).

ε) *Lactophenol-Baumwollblau-Präparat*

Rezept: Phenolkristalle   20,0 g
         Milchsäure   20,0 g
         Glycerin   40,0 g
         Aqua dest.   20,0 ml

Durch leichtes Erwärmen lösen, dann 0,1 g Baumwollblau hinzufügen. Pilze und pilzhaltiges Material mit der Farblösung versetzen. Mit dem Trockensystem mikroskopieren. Sehr empfehlenswerte Schnellmethode.

Außerdem ist bei Soor und Sporotrichose die Gramfärbung und bei der Cryptococcose und Histoplasmose die Giemsafärbung üblich. Zum Nachweis von Ascosporen dienen ebenfalls — neben dem Nativpräparat (Abb. 6) — spezielle Sporenfärbungen (vgl. LODDER und KREGER-VAN RIJ, 1952) (vgl. Abb. 7). Gute Erfolge sind auch mit fluorescierenden Farbstoffen, z. B. Acridinorange und Primulin (JANKE, 1951), zu erzielen. Diese Fluorescenzmikroskopie ist nicht mit der weiter unten erwähnten Antigen-Antikörperreaktion mit fluorescierenden Antikörpern identisch.

Bei der mikroskopischen Kontrolle von erregerhaltigem Material ist darauf zu achten, ob die beobachtete Morphologie, z. B. Septenbildung, Nebenfruchtformen usw., mit der Beschreibung des zur experimentellen Mykoseerzeugung benutzten Pilzes in Einklang stehen. Dabei ergeben sich aber gewisse Schwierigkeiten dadurch, daß viele pathogene Pilze im infizierten Gewebe eine sog. parasitäre Phase (= Gewebsphase) ausbilden. Ganz allgemein gilt, daß die parasitären Phasen pathogener Pilze zur Rundform neigen (Einzelheiten s. S. 89, 92, 119, 155).

3. Histologischer Erregernachweis

Zum histologischen Nachweis von Pilzelementen im infizierten Gewebe wird neben den üblichen Methoden (Hämatoxylin-Eosin-Färbung usw.) eine Anzahl von *Spezialfärbungen* empfohlen, da sich Pilze im Gewebe manchmal nur schlecht oder nicht von körpereigenen Zellen abgrenzen lassen. Als meistbenutzte Methoden

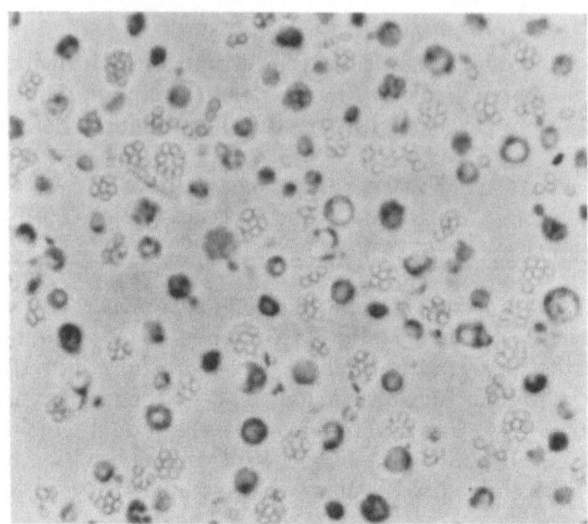

Abb. 6. Asken mit Askosporen bei askosporogener Hefe *(Lipomyces starkeyi)*. Übersichtspräparat, 320fache Vergrößerung

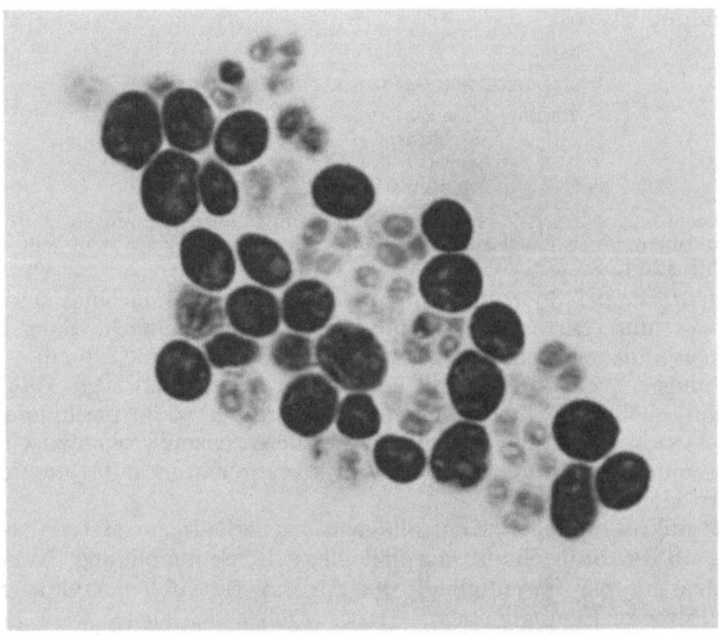

Abb. 7. Nachweis von Askosporen bei askosporogener Hefe: *Saccharomyces*-Species mit Asken und Askosporen nach 10 Tagen bei 22° C auf Acetat-Agar. Ölimmersionspräparat nach Sporenfärbung [Methode von WIRTZ, modifiziert nach CONKLIN (1934); vgl. Manual of Microbiological Methods, McGraw-Hill Book Co. Inc., New York-Toronto-London, 1957, S. 21]

dürfen dabei die verschiedenen Modifikationen der Perjodsäure-Schiff-Färbung gelten. Die von GRIDLEY angegebene sei im einzelnen wiedergegeben:

Perjodsäure-Schiff-Färbung nach GRIDLEY *(1959)*

1. Paraffinschnitte eines gutfixierten Gewebes werden mit MAYERs Eialbumin an die Objektträger fixiert und getrocknet.

2. Die Schnitte werden sodann in abgestufter Alkoholreihe bis zu Aqua dest. entparaffiniert.

3. 1 Stunde in 4%iger Chromsäure oxydieren.

4. 5 min in fließendem Wasser waschen.

5. 15 min in FEULGENs Reagens (nach COLEMAN) färben. Rezept für FEULGENs Reagens: 1 g basisches Fuchsin wird in 200 ml kochenden Wassers gelöst, filtriert und abgekühlt; 2 g $K_2S_2O_5$ und 10 ml 1 n HCl werden hinzugefügt. Das Ganze 24 Std stehenlassen, dann mit 0,5 g Aktivkohle versetzen, 1 min schütteln und anschließend durch Papier filtrieren. Die Lösung muß farblos sein.

6. Dreimal je 2 min in schwefliger Säure spülen.

Rezept: 10% $Na_2S_2O_5$	6 ml
1 n HCl	5 ml
Aqua dest.	100 ml

7. 15 min in fließendem Wasser waschen.

8. 15—20 min in Aldehyd-Fuchsinlösung färben.

Rezept: Basisches Fuchsin	1 g
70%iger Äthylalkohol	200 ml
1 n HCl	2 ml
Paraldehyd	2 ml

3 Tage bis zur völligen Blaufärbung stehenlassen, im Kühlschrank aufbewahren.

9. Farbüberschuß mit 95%igem Äthylalkohol abspülen.

10. Gut in Wasser waschen.

11. 2—5 min mit Metanilgelb gegenfärben.

Rezept: Metanilgelb	0,25 g
Aqua dest.	100,0 ml
Eisessig	0,25 ml

12. In Wasser waschen.

13. Entwässern und einbetten.

Ergebnis: Pilzhyphen dunkelblau, Conidien dunkelrosa bis purpur, Hintergrund gelb. Cave: Elastisches Gewebe und Mucin färben sich ebenfalls dunkelblau. Anstelle von Metanilgelb werden gern auch Gegenfärbungen mit grünen Farbstoffen, z.B. Lichtgrün, benutzt.

Andere Modifikationen der Perjodsäure-Schiff-Färbung haben KLIGMAN und MESCON (1950) sowie PILLSBURY und KLIGMAN (1951) angegeben.

Große Bedeutung hat auch die Methenamin-Silbernitrattechnik nach GOMORI erlangt. Die Vorschrift lautet (bei EMMONS, BINFORD und UTZ, 1963, nach GROCOTT):

1. Deparaffinierte Schnitte 1 Std in 5%iger Chromsäurelösung oxydieren.

2. Einige Sekunden unter Leitungswasser abspülen.

3. 1 min in 1%iger Natriumbisulfitlösung zur Entfernung von Chromsäureresten spülen.

4. 5—10 min in Leitungswasser.

5. In destilliertem Wasser spülen (drei- bis viermal wechseln).

6. 30—60 min in die Methenamin-Silbernitratgebrauchslösung (s. unten) bei 58—60° C bringen, bis der Schnitt gelbbraun wird. Beim Herausnehmen der Schnitte paraffinumhüllte Pinzetten benutzen! Objektträger kurz in destilliertes Wasser tauchen und anschließend mikroskopisch die Silberimprägnation kontrollieren. Pilze sollen in diesem Stadium der Färbung dunkelbraun sein.

7. In destilliertem Wasser spülen (sechsmal wechseln).

8. In 0,1%iger Goldchloridlösung 2—5 min tönen.

9. In destilliertem Wasser spülen.

10. Nichtreduziertes Silber mit 2% Natriumthiosulfatlösung 2—5 min entfernen.

11. Gründlich in Leitungswasser spülen.

12. Gegenfärbung mit Lichtgrün (s. unten) 30—45 sec.

13. In üblicher Weise entwässern, aufhellen und eindecken.

Ergebnis: Pilze schwarz umrandet, Mucin dunkelgrau. Innere Teile von Mycelien und Hyphen mattrosa. Hintergrund blaßgrün.

Lösungen. Methenamin-Silbernitratstammlösung: 5%ige Silbernitratlösung 5 ml, 3%ige Methenamin-(= Hexamethylentetramin-)Lösung 100 ml.

Der weiße Niederschlag löst sich beim Schütteln. Klare Lösungen bleiben bei Kühlschranktemperatur monatelang brauchbar.

Methenamin-Silbernitratgebrauchslösung:

5%ige Boraxlösung   2 ml
Aqua dest.   25 ml

nach Mischung hinzufügen

Methenamin-Silbernitratstammlösung 25 ml

Lichtgrünstammlösung:

Lichtgrün   0,2 g
Aqua dest.   100 ml
Eisessig   0,2 ml

Gebrauchslösung: 1 Teil der Stammlösung mit 5 Teilen Aqua dest. mischen.

Aus der großen Zahl von Färbemethoden sei weiter GOLDMANs *Eisen-Aluminium-Pikrinsäure-Hämatoxylin*-Färbung erwähnt (vgl. KIPKIE und HOWELL, 1951).

MACKINNON und GURRI (1950a, b) empfahlen die *Silbercarbonat*-Färbung sowie die Anfärbung mit *Bestschem Carmin*. GURRI (1950) berichtete über gute Erfahrungen mit Mucicarmin und Toluidinblau, vor allem bei der histologischen Darstellung des *Cryptococcus neoformans*.

PICKETT, BISHOP, CHICK und BAKER gaben 1960 eine selektive Fluorescenzfärbemethode für Pilze mit Acridinorange an. Die Färbung mit Acridinorange war von HICKS und MATTHAEI (1958) ursprünglich zum fluorescenzmikroskopischen Nachweis von Mucin empfohlen worden. Nach den Angaben der erstgenannten Autoren fluorescieren Pilze der Gattungen *Aspergillus* (grün) und *Candida* (gelbgrün) sowie die Arten *Coccidioides immitis* (gelbgrün), *Cryptococcus neoformans* (rot), *Histoplasma capsulatum* (rotgelb), *Blastomyces dermatitidis* (gelbgrün), *Blastomyces brasiliensis* (gelb), *Monosporium apiospermum* (gelbgrün) und *Rhinosporidium seeberi* (rot) bei Beobachtung mit Blaulicht. Die Methode eignet sich nicht für Pilze der Gattung *Rhizopus*. Einen weiteren Anwendungsbereich als die

Tabelle 1. *Färbbarkeit einiger in Europa wichtiger Pilze mit den häufigsten histologischen Nachweismethoden (vereinfacht nach* SCHABINSKI *und* BADER, *1965)*

	Gramfärbung	Hämatoxylin-Eosin	PAS	Grocott-Gomori
Candida	var. blauviolett	farblos bis hellblau	rot	schwarz
Cryptococcus	schwach blau bis blauviolett	farblos bis hellblau	rot	schwarz
Geotrichum	var. blauviolett	var. hellblau	rot	schwarz
Torulopsis	var. blauviolett	var. bläulich	rot	schwarz
Aspergillus	E oder	E oder	E oder	schwarz
Penicillium	schwach blauviolett	bläulich bis blau	rötlich	schwarz
Phycomyces-Arten	farblos	var. gering bläulich	fast farblos	schwärzlich
Histoplasma	var. blauviolett	gering hellblau bis bläulich	rot	schwarz
Blastomyces	var. blauviolett	gering hellblau bis bläulich	rot	schwarz
Sporotrichum	farblos bis blauviolett	meist farblos	rot	schwarz

var. = variabel, nicht regelmäßig; E = Eigenfarbe

fluorescenzmikroskopische Technik hat in den letzten Jahren der Erregernachweis mit Hilfe fluorescierender Antikörper gefunden. Hierauf wird weiter unten eingegangen.

Nach HAUFE und HAUFE (1958) wird der Nachweis von Pilzelementen in ungefärbten histologischen Präparaten durch das Phasenkontrastverfahren erleichtert.

Die Färbbarkeit einiger in Europa wichtiger pathogener Pilzarten ist in Tabelle 1 angegeben.

4. Kultureller Erregernachweis (Reisolierung)

Zum kulturellen Erregernachweis aus dem infizierten Versuchstier sind grundsätzlich die gleichen Verfahren wie zur Züchtung des Inoculums anwendbar (vgl. S. 5). Dabei ist jedoch zu beachten, daß der *Erregernachweis* (Retrokultur) manchmal *schwierig* ist, auch wenn bei der *Kultivierung des Inoculums reichliches Wachstum* erzielt wurde. Das bedeutet, daß ein mißlungener Kulturversuch nicht stets das Mißlingen der Infektion anzeigt. Bei vielen Mykoseerregern müssen vielmehr gerade zum Erregernachweis im infizierten Versuchstier spezielle Verfahren angewendet werden.

Dazu gehört in erster Linie der wiederholte, in diesem Falle diagnostische Tierversuch mit bekanntermaßen empfänglichen Tieren. Als Beispiel sei die intraperitoneale Verimpfung von Untersuchungsmaterial bei Mäusen zum Nachweis von *Histoplasma capsulatum* genannt (vgl. EMMONS, 1949; AJELLO, BRICEÑO-MAAZ, CAMPINS und MOORE, 1959). Bei der experimentellen Infektion mit Dermatophyten, d.h. Fadenpilzen der Gattungen *Epidermophyton*, *Microsporum* und *Trichophyton*, empfiehlt sich zum Erregernachweis neben dem Kulturversuch auf geeigneten Nährböden auch die Verwendung der Haar-Köder-Methode nach VANBREUSEGHEM (1952a) oder die Kultur auf sterilem Erdboden (vgl. VANBREUSEGHEM, 1952b, 1961).

Zusätzliche Schwierigkeiten kann die Art des Untersuchungsmaterials bereiten. Bei experimenteller Infektion des Intestinaltrakts, z.B. mit fakultativ pathogenen Sproßpilzen, müssen zum Erregernachweis die für Stuhlproben adäquaten Untersuchungsverfahren, eventuell mit Herstellung von Verdünnungsreihen, angewendet werden (vgl. SEELIGER und WERNER, 1963). Auch die Erreger von Systemmykosen, wie *Histoplasma capsulatum*, sind selbst nach intravenöser Injektion nicht selten in den Faeces nachweisbar (vgl. SCHWARZ, BINGHAM und ROUBENOFF, 1955). Gewebsstücke und Excisionsmaterial werden vor dem Kulturversuch zweckmäßigerweise unter sterilen Kautelen durch Zermörsern oder in Gewebsmühlen mechanisch homogenisiert; Blutproben sind zu zentrifugieren. In Einzelfällen leistet auch die Membranfiltermethode gute Dienste beim Pilznachweis (vgl. GORDON und CUPP, 1953).

Der kulturelle Erregernachweis ist erst nach Feststellung der Identität der pathogenen Pilze als sicher gelungen zu betrachten; d.h. die morphologischen, biochemischen und eventuell auch serologischen Eigenschaften des gezüchteten Pilzes müssen mit der Ausgangskultur übereinstimmen. Hierzu leisten die Agar-Blockkultur (Abb. 8), das Wachstum im flüssigen Substrat (Abb. 9) und der Nachweis fermentativer (Abb. 10 und 11) wie assimilatorischer Eigenschaften (Abb. 12) u.a. hervorragende Dienste.

Einzelheiten der kulturellen Nachweismethoden können in diesem Zusammenhang nicht erörtert werden und sind den oben zitierten Standardwerken zu entnehmen.

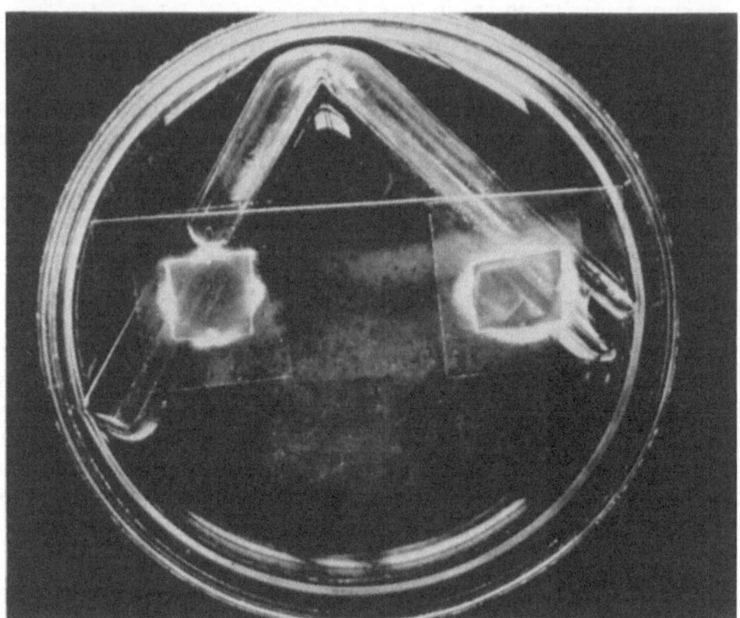

Abb. 8. Agar-Block-Kultur auf dem Objektträger zur Identifizierung von Sproß- und Schimmelpilzen
(Methode von Riddell)

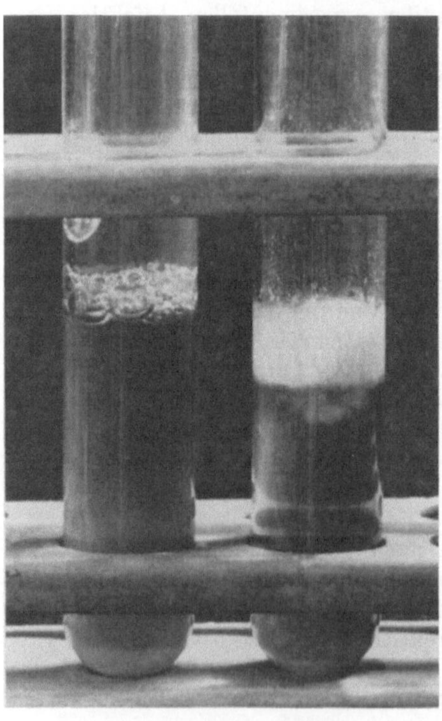

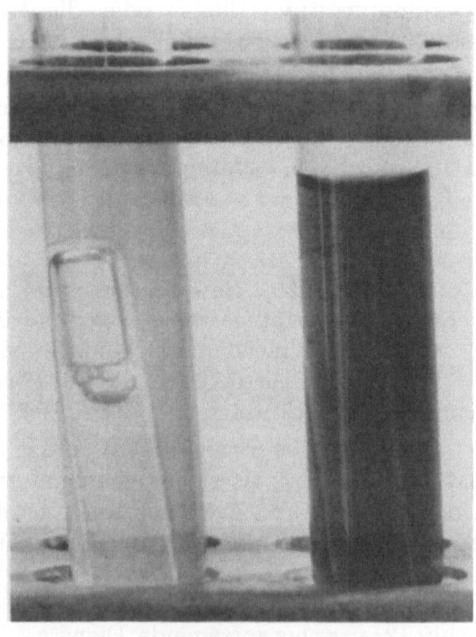

Abb. 9   Abb. 10

Abb. 9. Häutchenbildung auf flüssigen Nährmedien (rechts häutchenbildende *Candida krusei*)

Abb. 10. Säure- und Gasbildung durch Sproßpilze in zuckerhaltigen Indicator-Nährlösungen
(links positiver Befund)

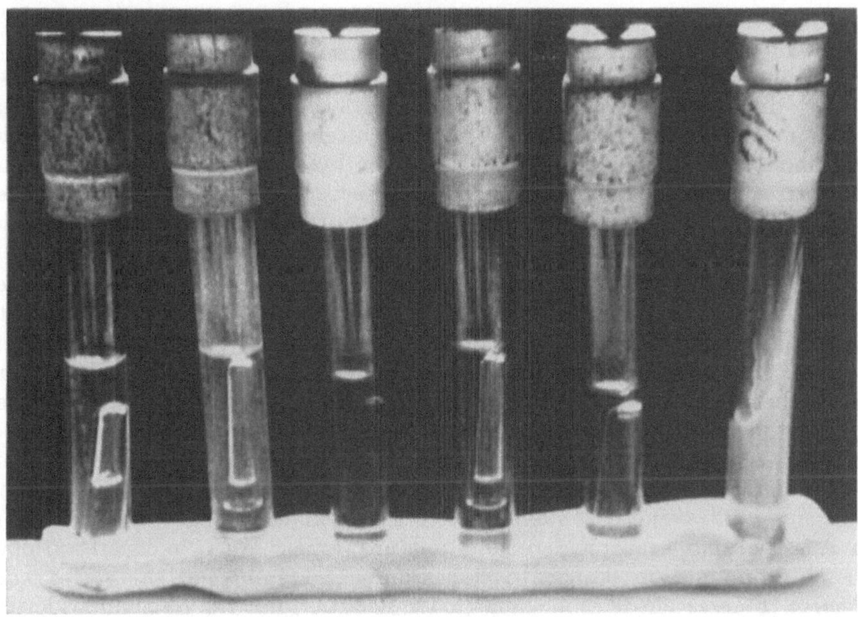

Abb. 11. Prüfung der Zuckervergärung zur Identifizierung von Sproßpilzen. Das 3. und 5. Röhrchen von links zeigen keine Zuckerspaltung, während im 1., 2. und 4. Röhrchen von links Säure- und Gasbildung erfolgte

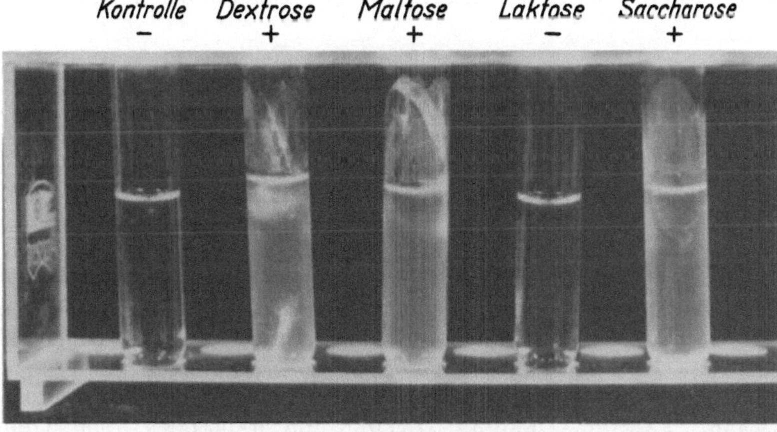

Abb. 12. Beispiel für Zuckerassimilation im Röhrchenversuch (Methode von WICKERHAM), geprüft an *Candida albicans*

5. Serologischer Erregernachweis

Beim Studium des Verlaufs von Infektionskrankheiten leisten die serologischen Methoden wertvolle Dienste, denn die immunbiologische Reaktion des Makroorganismus ist mit verschiedenen klassischen und neueren, hochempfindlichen Verfahren meßbar, z.B. mit der Agglutinations-, Präcipitations-, Komplementbindungs- und direkten wie indirekten Hämagglutinationsreaktion, ferner mittels der Agar-Gel-Diffusionstechnik und der Immunelektrophorese. Betreffs Einzelheiten sei auf einschlägige Angaben im speziellen Teil sowie auf die Darstellungen von SEELIGER (1958, 1963) verwiesen.

Der zweite große Vorteil liegt in der Anwendung *fluorescenz-serologischer Methoden zum direkten Erregernachweis im Versuchstier.*

Mit Hilfe serologischer Verfahren ist es nämlich seit einiger Zeit möglich geworden, die meist langwierigen kulturellen Methoden zu umgehen und das vierte Henle-Koch'sche Postulat des Erregernachweises im infizierten Versuchstier schnell und sicher zu erfüllen. Als Methode der Wahl muß hierbei die Antigen-Antikörperreaktion mit fluorescierenden Antikörpern gelten (betr. Einzelheiten s. KAPLAN und SUE IVENS, 1960, und SEELIGER, 1963), wobei ebenfalls wieder direkte und indirekte Methoden (sog. Sandwichtechnik) zur Anwendung gelangen.

Erforderlich sind hierzu homologe Antiseren gegen die zur experimentellen Mykoseerzeugung benutzten Erreger. Diese Antiseren müssen einen hohen Antikörpergehalt aufweisen. Bei einigen pathogenen Pilzen — dazu gehört vor allem *Cryptococcus neoformans* — ist die Gewinnung von hochwertigen Antiseren mit beträchtlichen Schwierigkeiten verbunden (vgl. SEELIGER, 1959, 1963). Bei den meisten pathogenen Sproßpilzen, Hyphomyceten und dimorphen Pilzen bereitet jedoch die Antiserumgewinnung keine unüberwindlichen Hindernisse, vor allem bei Verwendung von inkomplettem oder komplettem Freundschen Adjuvans mit nachfolgender intravenöser Injektion von lebenden oder abgetöteten Keimen. Nach Ausschaltung kreuzreagierender und unspezifischer Antikörperfraktionen und nach Kopplung des konzentrierten Gamma-Globulins mit *fluorescierenden Farbstoffen* (Fluorescein-Isothiocyanat) oder Reaktion mit fluoresceinmarkiertem Anti-Kaninchenglobulin (Sandwichmethode) leisten solche Immunseren Erstaunliches in der Schnelldiagnostik mykotischer Infektionen. Von einer Wiedergabe der Methodik im einzelnen muß hier Abstand genommen werden. Der Interessierte wird auf die bereits zitierten monographischen Darstellungen SEELIGERs verwiesen.

6. Erregernachweis mit Hilfe der Radio-Isotopen-Methode

Ein weiteres Verfahren zum Erregernachweis im Tierkörper beruht auf der Markierung der Pilzelemente durch Radioisotope, z. B. Radiojod (J^{131}). Nach PEARSON, HAMMER, CORRIGAN und HAYDEN (1949) kann die Zerstörung *apathogener* Pilze (und Bakterien) im Tierkörper dadurch nachgewiesen werden, daß die Radioaktivität des reticuloendothelialen Systems schrittweise abnimmt und, z. B. bei Verwendung von Radiojod (J^{131}), die Radioaktivität der Schilddrüse proportional zunimmt. Die Widerstandsfähigkeit *pathogener* Keime wird dagegen durch das Verbleiben des radioaktiven Markierungsstoffes in den infizierten Organen, Hautpartien usw. demonstriert.

Bei Ausnutzung aller Möglichkeiten, vor allem auch der Autoradiographie (vgl. HAMMER, PEARSON, CORRIGAN, HAYDEN und MALLMANN, 1950; OEHLERT, 1959) stellt diese Methode eine wertvolle Bereicherung der Erregerdiagnostik bei Verlaufsstudien von Infektionskrankheiten dar.

II. Allgemeines zur Methodik des mykologischen Tierversuchs

Der Erfolg der experimentellen Mykoseerzeugung hängt entscheidend von der Wahl der Tierart und des Infektionsweges ab.

1. Empfängliche Tierarten

Für Tierexperimente mit menschenpathogenen Sproßpilzen und Fadenpilzen kommen in erster Linie Säugetiere in Frage. Die meisten mykologischen Tierversuche wurden denn auch an den üblichen Laboratoriumstieren (Nagetieren = Rodentia) durchgeführt:

1. Mäuse (*Mus musculus*).
2. Ratten (*Mus rattus*).
3. Meerschweinchen (*Cavia cobaya*).
4. Kaninchen (*Lepus cuniculus*).

Von den beiden ersten Tierarten werden vorwiegend Albinorassen verwendet. Aber auch Goldhamster (*Cricetus auratus*) eignen sich für diesen Zweck.

Weiterhin wurden zur experimentellen Mykoseerzeugung kleinwüchsige Affenarten benutzt:

1. *Cynocephalus* (BAYLET, QUENUM, BA und HOCQUET, 1962).
2. *Macacus inuus* (CATANEI, 1931).
3. *Macaca mulatta* (BLUNDELL, CASTLEBERRY, LOWE und CONVERSE, 1961; SASLAW, CARLISLE und SPARKS, 1960).

Zahlreiche weitere Arten, z.B. Kappen-Gibbons (*Hylobates lar*) sind als empfänglich für bestimmte Pilze anzusehen (vgl. SEELIGER, BISPING und BRANDT, 1963).

Bei bestimmten Systemmykosen, wie z.B. der Coccidioidomykose, stellen Hunde, die auch unter natürlichen Verhältnissen Infektionen erwerben können, die geeigneten Versuchstiere dar (vgl. HUGENHOLTZ, REED, MADDY, TRAUTMANN und BARGER, 1958). Auch zur experimentellen Erzeugung von Dermatomykosen wurden Hunde und Katzen verwendet (REISS und LEONARD, 1955). Selbst die größeren Haustierarten wie

1. Schweine (BISPING, EL-FIKI und RIETH, 1960),
2. Schafe (SASLAW, MAURICE, COLE und CARLISLE, 1960),
3. Ziegen (GORCZYCA und McCARTY, 1959),
4. Rinder (MADDY und REED, 1958),
5. Pferde (SASLAW, MAURICE, COLE und CARLISLE, 1960)

werden gelegentlich in diese Untersuchungen einbezogen.

Neben den Säugetieren sind Vögel, die ebenfalls zu den Warmblütern gehören, zur experimentellen Infektion mit menschenpathogenen Pilzen geeignet. Am häufigsten wurden Hühner und Tauben benutzt.

Zum Studium der Abhängigkeit von Umgebungstemperatur und Angehen der Infektion wurden wechselwarme Tiere verwendet, und zwar:

Frösche: *Rana edulis* (REDAELLI und CIFERRI, 1958), *Rana pipiens* (SCHERR und RIPPON, 1959).

Kröten: *Bufo marinus* (TREJOS, 1953), und Eidechsen: *Sceloporus undulatus, Eumeces fasciatus* (SCHERR und RIPPON, 1959).

Im Zusammenhang mit der Wahl empfänglicher Tierarten sei die Züchtung auf Hühnerembryonen und in der Gewebekultur kurz erwähnt.

Bei der Infektion von Hühnerembryonen wird teilweise die Chorioallantois (GÖTZ und NASEMANN, 1954; MONTEIRO, 1962; ZINI, 1952) und teilweise der Dottersack bevorzugt (BRUECK und BUDDINGH, 1951; VOGEL, PEACE und KOGER, 1957).

Zur Pilzzüchtung in Gewebekulturen werden Hela-Zellkulturen (LARSH, HINTON und SILBERG, 1956; HINTON und SILBERG, 1957) und Gewebekulturen von Mäuseperitonealexsudat (HOWARD, 1959a, b, 1960) sowie Pferdeplacentargewebe (RANDALL und McVICKAR, 1951) empfohlen.

2. Infektionsweg

Als Infektionsweg wird bei Erregern von tiefen Mykosen und Systemmykosen meistens die intravenöse, intraperitoneale und subcutane Injektion, bei Dermatophyten die cutane Infektion nach Scarifizierung der Haut gewählt. Je nach

Pilzart, Versuchstier und beabsichtigter klinischer Verlaufsform der experimentellen Mykose werden noch mehrere weitere Infektionswege empfohlen, die nachfolgend unter auswahlsweiser Nennung der Autoren aufgeführt werden:

1. Intracerebrale Infektion (Howell, Kipkie und Bruyere, 1950; Manganiello, 1951; Karrer, 1953).

2. Intraoculäre Infektion (Weiss, Perry und Shevky, 1948; Infektion der Vorderkammer: Janke, 1950; Okudaira und Schwarz, 1962c; Smith und Jones, 1962; Hoffmann und Schmitz, 1963).

3. Conjunctivale Infektion (Saubermann und Scholer, 1959).

4. Orale (intestinale) Infektion (Sieburth und Roth, 1954).

5. Intranasale Infektion (Conti-Diaz, 1958).

6. Intratracheale Infektion (Cole, 1955).

7. Intravaginale Infektion (Scholer, 1960; Taschdjian, 1960).

8. Intracervicale Infektion (Wünsche, 1952).

9. Intratesticuläre Infektion (Azulay, 1944, 1945).

10. Intrabronchiale bzw. pulmonale Infektion durch Inhalation (Hinton, Larsh und Silberg, 1957).

Besondere Erwähnung soll noch die Infektion des artifiziellen subcutanen Emphysems (Pneumodermtasche = „pneumoderma pouch") finden. Bei weißen Ratten wird dieses nach Chick, Evans und Baker (1958b) auf folgende Weise erzeugt:

Die Ratten werden zunächst in einen Chloroformrausch versetzt. Danach werden mit sterilen 20 ml-Spritzen und sterilen Injektionsnadeln 25 ml Luft in das lose subcutane Gewebe zwischen den Schulterblättern injiziert. Anschließend wird das infektiöse Material eingebracht.

3. Infektionstechnik und Schutzmaßnahmen bei der Inoculation und der Unterbringung der Versuchstiere

Grundsätzlich gelten für die i.v., i.p. usw. Infektion mit Mykoseerregern die gleichen technischen Vorschriften wie für die entsprechende Applikation chemischer Substanzen in der experimentellen Pharmakologie. Bei den mykologischen Tierversuchen ist darüber hinaus eine *teilweise erhebliche Infektionsgefahr* zu berücksichtigen. Diese Infektionsgefahr besteht in Abhängigkeit von der Art des Inoculums bei der Inoculation, während der Beobachtungszeit und bei der autoptischen Kontrolle der Versuchstiere. Tierversuche mit *Coccidioides immitis*, *Histoplasma capsulatum*, Dermatophyten u.a. dürfen erst eingeleitet werden, wenn geeignete Schutzmaßnahmen für den Untersucher und das Pflegepersonal und die sachgemäße Unterbringung der Tiere gewährleistet sind.

Zu den unerläßlichen Voraussetzungen gehört dabei zunächst das Vorhandensein geeigneter Impfkapellen. Beim Umgang mit einem nicht sporenhaltigen Inoculum (z.B. den Hefephasen der dimorphen Pilze und Bouillonkulturen mit Tween 80-Zusatz), bei dem kaum eine Inhalationsinfektion zu fürchten ist, genügt zur Beimpfung der Tiere eine Sicherheitskabine mit aufschiebbarer Vorderwand (vgl. Abb. 2, und 13), die man sich gegebenenfalls selbst herstellen kann. Bei der Inoculation von trockenem Pilzmaterial (Arthrosporen, Conidien) sind weitergehende Schutzmaßnahmen notwendig. Die hierfür erforderlichen Sicherheitskabinen müssen luftdicht verschließbar sein (Abb. 3). — Ähnliche Modelle werden für keimfreie Tiere benutzt (Abb. 14). — Die notwendigen Manipulationen werden in den in passende Öffnungen einstülpbaren Gummihandschuhen vorgenommen (Abb. 3). Alle Impfkabinen sollten mit einem UV-Strahler versehen und innen mit einer Reflexionsschicht aus Aluminium überzogen sein. Letztere gewährleistet

eine optimale Ausnutzung der UV-Strahlen. Für die Infektion des Respirationstrakts größerer Versuchstiere (z.B. Affen) sind Spezialkabinen entworfen worden.
Die einzelnen Tiere können in Zwangskäfigen dem infektiösen Aerosol ausgesetzt
werden (Abb. 16); anschließend Aufbewahrung in Spezialkäfigen; vgl. Abb. 15.
Kleinere Versuchstiere, z.B. Mäuse, können in der von PIGGOTT und EMMONS
(1960) entworfenen Vorrichtung (Abb. 17), die nacheinander als Kulturflasche
zur Züchtung des Inoculums und als Infektionskammer benutzt werden kann,
durch Inhalation pilzsporenhaltiger Aerosole infiziert werden.

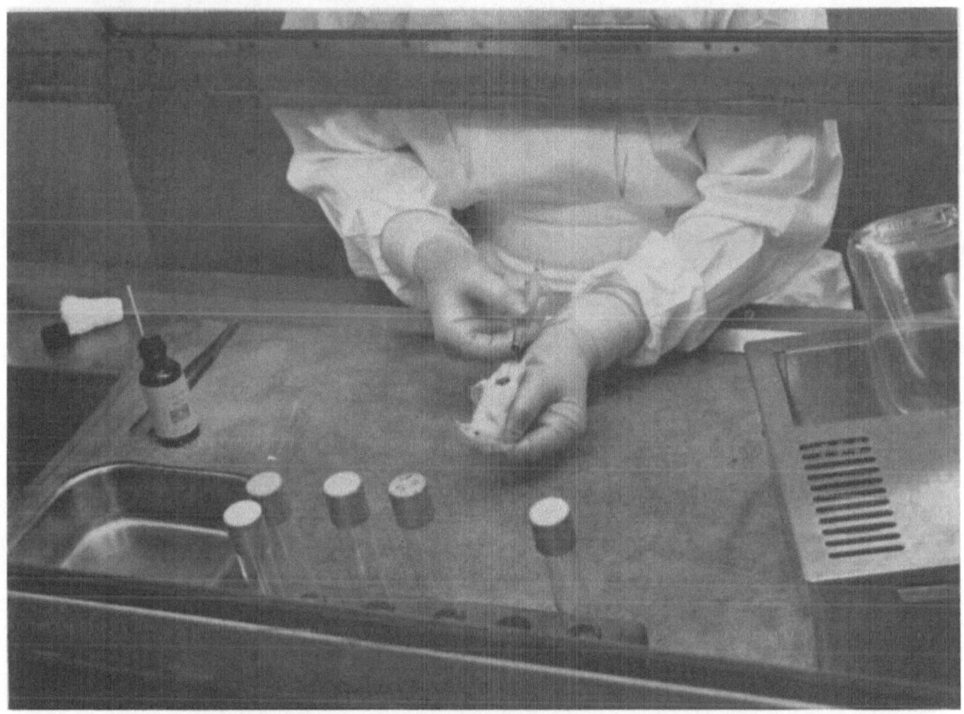

Abb. 13. I. p. Inoculation einer Maus in einer vorn offenen Impfkabine. Beachte, daß die technische Assistentin
gegen die glasgedeckte Schrägseite der Impfkabine atmet (Official photograph, U.S. Navy, Naval Biological
Laboratory, J. SCHUTZ, photographer)

Geeignete Schutzvorrichtungen für die mit den infizierten Tieren in Berührung
kommenden Personen sind in Abb. 15 und 18 wiedergegeben. Es handelt sich
hierbei um Überdruckschutzanzüge aus Plastik, wie sie von Speziallaboratorien
an der University of California, Berkeley, und den dortigen Forschungsstätten
der U.S.Navy verwendet werden.

Ausführliche Informationen über die gegenwärtig möglichen Schutzmaßnahmen gegen Laboratoriumsinfektionen sind in der Arbeit von CHATIGNY (1961)
zusammengestellt, auf die nachdrücklichst verwiesen sei. Reichhaltige Angebote
über Sicherheitskabinen und ähnliche Gerätschaften können unter anderem von
folgenden Firmen bezogen werden: The Germfree Laboratories Inc. 5644, N.W.
7th Street, Miami, Florida, USA und Kewaunee, Manufacturing Company,
Adrian, Michigan, USA; in der Bundesrepublik Deutschland: Impfkasten nach
JAEKEL, F. Gössner, Medizinische Apparate, 2 Hamburg 20.

Für den internen Gebrauch gibt es unter anderen in den USA (Navy) sehr in-
struktive Lehrfilme über Sicherheitsvorkehrungen und Schutzmaßnahmen bei
Tierversuchen mit den Erregern der Coccidioidomykose.

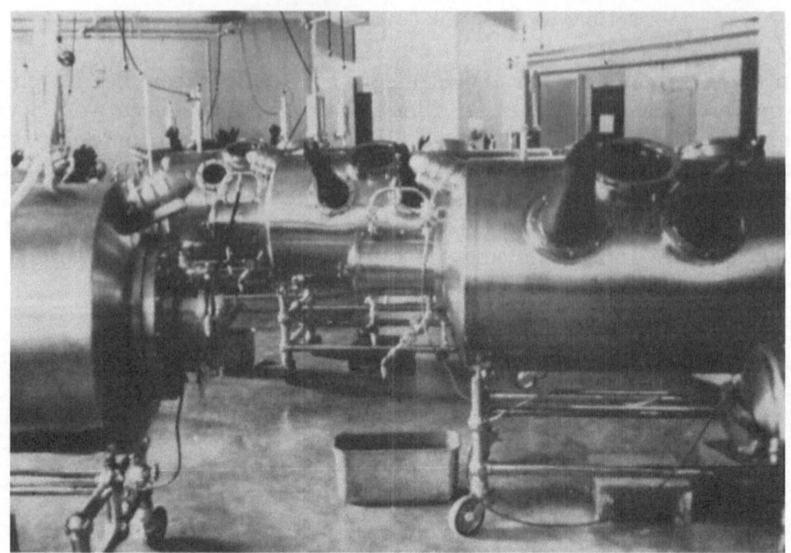

Abb. 14. Laboratorium mit Käfigen für keimfreie Tiere (U.S. Public Health Service, National Institutes of Health, Bethesda, Maryland)

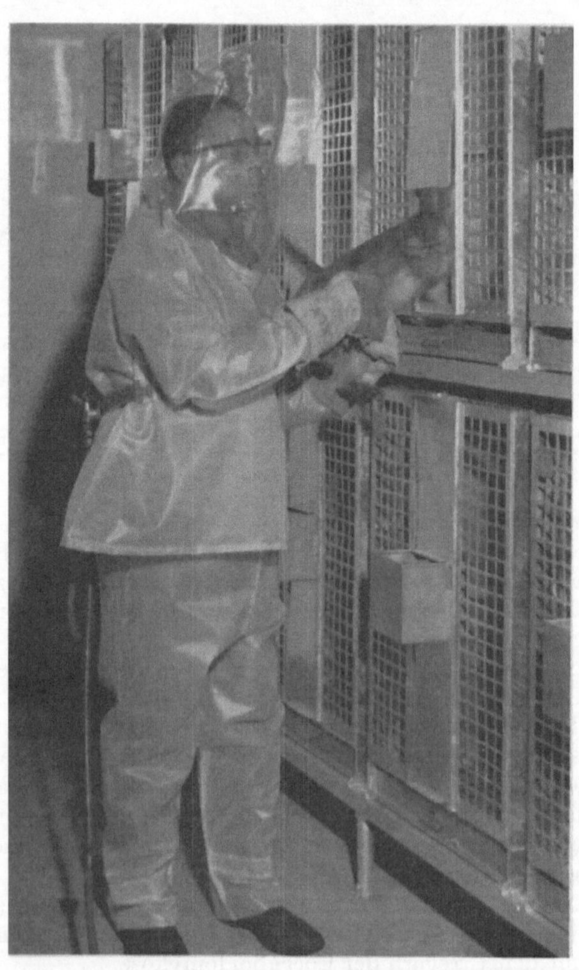

Abb. 15. Laboratoriumshelfer in Überdruck-Plastikschutzanzug bei der Versorgung infizierter Affen (Official photograph, U.S. Navy, Naval Biological Laboratory, J. Schutz, photographer)

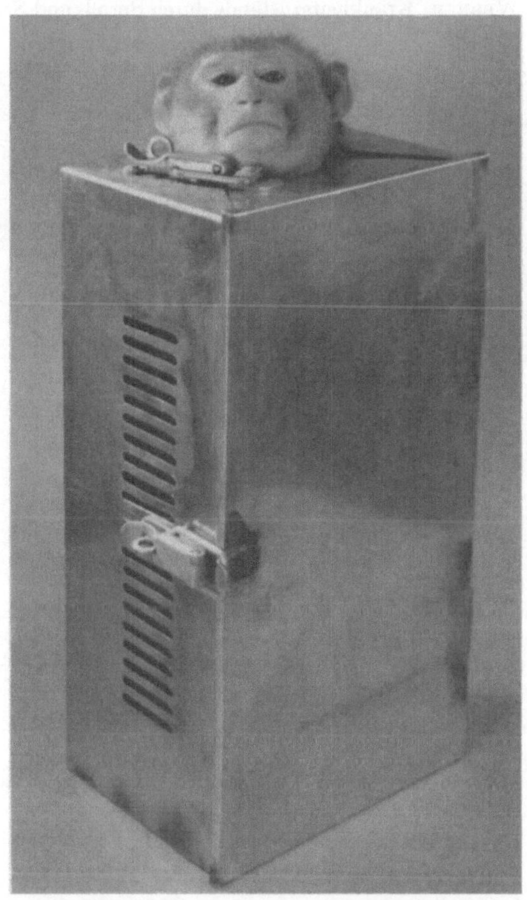

Abb. 16. Käfig, in dem Affen der Inhalationsinfektion ausgesetzt werden können (Official photograph, U.S. Navy, Naval Biological Laboratory, J. SCHUTZ, photographer)

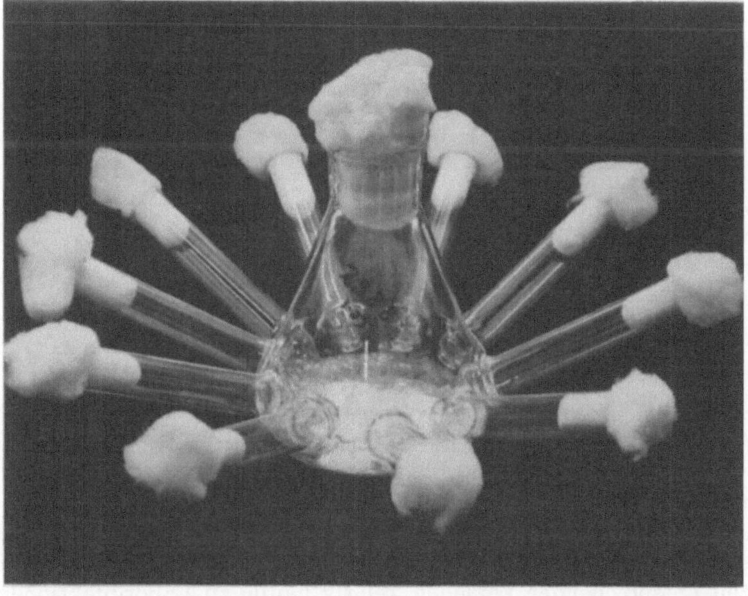

Abb. 17a. Die von PIGGOTT und EMMONS [Proc. Soc. exp. Biol. (N.Y.) **103**, 805—806 (1960)] angegebene Vorrichtung, die als Kulturflasche zur Züchtung des Inoculums (a) und als Infektionskammer (b) (s. S. 22) benutzt werden kann

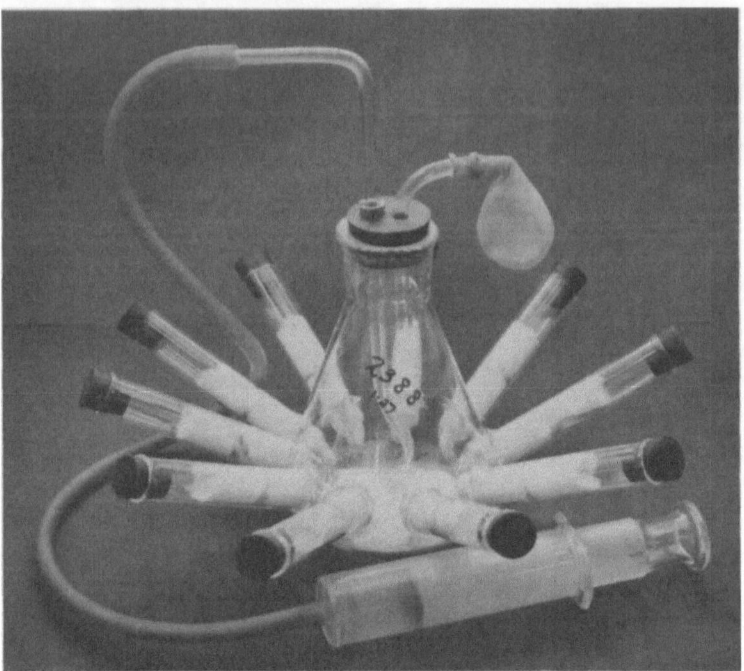

Abb. 17b. Der gleiche Apparat wie in Abb. 17a in „geladenem" Zustand unmittelbar vor Benutzung (zur Verfügung gestellt von Dr. Chester Emmons, National Institutes of Health, Bethesda, Md., USA)

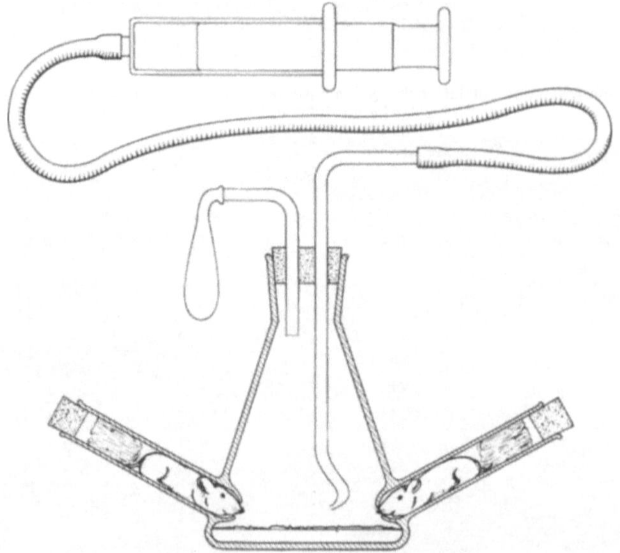

Abb. 17c. Schema der Impfkammer für Mäuse (nach Piggott und Emmons, 1960)

Besonderer Wert ist auf die gründliche *Desinfektion* aller benutzten Geräte und Behälter sowie auf die gefahrlose Beseitigung der Körper infizierter Tiere zu legen. Leider ist es infolge Nichtbeachtung dieser Vorschriften, vor allem in der Anfangszeit entsprechender Versuche, relativ häufig zu Laborinfektionen, nicht

selten sogar mit tödlichem Ausgang, gekommen. Deshalb sollten Züchtungs-
und andere Experimente in vitro wie in vivo mit den bekanntermaßen hochinfektiösen Erregern der Coccidioidomykose und Histoplasmose (vgl. S. 155 und
118) nur von geübtem Spezialpersonal und unter Beachtung strengster Sicherheitsvorkehrungen durchgeführt werden, gegebenenfalls in abgesonderten, leicht

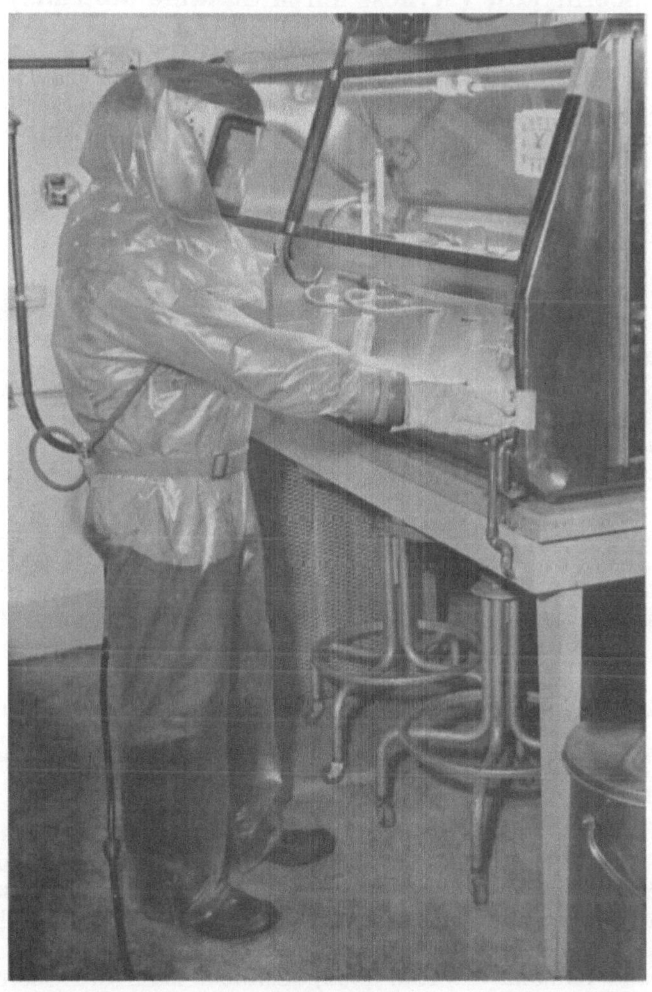

Abb. 18. Laboratoriumshelfer in Überdruck-Plastikschutzanzug vor einer Kabine, die zur Inhalationsinfektion
größerer Versuchstiere (Affen) gebaut wurde (Official photograph, U.S. Navy, Naval Biological Laboratory,
J. Schutz, photographer)

zu desinfizierenden Räumen. Das damit befaßte Personal ist laufend zu kontrollieren (Röntgenüberwachung, serologische Untersuchung, gegebenenfalls Hautteste mit Pilzantigenen) und dahingehend zu belehren, auch kleinste Laborunfälle
sofort zu melden. Ferner ist sicherzustellen, daß die klinische Überwachung durch
einen mit der besonderen Symptomatik dieser Infektionen gut vertrauten Arzt
erfolgt. Zu fordern wäre seitens des Gesetzgebers eine *Sondererlaubnis* zum
Arbeiten mit den Erregern der Coccidioidomykose und Histoplasmose, die von
der Erfüllung der vorgenannten Sicherheitsvorschriften und von einer entsprechenden Begründung zur Aufnahme der besagten Arbeiten abhängig zu machen wäre.

Spezieller Teil

I. Sproßpilz-Mykosen

A. Candida-Mykosen

1. Soormykose (Mykose durch *Candida albicans*)

a) Erreger

Erst seit 30 Jahren besteht Einigkeit darüber, daß nur *Candida albicans* als Erreger der echten Soormykose des Menschen zu gelten hat. Vorher wurden vielfach auch andere, nicht näher bestimmte „Monilia"- oder „Oidium"-Arten ge-

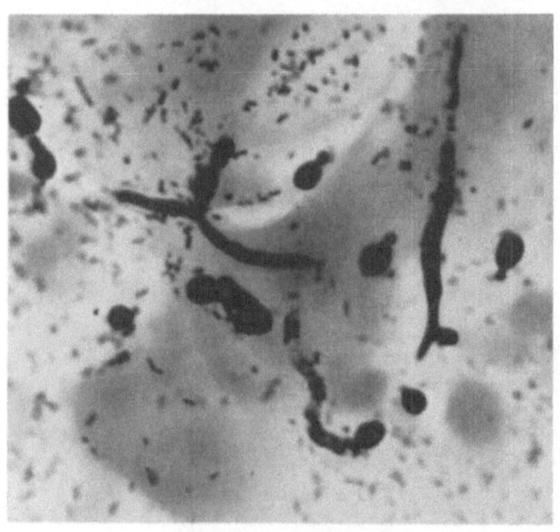

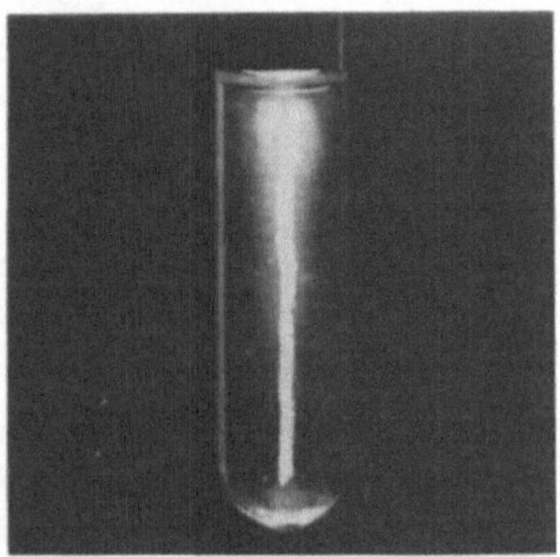

Abb. 19   Abb. 20

Abb. 19. Candidamykose der Vagina, Ausstrichpräparat, Gramfärbung, Ölimmersion. Neben Begleitbakterien Sproßformen und Pseudomycel von *C. albicans*

Abb. 20. Pseudomycelbildung von *C. albicans* bzw. anderen *Candida*-Arten im Tween 80-Agar-Medium nach SEELIGER (1955). Makroskopischer Befund nach 48 Std Bebrütung bei 37° C

meinhin als Ursache der Soorkrankheit betrachtet (vgl. PLAUT und GRÜTZ, 1928). Die Situation war bis 1928 (vgl. PLAUT und GRÜTZ, 1928) infolge der ungeklärten systematischen Stellung des Soorpilzes unübersichtlich. Zwischen 1930 und 1940 wurden durch grundlegende Arbeiten verschiedener Autoren die morphologischen und biochemischen Eigenschaften der Species *C. albicans* festgelegt (Übersicht bei LODDER und KREGER-VAN RIJ, 1952). Seitdem kann der Soorerreger mit Sicherheit gegen andere *Candida*-Arten sowie sonstige Hefepilze abgegrenzt werden.

Candida albicans ist eine anaskosporogene, pseudomycelbildende Hefe (Abb. 19). Nebst Pseudomycel (Abb. 19 und 20) und echtem Mycel (Abb. 21) sind die zu kleinen Haufen zusammengeballten Blastosporen und die meist endständigen runden Chlamydosporen (Abb. 22) als charakteristische Merkmale dieser Art anzusehen. Der Pilz fermentiert Dextrose, Galaktose und Maltose und assimiliert außer diesen Zuckern auch Saccharose. Der Soorpilz hat seinen normalen Standort auf der Haut und den Schleimhäuten des Menschen und einiger Warmblütertiere (BISPING, 1961; BAKER und CADMAN, 1963). *Candida albicans* wurde unter einer Fülle von Synonyma mehrfach neu beschrieben (vgl. LODDER und KREGER-VAN RIJ, 1952), von denen nur die heute überholten Gattungsnamen

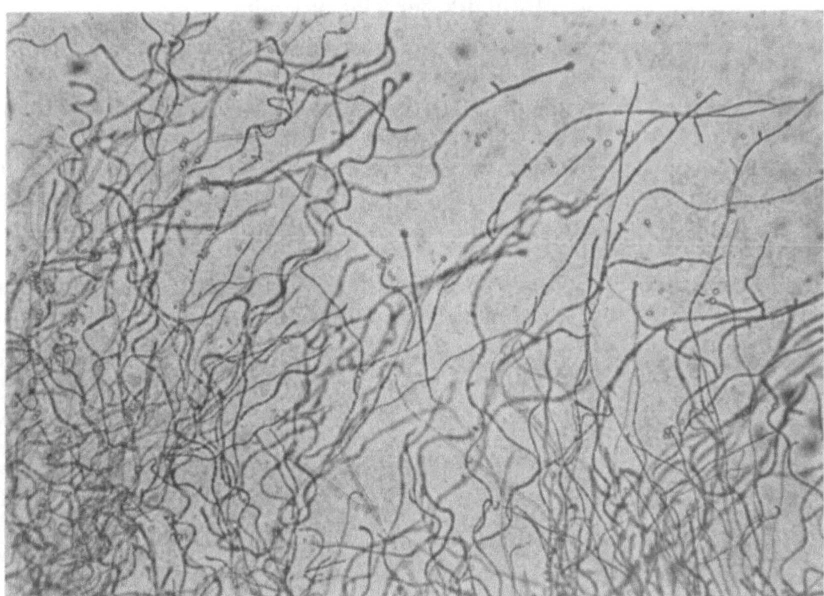

Abb. 21. Mycelbildung von *C. albicans* und anderen *Candida*-Arten im Tween 80-Agar-Medium nach SEELIGER (1955). Mikroskopischer Befund nach 48 Std Bebrütung bei 37⁰ C

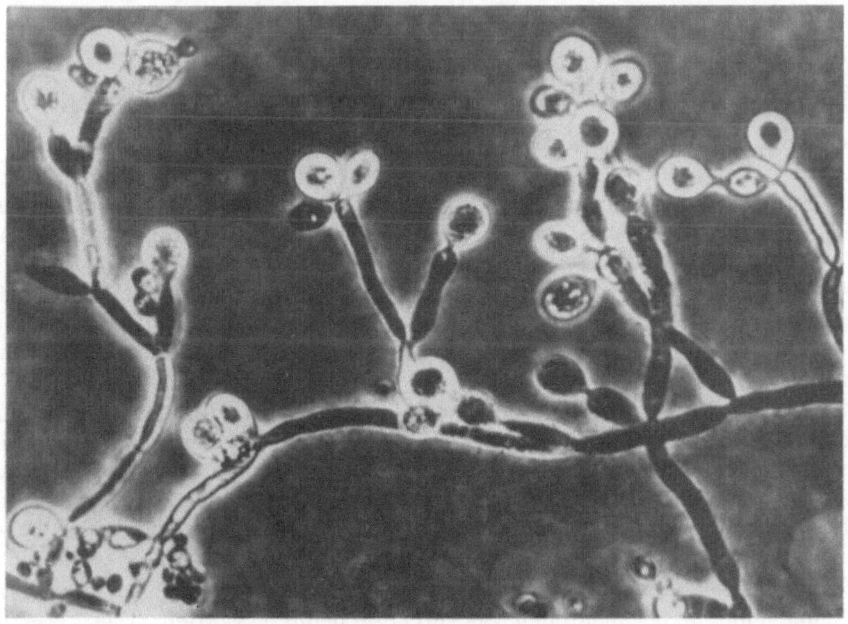

Abb. 22. *Candida albicans*. Blastosporen-, Pseudomycel- und endständige Chlamydosporenbildung auf Reis-Tween-Agar. Phasenkontrastaufnahme. (Vergrößerung im starken Trockensystem, nachvergrößert)

Oidium, Monilia, Mycotorula, Torulopsis, Blastodendrion und *Syringospora* genannt seien. — Andere Arten der Gattung *Candida*, die ebenfalls pathogene Eigenschaften besitzen, sind in einem Sonderabschnitt abgehandelt.

b) Methodik der Tierversuche

Über die tierexperimentelle Soormykose ist ein ausgedehntes Schrifttum entstanden, das zur Zeit mehr als 300 einschlägige Arbeiten umfaßt.

Eine eingehende Besprechung der älteren tierexperimentellen Arbeiten seit 1846 findet sich in der Monographie von WINNER und HURLEY (1964). Auch die tierexperimentellen Untersuchungen sind bis etwa 1930 wegen der vielfach unzureichenden Bestimmung der morphologischen und biochemischen Eigenschaften der als Soorerreger angesprochenen Pilze [vgl. oben a) „Erreger"] nur mit Einschränkung verwertbar.

Unter Verwendung relativ weniger Tierarten wurden meist Fragen der Pathogenese und pathologischen Anatomie, der Endotoxinbildung, der immunologischen

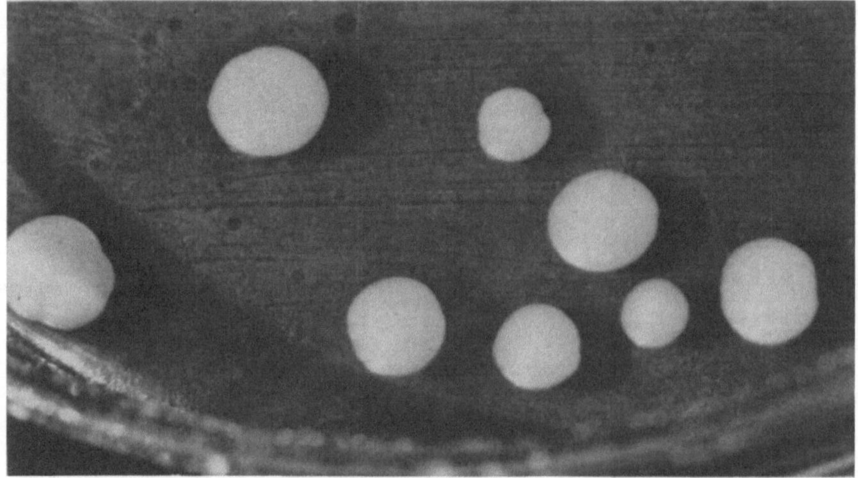

Abb. 23. *Candida albicans.* Hefephase-Kolonien nach 72 Std Bebrütung bei 37° C auf Sabouraud-Agar

Erscheinungen und der Arzneimittelwirkung behandelt. Zunehmende Bedeutung hat in neuerer Zeit die Verimpfung des Erregers auf Hühnerembryonen erlangt.

Inoculum und Infektionsdosis. Der Soorerreger wird auf den üblichen Pilznährböden bei 22—37° C gezüchtet, vorzugsweise jedoch bei 37° C. Reichliches Hefewachstum tritt meist schon nach 24—48 Std auf. Nach 72 Std sind die Kolonien weich und glänzend-cremefarben mit einem Durchmesser von 3—5 mm (Abb. 23).

Zur Umwandlung avirulenter oder schwach virulenter filamentöser Stämme in die virulente Hefephase wird ein Zusatz von 0,25% Cystein zum Sabouraud-Agar empfohlen (WINSTEN und MURRAY, 1956). Die Menge des Inoculums kann nephelometrisch und photometrisch, durch Auszählung in der Zählkammer oder durch kulturelle Keimzahlbestimmung erfolgen. Einzelheiten sind aus Tabelle 2 zu entnehmen und auch weiter unten im Zusammenhang aufgeführt.

Empfängliche Tiere und Infektionsmodus. Bisher sind nur wenige Tierarten zur Erzeugung einer experimentellen Soormykose benutzt worden. Das klassische Versuchstier für die Soorinfektion ist das Kaninchen, das intravenös infiziert wird. Die Maus gilt bei i.p., intracerebraler und subcutaner Infektion als weniger empfänglich (POSPIŠIL, PILLICH und PROCHÁZKA, 1960); HASENCLEVER (1959) wies jedoch bei weiblichen Tieren bei i.v. Inoculation eine ebenso große Empfänglichkeit wie bei Albinokaninchen nach. Dies deckt sich mit den Ergebnissen von OSSWALD und SEELIGER (1958, 1960), die mittels der intravenösen Verabfolgung von 2,5 Millionen *Candida albicans*-Zellen Mäuse (GN-Stamm Kopenhagen) regelmäßig infizieren und ein brauchbares Versuchsmodell entwickeln konnten. Bei weiblichen Mäusen ist auch die intravaginale Infektion während des Oestrus erfolgreich (TASCHDJIAN, REISS und KOZINN, 1960). Ratten wurden erfolgreich i.v. und i.p. (FUENTES, SCHWARZ und ABOULAFIA, 1951; FORNI, 1952, 1953) sowie intravaginal infiziert (SCHOLER, 1960). MANKOWSKI (1962, 1963) injizierte die Soorpilze nach einer unter Pentobarbital-Äthernarkose durchgeführten Laparotomie in die Milz weißer Ratten. Bei Meerschweinchen wurde die i.v., intrakardiale, i.p. und subcutane Inoculation angewendet. Nach DROUHET (1965) läßt sich die experimentelle Infektion der scarifizierten Meerschweinchenhaut am besten dadurch zum Angehen bringen, daß das Inoculum in Honig inkorporiert und als dicke Paste aufgetragen wird. Die experimentelle Infektion von Hausgeflügel, bei dem gelegentlich natürliche Infektionen mit vorzugsweisem Befall des Kropfes vorkommen, hat kaum Bedeutung erlangt (BLAXLAND und MARKSON, 1954).

Einige ausgewählte Angaben zur Methodik der Tierversuche sind in Tabelle 2 zusammengestellt.

c) Ergebnisse der Tierversuche

α) *Infektionsverlauf und pathologisch-anatomische Veränderungen*

Kaninchen. Während die Maus lange als wenig empfängliche Tierart angesehen wurde, galt das Kaninchen als klassisches Versuchstier zum Nachweis der pathogenen Eigenschaften des Soorpilzes (REDAELLI, 1924; BENHAM, 1931; SALAZAR LEITE und HORTA, 1945; SEGRÉTAIN, 1947).

Unter Verwendung der klassischen Infektionsmethode, d.h. der i.v. Inoculation, erwiesen sich so gut wie alle *C. albicans*-Stämme bei Verabreichung eines hinreichenden Inoculums als pathogen (DROUHET und COUTEAU, 1954; SCHIRREN und RIETH, 1956; BAENA-CAGNANI und GALLINO, 1957; DROUHET und VIEU, 1957; FLEURY, 1957; BRAUDE, McCONNELL und DOUGLAS, 1960; DELLA TORRE, 1963). Der Verlauf der i.v. Infektion ist dosisabhängig (KLOSE und SCHÜRMANN, 1952). Nach der Infektion mit 10—20 × 10^6 Zellen entsteht eine, meist innerhalb von 4—7 Tagen tödlich endende *C. albicans*-Sepsis mit miliarem Befall vor allem der Nierenrinde (vgl. Abb. 24).

Bei Verlaufskontrollen wurde gefunden (EVANS und WINNER, 1954), daß 24 Std post infectionem Hefezellen in den miliaren Pilzherden aller Organe aussprossen und sich zur Bildung von Fadenformen anschicken. Im befallenen Gewebe entsteht eine polymorphkernige, entzündliche Reaktion mit zentraler Gewebsnekrose und nachfolgender Abszeßbildung (NAKANO, 1960). In den Nieren treten die Hefezellen zunächst in den glomerulären und intertubulären Capillaren auf. Die stärkste Pseudomycel- und Mycelbildung wird zu dieser Zeit in den Rindentubuli beobachtet. Nach 48 Std macht sich an einigen Glomeruluscapillaren eine hyaline Verdickung der Grundmembran bemerkbar. Die hyaline Substanz führt schließlich zur Obliteration der befallenen Capillarschlingen. Die Obstruktion der Nierengefäße soll jedoch nach anderen Autoren vor allem durch die Bildung von Fadenformen des Soorpilzes zustande kommen (WHITTLE und GRESHAM, 1960). [Die therapeutische Wirkung des Isonicotinsäurehydrazids soll z.B. nach GRESHAM und WHITTLE (1961) auf der Hemmung der Fadenbildung beruhen.] Unter den beschriebenen Nierenveränderungen steigt nunmehr der Rest-N auf Werte von 300—400 mg%. Parallel damit tritt eine Oligurie auf (WHITTLE und GRESHAM, 1960).

Ebenso wie bei *Cryptococcus neoformans* und *Saccharomyces cerevisiae* erfolgt nach i.v. Verabfolgung von 10^9 *Candida albicans*-Zellen eine Fieberreaktion, die bei abgetöteten Zellen etwa 10 Std andauert, nach Impfung lebender Zellen aber bis zum Tode der Versuchstiere bestehenbleibt. Das pyrogene Prinzip konnte mittels der Phenol-Wasser-Extraktion nach WESTPHAL und LÜDERITZ (1954) gewonnen werden (KOBAYASHI und FRIEDMAN, 1964).

Tabelle 2. *Methodik der tierexperimentellen Soormykose (auszugsweise)*

Inoculum	Infektionsdosis	Tierart	Infektionsmodus	Autoren
Suspension einer 48 Std auf Sabouraud-Agar gezüchteten *C. albicans*-Kultur	2 ml einer Suspension (etwa 5×10^8 Zellen)	Kaninchen	i.v.	DROUHET und VIEU (1957a)
Suspension von 10 Ösen einer *C. albicans*-Kultur in 2 ml physiologischer Kochsalzlösung	a) 0,2—0,4 ml b) 0,2 ml c) 1 ml	a) Mäuse b) Meerschweinchen c) Kaninchen	a) i.v., i.p. b) intrakardial c) i.v.	SCHIRREN und RIETH (1956)
Mit Penicillin und Streptomycin versetzte Abschwemmungen von bei Zimmertemperatur gewachsenen *C. albicans*-Kulturen	5×10^5 Zellen	Mäuse ($\female$, 18—21 g)	i.v.	HALDE, NEWCOMER, WRIGHT und STERNBERG (1957)
C. albicans, suspendiert in einer Lösung mit 0,2% Celluloseglykolat und 5% Glucosezusatz	$2,5 \times 10^7$ Zellen	Mäuse ($\female$, Stamm GN Kopenhagen)	i.v.	OSSWALD und SEELIGER (1958, 1960)
C. albicans	0,2 ml, enthaltend 10^3, 1 und $1,2 \times 10^6$ Zellen	verschiedene Mäusestämme	i.p.	BLYTH (1959)
C. albicans	das an einem Glasstab anhaftende Kulturmaterial	Mäuse	intravaginal	TASCHDJIAN, REISS und KOZINN (1960)
C. albicans	1×10^2, 1×10^4, 1×10^6, 1×10^8 Pilzpartikel	Mäuse	i.v., intracerebral, i.p., intranasal, i.m., subcutan, oral	MOURAD und FRIEDMAN (1961)
C. albicans	$2,5 \times 10^7$ Zellen	Ratten	Infektion der Milz nach Laparotomie	MANKOWSKI (1962)
C. albicans	$1—15 \times 10^7$ Zellen	Meerschweinchen	subcutan, i.p., i.v.	WINNER (1960)

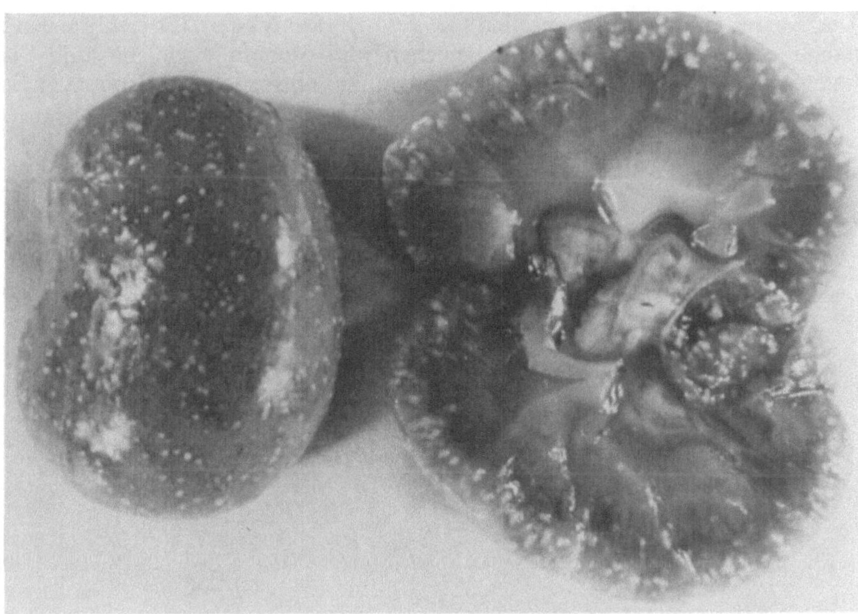

Abb. 24. Nierenbefall bei experimenteller Soormykose des Kaninchens (nach einem Color Slide der Mediochrom Series; mit freundlicher Genehmigung der Clay-Adams-Inc., 141 East 25th Street, New York)

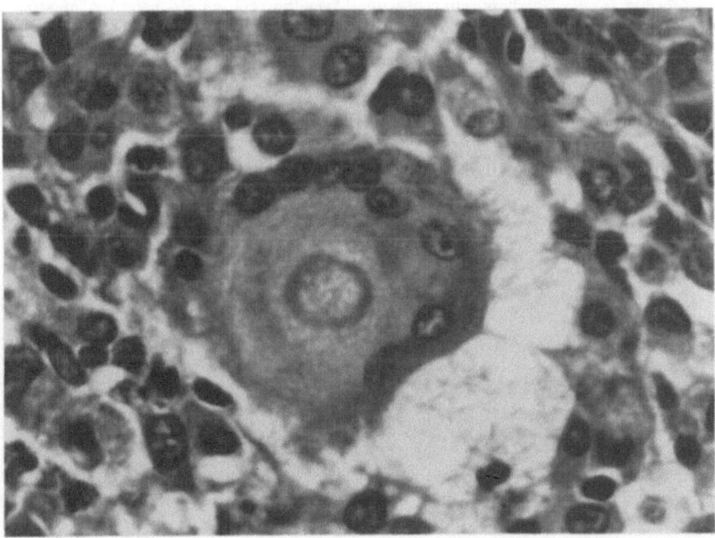

Abb. 25. Riesenzelle mit Erregereinschluß in der Lunge eines intratracheal infizierten Kaninchens, 20 Std post infectionem [nach MASSHOFF und ADAM, Arch. klin. exp. Derm. **204**, 416 (1957)]

Nicht weniger gründlich wurde das Krankheitsbild nach Infektion der Atemorgane untersucht (ZETTERGREN, 1950; MASSHOFF und ADAM, 1957). Die letztgenannten Autoren erzeugten durch intratracheale Verabfolgung von *C. albicans*-Zellen eine isolierte Lungen-Candidamykose ohne Befall anderer Organe. Die wichtigsten pathologisch-anatomischen Veränderungen bestehen in Herdpneumonien mit eitriger Bronchitis. Neben der vorwiegend leukocytären Reaktion werden zahlreiche Riesenzellen mit Erregereinschluß beobachtet (s. Abb. 25).

Der Ablauf einer experimentellen *Candida*-Organmykose läßt sich am Kaninchenauge ophthalmoskopisch über Wochen und Monate verfolgen und histopathologisch zu jedem gewünschten Zeitpunkt untersuchen (HOFFMANN und WAUBKE, 1961; HOFFMANN, 1965).

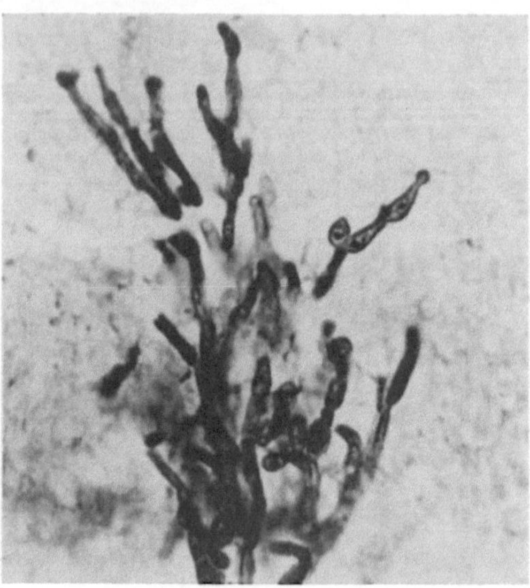

Abb. 26. Kakteenförmig in die Netzhaut einwachsendes Pseudomycel, 48 Std nach i.v.Injektion von *Candida albicans*-Blastosporen. PAS-Alcianblau-Färbung, Vergr. 240mal (nach HOFFMANN und WAUBKE, 1961)

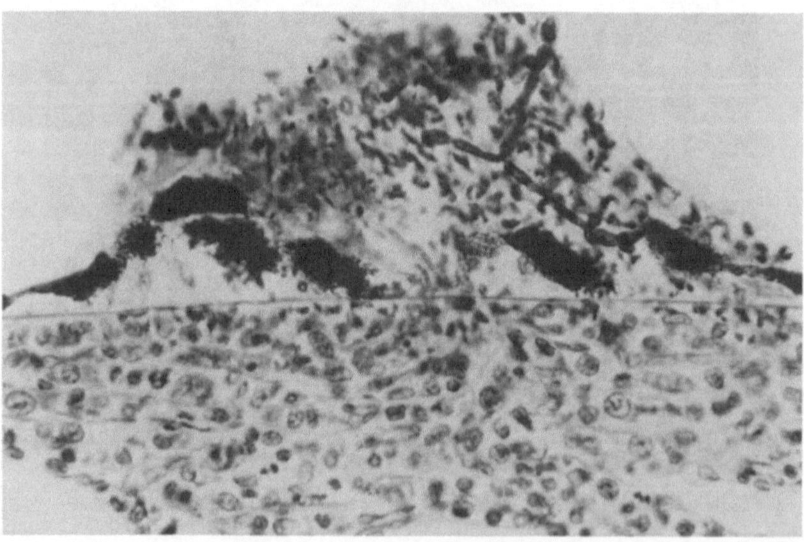

Abb. 27. Vorwiegend histiocytäres Aderhautgranulom mit vordringendem Pseudomycel über dem durchbrochenen Pigmentepithel, 3 Tage nach i.v.Injektion von *Candida albicans*-Blastosporen. PAS-Hämalaun, Vergr. 200mal (nach HOFFMANN und WAUBKE, 1961)

Nach i.v. Injektion einer standardisierten Menge von Blastosporen erscheinen diese schon nach 15 min in Aderhaut und Ciliarkörper. Von der Chorioidea aus wandern die Keime in die Netzhaut ein, wo sie in Pseudomycel und Mycel aussprossen (Abb. 26, 27). Am Fundus schießen disseminierte mykotische Kolonien auf (Abb. 28, 29), die über Monate bestehenbleiben. Histologisch finden sich unter diesen Herden in der Aderhaut zunächst leukocytäre Infiltrate, später histiocytär-epitheloidzellige Granulome (Abb. 27). Diese Elemente folgen den Erregern in die Netzhaut nach, in der dann die sich über Wochen hinziehende Auseinandersetzung zwischen den Abwehrzellen und den Mikroorganismen vor sich geht. Die Pilze werden schließlich zerstört. Der Prozeß klingt ab, die Histiocyten bilden sich zu Fibroblasten zurück. Am Augenhintergrund bleiben mehr oder weniger große Narben bestehen. Die Rückzüchtung von *Candida albicans* in Reinkultur aus den Herden gelingt noch nach Wochen.

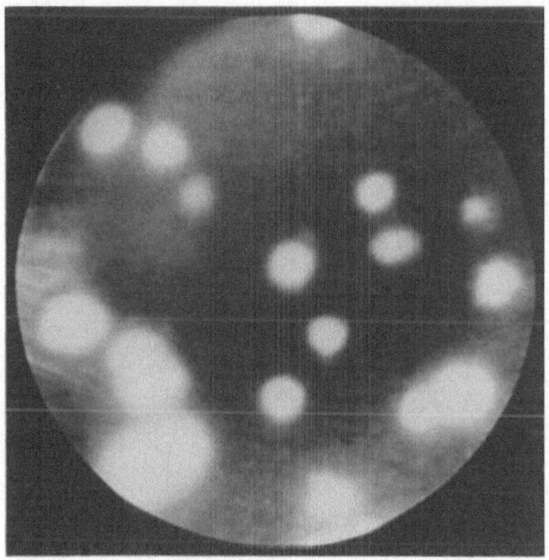

Abb. 28. Ophthalmoskopisches Bild der *Candida albicans*-Kolonien am Augenhintergrund. Zahlreiche Herde von unterschiedlicher Größe, solitär und konfluierend (nach HOFFMANN und WAUBKE 1961)

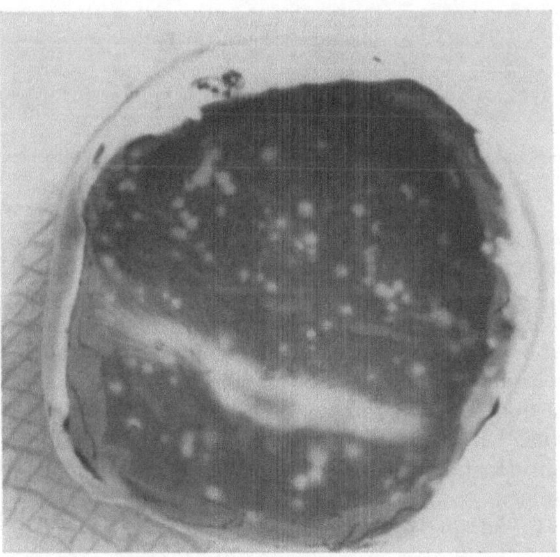

Abb. 29. Für Rückzüchtungsversuche präparierter Bulbus mit multiplen Fundusherden. Unten im Bild Papille mit Markflügeln (nach HOFFMANN und WAUBKE, 1961)

Da das Auge eine direkte Betrachtung seiner inneren Strukturen in vivo zuläßt, bietet der Modellversuch erstmalig die Möglichkeit, eine Organmykose am lebenden Tier über längere Zeit zu beobachten und zu den klinischen Befunden histologische und mikrobiologische Querschnitte zu legen. Besonders bemerkenswert erscheint, daß die Blastosporen die blutreiche Uvea schon bald verlassen und in der Retina — die bekanntlich aus *Gehirngewebe* besteht — aussprossen.

Auch die Kaninchenhornhaut ist für experimentelle mykologische Studien sehr geeignet. Das Fortschreiten der Infektion kann im klaren Gewebe der Cornea am Spaltlampenmikroskop verfolgt werden. Die Pilze stellen sich im histologischen Schnitt mit der PAS-Alcianblau-Färbung gut dar. Auch Rückzüchtungsversuche lassen sich bei der Übersichtlichkeit des Versuchsfeldes mühelos durchführen.

Mäuse. Mäuse wurden vornehmlich i.p. infiziert. Die Niere ist dabei das am häufigsten und ausgedehntesten betroffene Organ. Scherr (1953) sah nach i.p.

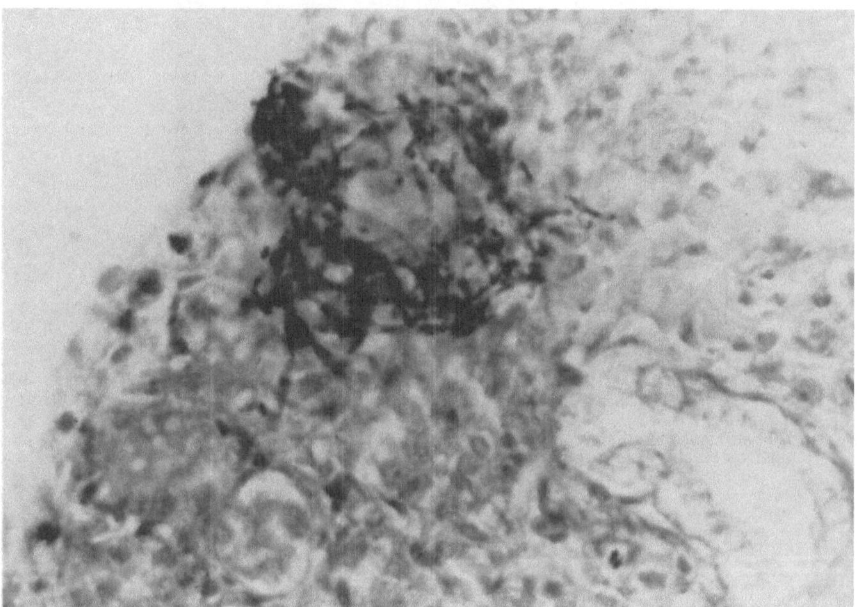

Abb. 30. Experimentelle Soormykose bei der weißen Maus. *Candida albicans*-Mikroabsceß in der Nierenrinde. Fortgeschrittene Infektion. Hämatoxylin-Eosin-Färbung (Osswald und Seeliger, unveröffentlichte Befunde)

Verimpfung eines *C. albicans*-Stammes rasche Dissemination. Ansel und Gauthier (1955) ermittelten bei männlichen Mäusen eine größere Empfänglichkeit als bei weiblichen Tieren. Erstere starben nach 3—5 Tagen; weibliche Tiere überlebten die i.p. Infektion bis zu 15 Tage lang. Überlebende, i.p. infizierte Mäuse können die Erreger 3—6 Monate lang beherbergen (Young und Silverman, 1956). Kulturen vom Peritoneum und den Nieren sind dann noch positiv. Nach Young (1958) bilden etwa 60% der *C. albicans*-Zellen bereits 1 Std nach i.p. Inoculation Pseudomycelien aus. Die Hefezellen werden dabei von Monocyten phagocytiert. Filamentöse Zellen scheinen gegen die intracelluläre Aufnahme und Verdauung widerstandsfähiger zu sein. Polymorphkernige Leukocyten treten erst im Laufe der 3. und 4. Std post infectionem auf. 2 Stunden nach der Inoculation waren die Erreger nur in der bindegewebigen Kapsel und in den Septen des Pankreas regelmäßig nachweisbar; mesenteriale Lymphknoten, Milz, Leber, Nieren und Darm waren frei. Blutkulturen wurden nach 24 Std positiv (Young, 1958). Ohne morphologisch erkennbare Beeinträchtigung des lymphatischen Systems tritt meistens eine Lymphopenie auf (Bichel und Stenderup, 1955). Nach Mackenzie (1964) fällt das Auftreten von Entzündungszellen 4—8 Std nach der Inoculation von *C. albicans*-Blastosporen mit dem Aussprossen dieser Blastosporen zeitlich zusammen. Das filamentöse Wachstum der *C. albicans*-Zellen in vivo soll sich nach dem gleichen Autor von der Pseudomycelbildung und Sprossung durch Bildung echter Querwände und gelegentliche Verzweigungen unterscheiden. Diese Strukturen, die von 97% der inokulierten Zellen gebildet werden, werden als eigentliche Gewebsphase betrachtet (MACKENZIE, 1964). Nach BLYTH (1959) hängt der Ausgang der i.p. Infektion bei Mäusen vor allem vom Ausmaß der Nierenbeteiligung ab. Bei Tieren, die innerhalb von 12 Tagen nach der Inoculation zugrunde gegangen waren, hatte sich die akute Form des Nierenbefalls, charakterisiert durch zahlreiche Rindenabscesse (vgl. Abb. 30 und 31), ausgebildet. Bei

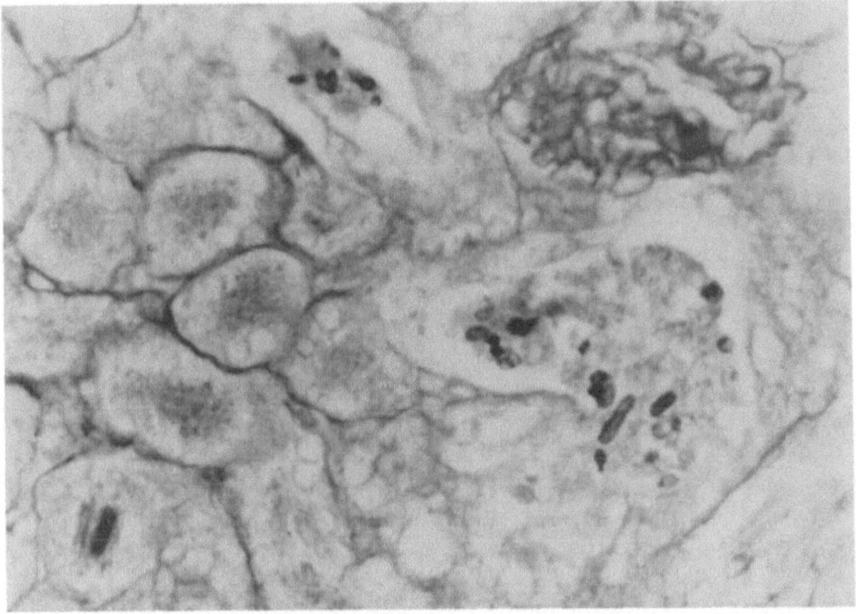

Abb. 31. Frische experimentelle Soormykose bei der weißen Maus. Nierenbefall. Sproßpilze, auskeimendes Pseudomycel und Pilzgeflecht im Nierenparenchym. Hämatoxylin-Eosin-Färbung (OSSWALD und SEELIGER, unveröffentlichte Befunde)

länger als 12 Tage überlebenden Tieren wurde die chronische Reaktion mit massivem Befall des Nierenbeckens beobachtet. Die Nierenrinde blieb bei dieser chronischen Form frei (s. Abb. 32). Das histologische Bild ist aus Abb. 33 und 34 ersichtlich.

Nach neueren Untersuchungen gilt die i.v. Inoculation bei Mäusen als Methode der Wahl (JOHN, SCHINDLER und VORREITH, 1956; OSSWALD und SEELIGER, 1958; HASENCLEVER, 1959; MOURAD und FRIEDMAN, 1961), während bei i. p. Impfung von *C. albicans*-Stämmen ein milder Verlauf gefunden wird (POSPIŠIL, PILLICH und PROCHÁZKA, 1960). Bei i.v. Infektionsdosen von 10^5 bis 10^6 Zellen entwickeln sich generalisierte Infektionen, die innerhalb von 13—20 Tagen zum Tode führen (ADRIANO und SCHWARZ, 1955; HURLEY und WINNER, 1963). Pathologisch-anatomisch fanden sich Abscesse und Granulome im Herzen, in den Nieren, im Gehirn und in der Milz (ADRIANO und SCHWARZ, 1955; SCHIRREN und RIETH, 1956; OSSWALD und SEELIGER, 1958; SCHIRREN, RIETH und KOCH, 1960). Regelmäßig befallen sind auch hier nur die Nieren (HILL, 1960; HILL und GEBHARDT, 1960; LOURIA, BRAYTON und FINKEL, 1963). Zum Nachweis des Erregers in den Organen wurde von KEMP und SOLOTOROVSKY (1960) die Antigen-Antikörperreaktion mit fluorescierenden Antikörpern angewendet. Bei zu geringer Dosis oder verminderter Virulenz des Stammes wird im Versuchstier gelegentlich auch nur eine Leukocytose gefunden, ohne daß eine Sepsis entsteht. Zwischen den Serogruppen A und B von *C. albicans* besteht kein Virulenzunterschied (HASENCLEVER und MITCHELL, 1961).

Nach i.v. Infektion trächtiger Mäuse wurden die Erreger in den inneren Organen und oft auch in der Placenta nachgewiesen (FLAMM, KOVAC und KUNZ, 1958).

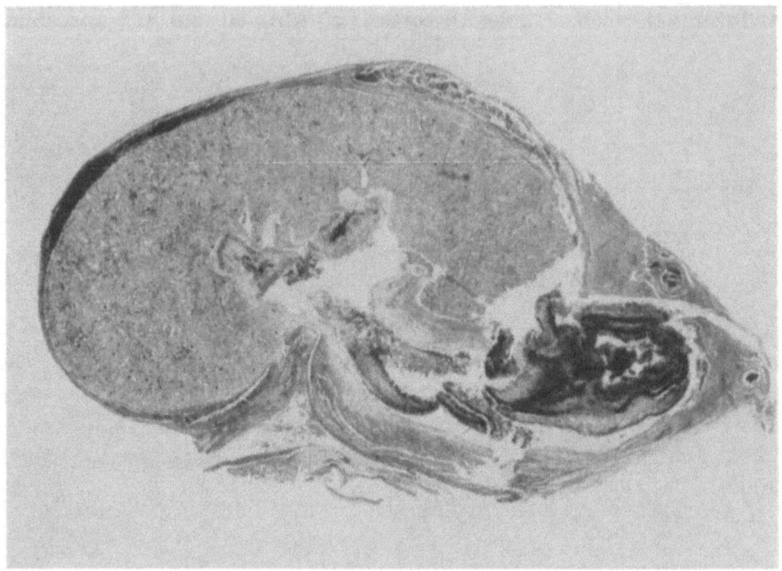

Abb. 32. Chronische Form des Nierenbefalls bei der Maus nach i.p. Infektion mit *Candida albicans*. Pilzbesiedlung des Nierenbeckens und Zerstörung des Marks [nach BLYTH, Mycopathologia (Den Haag) 10, 269 (1959)]

Die Ansiedlung erfolgt nur an der Decidua basalis, der Decidua marginalis und am Chorionepithel, nicht aber an den von Syncytium überkleideten Chorionzotten. Nach Durchdringung der Chorionplatte oder der Fruchthäute gelangen die Keime in das Fruchtwasser und mit diesem in den Fetus, der jedoch noch vor Ausbildung einer Erkrankung an den schweren Veränderungen der Placenta zugrunde geht.

Andere Infektionswege, z.B. die intracerebrale (MANKOWSKI, 1957), intramuskuläre (i.m.) (ANSEL und GAUTHIER, 1955; MOURAD und FRIEDMAN, 1961), intranasale und orale Inoculation (MOURAD und FRIEDMAN, 1961) waren meistens weniger erfolgreich. Nach subcutaner Inoculation treten Abscesse ohne Tendenz zur Generalisierung der Infektion auf (ANSEL und GAUTHIER, 1955; MASSHOFF und ADAM, 1957). HILL und GEBHARDT (1956) sowie HILL (1960) fanden schon 1 Std nach subcutaner Injektion Pseudomycelien. Die erste Reaktion auf das Einbringen von *C. albicans*-Zellen ist rein hämatogen (MASSHOFF und ADAM, 1957). Dabei tritt eine leukocytäre Infiltration auf, die nach 4—6 Tagen ihren Höhepunkt erreicht. Zu dieser Zeit wird in der Regel auch schon eine stärkere Gewebseinschmelzung beobachtet. Bereits im Verlauf der ersten 24 Std werden die Erreger zu einem beträchtlichen Teil von Leukocyten und Histiocyten phagocytiert. Dennoch bleiben *C. albicans*-Zellen miskroskopisch und kulturell länger als 14 Tage nachweisbar.

Durch intravaginale Verimpfung wurden wertvolle Aufschlüsse über den Infektionsmechanismus der oberflächlichen Soormykose erbracht (BLAND, RAKOFF und PINCUS, 1937; TASCHDJIAN, REISS und KOZINN, 1960).

Die Infektion geht nur am Beginn des Oestrus oder im frühen Metoestrus bei Vorliegen eines völlig verhornten Vaginalepithels an. Sie ist durch eine deutliche Hyperkeratose und durch Exfoliation der Hornschicht des Vaginalepithels sowie leicht entzündliche Reaktion

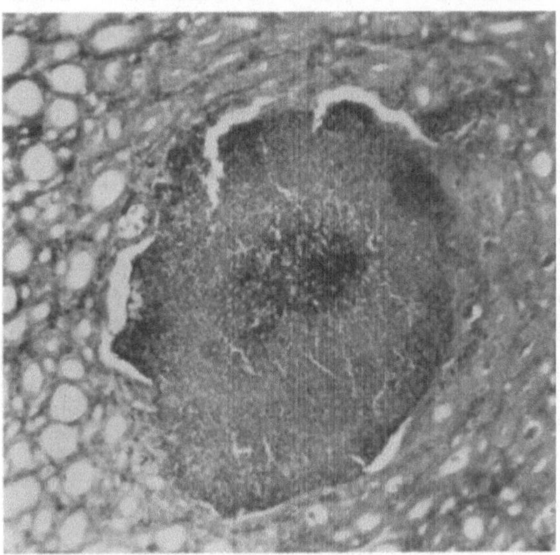

Abb. 33. *Candida albicans*-Absceß in Nierenpapille bei experimenteller Soormykose der weißen Maus. (Übersicht)

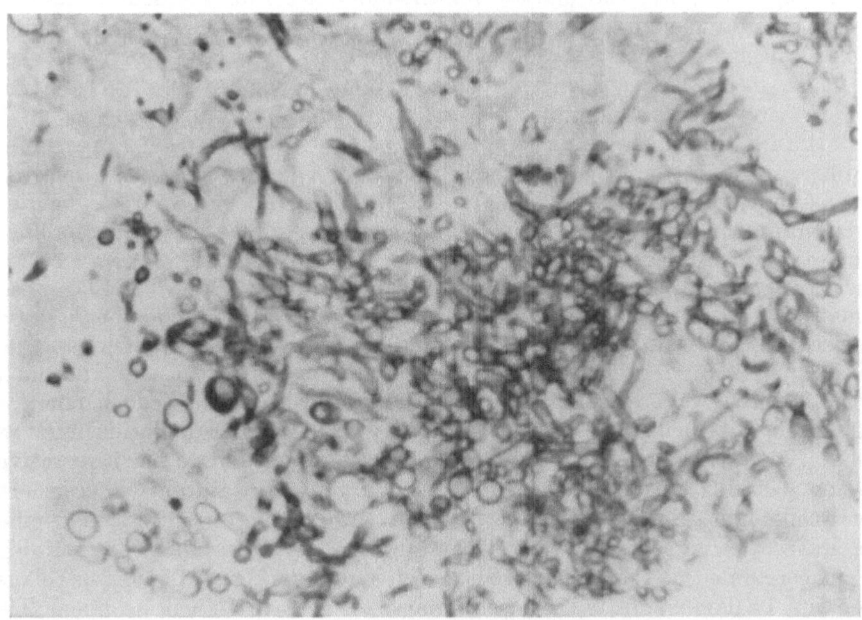

Abb. 34. Experimentelle Soormykose der weißen Maus. *Candida*-Absceß im Nierenparenchym mit Einbruch ins Nierenbecken. Fortgeschrittene Infektion. Hämatoxylin-Eosin-Färbung (OSSWALD und SEELIGER, unveröffentlichte Befunde)

mit Hyperämie im subcutanen Gewebe charakterisiert, wobei in den untersten Schichten des Stratum corneum Pseudomycelien vorherrschen. Die Infektionsdauer beträgt 2—5 Tage. Die Infektion verschwindet ohne Rezidiv mit Beginn des Dioestrus. Während des Oestrus werden schwefelhaltige (= Disulfid- und Sulfhydril-)Gruppen im Vaginalepithel vermehrt nachgewiesen.

3*

Die Pathogenese der oberflächlichen Soormykose soll demnach mit der Affinität von *C. albicans* zu schwefelhaltigen Aminosäuren zusammenhängen (TASCHDJIAN, REISS und KOZINN, 1960). KOZINN, TASCHDJIAN, WIENER und NUMEROF (1959) markierten *C. albicans*-Zellen vor der intravaginalen Inoculation mit radioaktivem Phosphor (P^{32}). Die Hefezellen erlitten durch diese Behandlung keine Virulenzeinbuße. Nach intravaginaler Infektion von neun trächtigen Mäusen wurde *C. albicans* bei 39 von 57 neugeborenen Mäusen aus dem Maul und dem Magen-Darmtrakt gezüchtet. Nur ein geringer Teil der Isolate war noch radioaktiv. Durch diese Befunde sollte die Frage einer Soorübertragung intra partum geklärt werden.

Der Verlauf der experimentellen Soormykose der Maus ist nach SCHERR (1953) auch temperaturabhängig. Bei mittleren Temperaturen (15—20^0 C und 28—32^0 C) verlief die Infektion milder als bei 5—12^0 C und 35—37^0 C.

Ratten. Auch die Ratte wurde zur tierexperimentellen Erzeugung der Soormykose herangezogen. FUENTES, SCHWARZ und ABOULAFIA (1951) kamen nach i.v. Infektion sogar zu dem Ergebnis, daß sich Ratten besser als Kaninchen und Mäuse zur Pathogenitätsprüfung eignen.

Die klinischen Symptome der Krankheit bestehen in Schläfrigkeit, Hämorrhagien an Nase und Augen, Nackensteifigkeit und choreatischen Bewegungen. Pathologisch-anatomisch sind auch hier Nieren, Gehirn und dazu die Gallenblase am häufigsten und auffallendsten verändert.

Die subcutane und i.m. Inoculation führt nach FORNI (1952, 1953) nur zu lokalen Granulomen, die i.p. und i.v. Infektion dagegen zur tödlichen Generalisierung. 2 Tage nach i.v. Inoculation verschwindet der Pilz aus dem Blutstrom. Auch in Leber, Lungen und Milz nehmen die Pilzzahlen vom 2. Tag an ab; dennoch bleiben die Keime länger als 2 Monate im Gewebe nachweisbar. Progressive Veränderungen bilden sich vor allem in der Niere aus. Die Infektion verläuft bei jüngeren Tieren meist fulminanter als bei älteren und ist vom Geschlecht unabhängig (FORNI, 1953). — MANKOWSKI (1962, 1963) infizierte nach Laparotomie die Milz weißer Ratten. Generalisierte Infektionen kamen daraufhin meistens nicht zustande. Bei zwei Tieren bildeten sich im Verlaufe eines Jahres subcutane Knoten von mehr als 1 cm Seitenlänge aus. Diese bestanden aus Calciumablagerungen, die von Bindegewebe umgeben waren (MANKOWSKI, 1962). Bei weiteren Langzeitbeobachtungen wurden maligne Neubildungen sowie Kollagenosen (Dermatomyositis, Sklerodermie und Periarteriitis nodosa) und Myasthenia gravis registriert (MANKOWSKI, 1963). Doch ist ein ätiologischer Zusammenhang der beschriebenen Veränderungen mit der chronischen Soorinfektion der Milz nicht gesichert. Durch weitere Versuche des gleichen Autors wurde jedoch eine Beteiligung der Milz beim Zustandekommen einer Lebercirrhose nahegelegt (MANKOWSKI, 1964a). Allerdings wies nur 1 von 60 Ratten 8 Monate nach operativer Infektion der Milz eine Gelbsucht und eine ausgeprägte, autoptisch gesicherte Lebercirrhose auf. Bei zwei weiteren Tieren wurden die Anfangsstadien einer Lebercirrhose festgestellt. Die operative Infektion der Milz führte des weiteren auch zu cerebralen Verkalkungen (bei 2 von 60 Tieren) sowie zu Eisenablagerungen im Thalamus und zu tonisch-klonischen Krämpfen bei je einem Tier (MANKOWSKI, 1964b).

SCHOLER (1960) erzeugte eine vaginale Candidiasis bei weiblichen kastrierten und durch Follikelhormon in Dauerbrunst versetzten Ratten. Diese oberflächliche Mykose zeigte einen äußerst regelmäßigen Verlauf und wurde als Versuchsmodell zur Prüfung antimykotischer Substanzen empfohlen. Abb. 35 gibt das typische Aussehen des Epithels mit den aufgelagerten pseudomycelhaltigen Soorplaques wieder. Deren Feinstruktur ist aus Abb. 36 zu entnehmen.

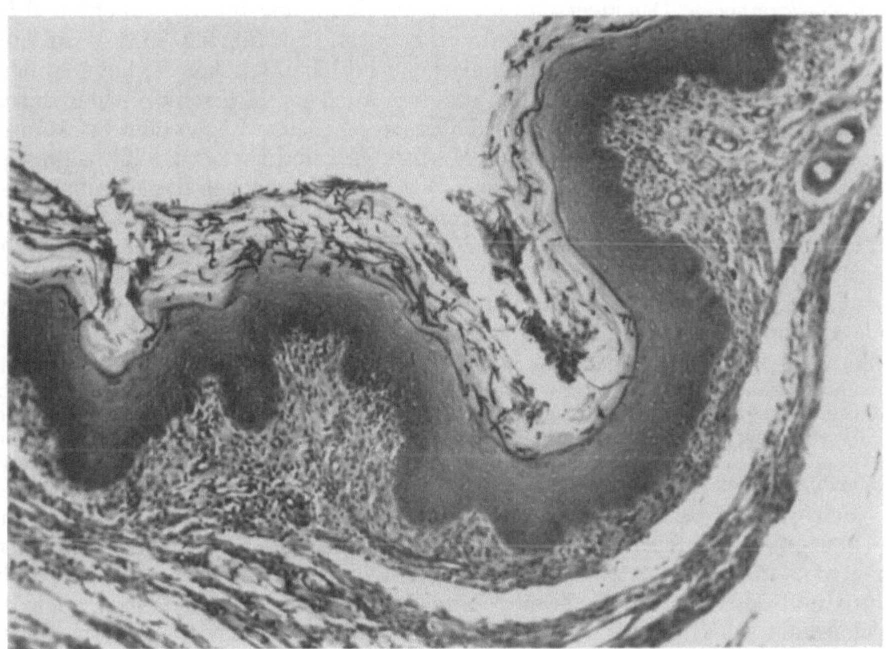

Abb. 35. Schnitt durch die Rattenvagina 4 Tage nach intravaginaler Infektion mit *Candida albicans*. PAS-Hämatoxylin-Färbung. 120fache Vergrößerung [nach Scholer, Path. et Microbiol. (Basel) 23, 62 (1960)]

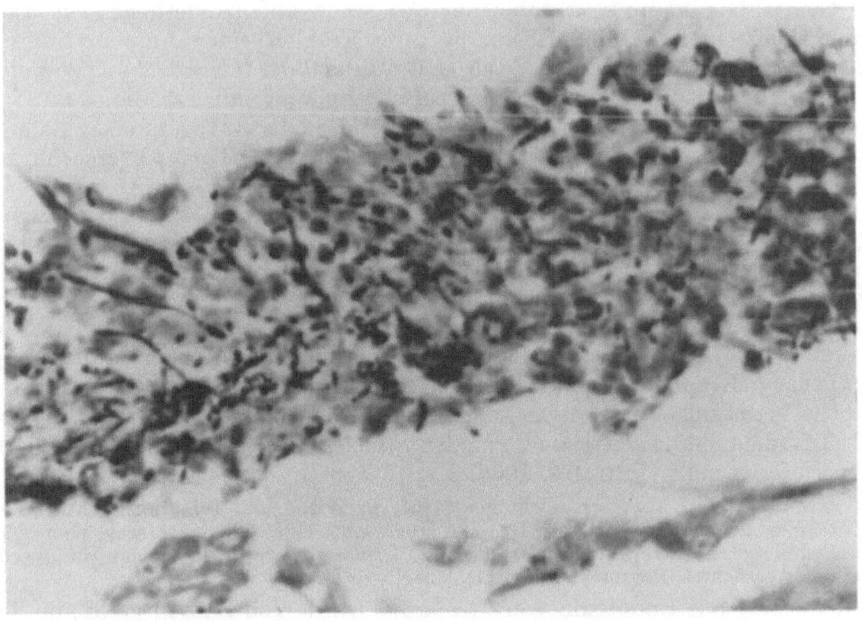

Abb. 36. Soor-Plaques auf Schleimhautoberfläche bei experimenteller Soormykose

Mit *C. albicans*-Stämmen von menschlichen Onychomykosefällen konnten Ehrmann und Wiedmann (1952) analoge Veränderungen an den Nägeln von Ratten (und Meerschweinchen) hervorrufen.

Meerschweinchen. Das Meerschweinchen wurde in jüngster Zeit zunehmend für Pathogenitätsprüfungen von *C. albicans* benutzt. So führten MASSHOFF und ADAM (1957) ihre pathologisch-anatomischen und histologischen Untersuchungen über die subcutane Infektion unter anderen auch an Meerschweinchen durch. Der Verlauf der Infektion entsprach in allen wesentlichen Zügen dem bei Mäusen (vgl. auch WINNER, 1958, 1960). Nach MANKIEWICZ und LIIVAK (1960) begünstigt die subcutane Inoculation von *C. albicans* bei Meerschweinchen das Angehen einer gleichzeitig gesetzten Infektion mit *Mycobacterium tuberculosis*. Nach i.p. Inoculation entstehen lokalisierte, spontan heilende Prozesse (WINNER, 1958, 1960). Dagegen sahen WINNER (1960) und NICOLAU, AVRAM und BALUS (1962) nach i.v. Inoculation gehäuft generalisierte, letale Infektionen. Nach WINNER (1960) liegt die letale Infektionsdosis für 600 g schwere Tiere etwa bei 50×10^6 Zellen.

Der Tod tritt dabei meistens schon nach 24 Std ein. Als eigentliche Todesursache werden die Lungenveränderungen in Gestalt von Lungenödemen mit perivasculären Rundzellinfiltraten und Arteriolitis angesehen. Herz, Leber und Muskulatur zeigen zahlreiche Pilzherde mit Mycelbildung und Leukocyten- wie Histiocytenwall. In der Nierenrinde werden kleine Abscesse, in den Tubuli und Glomeruli Hefezellen- und Mycelienanhäufungen beobachtet. Regelmäßig befallen ist auch das Gehirn.

Nach intrakardialer Impfung tritt ein mehr protrahierter Krankheitsverlauf ein (SCHIRREN und RIETH, 1956; SCHIRREN, RIETH und KOCH, 1960). Die Tiere gehen in 2—7 Tagen an *C. albicans*-Sepsis mit Befall von Nieren, Leber, Milz, Gehirn und Herz zugrunde. Zwei von zehn Tieren überlebten jedoch auch die intrakardiale Infektion mit $1,5 \times 10^6$ Zellen (SCHIRREN, RIETH und KOCH, 1961).

Im Gegensatz zur schwierigen Erzeugung einer Vaginalinfektion bei Mäusen (TASCHDJIAN, REISS und KOZINN, 1960) und Ratten (SCHOLER, 1960) während des Oestrus läßt sich nach DROUHET (1965) bei männlichen Meerschweinchen leicht eine Genital-Candidamykose erzeugen: An sechs aufeinanderfolgenden Tagen werden Penis und Mundhöhle mit je zwei Tropfen einer Aureomycinlösung (0,25 g/ml) beschickt. Am Ende des 3. und während der folgenden 4 Tage werden die Tiere lokal mit fünf Tropfen einer Aufschwemmung infiziert, die etwa 5×10^6 Sproßzellen/ml enthält. Meist kommt es um den 7. oder 8. Tag zu einer Balanitis mit typischen Soorbelägen, die sich als Modell für lokale Therapieversuche, z.B. bei der Prüfung von Pimaricin (DROUHET, 1965), bewährte.

Geflügel. Beim Hausgeflügel (Hühner und Truthennen) sind Soorenzootien nicht selten (HINSHAW, 1934; BLAXLAND und FINGHAM, 1950; BLAXLAND, 1951; KUPKOWSKI, 1960). Auch freilebende Hühnervögel, z.B. Rebhühner (*Perdrix perdrix*), werden befallen. Versuche, die Infektion durch enterale und parenterale Inoculation experimentell zu erzeugen, waren wenig erfolgreich (BLAXLAND und MARKSON, 1954). Experimentell inokulierte Truthühner beherbergten die Erreger vor allem im Kropf, ohne daß klinische Anzeichen einer Soormykose auftraten. Ähnliche Verhältnisse wurden bei keimfrei aufgezogenen, teils nur mit *C. albicans*, teils außerdem mit *Escherichia coli* oder *Streptococcus faecalis* oral inoculierten Hühnern festgestellt (PHILLIPS, 1966).

Eichhörnchen. Zur Veranschaulichung des weiten Wirts- und Infektionsspektrums von *C. albicans* sei noch der Bericht von HÖRTER (1963) über eine tödliche enterale Soormykose beim Eichhörnchen (*Sciurus vulgaris*) erwähnt. *C. albicans* wurde in Reinkultur aus dem Darminhalt gezüchtet. Bakterien waren nicht nachweisbar.

Endotoxin. Das Endotoxin von *C. albicans* wurde von SALVIN (1952) im Tierversuch nachgewiesen. 21tägige weibliche Mäuse erlagen der intraperitonealen Verabfolgung abgetöteter Zellen von sechs *C. albicans*-Stämmen innerhalb von 48 Std. Der toxische Effekt wurde durch Adjuvantien, z.B. durch gleichzeitige Verabfolgung von 1—2 mg getrocknete Tuberkelbakterien, noch verstärkt. Durch Vergleich mit dem Infektionsverlauf nach Verimpfung lebender Zellen stellte sich heraus, daß die Virulenz der Stämme nicht immer mit dem jeweiligen Toxicitäts-grad übereinstimmte.

Die toxische Substanz von *C. albicans* läßt sich durch folgendes Verfahren anreichern: Acetongetrocknete Zellen werden in 2,5%iger Kochsalzlösung suspendiert und mechanisch zerkleinert. Nach 48stündigem Stehen in der Kälte erweist sich der lösliche Überstand, zusammen mit 2 mg Tuberkelbakterien i.p. verabfolgt, bei Mäusen als toxisch.

9 von 16 Mäusen starben nach i.p. Einimpfung innerhalb von 48 Std, während sich bei den mit 3%iger Kochsalzlösung und abgetöteten Tuberkel-bakterien behandelten Kontrolltieren keine Wirkung zeigte. Nach MOURAND und FRIEDMAN (1961) ist der toxische Effekt bei Verimpfung lebender *C. albicans*-Zellen größer als bei abgetöteten, durch Ultraschallbehandlung aufgeschlossenen Zellen. MANKOWSKI (1962) erbrachte den Nachweis einer Wachstumsverzögerung durch tägliche subcutane Verabreichung konzentrierter Kulturfiltrate von *C. albicans* bei neugeborenen Mäusen. Das Bild war teilweise so stark ausgeprägt, daß sich ein Vergleich mit der Progerie anbot. Bei anderen Tieren lagen degenera-tive Veränderungen an Leber und Nieren vor, die histologisch einer Glykogenose entsprachen. Nach ISENBERG, ALLERHAND, BERKMAN und GOLDBERG (1963) sind mäusevirulente und mäuseavirulente Stämme durch den Besitz bestimmter Sub-stanzen an der Zelloberfläche unterschieden, die durch Äthanoläthyläther und Phenol extrahierbar sind. Solche Extrakte sind komplexe Haptene und entfalten bei Mäusen und Kaninchen eine endotoxinähnliche Wirkung. Durch serologische Untersuchungen mit Hilfe der Agglutinations- und Präcipitationsmethode wurden die Unterschiede zwischen den virulenten und den avirulenten Stämmen weit-gehend bestätigt. Die chemische Analyse der extrahierbaren Substanzen legte die Deutung nahe, daß der Giftstoff Polysaccharidnatur besitzt und daß bei den avirulenten Stämmen an seine Stelle Lipoidsubstanzen treten. Nach KOBAYASHI, FRIEDMAN und KOFROTH (1964) entfalten Sphäroplasten von *C. albicans* nach i.v. Injektion bei Kaninchen die gleiche Endotoxinwirkung wie normale Zellen. Sphäroplasten wurden durch Behandlung von *C. albicans* mit einer Enzym-mischung aus dem Verdauungstrakt von *Helix pomatia* (Weinbergschnecke) gewonnen.

Weitere Arbeiten über die Endotoxinwirkung von *C. albicans* werden im Zu-sammenhang mit den immunologischen Erscheinungen im folgenden Abschnitt besprochen. Verwiesen sei dabei besonders auf die Beiträge von HASENCLEVER und MITCHELL (1962a, b, 1963a, b).

β) Infektionsverlauf unter zusätzlichen Schädlichkeiten

β.1) Antibiotica. Die tierexperimentelle Soormykose kann durch eine Reihe zusätzlicher Schädlichkeiten intensiviert bzw. manchmal überhaupt erst zum Angehen gebracht werden. Das meiste Interesse haben hierbei die Antibiotica aus der Tetracyclinreihe gefunden.

Eine drastische Beschleunigung und Verschlimmerung der experimentellen *Candida*-Infektion wurde zuerst bei Gaben von Chlortetracyclin festgestellt (MOORE, 1951; SELIGMANN, 1952, 1953; PIANTONI, 1955; DE MELLO und KISER, 1954/55). Die gleichzeitige i.p. Verabfolgung eines nicht pathogenen *C. albicans*-Stammes zusammen mit 2 mg Chlortetracyclin erzeugte bei Mäusen eine tödliche Infektion (SELIGMANN, 1952). Die gleiche Wirkung zeigte sich, wenn das Mittel 24 Std vor oder 4 Std nach der Inoculation des *C. albicans*-Stammes gegeben wurde. OSSWALD und SEELIGER (1958, 1960) erzielten bei 18—22 g schweren weiblichen Mäusen des GN-Stammes Kopenhagen ein Angehen der Infektion durch zweimalige subcutane Injektion von 0,2 mg Tetracyclin in 5%iger Glucose-lösung 5 Std vor der Infektion mit $2,5 \times 10^7$ Zellen. Oxytetracyclin und Tetracyclin zeigten einen ähnlichen Effekt, nicht dagegen Penicillin und Streptomycin (SELIGMANN, 1953; FISCHER, 1955; BLYTH, 1958; FORNI, 1960). Die Wirkung dieser Antibiotika wird nicht in einer Virulenzsteigerung des Pilzes, sondern in einer Resistenzminderung des Wirtes gesehen (SELIGMANN, 1952, 1953; FISCHER, 1953; WINTER und FOLEY, 1956; GIUNCHI, ORTONA, SORICE und VISCO, 1959; BLYTH, 1962). FISCHER (1955) stellte in ausgedehnten Versuchen an Mäusen, Meerschweinchen und Ratten fest, daß Chlortetracyclin zwar infektionsaktivierend, nicht aber intoxikationsaktivierend, m.a.W. wie eine Erhöhung der Infektionsdosis wirkt. Chlortetracyclin führt nicht zu einer Wachstumsstimulation der Hefezellen, scheint jedoch das Wachstum der Soorpilze in qualitativer Hinsicht durch Beschleunigung der Abtrennung der Tochterzellen von den Mutterzellen zu beeinflussen. Der wesentliche Mechanismus der Aktivierung der experimentellen Soorinfektion durch Chlortetracyclin besteht nach FISCHER (1955) in einer Schädigung der leukocytären Abwehr des Makroorganismus. Während FISCHER (1955) mit abgetöteten *C. albicans*-Zellen bei chlortetracyclinbehandelten Tieren keine Wirkung sah, erwies sich ein durch Ultraschall gewonnener Extrakt von *C. albicans* in den Versuchen von ROTH und MURPHY (1957) an derart behandelten Mäusen als ebenso letal wie lebende Zellen.

Bei Kaninchen wurde eine ähnliche Aktivierung der Soorinfektion durch Chlortetracyclin nachgewiesen (AMBROSIONI und MASONI, 1955; DROUHET und SIMONNET, 1957). Weitere Untersuchungen zum Thema stammen von TANAKA (1957), TAKAHASHI HISAO, HIRAKU TANAKA und KO TANAKA (1958), USUI (1960) und SEELIG (1966).

Auch das Überwuchern von *C. albicans* im Intestinaltrakt unter Antibioticagaben wurde am Modell des Tierexperiments überprüft (SIEBURTH und ROTH, 1954; REISS, 1957; YONEKURA, 1960). Nach HUPPERT, CAZIN und SMITH (1955) begünstigen so gut wie alle Antibiotica durch Verdrängung der physiologischen Darmkeime die Ansiedlung von *C. albicans* im Intestinaltrakt der Maus.

β.2) Corticosteroide. SELIGMANN (1953) stellte fest, daß auch Cortison in einer Dosierung von 2,5 mg 2 Std vor und nach i.p. Inoculation von *C. albicans* zu einer Generalisation der Infektion bei weißen Mäusen führt. In den Versuchen von HENRY und FAHLBERG (1960) beeinflußte eine i.p. verabfolgte Einzeldosis von 1—10 mg Hydrocortisonacetat die Letalität nicht. Dies trat erst bei Wiederholung der Behandlung über 2 Wochen ein. In Kombination mit Tetracyclin schienen beide Substanzen unabhängig zu wirken. Nach LOURIA, FALLON und BROWNE (1960) und LOURIA und BROWNE (1960) wird die experimentelle Candidamykose durch Cortison stärker beschleunigt als die experimentelle Histoplasmose oder Cryptococcose. Die Cortisonwirkung war am deutlichsten bei Applikation innerhalb von 2 Tagen vor der Inoculation (vgl. auch CANTRELL und WIDRA, 1964). HOFFMANN und SCHMITZ (1963) überimpften *Candida albicans* in kleine Epithelläsionen der Kaninchencornea. Die Hälfte der Tiere erhielt zugleich und später zweimal wöchentlich subconjunctivale Cortisondepots von 1,5 mg.

Bei den unbehandelten Tieren traten binnen 1—2 Tagen ausgedehnte, jedoch oberflächlich liegende mykotische Infiltrate auf, die innerhalb von 16—20 Tagen spontan abheilten (Abb. 37). Histologisch fanden sich im Bereich der Entzündung immer nur Blastosporen.

Die mit Cortison behandelten Augen zeigten in den ersten Tagen nur geringe entzündliche Reaktionen, der Prozeß drang aber larviert immer tiefer in die Hornhaut ein, und vom 10. Tag an bot sich das schwere Bild des Ulcus serpens mit Hypopyon. Um den 16. Tag kam es zur Perforation (Abb. 38). In den Substanzdefekten der Cornea lag üppiges Pseudomycel und Mycel (Abb. 39 und 40). Die Autoren erklären die Begünstigung der Mykose durch Corticosteroide hauptsächlich über eine Hemmung der Abwehrmöglichkeiten des Gewebes, diskutieren jedoch auch eine indirekte Stimulierung des Pilzes durch lokale Stoffwechselveränderungen.

$\beta.3$) *Sexualhormone, Strahlen, Mucin, Antihistaminica u.a.* Auch die Sexualhormone Testosteron und Oestradiol sowie somatotrope und gonadotrope Hormone wurden einbezogen (SCHERR, 1957a, b). Testosteron hatte eine ausgespro-

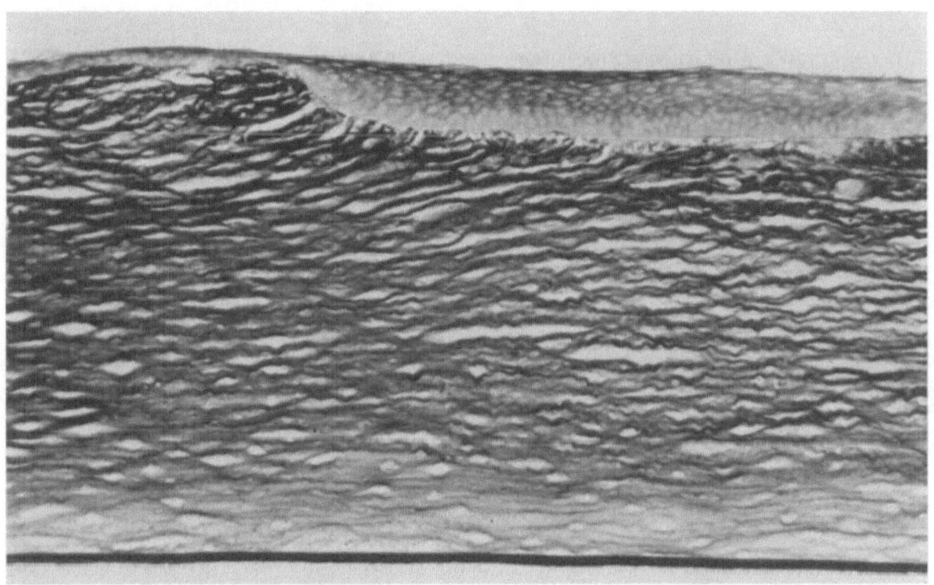

Abb. 37. Oberflächlicher Substanzdefekt der Haut, 10 Tage nach experimenteller *Candida albicans*-Infektion. Zwischen den Hornhautlamellen liegende schwarze Pünktchen sind Blastosporen. Substanzdefekt ist bereits durch Epithel wieder geschlossen (nach HOFFMANN und SCHMITZ, 1963)

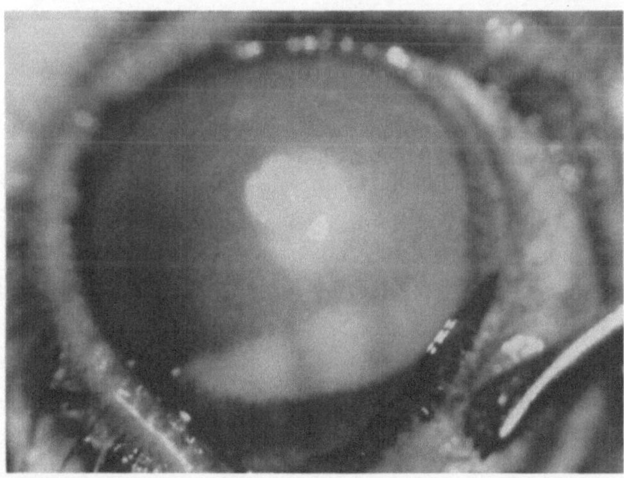

Abb. 38. Experimentelle Candidamykose der Kaninchenhornhaut unter Cortisonmedikation. Bild des Ulcus serpens, Zustand unmittelbar vor der Perforation (nach HOFFMANN und SCHMITZ, 1963)

chene synergistische Wirkung zusammen mit Cortison auf die Beschleunigung der
experimentellen Infektion bei weißen Mäusen beiderlei Geschlechts. Nach FORNI
(1953) setzt Dimethylaminoäthylbenzylanilin, ein synthetisches Antihistaminicum,
in einer Dosis von 4 g/kg Körpergewicht die Letalität bei i.p. infizierten Mäusen
von 20 auf 90% herauf. Die Sensibilisierung von Meerschweinchen mit 5% Chloro-
dinitrobenzol erleichtert die nachfolgende intracutane Infektion mit *C. albicans*

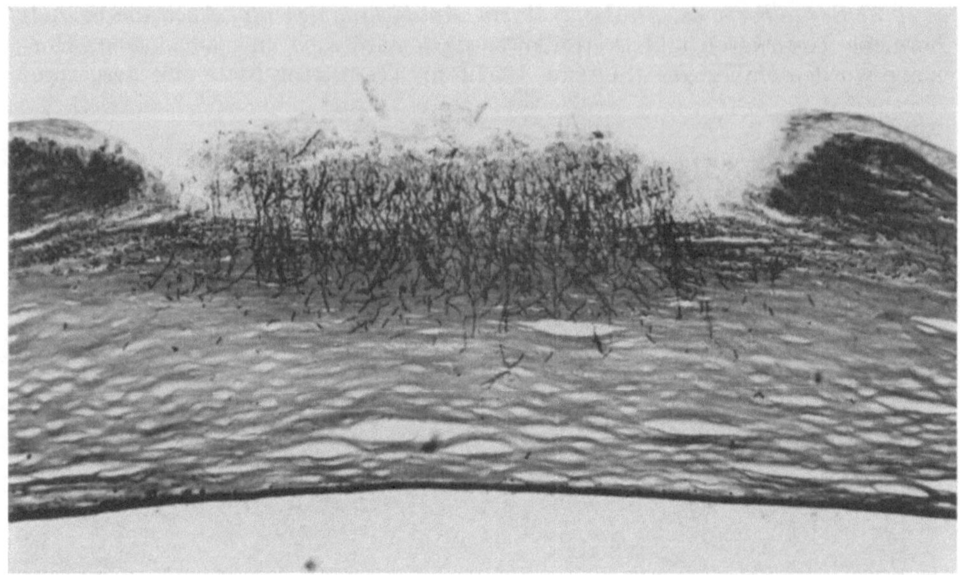

Abb. 39. Experimentelle Keratomykose durch *Candida albicans* beim Kaninchen unter Cortisonbehandlung.
Inmitten eines größeren Substanzverlustes üppige Pseudomycelbildung mit Progression in die Tiefe
[nach HOFFMANN und SCHMITZ, Mykosen **6**, 12 (1963)]. Vergr. 30mal

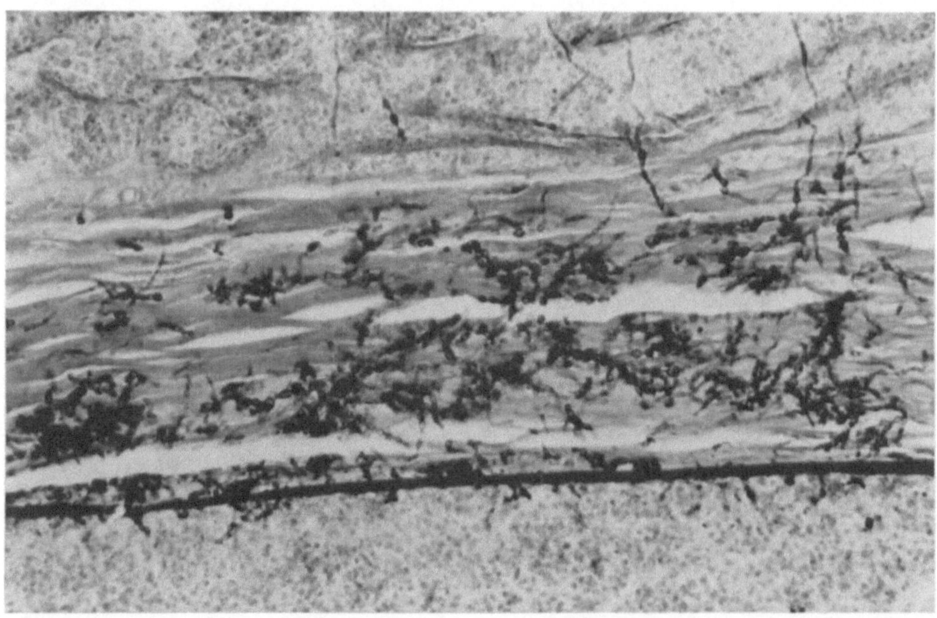

Abb. 40. Cortisonbehandeltes Kaninchen, 16 Tage nach der Infektion. Pseudomycel in den tiefen Parenchym-
schichten der Hornhaut. Mikroperforationen der Descemetschen Membran. Zellig durchsetztes Exsudat in der
Vorderkammer. PAS-Alcianblau-Färbung, Vergr. ca. 90mal (nach HOFFMANN und SCHMITZ, zur Verfügung
gestellt von Privatdozent Dr. HOFFMANN, Hamburg)

(ITO und KUHLMANN, 1956). Die gleichzeitige Infektion mit Pneumokokken, mit
S. aureus oder hämolysierenden Streptokokken bewirkt ebenfalls eine Bahnung
für die experimentelle Candidamykose (SHIRATA und KAWABATA, 1958). Röntgen-

bestrahlung, z. B. 200 r täglich 5 Tage vor der Inoculation (SHIRATA und KAWA-BATA, 1958), wirkt ebenfalls stark resistenzvermindernd, vor allem in Kombination mit Cortison (ROTH, FRIEDMAN und SYVERTON, 1957). Nach JEOFFERY und KENZY (1960) begünstigt Vitamin A-Mangel bei Hühnerküken das Angehen der *Candida*-Infektion.

Die Suspension der Hefezellen in 2,5%iger oder 5%iger Mucinlösung soll die Resistenz der Versuchstiere deutlich herabsetzen (STRAUSS und KLIGMAN, 1951; SALVIN, CORY und BERG, 1952; SALVIN, 1963). WINTER und FOLEY (1956) sahen jedoch bei dieser Methode keinen Unterschied zu den mit normalem Inoculum infizierten Mäusen. DAMODARAN und CHAKRAVARTY (1964) kamen zu dem Ergebnis, daß Mucin bei i.p. infizierten Mäusen stärker bahnend wirkt als gleichzeitig mit der Infektionsdosis verabfolgte Hyaluronidase.

TRIPATHY (1965) untersuchte den Einfluß verschiedener *Candida*-Hemmstoffe und einer Vitamin A-Mangeldiät auf die *Candida*-Ausscheidung im Stuhl und den Soorbefall des Kropfes beim Truthahn. Dabei zeigte sich eine *C. albicans*-Vermehrung vor allem bei Vitamin A-Mangelernährung. Die beobachteten atheromatösen Veränderungen in Gefäßen sowie die Entstehung von Aneurysmen wurde auf die angebliche Wirkung von *C. albicans*-Endotoxin zurückgeführt.

β.4) *Alloxan-Diabetes.* Die i.v. erzeugte Soormykose bei Mäusen wird nach ANDRIOLE und HASENCLEVER (1962) durch Alloxandiabetes verschlimmert. Die Niere war als einziges Organ sowohl bei diabetischen wie bei den normalen Tieren befallen. Bei den diabetischen Tieren trat der Nierenbefall früher auf und blieb länger bestehen.

γ) *Immunologische Erscheinungen bei der experimentellen Infektion mit C. albicans*

Tierexperimente wurden häufig zu dem Zweck unternommen, die Möglichkeiten der aktiven und passiven Immunisierung sowie einer spezifischen Diagnostik mit Hauttesten abzuklären.

KUROTCHKIN und LIM (1930) sowie HOWELL (1948a, b) erbrachten den Nachweis, daß eine Sensibilisierung nicht nur bei der experimentellen Infektion, sondern auch nach Einverleibung abgetöteter Zellen auftritt. Schon im ersten Versuch reagierten 9 von 20 normalen Meerschweinchen auf die intradermale Injektion einer 1:100 verdünnten, autoklavierten *C. albicans*-Suspension positiv. Bei der Wiederholung des Versuchs 15 Tage später zeigten alle 20 Tiere eine positive Hautreaktion (HOWELL, 1948a). Bei der Infektion mit lebenden Soorpilzen haben relativ kleine Inocula die gleiche sensibilisierende Wirkung wie eine große Infektionsdosis (HOWELL, 1948b). VOGEL und KREHL (1957) sensibilisierten Meerschweinchen durch subcutane Verabfolgung abgetöteter *C. albicans*-Zellen zusammen mit Adjuvantien, bestehend aus einer Emulsion abgetöteter Tuberkelbakterien und einer Lanolinpräparation. Bei den sensibilisierten Tieren konnte durch intratracheale Inoculation lebender Keime keine chronische oder letale *Candida*-Mykose mehr erzeugt werden. VOGEL, KOGER, JOHNSON und HUNTER (1962) bestätigten frühere Beobachtungen von NINNI und FITTIPALDI (1934), daß nach Sensibilisierung mit *C. albicans* bei Meerschweinchen eine Tuberkulinüberempfindlichkeit auftritt. Doch ist noch nicht abschließend geklärt, ob es sich hierbei um die Folge echter Antigenverwandtschaften handelt oder ob die Tuberkulinüberempfindlichkeit durch Besiedlung der Tiere mit atypischen Mycobakterien hervorgerufen wird (vgl. auch KAWAMURA, 1959).

Versuche zur aktiven und passiven Immunisierung erbrachten auch bei der gleichen Tierart recht unterschiedliche Ergebnisse. HURD und DRAKE (1953) ermittelten, daß aktive wie passive Immunisierung bei Kaninchen entweder wirkungslos sind oder die nachfolgende experimentelle Infektion teilweise sogar noch verschlimmern. WINTER (1956, 1959) meint, daß Kaninchen eine beträchtliche natürliche Immunität gegen die experimentelle Infektion mit *C. albicans* besitzen. Nach aktiver Immunisierung mit abgetöteten Zellen sind Agglutinationstiter gegen *C. albicans* manchmal bis zur Serumverdünnung von 1:320 nachweisbar. Die Tiere besitzen dadurch jedoch keinen Schutz gegen die nachfolgende experimentelle Infektion. Erfolglos waren auch die über längere Zeiträume angestellten Immunisierungsversuche von ELINOW und BISTROWA (1961). Dagegen beobachteten HOFFMEISTER, DICKGIESSER und GÖTTING (1951) bei vier Kaninchen nach anfänglich subcutaner und später i.v. Immunisierung mit steigenden Mengen abgetöteter *C. albicans*-Zellen eine Schutzwirkung gegen die i.v. Infektion mit letalen Mengen (10^7 bis 5×10^9) lebender Zellen. Zwei Kaninchen wurden zugleich mit einer letalen Dosis (5 bzw. $7,5 \times 10^9$) virulenter Keime 20 ml Kaninchenimmunserum i.v. injiziert. Diese passiv immunisierten Tiere zeigten noch nach 30 Tagen keinerlei Krankheitserscheinungen, während zwei infizierte Kontrolltiere am 4. bzw. 7. Tag post infectionem eingingen. Unter der experimentellen Infektion sinken bei Kaninchen die Gammaglobuline ab, wogegen die α_2-Fraktion zunimmt (GELLI und NIERI, 1955). TASCHDJIAN, DOBKIN, CAROLINE und KOZINN (1964) beobachteten bei i.v. und subcutan immunisierten Kaninchen präcipitierende Antikörper gegen cytoplasmatische Antigene von *C. albicans*. Nach immunoelektrophoretischen Untersuchungen gehörten diese Präcipitine in die β_2-Globulinfraktion. Dagegen wurde bei experimentell infizierten Ziegen eine Vermehrung der Gammaglobuline und ein Absinken der Albumine festgestellt (GORCZYCA und McCARTHY, 1959).

Auch bei Mäusen wurden nur Teilerfolge erzielt. FISCHER und HORBACH (1958) konnten keine Anhaltspunkte für die Hypothese erbringen, daß es bei Mäusen neben einer Infektionsimmunität auch eine Promunität gibt. MOURAD und FRIEDMAN (1961) impften Mäuse wiederholt subcutan mit lebenden sowie durch Merthiolat oder Ultraschall abgetöteten *C. albicans*-Zellen. Die so behandelten Tiere wiesen bei nachfolgender i.v. Infektion mit 10^4 oder 10^5 lebenden Zellen eine geringere Letalität als die Kontrolltiere auf. KEMP (1961) konnte Mäuse durch homologe Antiseren, aus denen ein Teil der Antikörper entfernt worden war, zu 50% gegen eine unbehandelt 100%ig letale Infektion schützen. HASENCLEVER und MITCHELL (1962a) versuchten, Mäuse durch i.p. Verabfolgung lebender *C. albicans*-Zellen 6 Tage vor der i.v. Injektion von 10^7 Zellen, die durch Endotoxinwirkung innerhalb von $4^1/_2$—10 Std zum Tode führte, zu immunisieren. Der Erfolg war eine Verlängerung der Überlebenszeit um das Drei- bis Vierfache. Eine ähnliche Wirkung gegen die i.v. Infektion mit großen Mengen lebender *C. albicans*-Zellen entfaltete auch die vorausgegangene Infektion durch andere Pilze, z.B. *Coccidioides immitis* und die mit *C. albicans* eng verwandte Art *Candida stellatoidea*. Hochtitrige Kaninchenantiseren hoben die toxische Wirkung der i.v. *C. albicans*-Infektion bei Mäusen nicht auf.

Weiter stellte sich heraus (HASENCLEVER und MITCHELL, 1962, 1963 b, c), daß auch Lipopolysaccharide von *Salmonella enteritidis* und *S. typhi* oder Freundsche Adjuvantien eine vermehrte Toleranz gegen die toxischen Manifestationen der i.v. *C. albicans*-Infektion bei Mäusen hervorrufen. Gegen die i.v. Infektion mit geringen Mengen (10^4 und 10^5) des Pilzes, die nicht zu toxischen Frühtodesfällen, sondern zu einem protrahierten Verlauf führt, hat sich die i.p. Verabfolgung lebender Zellen ebenfalls teilweise bewährt (HASENCLEVER und MITCHELL, 1963a). Gegen die i.v. Infektion werden Mäuse zum Teil auch durch vorherige intraperitoneale Inoculation mit lebenden *E. coli*-Keimen geschützt (GALE und SANDOVAL, 1957; GALE und DEVESTRY, 1957). Während die Überlebensdauer infizierter Mäuse verlängert wird, wenn *E. coli*- und *C. albicans*-Endotoxin vorher gespritzt wurde, tritt eine Verkürzung der Lebensdauer ein, wenn diese Substanzen nach der Infektion verabfolgt werden (DOBIAS, 1964). Bei entsprechenden Versuchen mit *S. enteritidis* ergeben sich gleiche Verhältnisse. Ein anaphylaktischer Schock läßt sich nach DOBIAS (1964) nur bei solchen Tieren erzielen, die mit löslichen Extrakten von *C. albicans* sensibilisiert wurden. Zellwandantigene sind hierbei ohne Wirkung. Durch mehrfache subcutane Applikation gewaschener Zellwände von *C. albicans* konnten dagegen Mäuse zu einem hohen Prozentsatz gegen die nachfolgende intravenöse Inoculation lebender Zellen geschützt werden (DOBIAS, 1964, vgl. Abb. 41). Vermutlich liegt das für die Immunisierung verantwortliche Antigen an der Innenseite der Zellwand. Von diesem wird vermutet (DOBIAS, 1964), daß es ähnlich wie bei *Saccharomyces cerevisiae* aus einem Glucan-Proteinkomplex besteht.

GRAF (1963) versuchte die Frage zu klären, ob die Kaninchencornea gegen *C. albicans* immunisiert werden kann. Eine Erhöhung der Abwehrkraft konnte weder durch lokale Impfung noch durch i.v. Injektion von *C. albicans* erreicht werden.

δ) Infektionsverlauf unter medikamentöser Behandlung

Über die medikamentöse Beeinflussung der tierexperimentellen Soormykose gibt es eine ausgedehnte Literatur. Dabei haben auch Antibiotica der Tetracyclinreihe und das Cortison, bei deren Verabfolgung nicht selten eine Aktivierung der *Candida*-Infektion erfolgt, therapeutisches Interesse gefunden. Nach O'GRADY und THOMPSON (1958) kann die experimentelle Candidiasis der Maus durch Chlortetracyclin- (= Aureomy-

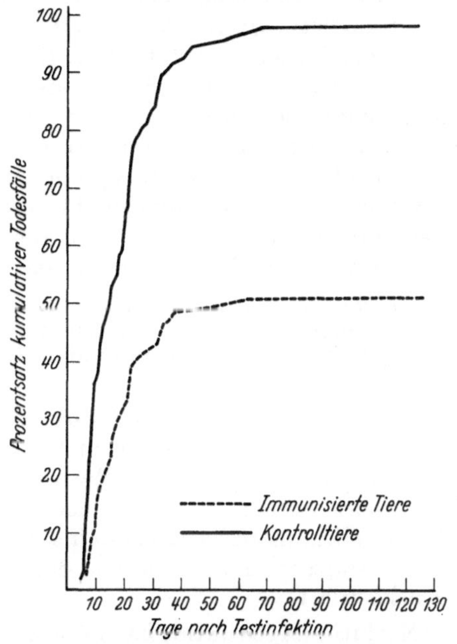

Abb. 41. Absterberate bei 95 Mäusen, die subcutan mit gewaschenen Zellwänden von *C. albicans* immunisiert und mit 1×10^6 Hefezellen von *C. albicans* i.v. infiziert wurden. 100 Kontrolltiere erhielten an Stelle der Impfung 0,2 ml physiologische Kochsalzlösung [nach B. DOBIAS, Acta med. scand., Suppl. 421, 70 (1964)]

cin-)Gaben, die nahe der Toxicitätsgrenze liegen, kurativ beeinflußt werden. SCHERR (1953) gelang es, die deletäre Wirkung des Cortisons auf die experimentelle *Candida*-Mykose weiblicher Mäuse durch gleichzeitige Verabfolgung von STH (*somatotropic hormone*) aufzuheben. Die experimentelle Infektion weiblicher Mäuse konnte auch durch kombinierte Verabfolgung von Cortison, STH und Hesperidinmethylchalcon abgeschwächt werden (SCHERR, 1956).

In die Liste der erfolglos gegen den Soorpilz geprüften Mittel gehören unter anderem Stilbamidin und Hydroxystilbamidin (SOLOTOROVSKY, IRONSON, GREGORY und WINSTEN, 1954), Lactoflavin (DROUHET und SEGRÉTAIN, 1948), Dichloroxychinaldin (RIMBAUD, HARANT, RIOUX und CAROU, 1957), Chlorhydroxychinolin (YACOWITZ, WIND und LEVIN, 1958/59), Nitrostyren (EVANS, HAINES, CURTIS, BOCOBO, BLOCK und HARREL, 1956), Jodkalium und Benzylsenföl (SCHABINSKI und ESSIGKE, 1957) und Kupfersulfat (UNDERWOOD, COLLINS, DURBIN, HODGES und ZIMMERMAN, 1956).

Eine schwache Schutzwirkung wurde bei Gaben von Isonicotinsäurehydrazid gesehen (PESCE DE RUIZ HOLDAGO, 1956; GRESHAM und WHITTLE, 1961). Malucidin, ein Protein aus *Saccharomyces cerevisiae*, soll Mäuse bei einer Dosierung von 1—10 mg/kg gegen die experimentelle *Candida*-Mykose schützen (PARFENTJE,

1957). Durch i.p., im Abstand von jeweils 2 Tagen verabfolgte Gaben von 0,1 γ Piromen wird der Verlauf der experimentellen Infektion bei Mäusen mitigiert (SCHERR, 1955). Novobiocin und Spiramycin sollen in niedriger Dosierung die Infektion günstig beeinflussen (ANDREONI, CERVINI und CURATOLO, 1958); doch steht eine Bestätigung dieser Befunde aus. Besonders wirkungsvoll ist nach japanischen Autoren (TSUBURA, 1958; KARASAKI, 1959; DONOMAE, TSUBURA, KURODA und TAKAHASHI, 1961) das Antimycoticum Trichomycin. Nach KLIGMAN und LEWIS schützt Candicidin, i.p. in einer Dosierung von 0,75 mg pro Tag über 10 Tage lang verabfolgt, Mäuse weitgehend gegen die experimentelle Soormykose. SOLOTOROVSKY, QUABECK und WINSTEN (1958) stellten bei Candicidin eine höhere Wirksamkeit als bei Nystatin fest. KELEMEN (1963) kam zu ähnlichen Ergebnissen beim Vergleich zwischen Streptomycin und Nystatin. Während durch Nystatin die hämatogene Aussaat bei i.p. infizierten weißen Mäusen nicht verhindert werden konnte, wurde durch Streptomycin eine Begrenzung der Infektion auf die Bauchhöhle erreicht. Streptomycin soll dabei unter anderem die Fibrinausschwitzung in die Peritonealhöhle beschleunigen. CAMPBELL (1955a) berichtete über günstige Erfahrungen mit dem neuen Antibioticum 1968 Nepera aus *Streptomyces spec.* bei i.v. infizierten weißen Mäusen (O'Grady-Stamm).

Die wasserunlösliche Substanz wurde als kurz vor der Verimpfung hergestellte Suspension in Dosierungen von 0,5—2 mg einmal täglich 10 Tage lang i.p. verabfolgt. Die Bestätigung der Ergebnisse (65—80% überlebende Tiere bei einer Gesamtdosis von 10—15 mg) steht noch aus.

O'GRADY, THOMPSON und COTTON (1963) prüften die Wirkung von Griseofulvin, subcutan in Dosierungen bis zu 25 g/kg Körpergewicht an 5 Tagen verabfolgt, bei i.m. infizierten Mäusen. Obwohl dadurch die mykotischen Herde verkleinert wurden, ließ sich histologisch und bei in vitro-Versuchen keinerlei direkte Wirkung des Griseofulvins auf den Soorerreger feststellen. Die Wirkung der Substanz in vivo wurde von den Autoren auf einen cortisonähnlichen Effekt zurückgeführt.

Nystatin (Mycostatin) hat infolge seiner hohen Wirksamkeit besonders starke Beachtung gefunden. Die günstige Wirkung von Nystatin auf die experimentelle *Candida*-Mykose der Maus wurde zuerst von BROWN, HAZEN und MASON (1953) sowie von HAZEN, BROWN und MASON (1953) beschrieben. Schon nach einer Einzeldosis von 3 mg — 2 Std vor oder zur Zeit der Infektion — überleben 10 von 15 Mäusen länger als 16 Tage eine sonst innerhalb von 24 Std tödliche Aureomycin-aktivierte Soormykose. Wurde die Therapie erst 2 Std nach der Infektion eingeleitet, überlebte nur 1 von 5 Mäusen. Zu ähnlichen Ergebnisse kamen HAZEN, BROWN und LITTLE (1955). Nach PINKERTON und PATTERSON (1957) verhindert schon 0,5 mg Nystatin das Angehen der *Candida*-Infektion. MILLBERGER und BLANK (1954) verabfolgten Mycostatin bei infizierten Mäusen über 5 Tage lang zweimal und vom 6.—10. Tage einmal täglich subcutan in einer Dosis von 3 mg, gelöst in Propylenglykolwasser. Danach überlebten 9 von 10 Tieren länger als 22 Tage. Die überlebenden Tiere machten äußerlich einen völlig gesunden Eindruck. Bei ihnen konnten jedoch die gleichen Nieren- und Leberveränderungen festgestellt werden wie bei den Infektionskontrollen, und *C. albicans* konnte aus allen Organen gezüchtet werden. Bei oraler Applikation des Mittels überlebten 7 von 10 Tieren. Im übrigen wurden die gleichen pathologisch-anatomischen Veränderungen und mykologischen Befunde erhoben wie bei den subcutan behandelten Tieren. CAMPBELL (1955b) erzielte mit subcutan in wäßriger Suspension verabfolgten Einzeldosen von 0,5—1 mg bei über 10 Tage verteilter Gesamtdosis von 5—10 mg bei i.v. infizierten weißen Mäusen gute Erfolge. Nach McCOY und KISER (1958/59) ist die orale Medikation wirkungslos, da das Mittel nicht in genügender Menge resorbiert wird. Auch FISCHER (1956) konnte durch Mycostatin die experimentelle Soorinfektion nicht völlig unterdrücken. Nach OSSWALD und SEELIGER (1958) ist Mycostatin dem Amphotericin B bei gleicher Dosierung (2 mg pro Maus und Tag) therapeutisch wegen seiner fehlenden Resorbierbarkeit unterlegen.

DROUHET (1955) untersuchte am Kaninchen die Wirkung von Nystatin auf die experimentelle *Candida*-Sepsis und die intestinale Infektion. Die unbehandelt stets tödliche *Candida*-Sepsis endet nach einer 5tägigen parenteralen Medikation mit 40 mg Nystatin täglich nur noch bei 62,5% der Tiere letal. Durch 3tägige orale Applikation von 50 mg Nystatin pro kg Körpergewicht wurde die intestinale *Candida*-Infektion unterdrückt. Die *C. albicans*-Keimzahlen sanken von mehreren Millionen auf weniger als 10 oder 20 pro Gramm Stuhl ab. — Die experimentelle Darminfektion bei Hühnerküken wird nach YACOWITZ, WIND und LEVIN (1958/59) durch Verfütterung von 71—125 mg Nystatin pro kg Körpergewicht wirksam unterdrückt (vgl. auch KAHN und WEISBLATT, 1963b, und JEOFFERY und KENZY, 1962). Weitere Berichte über die Wirkung von Nystatin im Tierexperiment stammen von ANDREONI, CERVINI und CURATOLO (1958), SOLOTOROVSKY, QUABECK und WINSTEN (1958), TSUBURA (1958) und DONOMAE, TSUBURA, KURODA und TAKAHASHI (1961). STEINBERG und JAMBOR (1955) benutzten zur Prüfung der Nystatinwirkung den infizierten Hühnerembryo (s. auch unten).

Der Dottersack von 7tägigen Hühnerembryonen wurde mit verschiedenen Verdünnungen einer 48 Std alten Kultur auf Sabouraud-Agar infiziert. Die mittlere Überlebensdauer der Embryonen betrug nur 63—129 Std, und die LD_{50} entsprach der Verdünnung $10^{-7,9}$ der Ausgangssuspension. Für Nystatin wurde eine PD_{50} von ungefähr 4500 Einheiten pro Hühnerembryo ermittelt. Nach Verabfolgung von 6000 Einheiten pro Hühnerembryo waren 60% der bebrüteten Hühnereier keimfrei. Durch 7500 Einheiten pro Hühnerembryo wurde die LD_{50} von *C. albicans* um drei Zehnerpotenzen gesenkt.

Die besten Erfolge wurden bisher mit Amphotericin B erzielt. In ersten in vivo-Versuchen stellten STEINBERG, JAMBOR und SUYDAM (1955/56) fest, daß Amphotericin B in geringerer Dosis wirksam und weniger toxisch ist als Amphotericin A. HALDE, NEWCOMER, WRIGHT und STERNBERG (1957) sahen die beste Wirkung auf experimentell infizierte Mäuse bei oraler Verabfolgung von 12 mg Amphotericin B 24 Std *vor* der Inoculation. In vergleichenden Untersuchungen erbrachten OSSWALD und SEELIGER (1960) den Nachweis, daß die orale Applikation von Amphotericin B bei gleicher Dosierung (2 mg pro Maus und Tag) der subcutanen Verabfolgung therapeutisch überlegen ist. Nach TSUBURA (1958) und DONOMAE, TSUBURA, KURODA und TAKAHASHI (1961) erwies sich Amphotericin B bei Kaninchen, Mäusen und Ratten als ähnlich wirksam wie Nystatin und Trichomycin. KAHN und WEISBLATT (1963a) fanden, daß Amphotericin B eine etwa vier- bis fünfmal größere Schutzwirkung bei der experimentellen Soormykose von Hühnern und Truthühnern entfaltet als Nystatin. In den Versuchen von LONES und PEACOCK (1959) zeigten zwei *C. albicans*-Stämme mit verhältnismäßig geringer in vitro-Empfindlichkeit gegen Amphotericin B eine schwache Virulenz im Mäuseversuch. Virulente Stämme konnten dagegen mit geringeren Dosierungen gehemmt werden.

d) Entwicklung im Hühnerembryo und in der Gewebekultur

Hühnerembryo. Die Beimpfung der Chorioallantois des Hühnerembryos gilt als geeigneter Pathogenitätstest für *C. albicans*. MEYER und ORDAL (1946) zeigten, daß *C. albicans* sich auf der Chorioallantois entwickelte und den Tod des Embryonen herbeiführte. Nach i.v. Infektion von 11tägigen Hühnerembryonen bildeten sich in den Geweben ähnliche Läsionen aus wie in der Chorioallantois (NORRIS, SHOREY und BONGIOVANNI, 1948). Wenn die Infektion nicht schnell zum Tode führt, entstehen zunächst begrenzte Nekrosen, die im weiteren Verlauf von einem granulomatösen Wall aus mononucleären Zellen, Riesenzellen und Fibroblasten umgeben sind. Nach EDWARDS und BARKLEY (1952) kann ein langsamer Infektionsverlauf durch geeignete Verdünnung des Inoculums erreicht werden. Der Wert der Methode zur Pathogenitätsprüfung von *C. albicans* wurde von ZINI (1952) und KÄRCHER (1956) bestätigt. GÖTZ und NASEMANN (1954) gelang es, mit Hilfe des Chorioallantoistests *C. albicans* von apathogenen Hefen eindeutig

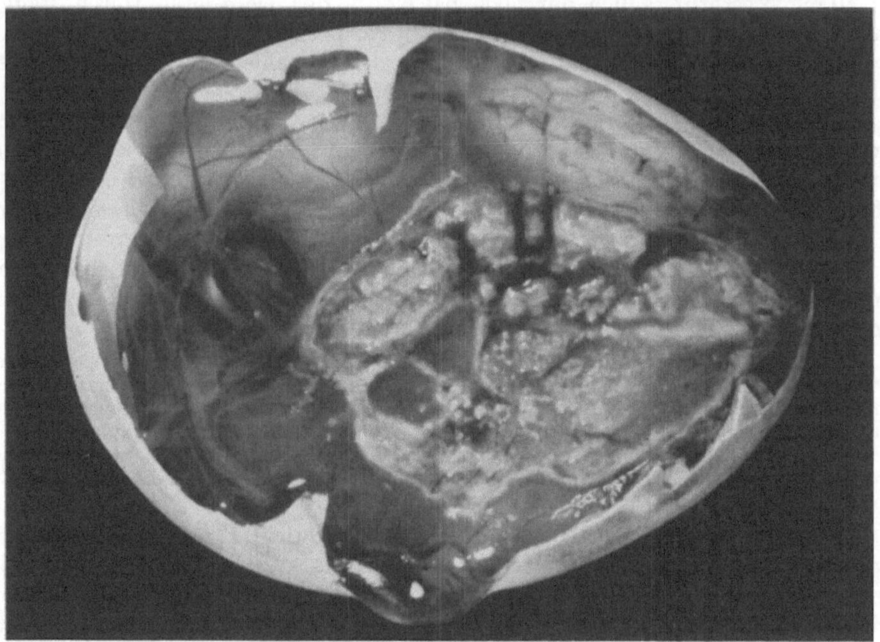

Abb. 42. *Candida albicans*-Herde auf der Chorioallantois des Hühnerembryos, in situ [nach GÖTZ und NASEMANN, Derm. Wschr. **130**, 774 (1954)]

abzugrenzen. Bei relativ rasch abgestorbenen Embryonen fanden sich viele kleine Herde über die ganze Eihaut verstreut (vgl. Abb. 42). Mit zunehmendem Alter der Eikultur zeigten die Herde eine zunehmende Tendenz zur Konfluenz. Weitere ausgedehnte Untersuchungen stammen von SCHIRREN und RIETH (1956) und SCHIRREN, RIETH und KOCH (1960). Dabei wurden unter anderem Versuche über die Abhängigkeit des Infektionsverlaufs vom Impfalter der Hühnerembryonen und von der Infektionsdosis durchgeführt, wobei sich zeigte, daß die Hühnerembryonen vom 10. Tag ab gegen eine Dosis von 15×10^6 Zellen zunehmend resistent wurden, während bis zum 8. Tag die Letalität bei der gleichen Infektionsdosis noch 100% betrug. Die Sterblichkeit nahm andererseits auch mit steigender Infektionsdosis (15×10^2 bis 15×10^6 Zellen) zu. VISCO (1958, 1959) erzielte mit der Beimpfung des Dottersacks bessere Resultate als mit der Inoculation der Chorioallantois. JACKSON und AXELROOD (1954) beschrieben, daß auch die Absterberate von experimentell mit *C. albicans* infizierten Hühnerembryonen durch Chlortetracyclin erhöht wird.

Gewebekultur. Die Untersuchungen von LARSH, SILBERG und HINTON (1956/57) und LARSH, HINTON und SILBERG (1957/58) zur Antimykoticaempfindlichkeit von *C. albicans* wurden in Hela-Zellkulturenerhaltungsmedium durchgeführt. Die

Züchtung von *C. albicans* in isolierten Gewebekulturen wurde bisher nicht beschrieben. Die Gewebsphase (Mycelphase) von *C. albicans* kann z.B. in Serum- und Plasma-Dialysaten erzeugt werden (TASCHDJIAN und KOZINN, 1961).

2. Mykosen durch andere *Candida*-Arten

Während CONANT, SMITH, BAKER, CALLAWAY und MARTIN (1958) nur den Soorpilz *Candida albicans* als fakultativ pathogen betrachten und andere *Candida*-Arten nur im Rahmen der mykologischen Differentialdiagnostik erörtern, wurde die Frage nach der eventuellen Pathogenität der übrigen *Candida*-Arten von anderen Autoren unterschiedlich beurteilt. So wurden vor allem die engeren Verwandten des Soorerregers: *Candida stellatoidea* und *Candida tropicalis*, als Erreger menschlicher Infektionen beschrieben (vgl. z.B. DHOM, STAIB und STRÖDER, 1964). Sowohl die vereinzelten klinischen Beobachtungen als auch das differentialdiagnostische Interesse gaben Anlaß, auch die genannten und weitere *Candida*-Species im Tierexperiment zu überprüfen.

Zur Frage der Abgrenzung der nachfolgend besprochenen Arten sei vor allem auf LODDER und KREGER VAN RIJ (1952) sowie FRÁGNER (1958) verwiesen.

1. *Candida stellatoidea.* Von LODDER und KREGER VAN RIJ (1952) wurde dieser Hefepilz als selbständige Art anerkannt, während andere Autoren (vgl. z.B. FRÁGNER, 1958) ihn lediglich als Varietät des Soorerregers, d.h. als *Candida albicans* var. *stellatoidea*, auffassen.

Im Gegensatz zu *C. albicans* vermag *C. stellatoidea* Galaktose nicht zu vergären und Saccharose nicht zu assimilieren.

Nach HILL und GEBHARDT (1956) und HILL (1960) verändern sich *C. stellatoidea*-Zellen, ähnlich wie der Soorpilz, eine Stunde nach subcutaner Injektion bei Mäusen morphologisch, indem langgestreckte Pseudomycelien gebildet werden, die beim weiteren Wachstum Septen bilden. Die Bildung langgestreckter Zellen schützt solche Hefen offenbar gegen die Phagocytose durch die Makrophagen des Tierkörpers. Die intravenöse und intracerebrale Injektion von *C. stellatoidea* ruft bei Mäusen eine Leukocytose hervor (MANKOWSKI, 1957). Der Pilz verursacht hier die gleichen Erscheinungen wie *C. albicans* und *C. tropicalis*. Nach HASENCLEVER und MITCHELL (1961) ist *C. stellatoidea* für Mäuse weniger pathogen als die Serogruppen A und B von *C. albicans*. Bei i.v. Infektion betrug die LD_{50} bei *C. albicans* meistens zwischen 10^4 und 10^6 und bei 9 von 11 *C. stellatoidea*-Stämmen zwischen 10^6 und 10^8 Zellen. Die Immunisierung mit einer subletalen *C. stellatoidea*-Dosis schützt Mäuse fast in gleicher Weise wie der homologe *C. albicans*-Stamm gegen die i.v. Injektion tödlicher Mengen des Soorerregers (HASENCLEVER und MITCHELL, 1962a).

Kaninchen sind demgegenüber für die Infektion mit *C. stellatoidea* viel weniger empfänglich. Während i.v. injizierte Mengen von 10^8 Zellen von fünf Stämmen der Serogruppe B von *C. albicans* in jedem Fall tödlich wirkten, ging nur eins von acht mit 5×10^8 *C. stellatoidea*-Zellen infizierten Kaninchen innerhalb von 14 Tagen post infectionem ein (HASENCLEVER und MITCHELL, 1961b). GELLY und NIERI (1955) fanden bei experimentell infizierten Kaninchen einen Anstieg der α_2-Fraktion und eine Verminderung des γ-Globulingehalts. Nach FOLEY und WINTER (1949) kann die experimentelle Kanincheninfektion durch tägliche i.m. Gaben von 150000 OE Penicillin G verschlimmert werden.

MEYER und ORDAL (1946) zeigten, daß *C. stellatoidea* auf der Chorioallantois des Hühnerembryos die gleichen tödlichen Veränderungen wie *C. albicans* bewirkt. Eine einzige Gabe von 500 OE Penicillin G auf die Chorioallantois 10tägiger Hühnerembryonen erhöht nach FOLEY und WINTER (1949) die Letalität signifikant.

2. *Candida tropicalis.* Obwohl meist saprophytärer Herkunft (vgl. DHOM, STAIB und STRÖDER, 1964), wird dieser Hefepilz (Abb. 43) auch häufig im menschlichen Untersuchungsmaterial (Sputum, Rachenabstrichen, Stuhl, interdigitalen Erosionen und Vaginalfluor) gefunden. Den wenigen in der Literatur beschriebenen gesicherten Infektionen durch *C. tropicalis* (vgl. HURLEY und WINNER, 1962) fügten DHOM, STAIB und STRÖDER (1964) je einen Fall von Pneumatosis cystoides intestini und von Septikämie mit starkem Befall von Nieren und Gehirn bei Säuglingen hinzu. *C. tropicalis* wurde auch als Erreger mykotischer Mastitis des Rindes beschrieben (vgl. Übersicht bei AINSWORTH und AUSTWICK, 1958).

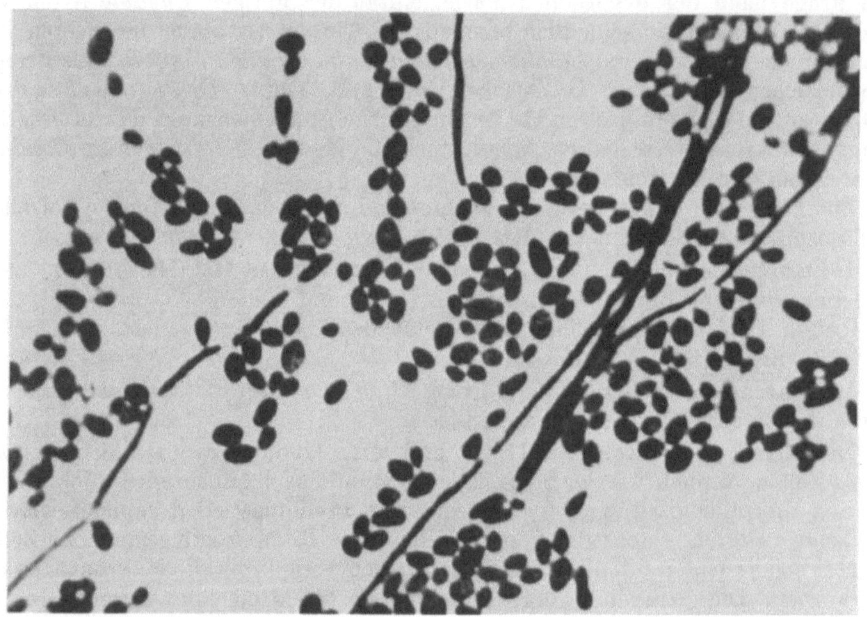

Abb. 43. Sproßzellen und Pseudomycelien von *Candida tropicalis* im Ausstrichpräparat.
Gramfärbung, Ölimmersion

STOVAL und PESSIN (1934) folgerten, daß *C. tropicalis* bei i.v. Injektion für Laboratoriumstiere nicht pathogen ist. DHOM, STAIB und STRÖDER (1964) infizierten zwei Kaninchen i.v. mit 1 ml, vier Meerschweinchen i.v. mit 1 ml und zwölf Mäuse i.p. mit 0,2 ml einer $1,5 \times 10^6$ Zellen/ml enthaltenden Suspension eines *C. tropicalis*-Stammes, der von einem an Pilzsepsis gestorbenen Säugling isoliert war, und sahen ebenfalls keine Wirkung. DROUHET und COUTEAU (1954) wiesen dagegen bei drei von sechs Stämmen Kaninchenpathogenität nach. URSO (1951) erzeugte bei der gleichen Tierart durch Insufflation und Instillation von *C. tropicalis* mykotische Bronchitis, Bronchopneumonie, Peribronchitis und Bronchiektasen.

MANKOWSKI (1957) beobachtete, daß neben *C. albicans* und *C. stellatoidea* auch *C. tropicalis* mäusepathogen ist. HASENCLEVER und MITCHELL (1961) wiesen durch i.v. Infektion weißer Mäuse bei *C. tropicalis*-Stämmen eine LD_{50} von 10^4—10^5 Zellen, bei sechs weiteren Stämmen eine LD_{50} von 10^5—10^6 und bei zwei Stämmen eine LD_{50} von 10^7—10^8 Zellen nach. Die LD_{50}-Werte für *C. albicans* lagen meist etwas niedriger. Versuche mit drei mäusepathogenen und einem schwach mäusepathogenen *C. tropicalis*-Stamm am Kaninchen verliefen ergebnislos. HURLEY und WINNER (1962) ermittelten als tödliche Dosis für Mäuse $2,5 \times 10^6$ Zellen bei i.v. Injektion. Die infizierten Tiere sterben innerhalb von einem bis

10 Tagen und zeigen mykotische Herde in Gehirn, Herz und Nieren. Bei einigen tritt eine schwere Pyelonephritis auf. Nach LOURIA, BUSÉ, BRAYTON und FINKEL (1966) beruht die Nierenbeteiligung bei experimentell infizierten Mäusen auf der Ansiedlung des Pilzes in den Nierentubuli. Nach Cortisongabe und bei alloxandiabetischen Tieren sind Gehirn und Nieren ausgeprägter befallen; dabei ist die Letalität der experimentellen Infektion erhöht (LOURIA, BUSÉ, BRAYTON und FINKEL, 1966). Die intradermale, i.p. und intrapulmonale Injektion führt nach HURLEY und WINNER (1962) weder zur lokalen noch zur generalisierten Infektion. Nach RAO und SIRSI (1964) vermag die Infektion mit C. tropicalis erst im Verlaufe von 3 Wochen 80% der inokulierten Mäuse zu töten, während die durch C. albicans bedingte Letalität schon nach 8 Tagen 100% beträgt. In den Versuchen von SCHIRREN, RIETH und KOCH (1960) war ein C. tropicalis-Stamm in Mengen von $1,5 \times 10^6$ Zellen pathogen für Mäuse; von sechs Meerschweinchen verstarben drei nach der gleichen Infektionsdosis. Dagegen überlebten drei Kaninchen die i.v. Applikation von $1,5 \times 10^7$ Zellen. Pathogenität für Mäuse und fehlende Kaninchenpathogenität schienen demnach für C. tropicalis typisch zu sein.

Über die allergisierende Wirkung von Polysaccharidextrakten aus C. tropicalis bei Meerschweinchen liegen Untersuchungen von T'UNG und WONG (1931) vor. Dabei war der sensibilisierende Effekt des Extrakts geringer als der unbehandelter Hefezellen.

REDAELLI (1957) erzeugte bei Ziegen und Kühen durch lokale Applikation von C. tropicalis eine Mastitis, die nach kurzer Zeit ohne Behandlung ausheilte. Ähnliche Erscheinungen konnten nur noch durch Candida pelliculosa und Saccharomyces fragilis hervorgerufen werden. Bei natürlicher infektiöser Mastitis dieser Tiere wurden allerdings schwerere Krankheitsbilder als nach experimenteller Infektion beobachtet. Wurde C. tropicalis gleichzeitig mit 10^6 OE Penicillin verabfolgt, traten stärkere Entzündungserscheinungen auf.

Die ersten Pathogenitätsversuche mit C. tropicalis an bebrüteten Hühnereiern führten MEYER und ORDAL (1949) aus. C. tropicalis erzeugte auf der Chorioallantois geringere Erscheinungen als C. albicans und C. stellatoidea. Die Infektion führte etwa bei der Hälfte der Hühnerembryonen zum Absterben. Die Infektion der Allantoismembran ist nach VISCO (1959) weniger gut geeignet. Dagegen sind Hühnerembryonen in der ersten Hälfte des Embryonallebens (etwa bis zum 12. Tag) für die Infektion des Dottersacks mit C. tropicalis sehr empfänglich (VISCO, 1959). SCHIRREN, RIETH und KOCH (1960) prüften zwei C. tropicalis-Stämme an 31 bebrüteten Hühnerembryonen. Die Embryonen starben bei der verwendeten Infektionsdosis von $1,5 \times 10^7$ Zellen in den ersten 8 Tagen ab, d.h. C. tropicalis zeigte ein dem Soorerreger ähnliches Verhalten.

3. *Candida pseudotropicalis.* Diese pseudomycelbildende anaskosporogene Hefe wird als imperfekte Form von Saccharomyces fragilis aufgefaßt. Der Pilz findet sich bei Mensch (cf. FRÁGNER, 1958) wie Tier (BISPING, 1961) und besitzt in der Regel kaum eine pathogenetische Bedeutung, obwohl er gelegentlich auch bei tödlicher generalisierter Candidamykose der Lunge isoliert werden kann.

MANKOWSKI (1957) führte mit C. pseudotropicalis ausgedehnte Versuche an Mäusen durch. Gleichzeitig mit Mucin oder Chlortetracyclin i.p. verabreicht, erwies sich diese Hefe als pathogen. Nach i.v. Injektion wurde vor allem das Zentralnervensystem befallen. Ein von SCHIRREN, RIETH und KOCH (1960) an zehn Mäusen i.v. geprüfter Stamm blieb dagegen wirkungslos. POSPÍŠIL, PILLICH und PROCHÁZKA (1960) fanden bei C. pseudotropicalis eine geringere Mäusepathogenität als bei C. albicans, C. tropicalis und C. guilliermondii. Die weiße Maus wird von diesen Autoren als kein geeignetes Versuchstier zur Pathogenitätsprüfung von Hefepilzen betrachtet.

4*

Schirren, Rieth und Koch (1960) beimpften insgesamt 36 bebrütete Hühnerembryonen mit vier *C. pseudotropicalis*-Stämmen. Alle infizierten Embryonen starben innerhalb von 9 Tagen post infectionem ab.

4. *Candida krusei*. Diese Hefe lebt als Saprophyt in der Außenwelt und kommt außerdem bei Mensch (cf. Frágner, 1958) und Tier (Bisping, 1961) vor. Sie ist bisher ohne pathogenetische Bedeutung.

Die bisher erzielten tierexperimentellen Ergebnisse bestätigen dies weitgehend. Während Mankowski (1957) nach i.p. Injektion von *C. krusei* bei weißen Mäusen ein Angehen der Infektion beobachtete, konnte Redaelli (1957) bei Ziegen und Kühen keine experimentelle Mastitis mycotica erzielen. Schirren, Rieth und Koch (1960) verimpften $1,5 \times 10^6$ Zellen des Pilzes ohne Erfolg i.v. an zehn weiße Mäuse.

Nach Frágner (1958) entwickelt sich bei weißen Ratten, die subcutan mit 0,2 ml einer Kultursuspension geimpft wurden, ein Unterhautabsceß von der Größe einer kleinen Linse bis Erbse, der anfangs mit zähem weißen Eiter angefüllt, später ein kleines Gebilde von Gummikonsistenz bildet. Nach 9 Tagen kann *C. krusei* mikroskopisch und in der Kultur nachgewiesen werden.

Histologisch finden sich in frischen Abscessen im Zentrum Gewebszerfall, rundherum ein histiocytäres Granulom mit erweiterten Gefäßen. Nach dem 20. Tag werden bei grundsätzlich ähnlichem Bild in der breiten Granulomzone Knötchen und tuberkuloide Strukturen beobachtet.

Meyer und Ordal (1946) stellten fest, daß *C. krusei*, im Gegensatz zu *C. albicans, C. stellatoidea* und *C. tropicalis*, bei Verimpfung auf die Chorioallantois des Hühnerembryos nicht pathogen ist. Dagegen starben in den Versuchen von Schirren, Rieth und Koch (1960) zehn je mit $1,5 \times 10^7$ Zellen infizierte Hühnerembryonen innerhalb von 5 Tagen post infectionem ab. Forney und Hedrick (1961) erzielten durch gleichzeitige Gabe subletaler *C. krusei*-Mengen ($5—20 \times 10^5$ Zellen) und $100—400 \gamma$ Chlortetracyclin auf die Chorioallantois von 10tägigen Hühnerembryonen eine potenzierte Wirkung, die zu einem signifikanten, den additiven Effekt übersteigenden Anstieg der Absterberate führte.

5. *Candida guilliermondii*. Diese *Candida*-Art wird ebenfalls als Saprophyt auf Pflanzen usw. sowie als Parasit bei Mensch und Tier nachgewiesen.

Pospíšil, Pillich und Procházka (1960) deuteten ihre Versuche an i.p. infizierten weißen Mäusen dahingehend, daß *C. guilliermondii* weniger pathogen als *C. albicans* und *C. tropicalis*, aber wirksamer als *C. pseudotropicalis* ist. Schirren, Rieth und Koch (1960) sahen bei zehn i.v. mit $1,5 \times 10^6$ Zellen infizierten Mäusen keine pathologischen Erscheinungen. Nach Goldstein, Grieco, Finkel und Louria (1965) hat auch die subcutane Gabe von 0,5 mg Cortisonacetat keine Verschlimmerung der experimentellen Infektion bei weißen Mäusen zur Folge.

Ausgehend von Beobachtungen bei drei Herzoperierten, bei denen als Erreger tödlicher Endokarditis die als apathogen geltenden *Candida*-Arten *C. parakrusei* (in einem Fall) und *C. guilliermondii* (in zwei Fällen) gefunden worden waren, führten Cooper, Morrow, Roberts und Herman (1961) mit einem dieser *C. guilliermondii*-Stämme Versuche an Hunden durch.

Bei 14 Hunden von 11—24 kg Gewicht wurde operativ eine Aorteninsuffizienz erzeugt. 4—6 Wochen nach der Operation wurden zwölf Tiere experimentell mit *C. guilliermondii* infiziert, zwei dienten als Kontrollen. In Vorversuchen wurde festgestellt, daß nach i.v. Verabfolgung von 32×10^6 Zellen die Pilze 5—10 min lang im Blut nachweisbar blieben. Mit der genannten Infektionsdosis wurden außer den zwölf Tieren mit experimentell erzeugter Aorteninsuffizienz auch drei nicht operierte Tiere i.v. infiziert.

Die zwei operierten, aber nicht infizierten Kontrolltiere und drei der infizierten operierten Tiere erhielten keine Antibiotica. Von den verbleibenden neun infizierten Tieren mit experimentell gesetzter Aorteninsuffizienz erhielten fünf täglich 800000 E Penicillin und 0,5 g

Streptomycin i.m. 8 Tage lang und vier Tiere täglich 100 mg Tetracyclin i.m. für den gleichen Zeitraum. Bei allen Tieren wurden in wöchentlichem oder 14tägigem Abstand 3 Monate lang Blutkulturen angelegt.

Während die drei infizierten, aber nicht operierten Kontrolltiere, die drei infizierten und operierten, aber nicht mit Antibiotica behandelten Tiere und die beiden operierten, aber nicht infizierten Tiere keinerlei Krankheitserscheinungen bzw. nach Tötung und Sektion keine Anzeichen einer Endokarditis boten, wurden bei einigen der operierten, infizierten und mit Antibiotica behandelten Tiere intra vitam positive Blutkulturen und Krankheitserscheinungen und nach Sektion die Erreger im Herzblut, in der Milz und den Nieren sowie histologisch und kulturell auf den massiv veränderten Herzklappen festgestellt (vgl. Tabelle 3).

Tabelle 3. *Ergebnisse der i.v. Infektion von Hunden mit Candida guilliermondii* [*nach* COOPER, MORROW, ROBERTS *und* HERMAN: Surgery **50**, 341 (1961)]

Versuchstiere	Anzahl der Tiere	intra vitam		autoptisch	
		positive Blutkulturen	Krankheitserscheinungen	Pilznachweis in Blut oder Gewebe (Milz, Nieren)	Herzklappenveränderungen
a) infizierte, nicht operierte Kontrolltiere	3	0	0	0	0
b) infizierte Tiere mit experimentell erzeugter Aorteninsuffizienz ohne Antibioticagabe	3	0	0	0	0
c) wie b), aber Verabfolgung von Penicillin und Streptomycin	5	4	2	3	3
d) wie b), aber Verabfolgung von Tetracyclin	4	1	1	1	1
e) nicht infizierte Tiere mit experimentell erzeugter Aorteninsuffizienz ohne Antibioticagabe	2	0	0	0	0

Das Ergebnis der Tierversuche stand somit in eindeutiger Parallele zum Krankheitsverlauf bei den herzoperierten Patienten, die post operationem mit Antibiotica behandelt worden waren. (Zum Einfluß von Antibiotica auf den Infektionsverlauf bei experimenteller *Candida*-Mykose vgl. auch S. 39.)

Die Untersuchungen von MANKOWSKI, YAMASHITA und WILLER (1957) am subcutan implantierten Mäusesarkom 37 wurden unter dem Gesichtspunkt einer möglichen kurativen Wirkung von *C. guilliermondii*-Polysacchariden durchgeführt. Nach i.p. Verabfolgung eines Polysaccharids aus Glucose-Peptonkulturen von *C. guilliermondii* (zwei Gaben von je 0,4 mg mit 2tägigem Intervall) bildeten sich bei 62 von 100 Tieren die Tumoren völlig zurück. Allerdings trat spontane Rückbildung bei 60% der unbehandelten Tiere auf.

6. *Candida mycoderma.* Diese Kahmhefe wurde von KOVAC und KUNZ (1957) im Rahmen experimenteller Untersuchungen zur interstitiellen plasmacellulären Säuglingspneumonie (vgl. S. 77) an Saugmäusen geprüft. Neun Tiere wurden täglich mit der Pilzsuspension intranasal infiziert, drei Tiere erhielten außerdem täglich 400 E Penicillin subcutan.

Die Tiere wurden zwischen dem 8. und 20. Versuchstag getötet. Mikroskopisch konnten in keinem der untersuchten Lungentupfpräparate pneumocystische Elemente gefunden werden. Nur in zwei Lungen waren Wabenzellen bei gleichzeitig mit Penicillin behandelten Mäusen zu sehen. Die vegetativen Pilzzellen zeigten häufig Sprossung und bildeten vereinzelt Pseudomycelfäden. Die Retrokultur der Hefe aus den Lungen gelang regelmäßig.

Histologisch fand sich in der Lunge eine bei der Mehrzahl der Tiere interstitielle, zumeist leukocytäre Reaktion. Am 9. Tag trat ein großzelliger, mit einer beträchtlichen leukocytären Invasion vergesellschafteter Desquamativkatarrh auf. Fünf von neun Tieren, die während der Infektion starben, beherbergten in den Bronchien und Alveolen reichlich inhaliertes Pilzmaterial. Nur in einem Fall wurden in den beträchtlich erweiterten Lungenbläschen Pilzzellen in allen Stadien des Zerfalles und der Cystenbildung wie bei einer *Pneumocystis carinii*-Pneumonie beobachtet. In der Leber der Tiere fanden sich kleine, großzellige monocytäre und pseudoeosinophile Zellinfiltrate sowie eine klein- oder großtropfige Verfettung.

Diese Hefe entfaltete also in Mäuselungen eine gewisse pathogene Wirkung. Dagegen wurde die i.v. Injektion von $1{,}5 \times 10^6$ Zellen von zehn Mäusen vertragen (SCHIRREN, RIETH und KOCH, 1960). Andererseits schlüpfte von zehn mit

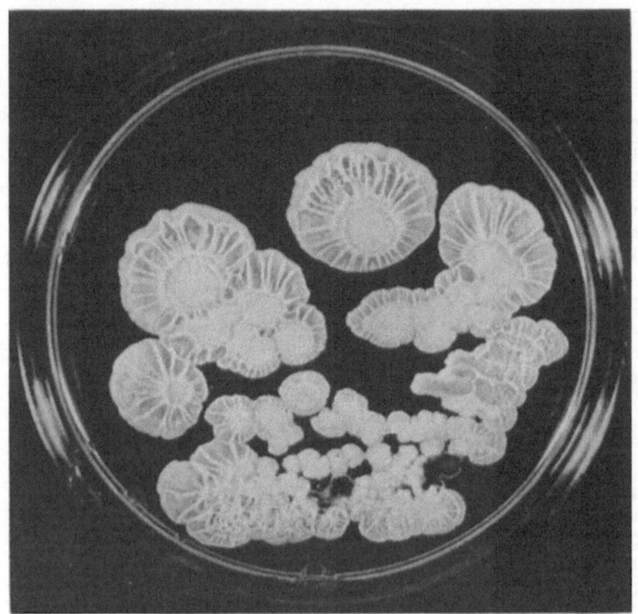

Abb. 44. *Candida parapsilosis*. Reinkultur nach 14 Tagen bei 24° C auf Sabouraud-Agar

$1{,}5 \times 10^7$ Zellen eines *C. mycoderma*-Stammes infizierten 6tägigen Hühnerembryonen nur einer aus (SCHIRREN, RIETH und KOCH, 1960).

7. *Candida parapsilosis*. Diese, vor allem auf der menschlichen Haut nachweisbare pseudomycelbildende anaskosporogene Hefe (Abb. 44) erzeugt nach i.v. Injektion in Mengen von 3×10^9 Zellen in 10 ml bei Kaninchen nur ein 24 Std anhaltendes Fieber ohne weitere Folgeerscheinungen (STOVALL und PESSIN, 1934). Ähnliche Erfahrungen werden von FRÁGNER (1958) angegeben. Bei den Kaninchen tritt nach GELLI und NIERI (1955) eine Vermehrung der α_2-Fraktion und eine Verminderung der γ-Globulinfraktion des Serums auf.

Bei i.p. Infektion von weißen Mäusen soll die Suspension der Pilze in Mucin gelegentlich zum Erfolg führen (MANKOWSKI, 1957). In den Versuchen von SCHIRREN, RIETH und KOCH (1960) überlebten zehn weiße Mäuse die i.v. Infektion mit $1{,}5 \times 10^6$ Zellen. Nach GOLDSTEIN, GRIECO, FINKEL und LOURIA (1965) tritt bei i.v. mit *C. parapsilosis* infizierten Mäusen erst nach subcutaner Applikation von 0,5 mg Cortisonacetat progressiver Nierenbefall in Form von Nierenabscessen auf. Außerdem werden unter Cortisongabe die Pilze verzögert aus dem Gehirngewebe der Versuchstiere eliminiert.

Dagegen schlüpften nur 5 von 21 Hühnerembryonen, die mit $1{,}5 \times 10^7$ Zellen von zwei *C. parapsilosis*-Stämmen infiziert waren (SCHIRREN, RIETH und KOCH,

1960). MEYER und ORDAL (1946b) hatten bei *Candida parakrusei* (= *C. parapsilosis*) keine pathogene Wirkung auf Hühnerembryonen gesehen.

8. Weitere *Candida*-Arten. *Candida pelliculosa*, isoliert von verdorbenem Schellfisch, rief bei i.p. und oral infizierten Mäusen Leberveränderungen hervor (NAKAZIMA, 1957). Bei Versuchen zur experimentellen Reproduktion von mykotischer Mastitis bei Ziegen und Kühen erzeugte REDAELLI (1957) innerhalb von 1—6 Tagen nach lokaler Applikation mit Zellen dieser Art eine entzündliche Reaktion, die in vergleichenden Versuchen mit *C. krusei* und *C. solani* ausblieb.

Candida utilis (auch als *Torulopsis utilis* bezeichnet) soll nach längerer Verfütterung bei Mäusen und Ratten ebenfalls Leberveränderungen hervorrufen (NAKAZIMA, 1957). Dem steht jedoch die Meinung von PIANTONI (1955) gegenüber, wonach diese Art für Ratten und Kaninchen nicht pathogen sei. Der Verlauf der experimentellen Infektion ließ sich durch Cortisongaben nicht beeinflussen (PIANTONI, 1955).

Candida robusta, vermutlich die imperfekte Form von *Saccharomyces cerevisiae* (vgl. LODDER und KREGER VAN RIJ, 1952), wurde von SCHIRREN, RIETH und KOCH (1960) mit einer Infektionsdosis von $1,5 \times 10^7$ Zellen an zehn 6tägigen Hühnerembryonen geprüft. Die Embryonen starben innerhalb von 8 Tagen post infectionem ab. Bei zehn i.v. mit $1,5 \times 10^6$ Zellen infizierten weißen Mäusen blieb der gleiche Stamm wirkungslos. MOURAD und FRIEDMAN (1961b) verglichen die Mäusetoxicität von je einem *C. robusta*- und *Candida reukaufii*-Stamm mit einer hoch- und schwach-virulenten *C. albicans*-Kultur. Die nach 6—8 Std Ultraschallbehandlung nicht mehr lebensfähigen Pilzzellen aller vier Stämme töteten in Mengen ab 1×10^8 innerhalb von 6 Std nach i.v. Injektion die Versuchstiere. Bei Versuchen mit lebenden Zellen von *C. robusta* und *C. reukaufii* wurden einzelne Soforttodesfälle, aber niemals klinisch manifeste Infektionen oder Spättodesfälle beobachtet. Bei lebenden Pilzzellen wurde daher eine verlangsamte Freisetzung toxischer Substanzen vermutet, die vom Makroorganismus bewältigt werden kann. Diese Versuche zeigen erneut, daß Pathogenität und Virulenz nicht durch Toxicität allein bedingt sind.

SCHIRREN, RIETH und KOCH (1960) führten darüber hinaus Versuche mit einem Stamm von *Candida curvata* und *Candida intermedia* sowie zwei Stämmen von *Candida zeylanoides* an je zehn 6tägigen Hühnerembryonen durch. Die geringste Wirkung zeigte sich nach Infektion mit $1,5 \times 10^7$ Zellen von *C. curvata* (acht geschlüpfte Küken) gefolgt von *C. intermedia* (fünf geschlüpfte Küken) und den zwei *C. zeylanoides*-Stämmen (drei bzw. vier geschlüpfte Küken). Je zehn weiße Mäuse überlebten die i.v. Infektion mit $1,5 \times 10^6$ Zellen von je einem *C. curvata*-, *C. intermedia*- und *C. zeylanoides*-Stamm.

STUART (1951) isolierte bei einem Ausbruch von infektiöser Mastitis mit Befall von 11 von 26 Kühen eine *Candida*-Art in Reinkultur, die nicht mit *C. albicans* oder anderen bekannten Arten identifizierbar war. Experimentell war die akute Mastitis nur durch lokale Infusion von infektiösem Eutersekret sowie mit Pilzmaterial von infizierten Hühnerembryonen, nicht aber mit Glucose-Bouillonkulturen reproduzierbar.

Einfluß von Cortisongaben: ZABALUEVA (1962) prüfte die Wirkung von 2,5 mg Cortison, i.m. 2 Std vor und nach der Inoculation verabreicht, auf die experimentelle Infektion weißer Mäuse mit 15 *Candida*-Kulturen. Pro Stamm wurden drei Tiere verwendet. Von den 45 Tieren starben 37 innerhalb der ersten 10 Tage, fünf zwischen dem 10. und 33. Tag und drei überlebten länger als 33 Tage. Von den nicht mit Cortison behandelten infizierten 45 Kontrolltieren überlebten zehn. Bei fünf weiteren Kontrolltieren blieben Cortisongaben allein ohne Wirkung. Als Wirkungsmechanismus des Cortisons wurde auch hier keine Virulenzsteigerung der *Candida*-Hefen, sondern eine Resistenzminderung des Makroorganismus angesehen.

Candida viswanathii. Zwei Stämme dieser erstmalig 1959 von VISWANATHAN und RANDHAWA aus dem Liquor bei einem tödlichen Fall von Meningitis isolierten Sproßpilzart, die morphologisch und biochemisch *C. albicans* nahesteht, wurden von SANDHU, RANDHAWA und GUPTA (1965) im Tierversuch überprüft.

Je vier Kaninchen und Mäuse erhielten $3,5 \times 10^7$ bzw. 9×10^6 Zellen der beiden *C. viswanathii*-Stämme i.v. Beide Stämme wurden außerdem i.p. in Mengen von 7×10^7 Zellen an jeweils vier Mäuse verimpft. Die Tiere wurden in wöchentlichen Abständen getötet und die Organe histopathologisch untersucht. Während der ursprünglich aus Liquor isolierte Stamm in den inneren Organen der Versuchstiere nicht nur kulturell und histologisch nachweisbar war, sondern auch, z.B. in der Kaninchenlunge, entzündliche Veränderungen hervorgerufen hatte, war der zweite, aus Sputum isolierte Stamm bis zu 3 Wochen lang in den inneren Organen der inokulierten Tiere kulturell nachweisbar, die später getöteten Tiere waren jedoch völlig erscheinungfsrei.

Die Autoren vermuten daher bei *C. viswanathii* nur eine schwache Pathogenität.

Insgesamt läßt sich der unterschiedliche Ausgang von Tierversuchen mit den hier besprochenen *Candida*-Arten auf keinen einheitlichen Nenner bringen.

Möglicherweise differieren verschiedene Stämme innerhalb der gleichen Art sowohl im Hinblick auf die fakultative Pathogenität als auch auf die Virulenz.

B. Cryptococcose (Europäische Blastomykose Busse-Buschke, Torulose)

1. Erreger und Geschichte der experimentellen Cryptococcoseforschung

Der Erreger der von BUSSE (1894) und BUSCHKE (1895) beschriebenen sog. europäischen Blastomykose, die später als Torulose bezeichnet wurde und für die sich jetzt der ätiologische Name Cryptococcose durchgesetzt hat, ist *Cryptococcus neoformans*, ein anaskosporogener, bekapselter Hefepilz. Taxonomie und Nomenklatur des Erregers wurden erst im Laufe der letzten 2 Jahrzehnte geklärt (vgl. LODDER und KREGER-VAN RIJ, 1952; SEELIGER, 1959). Er wurde unter einer Fülle von Artnamen häufig neu beschrieben und dabei unter anderem bei den Gattungen *Saccharomyces*, *Torula* (*T. histolytica*), *Torulopsis*, *Blastomyces*, *Debaryomyces* und *Atelosaccharomyces* eingeordnet. Die übrigen gegenwärtig anerkannten Arten der Gattung *Cryptococcus* (*C. albidus*, *C. innocuus*, *C. diffluens*, *C. luteolus*, *C. gastricus*, *C. laurentii*, *C. terreus* usw.) sind apathogen. Das gleiche gilt für die vor einigen Jahren neu beschriebenen Arten *C. nigricans* (RICH und STERN, 1958) und *C. ater* (CASTELLANI, 1960).

Die menschliche Cryptococcose nimmt ihren Ausgang von einer Inhalationsinfektion der Lungen. Nicht selten bleibt der Befall auf die Lungen beschränkt, wobei sich tumorartige Infiltrate bilden. Häufig kommt es jedoch zu einer Metastasierung in verschiedene Organe mit Befall von Nieren, Leber, Milz und Knochenmark. Die häufigste und gefährlichste Form ist jedoch die Cryptococcose des Zentralnervensystems mit Meningitis und Meningoencephalitis. Unbehandelt ist die Cryptococcose stets tödlich. — Zu ihrem Angehen beim Menschen bedarf es jedoch prädisponierender Momente. So findet man die Krankheit gar nicht selten als Pfropfinfektion bei Retikulosen und Hodgkinscher Krankheit (vgl. LITTMAN und ZIMMERMAN, 1956).

Nach den ersten Versuchen von BUSSE (1894) und BUSCHKE (1895) stellte SANFELICE (1895a, b) ausgedehnte Untersuchungen vor allem mit einem aus gärenden Fruchtsäften isolierten „*Saccharomyces neoformans*" an. *C. neoformans* wurde in dieser Zeit häufig mit der Entstehung bösartiger Neubildungen in Zusammenhang gebracht (SANFELICE, 1895a, b; JENSEN, 1902). Die tierexperimentellen Untersuchungen aus den folgenden Jahrzehnten wurden von BUSCHKE und JOSEPH (1928) zusammengestellt und ausführlich besprochen. Viele ältere Befunde sind mangels hinreichend genauer Identifizierung der zum Tierexperiment benützten Sproßpilze nur schwer deutbar. Seitdem wurden, parallel mit der Erforschung der morphologischen, kulturell-biochemischen und serologischen Eigenschaften des *C. neoformans*, Fragen der Arzneimittelwirkung, der Immunisierung und des Organbefalls in zahlreichen tierexperimentellen Studien bearbeitet.

Im Vordergrund steht der Tierversuch nach wie vor zum Zwecke des Pathogenitätsnachweises von *C. neoformans*. Ungeachtet aller Fortschritte der kulturellen und biochemischen Diagnostik stellt er heute immer noch das zuverlässigste Mittel zur definitiven Diagnose von *C. neoformans* dar, da nur diese Pilzart und die mit ihm eng verwandte *Varietas uniguttulatus* das Krankheitsbild der experimentellen Tiercryptococcose erzeugen können. Nicht weniger zuverlässig ist der Tierversuch zum Nachweis der primär und in Kulturen nicht immer gut sichtbaren Kapseln, z.B. für die serologische Kapselreaktion und die Typisierung.

2. Methodik der Tierversuche

Inoculum und Infektionsdosis. Als Inoculum zur Infektion empfänglicher Laboratoriumstiere dienen Reinkulturen von *C. neoformans* oder erregerhaltiges Untersuchungsmaterial, z.B. Liquor cerebrospinalis. Auch zum Nachweis von

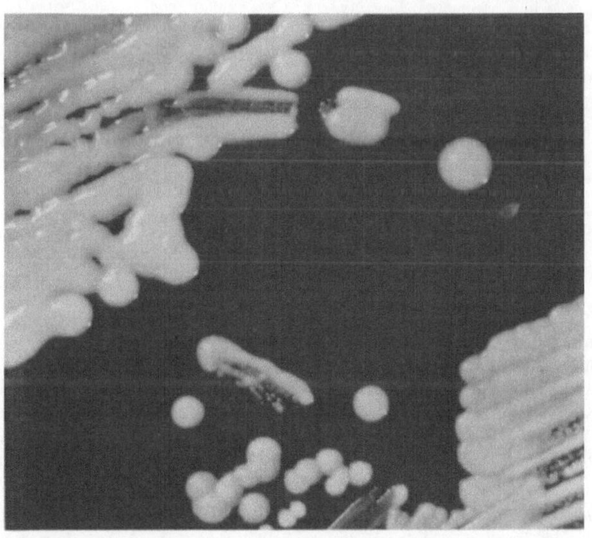

Abb. 45. Schleimig-glänzende *Cryptococcus neoformans*-Kolonien auf Sabouraud-Agar nach 3 Tagen bei 37° C

C. neoformans in Erdproben ist der Tierversuch geeignet (vgl. EMMONS, 1955; McDONOUGH, AJELLO, AUSHERMAN, BALOWS, McCLELLAN und BRINKMAN, 1961).

Bei Tierversuchen mit Reinkulturen von *C. neoformans* ist zur Anzüchtung des Inoculums eine Bebrütungszeit von 24—48 Std nötig (vgl. LOURIA, FEDER und EMMONS, 1956, 1957; CAMPBELL und HILL, 1959, 1960; OSSWALD und SEELIGER, 1960). Gelegentlich wird die Bebrütungszeit auf 3 Tage ausgedehnt (STAIB, 1962). Die Bebrütung kann sowohl bei Zimmertemperatur (CAMPBELL und HILL, 1959, 1960) als auch bei 30° C (LOURIA, FALLON und BROWN, 1960) oder 35° C und 37° C erfolgen (OSSWALD und SEELIGER, 1960; STAIB, 1962). Abb. 45 und 46 zeigen die cremefarbene bis schleimige (Abb. 45) bzw. bräunliche Koloniebildung auf verschiedenen Nährböden; Abb. 47 vermittelt Einzelheiten der Zellmorphologie bei unterschiedlich starker Kapselbildung. Die apathogenen *Cryptococcus*-Arten wachsen nicht bei 37⁰ C.

Die Anzahl der inokulierten Zellen kann mit den üblichen Verfahren (Zählkammer; kulturelle Keimzahlbestimmung; nephelometrische Einstellung) bestimmt werden. Häufig empfiehlt es sich, in Vorversuchen die für eine dissemi-

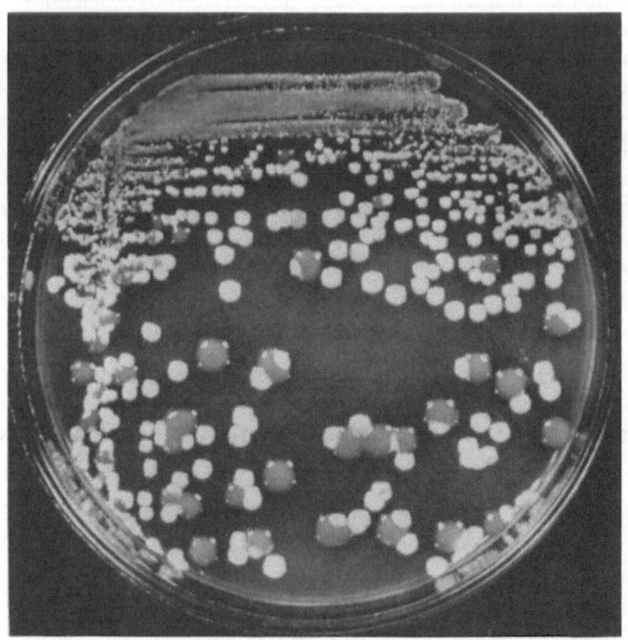

Abb. 46. Differenzierung von *Cryptococcus neoformans* und apathogenen *Cryptococcus*-Arten, *Candida*-Arten usw. auf Negersaat-Agar nach Staib (1962c). Braungefärbte Kolonien: *C. neoformans*

nierte, in einer bestimmten Zeit tödlich endende Infektion optimale Dosis festzustellen (vgl. z. B. Louria, Fallon und Brown, 1960).

Einzelheiten sind der Tabelle 4 sowie zahlreichen einschlägigen Arbeiten zu entnehmen (Mackinnon, 1936; Segrétain und Drouhet, 1947a, b; Reilly und Artman, 1948; Honorato und Apablaza, 1950; Kligman und Lewis, 1953; Steinberg, Jambour und Suydan, 1955, 1956; Emmons, 1956, 1961; Levine und Zimmerman, 1957; Fazekas und Schwarz, 1958; Kuroda und Yamada, 1959; Louria, Feder, Mitchell und Emmons, 1959; Emmons und Piggott, 1959; van Uden, Braço Forte und Carmen Sousa, 1959; Hasenclever und Mitchell, 1960; Iwata, Matsuda, Kawai und Shimomura, 1960; Bergman, 1961).

Empfängliche Tiere und Infektionsmodus. Als Versuchstier der Wahl gilt die weiße Maus. Sie ist hochempfänglich und eignet sich daher auch zum Nachweis von *C. neoformans* aus den verschiedensten Untersuchungsmaterialien. Die Erzeugung von stärkerer Bekapselung ist trotz ausgedehnter in vitro-Versuche sicher nur durch intracerebrale und i.p. Inoculation von Mäusen zu erzielen (Littman und Schneierson, 1959; Demoulin-Brahy, 1964). Es gibt übrigens auch eine spontane Mäusecryptococcose (vgl. Sacquet, Drouhet und Vallée, 1959). Ferner gelten Ratten sowie in geringerem Maße auch Meerschweinchen als empfänglich (Debré, Lamy, Leblois, Nick, Grumbach und Normand, 1947; Drouhet und Segrétain, 1950a; Königsbauer, 1954, 1955; Littman und Zimmerman, 1956). Dagegen sind Hunde, Kaninchen und Affen weniger empfänglich oder gar völlig refraktär (Littman und Zimmerman, 1956; vgl. dagegen

Lutsky und Brodish, 1964). Zu letzteren gehören vor allem Tauben, die die harnstoffspaltenden Cryptococcen oft in großen Mengen mit ihren Exkrementen ausscheiden (Emmons, 1955, 1960; Kao und Schwarz, 1957; Littman und Schneierson, 1959), und Kanarienvögel (Staib, 1962). Obwohl das Kaninchen für eine generalisierte Infektion praktisch unempfänglich ist (Piantoni und Sirtori, 1955; Schirren, Rieth und Koch, 1960), eignet sich die Vorderkammer des Kaninchenauges gut für experimentelle Studien (Weiss, Perry und Shevky,

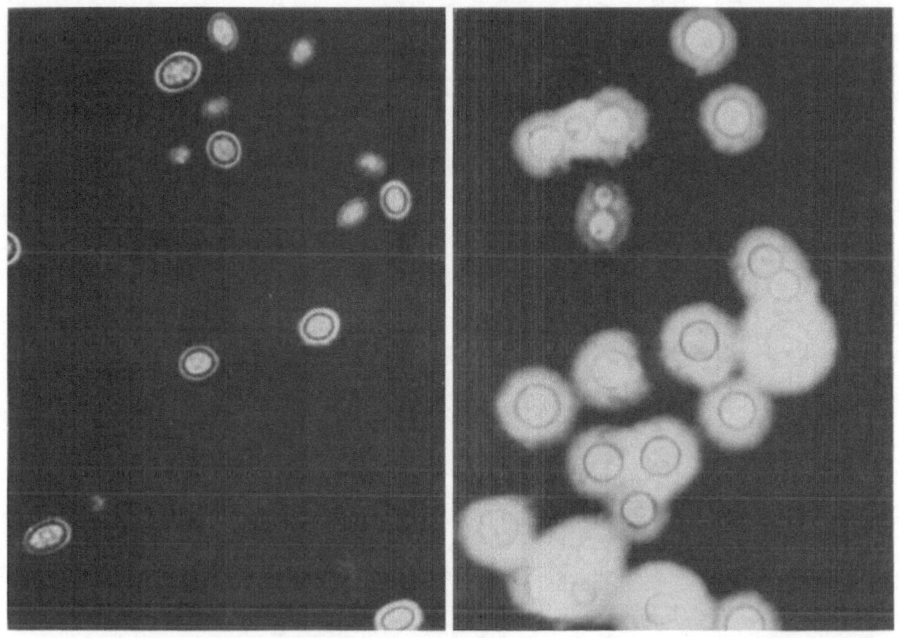

Abb. 47. Zunahme des Kapseldurchmessers im Mäuseversuch. *Links: C. neoformans*-Stamm S 67/60, Tusche-präparat von Sabouraud-Dextrose-Agar-Kultur; *rechts:* der gleiche Stamm im Peritonealexsudat der weißen Maus, 5 Tage nach i.p. Infektion

1948; Kligman und Weidman, 1949). Bei Rindern und Ziegen gelang es Redaelli (1957) sowie Redaelli und Rosaschino (1957) und Corsico (1958), eine experimentelle *Cryptococcus*-Mastitis hervorzurufen.

Als Infektionsweg wird bei der Maus die i.v. (Louria, Feder und Emmons, 1956, 1957; Campbell und Hill, 1959, 1960; Hasenclever und Mitchell, 1960; Osswald und Seeliger, 1960), i.p. (Emmons, 1956; Kligman und Lewis, 1953) und intracerebrale Injektion empfohlen (Littman und Zimmerman, 1956; Littman und Schneierson, 1959). Auch bei intranasaler Instillation großer Pilzmengen entstehen generalisierte Infektionen (Conti-Diaz, 1958; Ritter und Larsh, 1963). Durch Aufenthalt auf *C. neoformans*-haltigem Boden wurden etwa zwei Drittel der Versuchstiere infiziert (Smith, Ritter, Larsh und Furcolow, 1964). Neuerdings berichtete Staib (1962) über erfolgreiche i.m. Inoculation von Mäusen. Bei der Ratte wird vornehmlich die i.v. und i.p. Infektion angewendet. Die intracerebrale Injektion ist erst nach Trepanation möglich und daher weniger üblich (Littman und Zimmerman, 1956). Schirren, Rieth und Koch (1960) wendeten bei Meerschweinchen die intrakardiale und bei Kaninchen die i.v. Injektion an. Takos (1956) infizierte Affen (*Leontocebus geoffroyi*) oral durch *C. neoformans*-haltiges Futter. Ausgewählte Angaben zur Methodik der Tierversuche sind in Tabelle 4 zusammengestellt.

Tabelle 4. *Methodik der experimentellen Cryptococcose (auszugsweise)*

Inoculum	Dosis	Tierart	Infektionsmodus	Autoren
Abschwemmung von 24 Std bei 30⁰ C bebrüteten Sabouraud-Agarkulturen von *C. neoformans*	$2,5 \times 10^6$ Zellen	weiße Maus (17—20 g; 4—6 Wochen alt)	i.v.	LOURIA, FEDER und EMMONS (1956/1957)
Abschwemmung von 48 Std bei Zimmertemperatur bebrüteten Sabouraud-Agarkulturen von *C. neoformans*	0,2 ml einer nephelometrisch eingestellten Suspension	weiße Maus, ♂ (16—18 g)	i.v.	CAMPBELL und HILL (1959/60)
Abschwemmung einer 24 Std bei 30⁰ C bebrüteten Sabouraud-Schrägagarkultur von *C. neoformans* (stark bekapselter Stamm)	3×10^1 bis 10^7 Zellen (Keimzahl teils in der Zählkammer, teils durch kulturelle Verfahren bestimmt)	weiße Maus (17—20 g)	i.v.	LOURIA, FALLON und BROWNE (1960)
Abschwemmung in 5% Glucose- und 0,2% Celluloseglykolatlösung einer 24 Std bei 35⁰ C bebrüteten stark bekapselten Kultur von *C. neoformans*	0,2 ml der Suspension	weiße Maus (19—22 g)	i.v.	OSSWALD und SEELIGER (1960)
C. neoformans	a) und b): $1,5 \times 10^6$ Zellen; c): 15×10^6 Zellen	a) Maus b) Meerschweinchen c) Kaninchen	a) i.v. b) intrakardial c) i.v.	SCHIRREN, RIETH und KOCH (1960)
Abschwemmung einer 3 Tage bei 37⁰ C auf Bierwürzeagar gezüchteten *C. neoformans*-Kultur	0,2 ml einer Suspension mit $7,2 \times 10^6$ Zellen pro ml	weiße Maus (25 g)	intramuskulär in den rechten Oberschenkel (ventro-lateral)	STAIB (1962)

3. Ergebnisse der Tierversuche

Infektionsverlauf und pathologisch-anatomische Veränderungen. Der Infektionsverlauf bei dem empfänglichsten Versuchstier, der weißen Maus, hängt vor allem vom Infektionsmodus ab. Schnell letal endende Allgemeininfektionen sind durch i.v. (Tod in 10—16 Tagen) und intracerebrale Injektion (Tod in 5—14 Tagen) zu erzielen. Dagegen endet die i.p. Infektion nur bei einem Teil der Tiere tödlich, da ein Großteil der Zellen durch Makrophagen phagocytiert und unschädlich gemacht wird (vgl. Abb. 48). KLIGMAN und WEIDMAN (1949) erreichten nur bei 9 von 12 mit jeweils 8×10^6 Zellen i.p. infizierten Mäusen eine letale generalisierte Jnfektion mit Befall von Lungen, Nieren, Gehirn, Milz und Leber. Nach LOURIA,

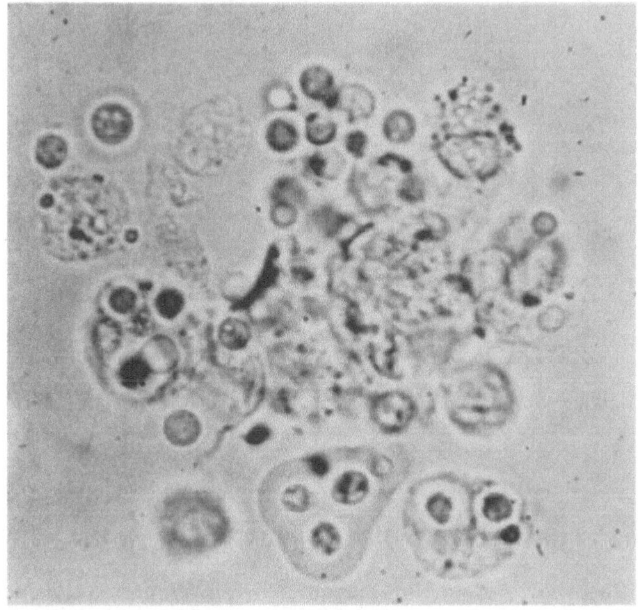

Abb. 48. Nativpräparat von Peritonealexsudat der mit *C. neoformans* i.p. infizierten weißen Maus 5 Tage post infectionem. Durch Zusatz von *Cryptococcus*-Antiserum sind die Kapseln des Pilzes infolge der spezifischen Kapselreaktion gut sichtbar. Zahlreiche Pilzzellen sind phagocytiert

FEDER, MITCHELL und EMMONS (1959) können i.p. infizierte Mäuse die Erreger länger als 8 Wochen beherbergen, ohne daß eine Allgemeininfektion entsteht. COX und TOLHURST (1946) fanden bei Mäusen, die die i.p. Infektion länger als 3 Wochen überlebt hatten, multiple tumorähnliche Massen in Leber, Milz und Lymphknoten. Durch subcutane, intranasale und intratracheale Inoculation gelang es WADE und STEVENSON (1941) nicht, Läsionen im Bereich des zentralen Nervensystems hervorzurufen. Nach RITTER und LARSH (1963) führt die intranasale Instillation von etwa 10000 lebensfähigen *C. neoformans*-Zellen bei gut der Hälfte der Versuchsmäuse nach 12 Wochen zum Tode. Autoptisch ließen sich Primärinfektion der Lungen und hämatogene Aussaat in alle Organe verifizieren.

Nach i.v. Infektion finden sich in Leber, Nieren, Milz, Lungen und Gehirn teils makroskopisch, teils erst histologisch sichtbare Veränderungen (LITTMAN und ZIMMERMAN, 1956; VAN UDEN, BRAÇO FORTE und CARMEN SOUSA, 1959).

Die parenchymatösen Organe sind von einzelnen bekapselten Zellen und kleinen bis großen Zellnestern durchsetzt. Dabei zeigen diese Organe keine oder nur eine unverhältnismäßig geringe entzündliche Reaktion. In der Leber liegen die *Cryptococcus*-Zellen sowohl zwischen den Trabekeln als auch in der Umgebung der Zentralvenen. Bei der Niere sind Kapsel, Rinde

und Mark befallen, in der letzteren vor allem die Tubuli. Die Milz zeigt eine diffuse Riesenzellreaktion. Viele Riesenzellen enthalten phagocytierte Sproßpilze. Die rote Pulpa ist sub-
akut entzündet und von polymorphkernigen Leukocyten und Plasmazellen durchsetzt. In
der Lunge finden sich die Sproßpilze vor allem in den Alveolen. Sie kann aber auch miliar
oder großknotig befallen sein (s. Abb. 49).

Nach i.v. Injektion von 10^9 *C. neoformans*-Zellen tritt — unabhängig vom
Ausmaß der Bekapselung — bei Kaninchen eine Pyrogenreaktion auf, die nach
etwa 10 Std abklingt (Kobayashi und Friedman, 1964). Nach Bergman (1966)

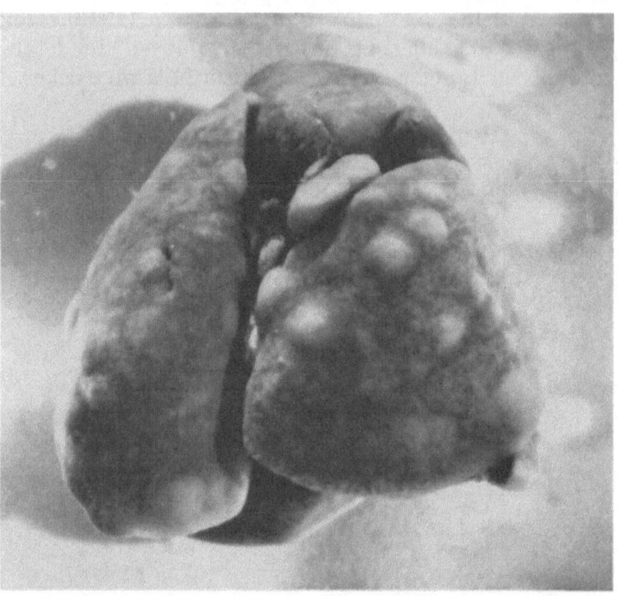

Abb. 49. Großknotige und miliare Herde in den Lungen einer weißen Maus 14 Tage nach intravenöser Infektion
mit *Cryptococcus neoformans* [nach Littman und Zimmerman, Cryptococcosis, p. 114 (1956)]

bedingt diese fieberhafte Reaktion neben der relativ hohen Körpertemperatur
(im Mittel 39,5° C) der Kaninchen ihre Unempfänglichkeit für die experimentelle
Infektion mit *C. neoformans*.

Die unter natürlichen Verhältnissen vorherrschend gefundene Cryptococcose
des ZNS läßt sich im Tierversuch, soweit bisher bekannt, sicher nur durch direktes
Einbringen der Erreger in das Hirn bzw. die Hirnhäute der Versuchstiere erzeugen.

Bei intracerebraler Injektion bilden sich im Gehirn umfangreiche Läsionen
aus. Schon nach wenigen Tagen kann durch das stark expansive Wachstum der
Cryptococcen ein ausgeprägter Hydrocephalus entstehen, der bei jungen Mäusen
die Occipitalgegend weit vorwölbt. Bei der Autopsie ist das Gehirn ödematös
geschwollen und hyperämisch. Die bekapselten *C. neoformans*-Zellen sind meist
schon in einem mit Laktophenolbaumwollblau gefärbten Abstrich von den
Meningen, besser noch im Tuschepräparat, nachweisbar. Die Gehirnsubstanz ist
häufig in den zahlreichen Pseudocysten förmlich aufgegangen (Abb. 50).

Im Gehirn sind die auffälligsten Veränderungen in Form von ausgedehnten
Gewebsdestruktionen mit Bildung von Pseudocysten, die die bekapselten *Cryptococcus*-Zellen enthalten, lokalisiert. Eine entzündliche Reaktion fehlt häufig
(Abb. 51). Deren Ausmaß soll vom Grade der Bekapselung abhängen; doch sind
die Angaben hierzu widersprechend (vgl. Drouhet, Segrétain und Aubert,
1950; s. hierzu S. 64) (Abb. 52). Die Meningen sind ebenfalls befallen und zeigen
teilweise perivasculäre Rundzellinfiltrate mit einzelnen Riesenzellen.

Intraventriculär injiziertes *C. neoformans*-Polysaccharid bleibt — ebenso wie nach i.v. Verabfolgung — wochenlang im Blut von Kaninchen und Ratten nachweisbar und kann von diesen nicht eliminiert werden. Das gleiche gilt für experimentell infizierte Tiere (BENNET und HASENCLEVER, 1965).

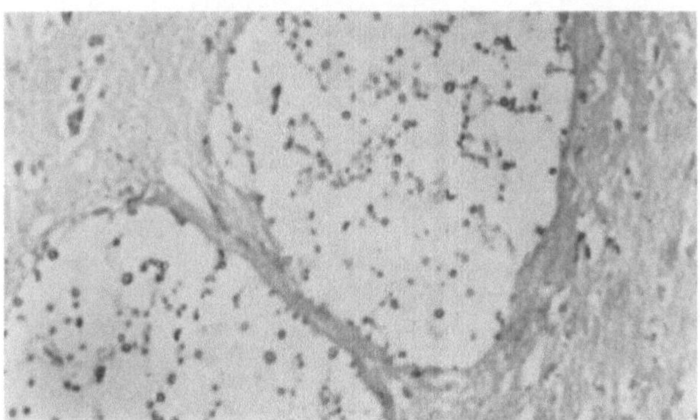

Abb. 50. Experimentelle Cryptococcose der weißen Maus. Reaktionslose *Cryptococcus*-Herde mit stark bekapselten Zellen im Gehirn. Übersichtspräparat

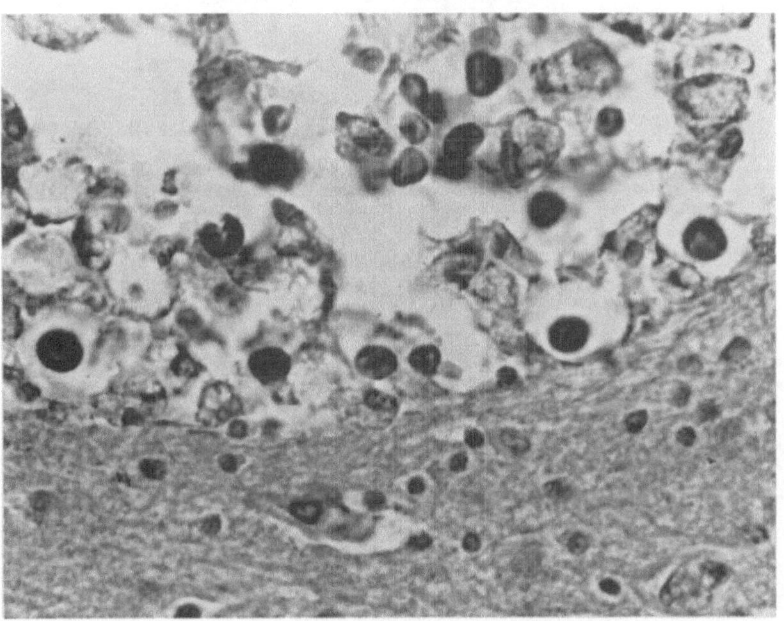

Abb. 51. Reaktionslose Randzone eines Cryptococcose-Herdes mit stark bekapselten *Cryptococcus*-Zellen im Gehirn. Mucicarmin-Färbung, starkes Trockensystem

Nach subcutaner Injektion bilden sich bei der weißen Maus innerhalb von 4 Wochen tumorähnliche Massen („neoformans") aus einem stark fetthaltigen Granulationsgewebe mit zentraler Nekrose und massenhaft bekapselten Pilzzellen (Abb. 53—55).

Die Ratte ist zwar weniger empfänglich als die Maus; dennoch wirkt die i.p. Infektion in 4—24 Tagen tödlich (LITTMAN und ZIMMERMAN, 1956). In den Versuchen von STODDARD und CUTLER (1916) entwickelten sich bei 16 von 18 i.p., intrapleural und intrakardial infizierten Tieren Läsionen in Gehirn, Lungen, Leber,

Milz, Nieren und Lymphknoten. Die Veränderungen in der d-Aminosäure-Oxydaseaktivität in Leber und Gehirn von experimentell mit *C. neoformans* infizierten Ratten wurden von GOTO, OGAWA, ITO und TSUMAGARI (1960) untersucht.

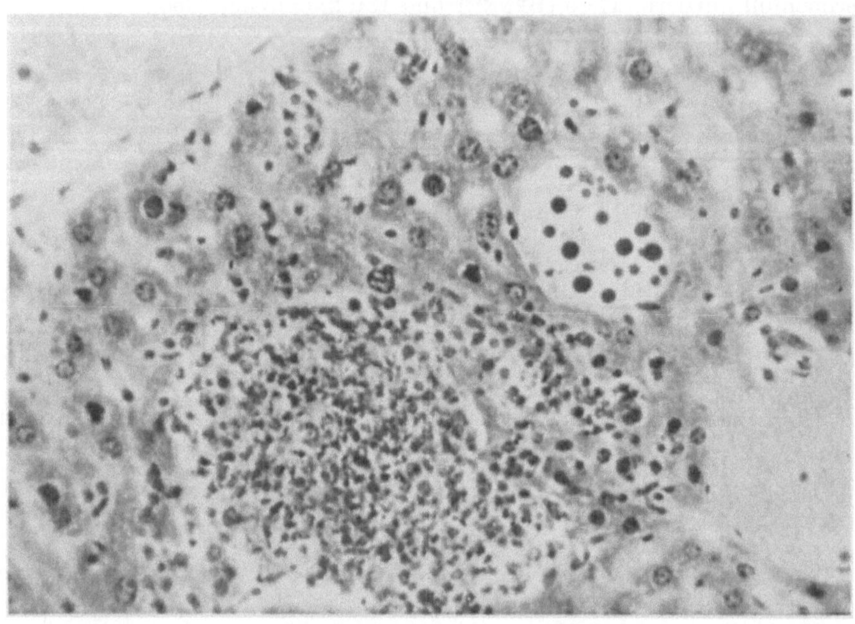

Abb. 52. Hirnschnitt mit stark und schwach bekapselten Zellen von *Cryptococcus neoformans*. Beachte fehlende Gewebsreaktion in der Umgebung der stark bekapselten Zellen. Entzündliche Reaktion im übrigen Bereich. (Präparat zur Verfügung gestellt von Dr. DROUHET, Pasteur-Institut, Paris)

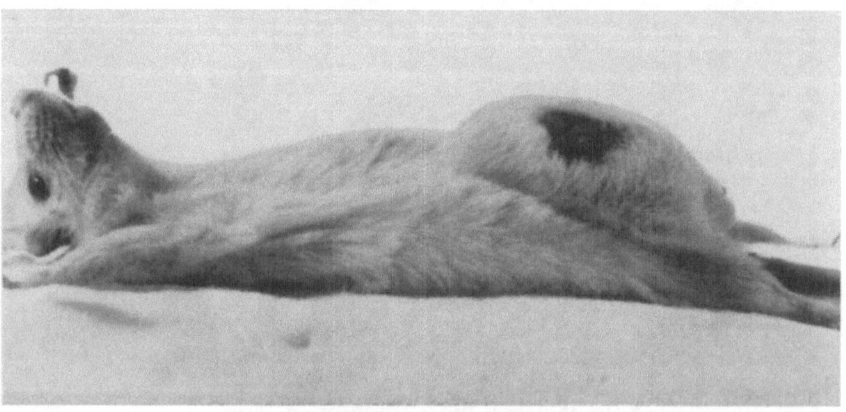

Abb. 53. Experimentelle Cryptococcose der weißen Maus nach subcutaner Infektion. Etwa 4 Wochen post inf. Bildung eines tumorähnlichen, stark fetthaltigen Granulationsgewebes mit zentraler Nekrose an der Injektionsstelle

Das Meerschweinchen erwies sich als wenig empfänglich für die experimentelle Cryptococcose (LITTMAN und ZIMMERMAN, 1956). SCHIRREN, RIETH und KOCH (1960) gelang es nicht einmal, durch intrakardiale Injektion von *C. neoformans* eine Infektion zu erzeugen. Ein gleichfalls negatives Resultat ergab die i.v. Verabfolgung, die bei Kaninchen auch kein Fieber erzeugt (BRAUDE, McCONNELL und DOUGLAS, 1960). Dagegen entwickeln sich nach Injektion von 0,1 ml einer 24 Std bebrüteten *C. neoformans*-Kultur in die Vorderkammer des Kaninchenauges innerhalb einer Woche Keratitis und Iritis, die nach 14—17 Tagen voll ausgebildet sind (KLIGMAN und WEIDMAN, 1949; WEISS, PERRY und SHEVKY, 1948). Bei der histologischen Untersuchung des enukleierten Kaninchenauges kommen die für *C. neoformans* charakteristischen Läsionen an der Hinterseite der Cornea und der Vorderfläche der Iris zur Darstellung (s. Abb. 56).

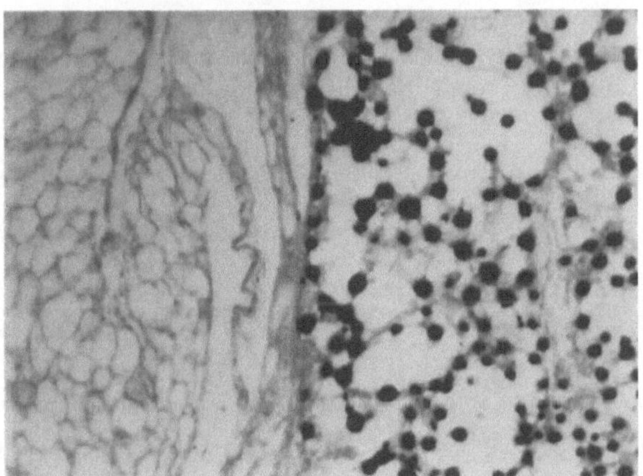

Abb. 54

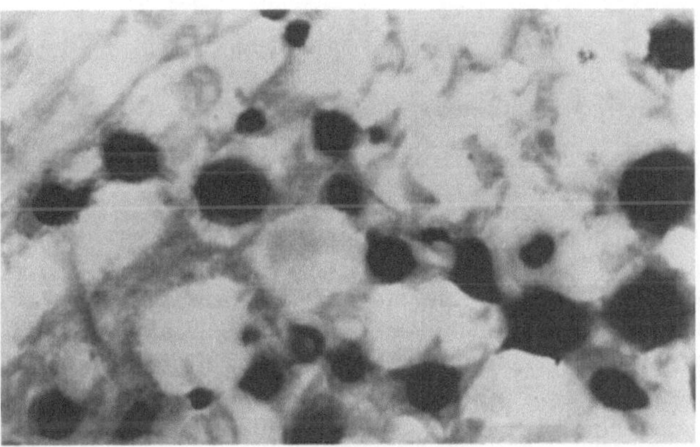

Abb. 55

Abb. 54 u. 55. Experimentelle Cryptococcose der Maus. Subcutaner Impftumor. PAS-Färbung.
54. Übersichtspräparat. 55.500fache Vergrößerung

Resistenz und Virulenz. Die Unempfänglichkeit gewisser Tierarten, wie Kaninchen und Tauben, gegen *C. neoformans* wurde meist auf die relativ hohe Körpertemperatur dieser Tiere zurückgeführt. KUHN (1949) schloß aus vergleichenden Versuchen an experimentell infizierten Mäusen, welche bei einer Außentemperatur von 35—36⁰ C die bei 24—27⁰ C gehaltenen Tiere ausnahmslos überlebten, daß die Körpertemperatur für die Resistenz gewisser Tiere verantwortlich sei und andererseits diese Erscheinung vielleicht in Form einer Fiebertherapie bei der menschlichen Cryptococcose genutzt werden könne. Den Einfluß der Körpertemperatur auf den Verlauf der *Cryptococcus*-Infektion konnte STAIB (1962b) in eindeutigen Experimenten nachweisen. Im lebenden Vogelmuskel kam es nicht zur Bekapselung und auch nicht zur Vermehrung der *C. neoformans*-Zellen, wohl aber zu einer deutlichen Gewebsreaktion. Im toten Vogelmuskel traten dagegen bei einer Außentemperatur von 26—37° C Keimvermehrung und Kapselbildung auf.

DROUHET und SEGRÉTAIN (1950a, b und 1952) stellten die Arbeitshypothese auf, daß die Virulenz der *C. neoformans*-Stämme von der Stärke der Kapsel, die aus vorwiegend Xylose und Mannose enthaltenden Polysacchariden zusammengesetzt ist, abhängig sei. Der Zusammenhang zwischen Kapselgröße und Virulenz wurde jedoch von EMMONS (1952) bei Prüfung von 62 Stämmen sowie in weiteren Untersuchungen von KAO und SCHWARZ (1957), LITTMAN und TSUBURA (1959) und HASENCLEVER und MITCHELL (1960) nicht bestätigt, auch nicht von KASE und METZGER (1962), die sogar berichten, daß eine stark bekapselte Variante

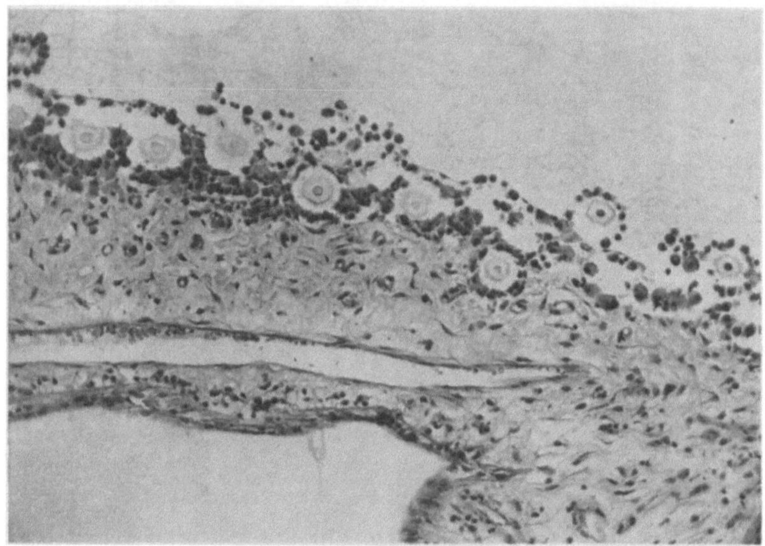

Abb. 56. *Cryptococcus neoformans*-Zellen an der Vorderfläche der Iris nach Inoculation der Vorderkammer des Kaninchenauges [nach WEISS, PERRY und SHEVKY, Arch. Ophthal. **39**, 739 (1948)]

eines *C. neoformans*-Stammes eine starke Abwehrreaktion hervorrief, während sich wenig bekapselte Zellen des gleichen Stammes reaktionslos im Gewebe vermehrten. Dagegen fand GADEBUSCH (1959), daß die Zellen eines schwach bekapselten *C. neoformans*-Stammes von den polymorphkernigen Leukocyten anämischer Mäuse schneller phagocytiert wurden als ein stark bekapselter Stamm. Abb. 52, die uns von Herrn Dr. DROUHET, Pasteur-Institut Paris, zur Verfügung gestellt wurde, zeigt in augenscheinlicher Weise die unterschiedliche Entzündungsreaktion im Gewebe und läßt erkennen, daß nur die schwach bekapselten oder unbekapselten Zellen eine celluläre Reaktion stimulieren. Offensichtlich variieren also die Verhältnisse von Stamm zu Stamm erheblich.

Die parenterale Verabfolgung von gereinigtem Kapselpolysaccharid ruft nach GADEBUSCH, WARD und FRENKEL (1964) bei Mäusen, Ratten und Hunden hämatologische, histologische, immunologische und biochemisch faßbare Veränderungen hervor, letztere vor allem in Gestalt von Leberfunktionsstörungen mit Abweichungen des Glykogenstoffwechsels und mit Prothrombinaktivierung. Das Kapselpolysaccharid bewirkt aber keinerlei morphologische Veränderungen in Richtung des malignen Lymphoms. Ein Zusammenhang scheint vielmehr in umgekehrter Reihenfolge, d.h. zuerst Lymphogranulomatose, auf die sich die Cryptococcose aufpfropft, zu bestehen. Dafür sprechen auch die Tierversuche von HALE und LOMANITZ (1964). Durch Suspendieren eines virulenten *C. neoformans*-

Stammes im Serum von Lymphogranulomatose- und Leukämiekranken wurde der Beginn der durch i.p. Infektion hervorgerufenen Mäusecryptococcose erheblich vorverlegt. Dieser Effekt wurde durch Inaktivierung der Seren von Lymphogranulomatosekranken bei 56° C für 30 min völlig aufgehoben, während die Wirkung der Leukämikerseren nach der gleichen Behandlung bestehen blieb.

Bei vergleichenden Untersuchungen der Mäusepathogenität von 21 Patienten- und 47 Bodenstämmen von *C. neoformans* (mit aufsteigenden Infektionsdosen von etwa 5×10^3 bis 5×10^7 Hefezellen pro Maus, je 5—8 Tiere) ergab sich zwar, daß die vom erkrankten Menschen isolierten Stämme als Gruppe eine höhere Virulenz besaßen als die Bodenisolate; doch war mindestens die Hälfte der letzteren gleich virulent wie die Menschenstämme. Darüberhinaus bestehen innerhalb des gleichen Stammes offenbar erhebliche Differenzen; z.B. zeigten sich in diesen Versuchen bis 1000fache Unterschiede bei drei verschiedenen Isolaten aus der gleichen Stuhlprobe (HASENCLEVER und EMMONS, 1963).

Tierexperimentelle Untersuchungen zur Immunität. Angesichts der schlechten Prognose der unbehandelten menschlichen Cryptococcose und der häufig erfolglosen Therapie erschienen tierexperimentelle Studien über die Möglichkeit einer aktiven und passiven Immunisierung gegen die Krankheit dringend geboten.

So untersuchte HOFF (1942) die Wirkung eines *Cryptococcus*-Impfstoffes aus hitzegetöteten Zellen bei der Mäusecryptococcose und fand, daß die Schutzwirkung bestenfalls in einer anfänglichen Verzögerung des letalen Krankheitsverlaufes bestand. Die Überlebenszeit war jedoch bei behandelten und unbehandelten Tieren fast gleich. Bei Verwendung eines mit Formalin abgetöteten *Cryptococcus*-Impfstoffes wurde von MARCUS und RAMBO (1955) ebenfalls keine wesentliche Beeinflussung des Infektionsverlaufs bei der Mäusecryptococcose beobachtet. GADEBUSCH (1958a) führte Untersuchungen auf breiterer Basis durch. Er prüfte die immunisierende Wirkung von abgetöteten *Cryptococcus*-Zellen (nach Phenol-, Formalin- und Hitzebehandlung), von dekapsulierten Zellen [nach a) Säurehydrolyse, b) Zermahlen, c) Tiefgefrieren und Auftauen, d) Kombinationsbehandlung von b) und c) und e) Ultraschallbehandlung], von ungereinigten und gereinigten Polysaccharidextrakten sowie von Polysaccharid-Kunstharzpartikelkomplexen. Die Immunisierung mit abgetöteten Zellen von *C. neoformans* war nicht imstande, Mäuse gegen eine experimentelle Infektion zu schützen. Dagegen wurde mit mechanisch dekapsulierten Zellen ein minimaler schützender Antikörperspiegel erreicht. Dieses Ergebnis wurde als Bestätigung der Versuche von NEILL, ABRAHAMS und KAPROS (1950) aufgefaßt, die bei schwach bekapselten *C. neoformans*-Stämmen in der Regel eine stärkere Antigenität als bei stark bekapselten Stämmen gefunden hatten (vgl. auch LOMANITZ und HALE, 1963). Nach GADEBUSCH (1958a) waren ungereinigte Polysaccharide auch in Kombination mit Kunstharzpartikeln wirkungslos. Dagegen wurde durch gereinigte Polysaccharide eine minimale schützende Antikörperproduktion erreicht (vgl. auch STANLEY, 1949). Der Effekt wurde durch Kopplung an Kunstharzpartikel noch erhöht. Gereinigte Polysaccharide in hoher Dosis führten dagegen zur Erscheinung der sog. immunologischen Paralyse (STARK).

Die Versuche zur *aktiven Immunisierung* mit formalinabgetöteten *C. neoformans*-Zellen wurden von ABRAHAMS (1960) und ABRAHAMS und GILLERAN (1960) wieder aufgenommen. Den Autoren gelang es, bei Mäusen eine wirksame Resistenz gegen tödliche Infektionsdosen zu erzeugen. Dabei war die optimale Immunisierung nur mit einer bestimmten Menge abgetöteter Zellen (6×10^7 über 14 Tage) zu erreichen, während die 10mal geringere oder 10mal größere Vaccinemenge bei nachfolgender experimenteller Cryptococcose zu einer geringeren durchschnittlichen Überlebenszeit führte. Bei einer Immunisierungsdosis von

6×10^8 pro Tag starben infizierte Tiere sogar schneller als die nicht immunisierten Kontrolltiere. Ein Wirkungsvergleich bei stärker und schwach bekapselten Stämmen erbrachte, daß die erstgenannte Vaccine eine geringere Schutzwirkung hatte. Die Wirksamkeit der Immunisierung wurde durch kulturelle und histologische Überprüfung von Organteilen kontrolliert. In Leber und Milz immunisierter Tiere wurde die Vermehrung der *C. neoformans*-Zellen verhindert, während Untersuchungen in bestimmten Abständen bei den Kontrolltieren die Sproßpilze in der exponentiellen Wachstumsphase zeigten. Dieser Unterschied zwischen immunisierten und nichtimmunisierten Tieren war in der Gehirnsubstanz am wenigsten ausgeprägt. LOURIA (1960) stellte fest, daß der Infektionsverlauf bei der experimentellen Mäusecryptococcose nicht nur durch Immunisierung mit den homologen oder mit heterologen Sproßpilzstämmen, sondern auch durch intraperitoneale Verabfolgung von 100—200 γ *Salmonella*-Endotoxin gleichsinnig verändert wurde. Daraus wurde gefolgert, daß die unspezifische Resistenz bei der Cryptococcose eine große Rolle spielen muß. Zu ähnlichen Schlußfolgerungen kamen LOURIA, KAMINSKI und FINKEL (1963).

Bei mehrmonatigen Kontrollen an *Cryptococcus*-infizierten Mäusen wurden nur geringe Schwankungen der Leukocytenzahl und mittels empfindlicher Methoden keine humoralen Antikörper festgestellt (BERGMAN und STORMBY, 1965).

Die *passive Immunisierung* durch Einverleibung von Antiseren wurde ebenfalls versucht. MANGANIELLO (1951) fand, daß eine Kombination von Kaninchenimmunserum mit frischem Meerschweinchenserum bei der experimentellen Mäusecryptococcose wirksamer war als das Antiserum allein. Nach GADEBUSCH (1958b) können Mäuse durch homologe Kaninchenimmunseren gegen die Infektion mit *C. neoformans* geschützt werden. Die Schutzwirkung war jedoch typspezifisch und erlosch mit Absetzen der Immunseren (0,5 ml i.p über 14 Tage). Danach bildete sich eine protrahiert verlaufende, aber letal endende Cryptococcose aus.

Die Injektion von Plasma, das nach Immunisierung von Kaninchen oder Mäusen mit klein- oder großbekapselten *Cryptococcus*-Stämmen gewonnen war, bewirkte bei Mäusen keinen Schutz, wenn diese mit einer Letaldosis von *C. neoformans* infiziert wurden (LOURIA und KAMINSKI, 1965). Da auch gepooltes γ-Globulin im Tierversuch unwirksam war, dürfte die Cryptococcoseimmunität an zellständige und nicht an zirkulierende Antikörper gebunden sein.

Den Zusammenhang zwischen Properdinspiegel und Wirtsresistenz untersuchte GADEBUSCH (1961). Es zeigte sich, daß die Kapselpolysaccharide von 13 *C. neoformans*-Stämmen in vitro und in vivo mit dem Properdinsystem der weißen Maus reagieren. Eine gewisse fungistatische Wirkung des Mäuseserums konnte aber nicht auf das Properdin zurückgeführt werden. Bei experimenteller Mäusecryptococcose sank der Properdinspiegel steil ab und blieb während der Überlebenszeit der Tiere auf diesem niedrigen Niveau.

Interessieren mögen in diesem Zusammenhang die Befunde von SCHERR (1952), der bei Mäusen, die mit *C. neoformans* infiziert worden waren, nach intranasaler Inoculation mit Encephalomyokarditis-Virus eine gegenüber den virusinfizierten Kontrolltieren verminderte Mortalität fand.

ABRAHAMS, GILLERAN und WEISS (1962) prüften die Frage, ob die bei experimenteller Cryptococcose im Tierkörper vorhandenen *C. neoformans*-Antigene (= Kapselpolysaccharide) durch Anaphylaxieteste nachweisbar sind. Durch intradermale Injektion von *C. neoformans*-Kaninchenantiserum wurden spezifische cutane Anaphylaxiereaktionen bei Mäusen mit aktiver Cryptococcose und bei Mäusen, denen nur gereinigte *Cryptococcus*-Polysaccharide verabfolgt worden waren, ausgelöst. Der Beweis für die Spezifität der Reaktionen wurde unter anderem dadurch erbracht, daß mit gereinigtem Polysaccharid absorbiertes Kaninchenantiserum keine Hautreaktionen bei infizierten Mäusen hervorrief. Normales Kaninchenserum reagierte bei infizierten Tieren ebenfalls nicht. *C. neoformans*-Kaninchenantiserum bewirkte bei gesunden Kontrolltieren und bei Mäusen mit anderen experimentellen Mykosen keine Hautreaktion. Die Hautanaphylaxie tritt vom 4.—6. Tag nach der Infektion auf, und die Reaktionen werden im weiteren Verlauf der experimentellen Infektion immer empfindlicher. Daraus wurde gefolgert, daß Anaphylaxieerscheinungen auch bei der Früherkennung der menschlichen Cryptococcose Verwendung finden könnten.

Versuche mit *lebenden* Keimen. In ausgedehnten Versuchen an der weißen Maus haben VANBREUSEGHEM und BOSMANS (1964) die Virulenz von neun *C. neoformans*-Stämmen nach intracerebraler Infektion untersucht. Dabei zeigte sich insgesamt die Sterblichkeit in direkter Abhängigkeit von der Größe der Infektionsdosis. Die Virulenz ließ sich durch wiederholte Tierpassagen nicht verstärken. Tiere beiderlei Geschlechts verhielten sich bei intracerebraler Injektion von fünf Zellen völlig gleichartig. Auch bei intramuskulärer Verabfolgung von 5—100000 Zellen des Stammes RV 11852 zeigte sich eine Dosisabhängigkeit der Absterbequote. Im Schnitt trat der Tod nach Injektion von 100000 Zellen nach 18 Tagen ein, während die Tiere nach Infektion mit 5 bzw. 10, 50 und 100 Zellen mindestens 250 Tage überlebten. Da stets, auch nach Infektion mit nur 5 Zellen, ein generalisierter Befall des gesamten Körpers einschließlich des Gehirns gefunden wurde, ist sicher, daß die Infektion stets anging und methodische Fehler auszuschließen sind.

Auf Grund dieser Beobachtungen wurden zweizeitige Versuche durchgeführt, wobei mehrere Gruppen von Mäusen zunächst intramuskulär infiziert und anschließend im Abstand von 15, 21 und 28 Tagen intracerebral mit fünf Zellen in 0,05 ml NaCl-Lösung inokuliert wurden. Dabei zeigte sich eine insgesamt verlängerte Lebensdauer, verglichen mit den Kontrollgruppen ohne vorherige intramuskuläre Infektion. Diese lebensverlängernde Wirkung einer primären intramuskulären Infektion auf die nachfolgende intracerebrale Inoculation blieb aus, wenn die intramuskulär injizierten Zellen durch Erhitzung oder Formolisierung abgetötet worden waren. Es ist naheliegend, für diese Beobachtungen Immunitätsvorgänge, vielleicht im Sinne der Infektionsimmunität, verantwortlich zu machen. Bei Studien zur Klärung von Immunitäts- und Sensibilisierungsvorgängen infizierte PERCEVAL (1965) die hinteren Fußsohlen von Mäusen mit 10^2—10^8 lebenden Zellen der *C. neoformans*-Stämme „Morris" (Typ A) bzw. „Eagles" (Typ B) und bestimmte später den Umfang der Schwellung als Basiswert. In den Hauptversuchen wurden Gruppen von sechs Tieren mit je 10^6 Keimen in der einen hinteren Fußsohle infiziert. 42 Tage später wurden verschieden große Mengen lebender und mit Hitze abgetöteter *Cryptococcus*-Zellen, ferner lebende *C. albicans*-Zellen und unverdünntes Hauttestantigen („Torulin"-Eli Lilly) bzw. Histoplasmin (Parke Davis) in die andere hintere Fußsohle injiziert. Parallel dazu wurden intravenöse Versuche an infizierten (vaccinierten) Tieren durchgeführt. Die Gesamtbeobachtungsdauer betrug 8 Monate. Der normale Infektionsverlauf war durch eine 48stündige primäre Schwellung, dann kurzen Rückgang der Symptome und im weiteren durch Entstehung einer dosisabhängigen sekundären Schwellung gekennzeichnet, die nach 4 Wochen verschwand. Nach Infektion der einen Fußsohle entwickelte sich nach 11—16 Tagen eine Überempfindlichkeit von verzögertem Typ und eine lokale Infektionsimmunität der anderen Fußsohle gegen beide *Cryptococcus*-Serotypen. Bei i.v. Prüfinfektionen ließ sich nur ein Schutz gegen den homologen Erreger nachweisen.

Infektionsverlauf unter medikamentöser Behandlung. Da die weltweit verbreitete Cryptococcose keineswegs selten ist — schon 1948 konnten im Weltschrifttum über 500, 1956 über 1000 Fälle registriert werden, die wahrscheinlich nur einen Bruchteil der tatsächlichen Infektionen repräsentieren (SEELIGER, 1959) — und unbehandelt stets eine infauste Prognose hat, hat die Erprobung antimykotischer Substanzen bei der tierexperimentellen Cryptococcose zahlreiche Untersucher beschäftigt.

Vor der Einführung des Amphotericin B durchgeführte Untersuchungen verliefen meistens erfolglos.

BECK und VOYLES (1946) stellten fest, daß Kaliumjodid und Sulfadiazin, allein oder in Kombination, wertlos waren. Dagegen sollte Streptomycin in einer Dosierung von 3000 E über 21 Tage eine günstige Wirkung auf die experimentelle Cryptococcose der Ratte haben (BECK und MUNTZ, 1948). Dem widersprachen jedoch die Ergebnisse von SEGRÉTAIN und DROUHET (1948), die mit Streptomycin und Penicillin keine Wirkung erzielten. Die orale Verabfolgung von Lactoflavin war bei der experimentellen Mäusecryptococcose ebenfalls wirkungslos (DROUHET und SEGRÉTAIN, 1948). Ebenso unwirksam ist nach KLIGMAN und WEIDMAN (1949) Actidion. SCHMIDT, ALVAREZ-DE CHOUDENS, McELVAIN, BEARDSLEY und TALAB (1950) testeten in vivo erfolglos Vitamin K-Derivate, Actidion, Tomatin und quaternäre Ammoniumverbindungen. KLIGMAN und LEWIS (1953) prüften die Wirkung von Candicidin. Die i.p. Verabfolgung von 0,75 mg dieses Mittels über 10 Tage, beginnend am Tage der Infektion, hatte bei der Mäusecryptococcose nur eine geringfügige Wirkung und in den Versuchen von SOLOTOROVSKY, QUABECK und WINSTEN (1958) war Candicidin ohne Einfluß auf den Verlauf. Als wirkungslos erwies sich auch Stilbamidin (MILLER, SMITH und HEADLEY, 1953). Einen weiteren Mißerfolg hatten EVANS, HAINES, CURTIS, BOCOBO, BLOCK und HARREL (1956) mit den in vitro fungistatisch wirksamen Substanzen p-Methoxy-β-methyl-β-nitrostyren und β-Methyl-β-nitrostyren bei in vivo-Schutzversuchen an der weißen Maus. Hemmende Blutspiegel konnten nicht festgestellt werden. Da Serum die fungistatische Wirkung nicht beeinflußte, wurde die Inaktivierung dem Vollblut zugeschrieben. EMMONS (1960) stellte fest, daß Griseofulvin bei der Cryptococcose wirkungslos ist. Auch eine neue antimykotische Substanz (X-5079 C), die sich bei der experimentellen Histoplasmose als gut wirksam erwies, beeinflußte die experimentelle Mäusecryptococcose nicht (EMMONS, 1961).

Dem stehen einige günstiger klingende Berichte über Streptothricin, Antimonsäurederivate, Silbersalicylate, Trichomycin u.a. gegenüber. In den Untersuchungen von SOLOTOROVSKY und BUGIE (1948) verlängerte Streptothricin in einer Einzeldosis von 100 E oder wiederholter Applikation von 25 E pro Tier signifikant die Überlebenszeit bei der experimentellen Mäusecryptococcose. Wegen ihrer hohen Toxicität scheidet diese Substanz jedoch zur Therapie der menschlichen Cryptococcose aus. GRUNBERG und SCHNITZER (1953) fanden bei dem Antimonsäurederivat R Q 2-3094 eine günstige Wirkung auf die experimentelle Mäusecryptococcose. Als Wirkungsbeweis wurden Verkleinerung der Lungenläsionen sowie eine Verminderung der Anzahl positiver Kulturen aus Lunge und Gehirn angesehen. Nach KÖNIGSBAUER (1955) wurde der Verlauf der experimentellen Rattencryptococcose durch subcutane Injektion von D 25 (= 2,2-Dioxy-5,5-dichlordiphenylsulfid), beginnend am Tage der Infektion, abgeschwächt. Lag der Therapiebeginn 10 Tage nach der Infektion, zeigte sich keine sichere Wirkung. Die Cryptococcose des Zentralnervensystems war durch diese Substanz nicht beeinflußbar, und im Gehirn wurden keine wirksamen Konzentrationen nachgewiesen. EMMONS (1956) sah eine günstige Wirkung bei Silbersalicylaten. Die i.p. verabfolgten Silbersalzverdünnungen verlängerten die Überlebenszeit der mit $2,5 \times 10^6$ Zellen infizierten Mäuse um das Zwei- bis Dreifache. Über die günstige Wirkung von Trichomycin bei der experimentellen Mäusecryptococcose berichteten ATA und STAIB (1958) und FUJINO, MIWATANI, TAKAGI und KIMURA (1958). SOLOTOROVSKY, QUABECK und WINSTEN (1958) konnten die experimentelle Cryptococcose mit Eleucin und Nystatin (Mycostatin) beeinflussen.

Wirklich eindrucksvolle Ergebnisse wurden jedoch bislang nur mit Amphotericin B erzielt.

STEINBERG, JAMBOUR und SUYDAN (1955/56) stellten im Rahmen vergleichender Untersuchungen von Amphotericin A und B bei subcutaner Applikation eine gleiche Wirkung gegen die Cryptococcose der Maus fest. Die PD_{50} von Amphotericin A lag allerdings bei 509 γ pro Tag, die von Amphotericin B betrug weniger als 102 γ pro Tag. Nach LOURIA, FEDER und EMMONS (1956/57) ist die Wirkung von Amphotericin dosisabhängig. Nach einer oralen und i.p. Gabe von 75—150 mg Amphotericin B pro kg Körpergewicht über einen Zeitraum von 21—25 Tagen blieb bei etwa einem Drittel der infizierten Mäuse die Gehirnsubstanz keimfrei (Kontrolle durch Kulturversuch). EMMONS und PIGGOTT (1959) fanden im Mäuseversuch bereits bei einer täglichen Dosierung von 2,2 mg Amphotericin B pro kg Körpergewicht eine Verlängerung der Überlebenszeit. CAMPBELL und HILL (1959/60) sahen bei oral verabfolgtem Amphotericin B ebenfalls einen günstigen Effekt auf die experimentelle Mäusecryptococcose. Bereits eine Gesamtdosis von 70 mg pro kg Körpergewicht verlängerte die Überlebenszeit und führte zum Negativwerden der Kulturen selbst dann, wenn der Therapiebeginn erst 4, manchmal auch 10 Tage nach der Infektion lag. OSSWALD und SEELIGER (1960) stellten fest, daß bei gleicher Dosis (0,2 mg pro Tag) die orale Applikation von Amphotericin B der subcutanen therapeutisch überlegen ist.

Von PADHYE und THIRUMALACHAR wurden 1963 günstig verlaufene Tierversuche mit Hamycin bekanntgegeben. Beginnend 3 Tage nach i.v. Infektion wurden Mäuse 13 Tage lang mit je einer i.p. Injektion Hamycin von 0,25 und 0,5 mg/kg behandelt. Unter dieser Behandlung gingen die Lungenerscheinungen völlig zurück, die Infektion des ZNS blieb dagegen bestehen. Nach Erhöhung der Dosis auf 1 mg/kg bei gleichem Behandlungsschema wurde auch das ZNS erscheinungsfrei. Durch orale Applikation von 20 mg/kg über 20 Tage lang wurde der gleiche Effekt erzielt. Toxische Symptome wurden dabei nicht beobachtet.

Die Wirkung von Amphotericin B läßt sich bei der experimentellen Mäusecryptococcose durch gleichzeitige Verabfolgung von Immunglobulin verstärken, das durch Hyperimmunisierung im Kaninchen gewonnen wird (GORDON und LAPA, 1964).

Ein Teil der Tierversuche zur medikamentösen Beeinflussung tierexperimenteller Cryptococcosen ist in Tabelle 5 zusammengestellt.

Infektionsverlauf unter zusätzlichen Schädlichkeiten. Da die experimentelle Infektion mit *C. neoformans* bei empfänglichen Versuchstieren auch ohne Zuhilfenahme zusätzlicher Schädlichkeiten leicht angeht und letal endet, sind nur verhältnismäßig wenige Versuche in dieser Richtung durchgeführt worden. Größere Beachtung hat in diesem Zusammenhang lediglich das Cortison gefunden.

So applizierten LOURIA, FALLON und BROWN (1960) Cortison-Acetat bei i.v. mit *C. neoformans* infizierten Mäusen in Mengen von 0,1—2,5 mg subcutan oder i.p., beginnend 2—6 Tage vor oder am Tage der Infektion. Diese Behandlung wurde 7—30 Tage nach der Infektion fortgesetzt. Es fand sich kein Unterschied im Infektionsverlauf bei den behandelten und unbehandelten Tieren. Zu ähnlichen Ergebnissen waren TRUANT und TESLUK (1956) gekommen.

Dagegen beobachtete KÖNIGSBAUER (1954) bei 20 Albinoratten nach einer Cortisonapplikation von 40 mg pro 150 g Körpergewicht eine deutliche Beschleunigung und Verschlimmerung der Krankheit. Eine ähnliche Wirkung hat nach KÖNIGSBAUER (1955) die chronische Colchicinvergiftung. Colchicin wurde in einer täglichen Dosis von 35—50 γ pro 100 g Körpergewicht 10 Tage vor und 30 Tage nach der Infektion Albinoratten intraperitoneal verabfolgt. Die behandelten Tiere zeigten gegenüber den Kontrolltieren eine Intensivierung und Beschleunigung der pathologischen Prozesse.

4. Entwicklung in Hühnerembryonen und in Gewebekulturen

Hühnerembryonen. Bei der Beimpfung des bebrüteten Hühnerembryos mit *C. neoformans* werden verschiedene Methoden empfohlen. KLIGMAN, CRANE und NORRIS (1951) injizierten 0,03 ml einer auf 1:200 verdünnten Abschwemmung 2—3tägiger *C. neoformans*-Kulturen in die Chorioallantoisvenen von 9 Tage alten Hühnerembryonen. BRUEK und BUDDINGH (1951) infizierten den Dottersack des Hühnerembryos. SCHIRREN, RIETH und KOCH (1960) verimpften 0,1 ml einer *C. neoformans*-Suspension, deren Zellgehalt in der Zählkammer bestimmt wurde, 1. mit und ohne Fensterung auf die Chorioallantoismembran; 2. in die Allantoishöhle; 3. in den Dottersack; 4. auf die Kalkhaut und 5. in die Luftkammer.

10—16 Eier wurden mit jeweils 15×10^6 Zellen von zwei *C. neoformans*-Stämmen infiziert und anschließend bei 37—39° C weiterbebrütet. Von den mit dem ersten Stamm infizierten zehn Eiern schlüpfte ein Küken, von den mit dem zweiten Stamm infizierten 16 Eiern drei Küken. Die meisten Eier starben zwischen dem 7. und 11. Tag ab. Die geschlüpften Küken erwiesen sich bei der Sektion als infiziert.

KLIGMAN, CRANE und NORRIS (1951) bebrüteten die infizierten Hühnerembryonen bei 37°, 39°, 40°, 41° und 42° C. Die bei 37° C inkubierten Hühnerembryonen erwiesen sich für die *C. neoformans*-Infektion als hochempfänglich, während mit steigender Umgebungstemperatur ein Anstieg der Überlebensrate verzeichnet wurde. In einer weiteren Untersuchungsreihe, in der alle 2 Tage ein Ei geöffnet und histologisch und kulturell untersucht wurde, wurde festgestellt, daß die *Crytococcus*-Zellen bei 39° C noch kultivierbar sind, sich aber in vivo wahrscheinlich nicht mehr vermehren können. Bei 40°, 41° und 42° C blieben die

Tabelle 5. *Die Wirkung antimykotischer Substanzen auf die experimentelle Cryptococcose*

Tierart	Infektionsmodus	Fungistaticum	Dosis	Wirkung	Autoren
Weiße Maus	i.v.	a) Amphotericin A b) Amphotericin B	a) 400—1600 γ/Tag subcutan 2 Tage lang b) 102—409 γ/Tag subcutan 2 Tage lang	Die PD_{50} von Amphotericin A betrug 509 γ/Maus/Tag, die von Amphotericin B weniger als 102 γ pro Maus/Tag	STEINBERG, JAMBOUR und SUYDAM (1955/56)
Weiße Maus	i.v.	Amphotericin B	15—150 mg/kg i.p. und oral 21—25 Tage lang, beginnend 1—3 Tage nach der Infektion	Wirkung war dosisabhängig. Bei 75—150 mg/kg waren bei einem Drittel der Tiere die Organe pilzfrei (Kontrolle durch Kulturversuch)	LOURIA, FEDER und EMMONS (1956/57)
Weiße Maus, ♀	i.v.	Amphotericin B a) in kristalliner Form b) als Suspension	a) 29mal in 35 Tagen 56 mg/kg i.p. (= 1 mg in 0,2 ml physiologischer Kochsalzlösung) b) 2,2 mg/kg täglich i.v. Beginn 3 Tage nach der Infektion	Verlängerung der Überlebenszeit bei i.v. Applikation von 2,2 mg/kg. Die Organe der überlebenden Tiere waren *C. neoformans*-positiv	EMMONS und PIGGOTT (1959)
Weiße Maus, ♂ (16—18 g)	i.v.	Amphotericin B (kolloidale Lösung in Trinkwasser)	Trinkwasser mit 0,0025 bis 0,05 mg/ml ad libitum	signifikante Verlängerung der Überlebenszeit	CAMPBELL und HILL (1959/60)
Weiße Maus (19—22 g)	i.v.	Amphotericin B	0,2 mg/Tag in einer 10% Glucose- 0,8% Celluloseglykolat-Lösung subcutan und oral	Verlängerung der Überlebenszeit bei etwa der Hälfte der Tiere; orale Applikation der subcutanen überlegen	OSSWALD und SEELIGER (1960)
Weiße Maus	i.v.	Silbersalicylat	0,2 ml verschiedener Verdünnungen i.p.	Verlängerung der Überlebenszeit um das 2—3fache	EMMONS (1956)
Weiße Maus (20 g)	i.v.	Trichomycin	5γ in 0,1 ml i.p. und zwar a) 4 Tage lang vom Tag der Infektion an sowie b) am 3., 4. und 5. Tag post infectionem	Herabsetzung der Letalität, die bei einem Inoculum von $8,1 \times 10^8$ Zellen 100% betrug, auf 20% (a) bzw. 65% (b)	ATA und STAIB (1958)
Weiße Maus	i.v.	Trichomycin	a) 10 γ/10 g Körpergewicht i.p. über 30 Tage b) die gleichen Mengen in 0,5% Mucinlösung	Verlängerung der Überlebenszeit, vor allem bei Zusatz von Mucin	FUJINO, MIWATANI, TAKAGI und KIMURA (1958)
Weiße Maus ♀ (17—20 g)	i.v.	X-5079 C-Suspension	verschiedene Dosierungen (5—400 mg/kg) i.p. 2—34 Tage lang	keine Wirkung	EMMONS (1961)

Cryptococcen insgesamt nur 8, 6 und 3 Tage lang züchtbar. Daraus wurde gefolgert, daß ein Temperaturanstieg über 39⁰ C das Angehen der *C. neoformans*-Infektion verhindert.

Gewebekulturen. In die Untersuchungen von LARSH, SILBERG und HINTON (1956/57) sowie LARSH, HINTON und SILBERG (1957/58) über den Wert der Gewebekultur bei der Prüfung antimykotischer Substanzen sind auch *C. neoformans*-Stämme einbezogen worden. Allerdings wurde die eigentliche Züchtung in Gewebekulturen (Hela-Zellkulturen) nur mit dimorphen Pilzen durchgeführt, die dabei ihre parasitäre Hefephase ausbildeten. Monophasische pathogene Sproßpilze, darunter *C. neoformans*, wurden unmittelbar in zellfreiem Hela-Zellkulturen-Erhaltungsmedium gezüchtet und nach Keimzahlbestimmung mit den ebenfalls im gleichen Substrat suspendierten antimykotischen Substanzen (Amphotericin B, Candicidin u. a.) zusammengebracht. Es handelte sich also eigentlich um in vitro-Versuche.

C. Geotrichose
1. Erreger

Geotrichum candidum LINK (1809) ist ein hefeähnlicher Pilz, der sich durch Sprossung und Bildung von Arthrosporen vermehrt (vgl. Abb. 57 und 58). Die Abtrennung weiterer Arten der Gattung *Geotrichum* ist zweifelhaft. In der myko-

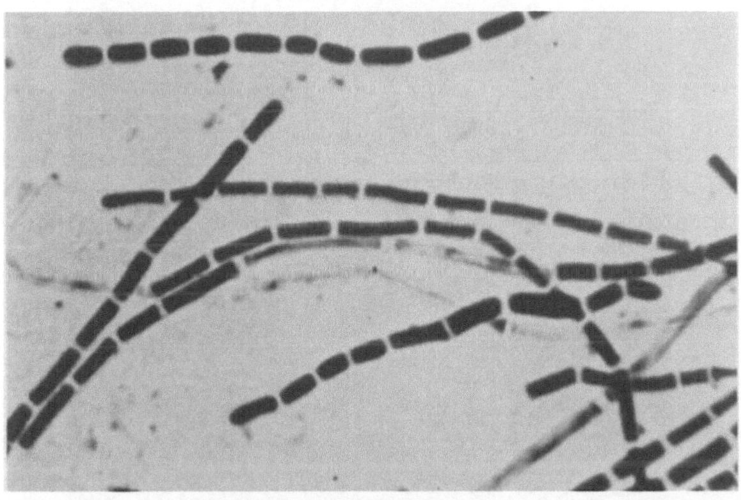

Abb. 57. *Geotrichum candidum.* Arthrosporenbildung. Mikroskopisches Übersichtspräparat einer Objektglaskultur, gefärbt mit Lactophenolbaumwollblau

logischen Literatur findet sich der Pilz teilweise auch unter den Gattungen *Oidium* (*O. lactis*), *Oospora* und *Mycoderma* (MORENZ, 1963). Echte Geotrichosen des Menschen sind äußerst selten, obwohl die Pilze häufig auch aus pathologischem Untersuchungsmaterial [vor allem Sputum (Abb. 58), Stuhl usw.] isoliert werden können. Meistens handelt es sich wohl um einen sekundären Befall bei konsumierenden Grundleiden. *G. candidum* kommt als häufiger Saprophyt auf Lebensmitteln u. dgl. sowie auf der Haut und den Schleimhäuten des Menschen und vieler Tiere vor (Einzelheiten s. CASTELLANI, 1928; MORENZ, 1963). Auf Dextrose-Agar oder ähnlichen Substraten bildet er weißliche, samtartig aussehende, rasch wachsende Kolonien (Abb. 59).

Der Vollständigkeit halber sei erwähnt, daß *G. candidum* in der Pflanzenpathologie, z. B. als Erreger der Tomatenfäule, von Bedeutung ist (vgl. BUTLER, 1960).

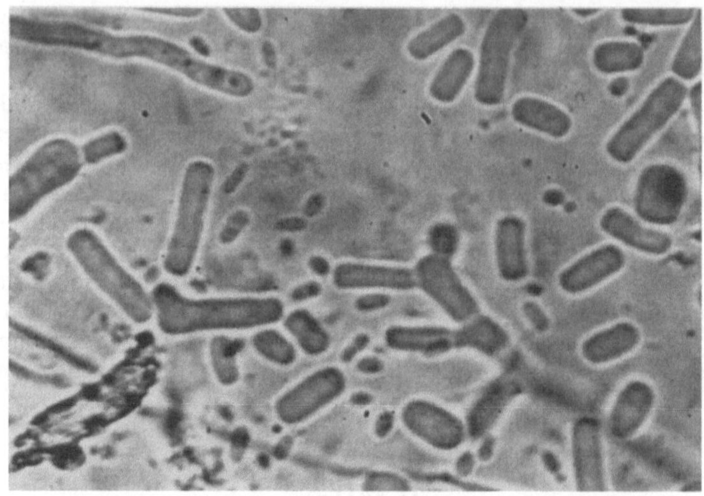

Abb. 58. Nativpräparat von *Geotrichum candidum*. Arthrosporen im Sputum. Ölimmersion

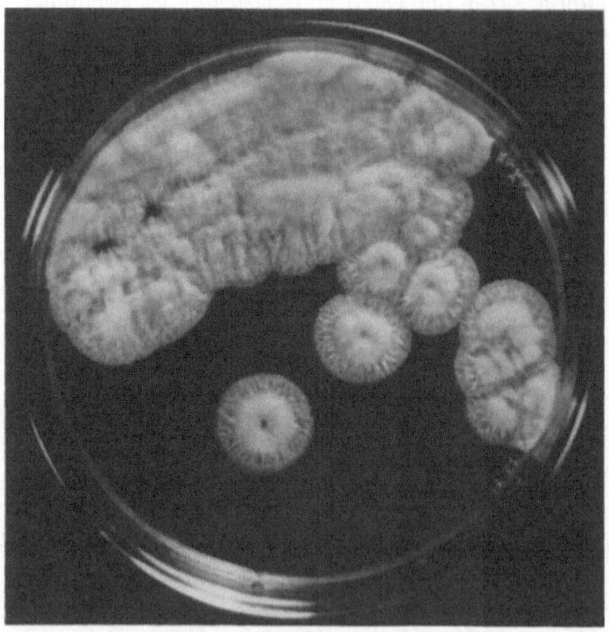

Abb. 59. *Geotrichum candidum*. Koloniemorphologie auf Littman-Medium nach 4 Tagen bei 30° C.
Sputumausstrich

2. Tierpathogenität

G. candidum gilt als nicht tierpathogen (COLONNELLO, 1944; MORQUER, LOM-BARD und BERTHELON, 1955; FRÁGNER, 1958; MORENZ, 1963). MAGARINOS TORRES, ARÊA LEÃO und SALLES (1943) brachten gehäufte *Geotrichum*-Befunde bei im übrigen gesunden weißen Laboratoriumsmäusen mit einer autoptisch entdeckten leichten katarrhalischen Gastritis in Zusammenhang. CARETTA (1960) führte mit acht vom Menschen isolierten *G. candidum*-Stämmen Kaninchenversuche durch. Nach i.v. Applikation massiver Pilzmengen fanden sich bei zwei Tieren einige kleine Granulome in den Lungen; doch wurde dies als rein mechanisch bedingter Fremdkörpereffekt gedeutet.

In der älteren Literatur von Cao (1900), Ricketts (1901) sowie später von Ciferri, Verona und Saggese (1938) und Coudert, Garin und Saez (1958) (zit. nach Morenz, 1963) finden sich keine sicheren Anhaltspunkte für eine experimentell beweisbare Tierpathogenität von *G. candidum* und der mit ihm verwandten Arten oder Varietäten.

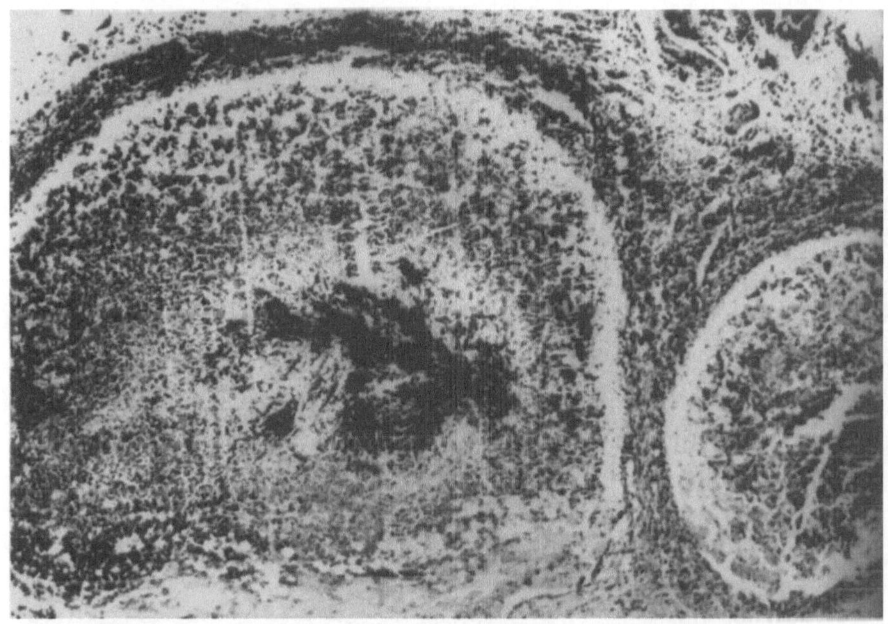

Abb. 60. Unterhautabsceß bei einer Maus, 48 Tage nach Injektion von 6×10^6 Zellen von *Geotrichum candidum*. Zentral ist Mycel erkennbar, das in Arthrosporen zerfällt (Übersichtspräparat, Grocott-HE-Färbung, zur Verfügung gestellt von Privatdozent Dr. Schiefer, München)

Ein neuerer Beitrag zu diesem Thema stammt von Schiefer und Mehnert (1965), die Mäuse mit ca. 6×10^6 und Ratten mit ca. 6×10^7 Zellen von *G. candidum* subcutan, i.m. und i.p. infizierten. Die Tiere wurden in unregelmäßigen Abständen von 2—4 Tagen bis zu 52 Tagen post infectionem getötet. Histologisch fand sich in den makroskopisch erkennbaren kleinen Abscessen mit käsig-krümeligem Inhalt zunächst eine eitrige Einschmelzung, gefolgt von einer bindegewebigen Demarkation nach 6—10 Tagen. Dabei konnten weder invasives Wachstum noch überhaupt Anzeichen einer Pilzvermehrung festgestellt werden, auch wenn Pilzzellen bis zum Schluß der Untersuchung am Infektionsort sichtbar blieben (Abb. 60). Auch erfolgte keine Verbreitung in andere Organe. Bei nahezu allen Fällen von Granulombildung lag zwischen dem Granulationsgewebe und der zentralen Nekrose eine Schicht von mächtigen Schaumzellen, in denen sich bis zum 50. Beobachtungstag schemenhaft phagocytierte Arthrosporen nachweisen ließen. Diese Erscheinung (Abb. 61) kann als charakteristische und spezifische Reaktion des Gewebes auf *G. candidum* angesehen werden, da sie sich bei Absceßbildung durch andere Pilze nur angedeutet — wenn überhaupt — findet. Sie könnte vielleicht mit dem sehr hohen Fettgehalt von *G. candidum* (bis zu 50% Fett i. Tr., Niethammer, 1947, zit. nach Schiefer und Mehnert, 1965) zusammenhängen.

Auch Schabinski und Bader (1965) zeigten bei intrakardialer und i.v. Infektion von Meerschweinchen, daß *G. candidum*-Zellen reaktionslos wie ein Fremdkörper in Makrophagen abgebaut werden und nur innerhalb der ersten sechs Versuchstage vereinzelt kulturell nachgewiesen werden können.

So kommt es, daß ein „diagnostischer" Tierversuch bisher nicht entwickelt werden konnte. Eine Notwendigkeit hierzu besteht bei der leichten Erkennbarkeit dieser Art nicht, und Tierversuche in anderer Fragestellung erscheinen bei der geringen, wenn überhaupt vorhandenen Pathogenität für Mensch und Tier entbehrlich.

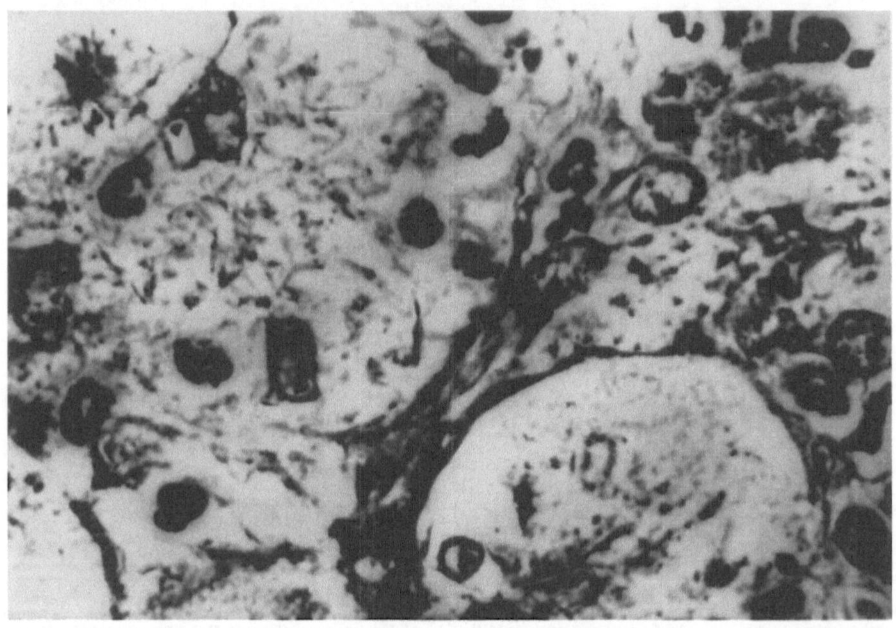

Abb. 61. Schaumzellen (Phagocyten) mit eingeschlossenen Arthrosporen von *Geotrichum candidum* in Mesenteriallymphknotengranulom der infizierten Maus 28 Tage post infectionem (Ölimmersion, Grocott-HE-Färbung, zur Verfügung gestellt von Privatdozent Dr. Schiefer, München)

D. Sonstige Sproßpilz-Mykosen

Mit einzelnen Arten askosporogener und anaskosporogener Hefen, die zum Teil zur normalen Schleimhautflora des Menschen gehören, zum Teil sich gelegentlich auch in pathologischem Material finden, wurden Tierversuche angestellt, obwohl — mit Ausnahme der ätiologisch noch ungeklärten interstitiellen plasmacellulären Säuglingspneumonie — keine durch diese Pilze bedingten selbständigen Krankheitsbilder bekannt geworden sind.

Aus der großen Gruppe der *askosporogenen* Hefen (Familie *Endomycetaceae* nach Lodder und Kreger van Rij, 1952) wurden nur wenige Arten im Tierversuch überprüft.

Nye, Zerfas und Cornwell (1929) infizierten 38 Meerschweinchen i.p. mit 25×10^7 Zellen von 4 Tage alten Kulturen eines *Parasaccharomyces A* genannten Hefepilzes. Nur ein Tier starb am 4. Tag post infectionem an einer eitrigen Peritonitis. Redaelli (1957) inokulierte *Saccharomyces fragilis* (perfektes Stadium von *Candida pseudotropicalis*; s. auch S. 51), isoliert bei akuter Rindermastitis, in den Euter von Ziegen und Kühen. Nur in einem Fall entwickelten sich mastitische Veränderungen, die der natürlichen Infektion glichen. In der Regel konnten die Pilze kurz nach der Infektion nicht mehr in der Milch nachgewiesen werden. Von SCHIRREN, RIETH und KOCH (1960) wurden zwei Stämme von *Saccharomyces cerevisiae* an Hühnerembryonen und i.v. an Mäusen und Kaninchen sowie intrakardial an Meerschweinchen geprüft. Während eine Infektionsdosis von $1,5 \times 10^6$ Zellen bei Mäusen und Meerschweinchen und $1,5 \times 10^7$ Zellen bei Kaninchen wirkungslos blieben, starben nach Infektion mit der letztgenannten Dosis 18 von 22 Hühnerembryonen ab. HAGE (1946) studierte in Fütterungsversuchen die Wirkung einer anderen askosporogenen Hefe, *Saccharomyces guttulatus*, auf Jungkaninchen. Vom 3. Tag nach Verfütterung versporter und nichtversporter *S. guttulatus*-Kulturen nahm die Pilzzahl in den Faeces der vier verwendeten Tiere rasch zu. Die Tiere entwickelten Zeichen einer mukösen Enteritis; zwei Tiere starben. Autoptisch wurden neben einer Enteritis auch nephritische Veränderungen festgestellt. Ebenso wie nach Einverleibung von *Candida albicans* und *Cryptococcus neoformans* reagieren Kaninchen auf die i.v. Injektion von 10^9 *S. cerevisiae*-Zellen sowie von Zellextrakten innerhalb von 30 min mit einer Fieberreaktion, welche etwa 10 Std dauert (KOBAYASHI und FRIEDMAN, 1964).

REDAELLI (1957) prüfte bei seinen Studien über die experimentelle Erzeugung der bovinen Mastitis neben der oben erwähnten Hefe ohne Erfolg zwei weitere askosporogene Arten: *Hansenula anomala* und *Pichia farinosa*. NAKAZIMA (1957) erzeugte mit *H. anomala* und *Debaryomyces kloeckeri*, isoliert von verdorbenem Schellfisch, nach oraler und i.p. Verabfolgung bei Mäusen Leberveränderungen. SCHIRREN, RIETH und KOCH (1960) injizierten *Pichia fermentans* und *D. kloeckeri* ohne Erfolg i.v. bei Mäusen und Kaninchen und intrakardial bei Meerschweinchen. Von je zehn mit *D. kloeckeri* und *P. farinosa* inokulierten Hühnerembryonen schlüpften nur vier bzw. zwei.

Eine gewissse Rolle spielten askosporogene Hefen bisher im Rahmen der ätiologischen Erforschung der interstitiellen plasmacellulären Säuglingspneumonie, für die von anderer Seite ein Protozoon, *Pneumocystis carinii*, verantwortlich gemacht wird. Bei fünf Fällen tödlicher interstitieller Säuglingspneumonie isolierte GIESE (1953) einen *Saccharomyces octosporus* genannten Hefepilz, der sich jedoch im Tierexperiment als apathogen erwies. CSILLAG und BRANDSTEIN (1954) betrachteten als ätiologisches Agens der Erkrankung eine in Budapest bei tödlichen Fällen von interstitieller Säuglingspneumonie isolierte *Saccharomyces*-Art. Nach intranasaler Infektion von Saugmäusen mit der Pilzsuspension entwickelte sich in den Mäuselungen ein Krankheitsbild, das dem der interstitiellen plasmacellulären Pneumonie frühgeborener Kinder entsprechen soll. Den gleichen Hefepilz isolierten KOVAC und KUNZ (1957) bei fünf in Wien an der genannten Krankheit verstorbenen Frühgeborenen.

Sie benutzten die eigenen Isolate und einen von CSILLAG überlassenen Stamm zu Tierversuchen. Die Hefepilze wurden 2—3 Tage auf Sabouraud-Schrägagar bei 22^0 C kultiviert. Anschließend wurde eine dichte Suspension durch Abschwemmen der Kultur mit 2 ml steriler physiologischer Kochsalzlösung hergestellt. Die Suspension wurde täglich frisch bereitet. Einer Gruppe von elf Saugmäusen wurde innerhalb der ersten 24 Std post partum und dann täglich bis zu ihrer Tötung mittels Injektionsspritze 1—2 Tropfen der Abschwemmung intranasal verabfolgt. Die Tiere wurden vorher mit Äther narkotisiert. Einer auf die gleiche Weise infizierten zweiten Gruppe von 13 Saugmäusen wurde außerdem jeden Tag 0,05 mg Cortison subcutan injiziert.

Die Mäuse der ersten Gruppe wurden zwischen dem 12. und 35. Versuchstag getötet; kein Tier ging spontan ein. Von den mit Cortison behandelten Saugmäusen verendeten drei innerhalb der ersten 10 Tage. Die übrigen 10 Tiere wurden zwischen dem 9. und 35. Versuchstag getötet.

Makroskopisch waren bei beiden Gruppen keine pneumonischen Veränderungen feststellbar, die mit dem charakteristischen Obduktionsbefund der interstitiellen plasmacellulären Frühgeborenenpneumonie vergleichbar gewesen wären. In Abtupfpräparaten der Lungen zeigten abgeblaßte Pilzzellen 1—8 rotviolette Granula nahe der Kapsel, ähnlich den Pneumo-

cysten genannten Gebilden. Bei den mit Cortison behandelten Tieren trat die Wabenzell-
bildung reichlicher auf als bei den unbehandelten Versuchstieren. In keinem Fall traten jedoch
die für menschliche Fälle interstitieller plasmacellulärer Pneumonie typischen, rötlich tin-
gierten, schaumigen Massen auf, die häufig zahlreiche Kerne enthalten. Die Rückkultur der
intranasal applizierten Hefepilze gelang bei den nicht mit Cortison behandelten Tieren stets,
bei den mit Cortison behandelten Tieren nur in Fällen, bei denen das Intervall zwischen
Letztinfektion und Tötung nicht mehr als 2 Tage betrug.

Histologisch zeigte ein 9 Tage im Versuch gestandenes Tier der letztgenannten Gruppe
in der Lunge bereits einen beträchtlichen herdförmigen Desquamativkatarrh mit Ausbildung
großer Wabenzellen und beginnenden Zellzerfall. In den Waben waren kleine, bläulich gefärbte Stippchen und auch ringförmige Gebilde erkennbar. Das Interstitium war plasma-
cellulär infiltriert und enthielt auch pseudoeosinophile Leukocyten. Bei anderen Tieren dieser
Serie mit einem freien Intervall von bis zu 7 Tagen zwischen der letzten Infektion und der
Tötung entwickelte sich im Laufe des Versuchs ein an Intensität zunehmender ausgedehnter
wabenzelliger Desquamativkatarrh mit Zellzerfall und Ausbildung schaumiger Alveolar-
pfröpfe wie bei menschlichen Fällen interstitieller plasmacellulärer Pneumonie. In den Wabenzellen konnten mitunter intraplasmatisch „Pneumocysten"-Formen beobachtet werden. Die
interstitielle Reaktion bei Infektion ohne gleichzeitige Cortisongabe war vornehmlich plasma-
cellulär, bei den mit Cortison behandelten Tieren blieb sie weitgehend aus.

Die Befunde von CSILLAG und BRANDSTEIN (1954) sowie von KOVAC und
KUNZ (1957) wurden durch die Untersuchungen von WANG und SCHWARZ (1958)
jedoch wieder in Frage gestellt. Die Autoren identifizierten einen Stamm von
CSILLAG und BRANDSTEIN als *Hansenula anomala*. Die Hefe bildete pro Askus
1—3 hutförmige Askosporen, assimilierte Kaliumnitrat, Glucose, Galaktose,
Saccharose und Maltose, nicht aber Lactose, und fermentierte außer den genannten Kohlenhydraten noch Raffinose. Bei Tierversuchen an Saugmäusen
wurden von WANG und SCHWARZ (1958) keine der interstitiellen plasmacellulären
Pneumonie ähnliche Bilder beobachtet. — *Die Ätiologie der Krankheit muß demnach noch als ungeklärt gelten.*

Aus der Gruppe der *nicht askosporenbildenden* Hefepilze (Familie *Cryptococcaceae*
nach LODDER und KREGER VAN RIJ, 1952) wurden *Torulopsis-*, *Rhodotorula-* und
*Trichosporon-*Arten überprüft.

Nach LOPEZ FERNANDES (1953) eignen sich für Pathogenitätsversuche mit
Torulopsis glabrata weiße Mäuse am besten. Nach i.v. und i.p. Applikation entwickelten sich lokale und generalisierte Infektionen mit Veränderungen an Herz,
Leber und Nieren. Histologisch typisch waren Knötchen und Infiltrationen mit
ausgeprägter Reaktion des reticuloendothelialen Systems und die intracelluläre
Lagerung der Hefepilze in den Makrophagen. Das histopathologische Bild wies
somit manche Ähnlichkeiten mit der Histoplasmose auf. LOPEZ FERNANDES (1953)
warnte daher vor einer rein histologischen Diagnose der letztgenannten Krankheit. HASENCLEVER und MITCHELL (1962c) konnten dagegen bei unbehandelten
Mäusen keine generalisierte Infektion durch *T. glabrata* erzeugen. Immerhin blieb
der Hefepilz im Gewebe der Tiere 8—10 Wochen lang lebensfähig. Bei mit
Cortisonacetat (0,5 mg täglich subcutan über mehrere Tage) behandelten weißen
Mäusen wurde eine Zunahme der Pilzzahlen in den parenchymatösen Organen,
vor allem den Nieren, festgestellt. Bei alloxandiabetischen oder röntgenbestrahl-
ten Tieren wurden 1—3 Wochen erhöhte Pilzzahlen in den Nieren beobachtet.
Mit fortschreitender Rekonvaleszenz wurden die Hefepilze nicht mehr nachweis-
bar. Orale Tetracyclinbehandlung blieb auf die Pilzvermehrung im Körper der
Versuchstiere ohne Einfluß. Insgesamt blieb also die Wirkung der angewandten
Schädlichkeiten sehr gering. Zu ähnlichen Ergebnissen war PIANTONI (1955)
gekommen, der die experimentelle Infektion von Ratten und Kaninchen mit
Torulopsis rotunda durch Cortison nicht beeinflussen konnte. Keinerlei schädliche
Wirkung sahen SCHIRREN, RIETH und KOCH (1960) bei Infektionsversuchen mit
je einem Stamm von *Torulopsis aeria*, *T. famata* und *T. glabrata* $(1,5 \times 10^6$ bzw.

1,5 × 10⁷ Zellen i.v. bei Mäusen und Kaninchen und 1,5 × 10⁶ Zellen intrakardial bei Meerschweinchen). Von jeweils zehn mit *Torulopsis candida*, *T. glabrata* und vier *T. famata*-Stämmen infizierten Hühnerembryonen schlüpften jedoch jeweils nur zwischen vier und sieben. Hierbei dürfte es sich, ebenso wie bei den oben erwähnten entsprechenden Versuchen mit anderen Sproßpilzarten, um einen unspezifischen Effekt gehandelt haben. Nach GÖTZ und NASEMANN (1954) ruft *T. famata* im Gegensatz zu *Candida albicans* auf der Chorioallantois des Hühnerembryos nur geringfügige, uncharakteristische Veränderungen hervor.

Ähnlich wie die oben erwähnten *Torulopsis*-Arten verhielten sich auch zwei *Rhodotorula rubra*-Stämme im bebrüteten Hühnerembryo (SCHIRREN, RIETH und

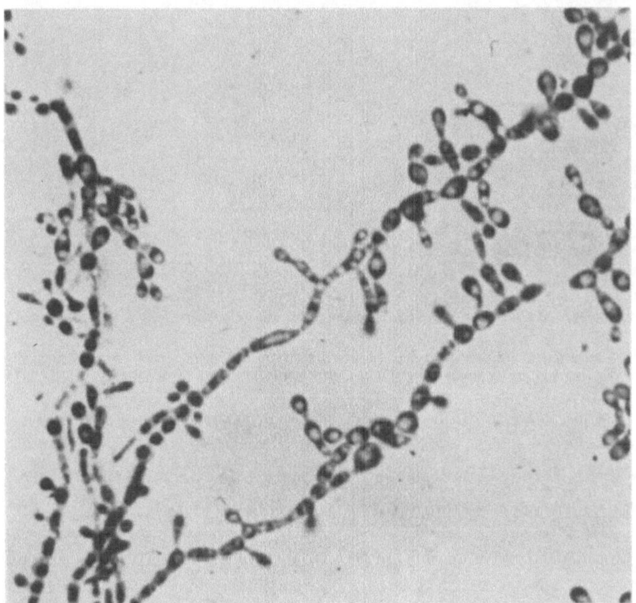

Abb. 62. *Trichosporon cutaneum*. Bildung von Arthrosporen und Sproßzellen

KOCH, 1960). Im Mäuse-, Meerschweinchen- und Kaninchenversuch erwies sich die gleiche Hefeart als apathogen. Auch Cortisonbehandlung kann nach PIANTONI (1955a) den Verlauf der experimentellen Infektion mit *Rhodotorula sannieri* bei Ratten und Kaninchen nicht verschlimmern. Dagegen konnten KNOTH, KRAUSE und KNOLL (1955) mit einer *Rhodotorula rubra*-Hefe, die eine apfelgroße, tumorförmige Wangenveränderung bei einem zweijährigen Kind hervorgerufen hatte, positive Tierversuche durchführen.

20 Meerschweinchen erhielten hefehaltiges Tumorgewebe als Stückimplantation unter die Rückenhaut sowie maceriertes und aufgeschwemmtes Material i.p.; 19 Ratten erhielten maceriertes Gewebe i.p. und intratesticulär und 14 Mäuse i.p. injiziert. Bei getöteten und spontan verendeten Tieren war meistens das Bild einer chronischen Sepsis nachzuweisen. Hoden, Lymphknoten, Leber, Lungen und Milz waren in der Regel schon makroskopisch befallen. Stets fand sich eine chronisch-infektiöse Milzschwellung. Nach i.p. Applikation wurden vergrößerte periportale und paraaortale Lymphknoten sowie herdförmige Nekrosen in Leber und Lunge beobachtet. Nach intratesticulärer Infektion entstand eine völlige Hodennekrose, zugleich waren Lungen und Milz befallen.

Über die ebenfalls zu den anaskosporogenen Hefen gerechneten *Trichosporon*-Arten liegen nur einzelne tierexperimentelle Beobachtungen vor. KOVAC und KUNZ (1957) prüften im Zusammenhang mit ihren Studien über interstitielle

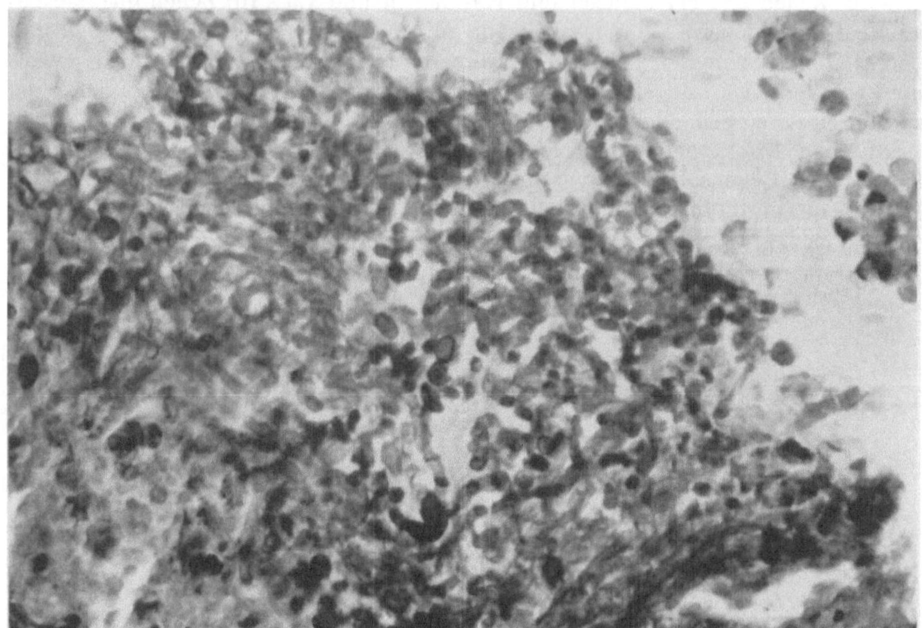

Abb. 63. *Trichosporon cutaneum*-Zellverband im Meerschweinchen-Hoden nach experimenteller Infektion (zur Verfügung gestellt von Prof. GÖTZ und Dr. HANTSCHKE, Essen)

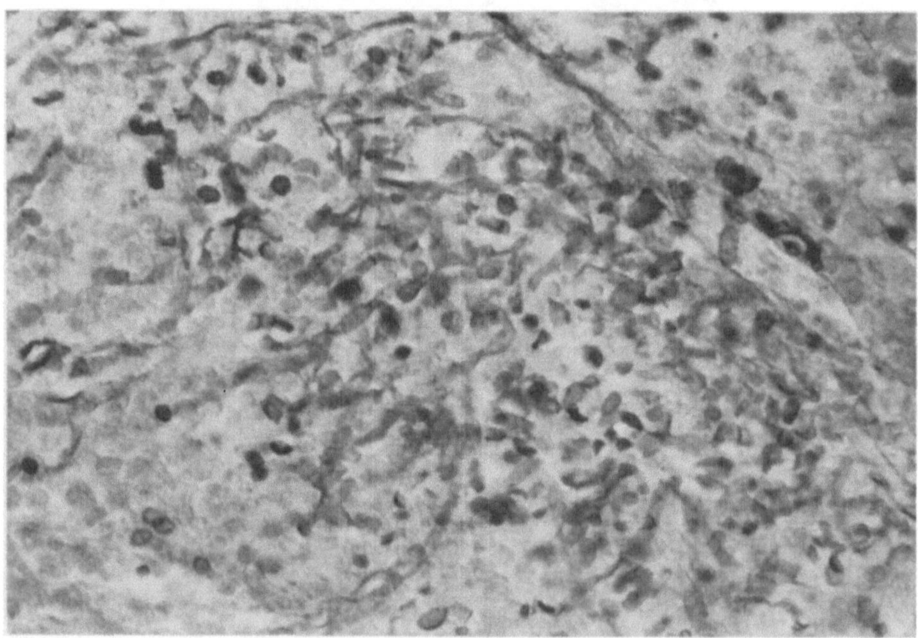

Abb. 64. Infiltratives Wachstum von *Trichosporon cutaneum*-Mycel nach experimenteller Infektion des Meerschweinchen-Hodens (zur Verfügung gestellt von Prof. GÖTZ und Dr. HANTSCHKE, Essen)

plasmacelluläre Säuglingspneumonie eine *Trichosporon*-Hefe ohne Erfolg mittels intranasaler Applikation bei Saugmäusen. *Trichosporon cutaneum* blieb, in Mengen von $1,5 \times 10^6$ Zellen i.v. bei Mäusen und intrakardial bei Meerschweinchen und in Mengen von $1,5 \times 10^7$ i.v. bei Kaninchen verabfolgt, wirkungslos (SCHIRREN, RIETH und KOCH, 1960). Die letztgenannte Infektionsdosis tötete jedoch 7 von 13 am 6. Bruttag infizierten Hühnerembryonen zwischen dem 8. und 12. Bruttag ab. Mit *Trichosporon cutaneum* (Abb. 62) durchgeführte i.p. Infektionsversuche von GÖTZ und HANTSCHKE (1965) an der weißen Maus blieben ohne Ergebnis. Intratesticulär vorgenommene Impfungen von Meerschweinchen mit Keimmengen von 5×10^6 und 5×10^7 zeigten bei Kontrollen 5 und 10 Tage später eine vorübergehende kurze Wachstumsphase und dann Abtötung, Zerfall und Resorption der Pilzelemente (Abb. 63 und 64). Dieser Vorgang ging ohne leukocytäre Abwehr oder stärkere Entzündungsreaktionen einher; letztere waren unspezifisch und dauerten nur 2—3 Tage. — Mit *Trichosporon capitatum* (vgl. Abb. 65), isoliert aus

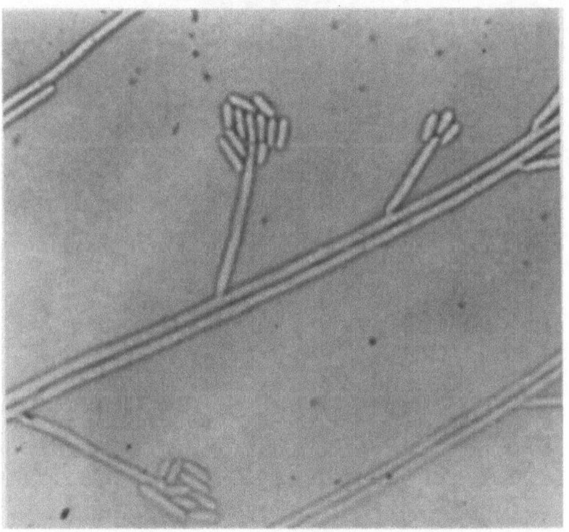

Abb. 65. Typisches mikroskopisches Bild von *Trichosporon capitatum*

dem Sputum eines Tuberkulosekranken, inokulierten GILBERT und FETTER (1962) 15 Albinokaninchen i.v. Neun Tiere starben spontan, der Rest wurde nach und nach getötet. Vor allem in den Nieren fanden sich mykotische Abscesse. Über Versuche mit der gleichen Pilzart an 10 Mäusen berichtet GEMEINHARDT (1965). Nach i.p. Infektion einer frisch bereiteten Zellaufschwemmung verstarben nach 4—22 Tagen insgesamt sechs Tiere. Bei allen konnten die Pilze aus den Nieren, seltener aus Leber und Lungen reisoliert werden. Im Nierenparenchym fanden sich eindeutige Absceßbildungen mit proliferierendem Mycel (Abb. 66 und 67). Nach i.v. Injektion mit geringerer Dosis entwickelten sich in Nierenmark und -rinde leukocytäre und histiocytäre Zellinfiltrate und Einschmelzungsherde. Bei Tieren, die später als 30 Tage post infectionem getötet wurden, gelang der Pilznachweis aus den Organen nicht mehr.

Insgesamt dürften diese Versuche nur beweisen, daß bei genügend hoher Infektionsdosis und entsprechender Applikationsart *T. capitatum*-Stämme Absceßbildungen, zum Teil mit tödlichem Ausgang, bewirken. Das Bild einer echten, progressiven Mykose entsteht jedoch ebensowenig wie bei experimentellen Infektionen mit *Geotrichum candidum* und *Trichosporon cutaneum*.

Die vorstehenden Befunde haben somit bei den meisten, bisher in dieser Richtung untersuchten Hefepilzen der Gattungen *Torulopsis* (nicht zu verwechseln mit *Cryptococcus*, früher gelegentlich als *Torulopsis* bezeichnet; s. auch S. 56), *Rhodotorula* und *Trichosporon* keine überzeugenden Beweise für ein pathogenes Verhalten erbracht. Man wird daher Berichten über angebliche Infektionen unter

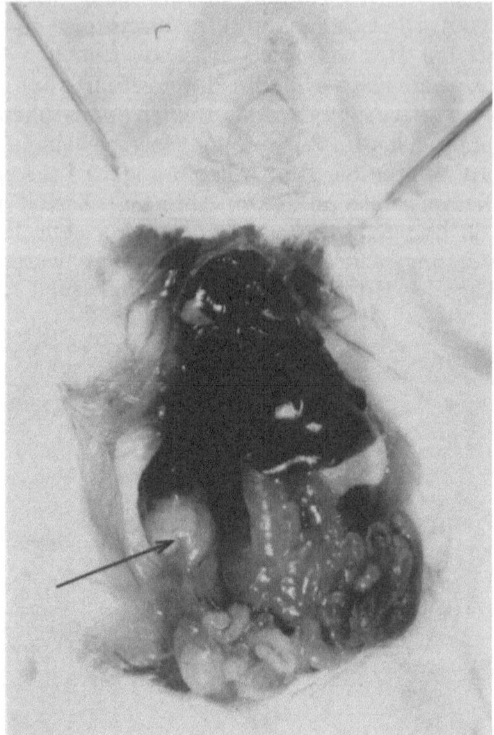

Abb. 66. Durch *Trichosporon capitatum* bewirkte Absceßbildung in der Niere der experimentell infizierten weißen Maus [nach Gemeinhardt, Zbl. Bakt., I. Abt. Orig. **196**, 121 (1965)]

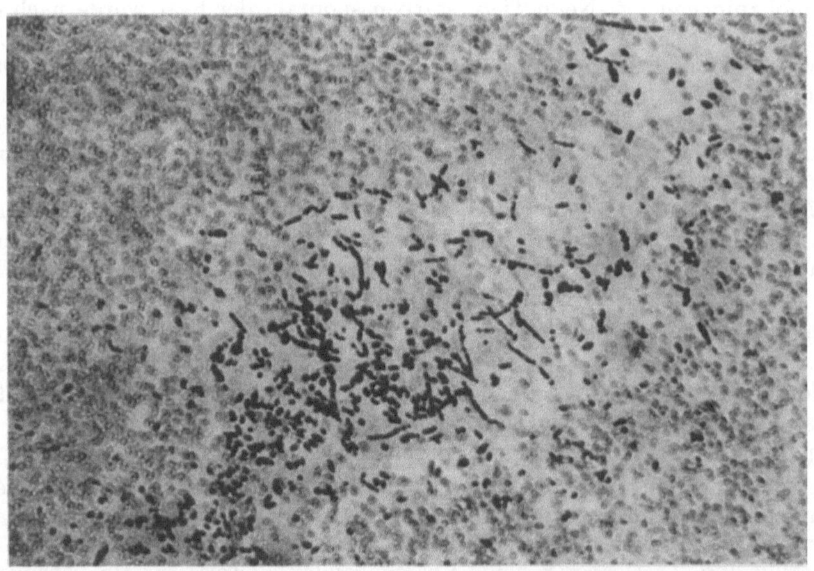

Abb. 67. Mikroskopisches Bild bei Nierenabsceß der weißen Maus nach experimenteller Infektion durch *Trichosporon capitatum* (nach Gemeinhardt, 1965 loc. cit.)

natürlichen Verhältnissen mit Zurückhaltung zu begegnen haben, solange nur kulturelle Befunde und keine eindeutigen histologischen Ergebnisse vorliegen. Die Differentialdiagnose zwischen Infektionserregern und oberflächlichen Schmarotzern ohne Pathogenität kann in zweifelhaften Fällen durch den Tierversuch oftmals rasch geklärt werden.

II. Schimmelpilz-Mykosen
A. Cladosporiose und Chromoblastomykose
1. Erreger und Geschichte der experimentellen Chromoblastomykoseforschung

Die Chromoblastomykose (Chromomykose) und die Cladosporiose werden von verschiedenen *Dematium*-Arten, das sind schwarz wachsende Pilze, hervorgerufen. Da diese fakultativ pathogenen Pilze im Sporulationstyp außerordentlich variabel

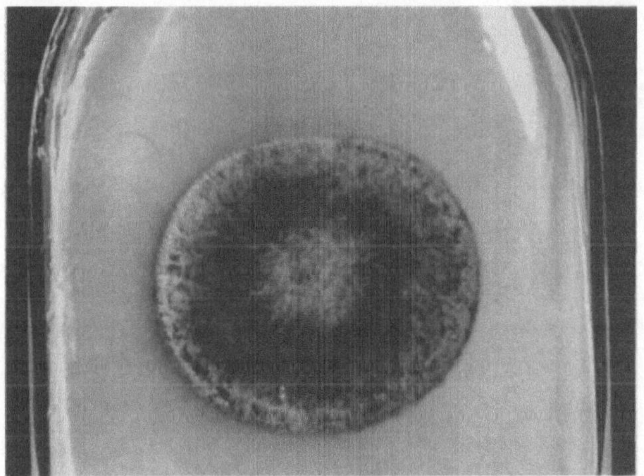

Abb. 68. *Cladosporium trichoides*. Riesenkolonie auf Sabouraud-Agar nach 14 Tagen bei 37° C

sind, wurden für die gleiche Art oft mehrere Gattungsnamen vorgeschlagen, so daß die Nomenklatur selbst für den mit der Materie Vertrauten unübersichtlich geworden ist. Die einschlägige Literatur ist deshalb besonders schwer auf einen Nenner zu bringen.

Nach CONANT, SMITH, BAKER, CALLAWAY und MARTIN (1958) sowie FRÁGNER (1958) sind drei pathogene Arten sicher abzugrenzen, und zwar *Phialophora* (*Hormodendrum*) *pedrosoi*, *Phialophora* (*Hormodendrum*) *compacta* und *Phialophora verrucosa*. Hinzu kommt noch die Art *Hormodendrum dermatitidis*, die bisher nur in Japan bei einzelnen Fällen von Chromoblastomykose festgestellt wurde (vgl. SHIMAZONO, ISAKI, TORII, OTSUKA und FUKUSHIRO, 1963). Die wichtigsten Synonyma für *Hormodendrum* sind *Fonsecaea*, *Phialophora* und *Cladosporium*, wobei letztere Bezeichnung vorzugsweise für saprophytische Arten benutzt wird, obwohl kein Zweifel daran besteht, daß auch typische Cladosporien (z.B. *Cladosporium trichoides* u.a.) (Abb. 68) als echte Mykoseerreger anzusehen sind. Bei den „*Hormodendrum*"-Arten sind nach der Sporulation drei Wuchsformen zu unterscheiden: der *Hormodendrum*- (Abb. 69), *Acrotheca*- und *Phialophora*-Typ (Abb. 70). Die oben genannten drei Arten von Chromoblastomykoseerregern werden auch bei folgenden Gattungen eingeordnet: *Acrotheca*, *Trichosporium*, *Gomphinaria*, *Botrytoides*, *Hormodendroides*, *Phialoconidiophora* und *Fonsecaea*.

Weitere Einzelheiten über Wuchsformen sind bei SILVA (1960) zu finden. — Gelegentlich wurde auch *Cladosporium werneckii*, der Erreger der Tinea nigra, sowie *Phialophora* (*Sporotrichum*) *gougerotii* (Abb. 71 und 72) bei Fällen von Chromoblastomykose gefunden.

6*

Die 1915 erstmals beschriebene Chromoblastomykose ist vorwiegend in kasuistischen Beiträgen bearbeitet worden. Sehr selten sind Berichte über spontanes Vorkommen bei Tieren (vgl. z. B. Akün, 1953).

Entsprechend dem natürlichen Vorkommen der Krankheit stammen auch die frühen Berichte über experimentelle Chromoblastomykose hauptsächlich aus

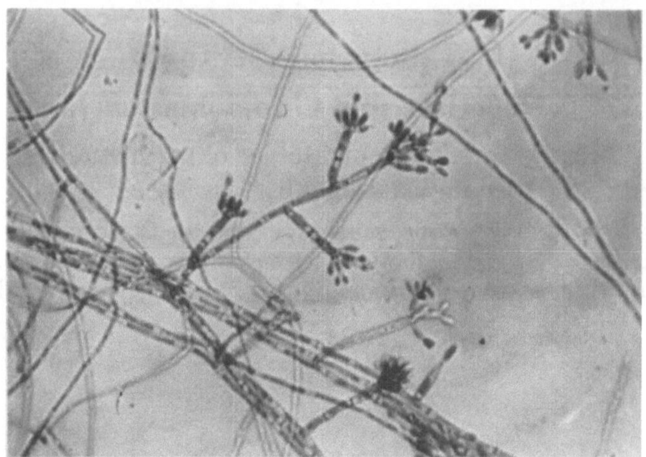

Abb. 69. *Cladosporium (Hormodendrum) pedrosoi.* Objektglaskultur; mikroskopisches Aussehen der Mycelphase mit typischen Sporangien im Übersichtspräparat

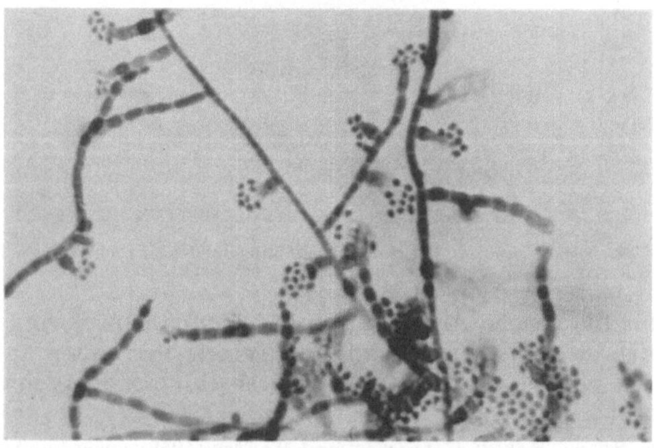

Abb. 70. *Phialophora verrucosa.* Objektglaskultur; mikroskopisches Aussehen der Mycelphase mit typischen Sporangien im Übersichtspräparat

Südamerika. Almeida führte 1934, Arêa Leão, de Mello und Cury im Jahre 1947 Versuche an Fröschen (*Leptodactylus pentadactylus* und *L. ocellatus*) durch. Die Untersuchungen wurden 1953 von Trejos an Kröten (*Bufo marinus*) und 1958 von Redaelli und Ciferri an Fröschen (*Rana edulis*) wieder aufgenommen. Experimentelle Infektionen bei Warmblütlern führten Harant und Huttel (1944), Arêa Leão, Cury und De Mello (1945) (an Ratten), Levy und Black-Schaffer (1945) (an Mäusen), Campourcy (1947) (an Kaninchen und Meerschweinchen), Bocobo, Curtis, Block und Stubbart (1954) (an Meerschweinchen) und Watson (1962) (an Mäusen, Ratten, Meerschweinchen und Kaninchen) durch. Auf den Wert der intratesticulären Infektion wies Azulay (1944, 1945) hin. Die Entwicklung von Chromoblastomykoseerregern in den Puppen von Seidenraupen wurde von Sussman (1951) und Silva (1957) studiert. Auch die Möglichkeiten einer Beimpfung der Chorioallantois von Hühnerembryonen wurde überprüft (Moore, 1942; Silva, 1957).

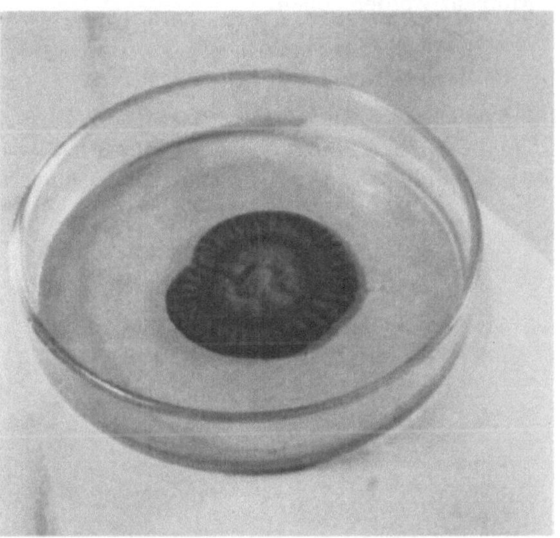

Abb. 71. *Phialophora jeanselmei (Sporotrichum gougerotii)*. Riesenkolonie auf Sabouraud-Agar nach 20 Tagen bei 22° C

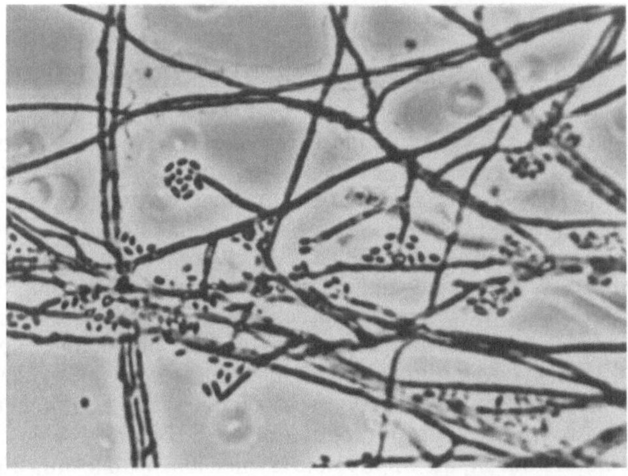

Abb. 72. *Phialophora jeanselmei (Sporotrichum gougerotii)*. Objektglaskultur; mikroskopisches Aussehen der Mycelphase mit typischen Sporangien in der Übersicht

Zweck der Tierversuche. Da die Chromoblastomykose mit den einschlägigen Untersuchungsverfahren der Mykologie und Histologie ohne Schwierigkeiten diagnostiziert werden kann, besteht kein Anlaß zu diagnostischen Tierversuchen. Das gleiche gilt für die Cladosporiose. Doch vermag der Tierversuch bei *Cladosporium*-Arten gelegentlich nützlich zu sein, da er Aufschluß über die Pathogenität fraglicher Erregerstämme gibt. Demgegenüber haben Tierversuche mit allen Chromoblastomykoseerregern insofern Bedeutung erlangt, als sie einen Einblick in die Verhältnisse erlauben, die zur Entstehung der Sklerotiumzellen führen, die man im infizierten Gewebe findet. Auch erhofft man sich eine bessere Aufklärung der Pathogenese und die Entwicklung geeigneter Versuchsmodelle, mit deren Hilfe die Möglichkeiten einer unblutigen Therapie dieser chronisch-progressiven Mykose erforscht werden sollen.

2. Methodik der Tierversuche

Inoculum und Infektionsdosis. Die Chromoblastomykoseerreger sind auf allen gebräuchlichen Pilznährböden leicht züchtbar. Die Pilze wachsen meist in schwarzen bis schwarz-grünlichen Kolonien mit einem samtartigen Luftmycel.

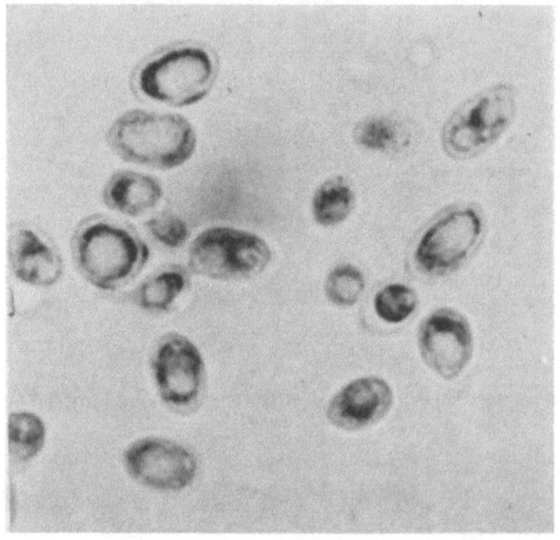

Abb. 73. *Cladosporium (Hormodendrum) pedrosoi.* Hefephase; Ölimmersion

Einzelne Arten, z. B. *P. pedrosoi* und *P. gougerotii* (identisch pro parte mit *Phialophora jeanselmei*) zeigen bei 37⁰ C auf Francis-Agar Hefewachstum. Die Hefephase (Abb. 73) ist kulturell leichter für Tierversuche zu nutzen als die Mycelphase. TREJOS (1953) züchtete sechs *Phialophora (Hormodendrum) pedrosoi*-Stämme auf Sabouraud-Maltoseagar 74 Tage bei Zimmertemperatur, zermörserte die abgeschwemmte Kultur und nahm nach Zentrifugieren das Sediment in 0,9%iger Kochsalzlösung auf. Nach Ausschluß bakterieller Verunreinigungen wurden 5—10 Tropfen der ersten Suspension in 5 ml physiologischer Kochsalzlösung verdünnt und als Inoculum verwendet. WATSON (1962) führte seine Infektionsversuche an Mäusen, Ratten, Meerschweinchen und Kaninchen mit 0,1 ml der Conidienaufschwemmung von 3 Wochen alten Sabouraud-Agarkulturen von *Cladosporium trichoides* durch, die in physiologischer Kochsalzlösung aufgenommen worden waren.

Empfängliche Tiere und Infektionsmodus. Nach LEVY und BLACK-SCHAFFER (1945), CONANT, SMITH, BAKER, CALLAWAY und MARTIN (1958) sowie FRÁGNER (1958) sind Ratten und Mäuse die empfänglichsten Tiere. Zur Erzeugung einer Allgemeininfektion wird die i.v. Injektion empfohlen. Die subcutane und auch i.p. Applikation führen in der Regel nur zu selbstheilenden Abscessen. Nach AZULAY (1944, 1945) soll die Infektion nach intratesticulärer Injektion bei Meerschweinchen und weißen Ratten regelmäßig angehen.

Eine andere Gruppe von Forschern führte erfolgreiche Inoculationsversuche an wechselwarmen Tieren durch, und zwar i.p. an Fröschen (ALMEIDA, 1934;

ARÊA LEÃO, DE MELLO und CURY, 1947 und REDAELLI und CIFERRI, 1958) sowie mittels subcutaner Injektion in den dorsalen Lymphsack bei Kröten (TREJOS, 1952).

Die Angaben zur Methodik der experimentellen Chromoblastomykose sind in Tabelle 6 zusammengefaßt.

Tabelle 6. *Methodik der experimentellen Chromoblastomykose*

Inoculum	Dosis	Tierart	Infektionsmodus	Autoren
Phialophora (H.) *pedrosoi*	keine Angaben	Meerschwein-chen	intratesticulär	AZULAY (1944, 1945)
Phialophora (H.) *pedrosoi*	keine Angaben	Mäuse	i.v. und i.p.	LEVY und BLACK-SCHAFFER (1945)
Filtrate von drei Wochen alten Sabouraud-Agar-kulturen von *Clado-sporium trichoides*	0,1 ml	Mäuse Ratten Meerschwein-chen Kaninchen	i.v. i.m. i.p. intracranial intracutan subcutan	WATSON (1962)
Phialophora (H.) *pedrosoi*	keine Angaben	Frösche (*Leptodactylus-ocellatus*)	i.p.	ARÊA LEÃO, DE MELLO und CURY (1947)
Phialophora (H.) *pedrosoi*	5 ml der Sus-pension	Kröten (*Bufo marinus*)	subcutane In-jektion in den dorsalen Lymphsack	TREJOS (1953)
Phialophora (H.) *pedrosoi*	keine Angaben	Frösche (*Rana edulis*)	i.p.	REDAELLI und CIFERRI (1958)

3. Ergebnisse der Tierversuche

Infektionsverlauf und pathologisch-anatomische Veränderungen. Bei allen Autoren herrscht Einigkeit darüber, daß auch bei empfänglichen Tieren, z. B. Ratten, keine verrukösen oder papillomatösen Läsionen erzeugt werden können, wie sie für die menschliche Chromoblastomykose typisch sind. Nach subcutaner Infektion entstehen dunkle Abscesse, die spontan heilen. Nach 6—20 Tagen sind diese von einem Granulomwall mit Riesenzellen umgeben, der nach außen eine bindegewebige Reaktion mit Neubildung von Gefäßen und kleinzelligen, plasma-cellulären Infiltraten zeigt (FRÁGNER, 1958). Pathogene Kulturen und Stämme saprophytischer Herkunft sollen im subcutanen Granulom der Ratte einige cha-rakteristische Unterschiede zeigen: Die ins Gewebe eingewachsenen Hyphen, z. B. von *P. pedrosoi*, färben sich mit der Perjodsäure-Schiff-Färbung stark feuer-rot, während die weniger invasiven Pilzfäden von Arten saprophytischer Herkunft, z. B. *H. resinae*, dunkelrot erscheinen (FRÁGNER, 1958). Auch ist die Zeit bis zur Selbstheilung der Abscesse verschieden.

Nach 35 Tagen ist in durch *P. pedrosoi* hervorgerufenen Abscessen der zentrale Zerfall größer und der granulomatöse Wall breiter. Demgegenüber finden sich in *H. resinae*-Ab-scessen zum gleichen Zeitpunkt nur Reste des Granuloms mit Riesenzellen und wuchernden Fibroblasten, die ins Zentrum hineinwachsen.

Nach AZULAY (1944, 1945) erliegen Meerschweinchen und Albinoratten nach 3—8 Wochen der intratestikulären Infektion mit *P. (Fonsecaea) pedrosoi*. Histo-logisch finden sich Abscesse mit massenhaft Pilzsporen. ARÊA LEÃO, CURY und DE MELLO (1945) beobachteten im Absceßeiter bei Ratten mit experimenteller Chromoblastomykose kastanienfarbene Körper mit keulenförmigem Aussehen von

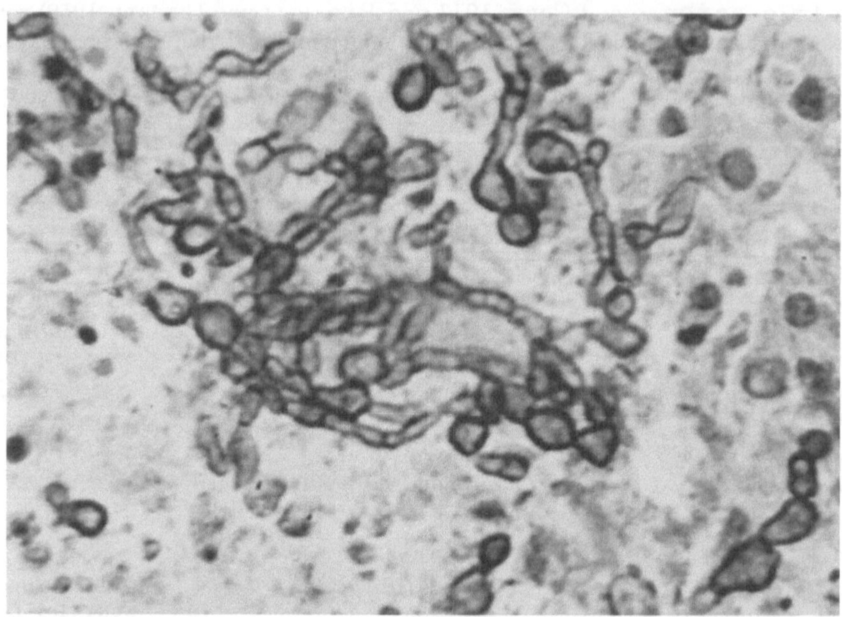

Abb. 74. *Cladosporium trichoides*. Verhalten des Pilzes im infizierten Menschenhirn

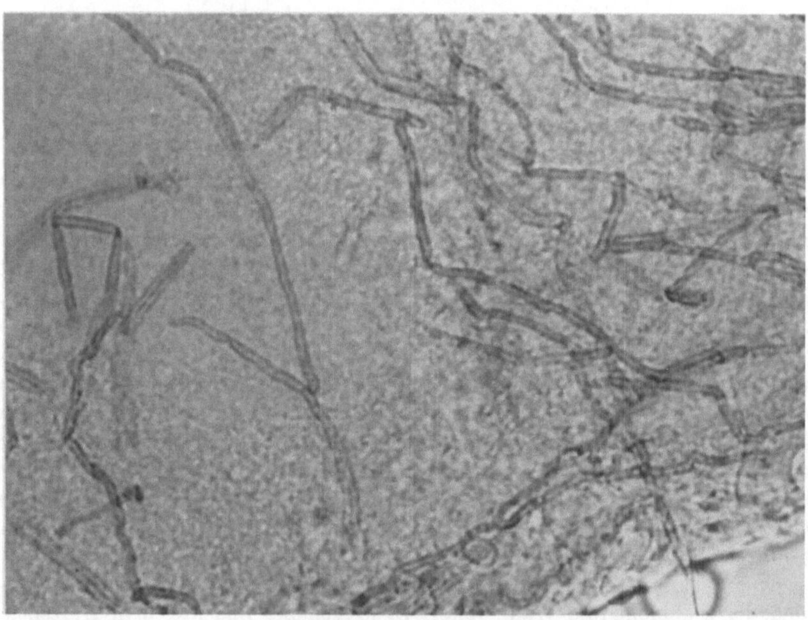

Abb. 75. Experimentelle Cladosporiose des Kaninchens. Hyphen von *Cladosporium trichoides* in einem Nieren-absceß. Lactophenolbaumwollblau in Polyvinylalkohol. 285mal [nach Watson, J. Path. Bact. 84, 233 (1962)]

8—16 µ Länge und 1,5 µ Durchmesser, die eine bislang unbekannte Morphe des Pilzes darstellen sollen. Watson (1962) konnte im Verlauf zahlreicher Tierversuche an verschiedenen Tierarten nach i.v., i.m., i.p., intracerebraler, intracutaner und subcutaner Infektion mit einem von einer menschlichen cerebralen

Chromoblastomykose isolierten *Cladosporium trichoides*-Stamm nur bei einer intracutan infizierten und nach 24 Std eingegangenen Maus einen kleinen Hirnerweichungsherd — ähnlich dem beim Menschen zu beobachtenden (Abb. 74) — feststellen. Histologisch wurden die charakteristischen pigmentierten Hyphen und Chlamydosporen nachgewiesen. Bei zwei nach 21 und 24 Tagen eingegangenen Kaninchen fanden sich dagegen nur in der Nierenrinde kleine Abscesse (vgl. Abb. 75).

SHIMAZONO, ISAKI, TORII, OTSUKA und FUKUSHIRO (1963) sahen bei Mäusen bereits 4 Tage nach i.v. Injektion eines *Hormodendrum dermatitidis*-Stammes, der aus einem Hirnabsceß eines Menschen isoliert worden war, den Tod eintreten. Besonders im Gehirn, aber auch in Nieren, Leber, Herz und Lungen wurden multiple kleine Pilzabscesse beobachtet.

Keinerlei Tierpathogenität beobachteten HARANT und HUPPEL (1944) bei dem von ihnen so genannten *Trichosporium (P.) pedrosoi* und CAMPOURCY (1947) bei einem *Phialophora*-Stamm.

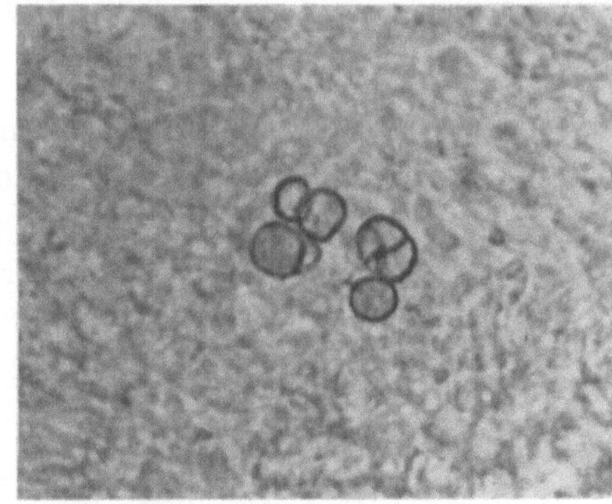

Abb. 76. Sklerotiumzellen von Chromoblastomykose-erregern im Eiter (starkes Trockensystem)

BOCOBO, CURTIS, BLOCK und STUBBART (1954) konnten mit Ätherextrakt von *Hormodendrum* keine ekzematöse Dermatitis bei Meerschweinchen erzeugen, während dies mit *Alternaria*-, *Penicillium*- und *Aspergillus*-Arten gelang.

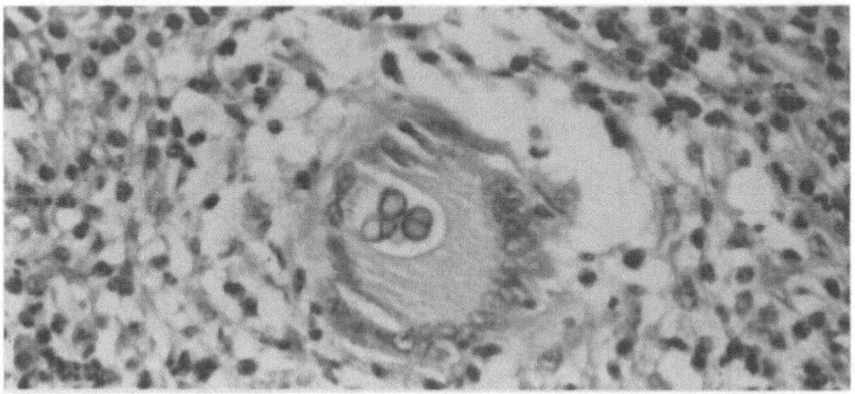

Abb. 77. Sklerotiumzellen von Chromoblastomykose-Erregern phagocytiert in einer Riesenzelle

Bei Versuchen an poikilothermen Tieren stellten ALMEIDA (1934) und ARÊA LEÃO, DE MELLO und CURY (1947) fest, daß die *subcutanen* Knötchen den Pilz in der filamentösen Form, die der saprophytischen Phase entspricht, beherbergen. TREJOS (1953) fand bei Fröschen außerdem *cutane* Granulomknötchen, in denen der Pilz in seiner parasitären Phase vorlag. Diese ist durch das Auftreten runder, dunkelfarbener Körper, sog. Sklerotiumzellen, gekennzeichnet (vgl. Abb. 76 und 77).

Daraus wird gefolgert, daß der Übergang in die parasitäre Phase nicht entscheidend von der Temperatur, sondern von spezifischen Einflüssen des Wirtsgewebes ausgelöst wird. — Berichte über den Einfluß einer antimykotischen Therapie bei experimenteller Chromoblastomykose und Cladosporiose lagen bei Abfassung dieses Beitrags noch nicht vor.

Infektionsverlauf unter zusätzlichen Schädlichkeiten. Cortison, das den Verlauf vieler experimenteller Mykosen deutlich verschlimmert, hat bei der experimentellen Chromoblastomykose nur eine geringfügige Wirkung. Selbst nach hoher Dosierung (40 mg pro 150 g Körpergewicht) wurden bei experimentell mit *P. pedrosoi* infizierten Ratten nur Hemmung der Bindegewebsproliferation und Reduktion der Leukocyten- und Lymphocytenzahlen im entzündeten Gewebe festgestellt (KÖNIGSBAUER, 1954).

4. Entwicklung in Seidenraupenpuppen und in der Chorioallantois des Hühnerembryos

SUSSMAN (1951) empfahl als erster die Puppen der Seidenraupe (*Platysamia cecropia*) als „lebende Kulturröhrchen" zur Züchtung pathogener Pilze und bezog in diese Untersuchungen auch *P.* (*Fonsecaea*) *pedrosoi*-Stämme ein. Nach SILVA

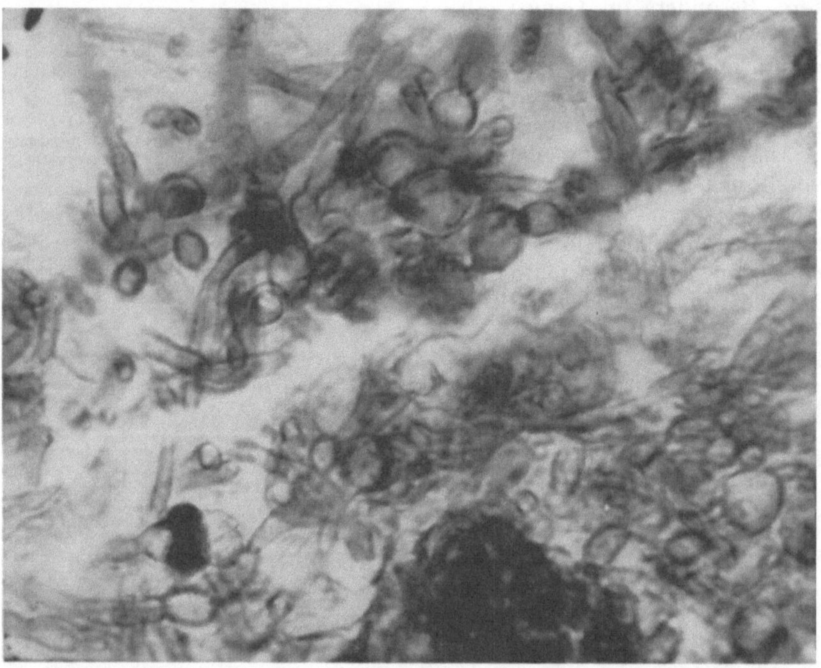

Abb. 78. Entwicklung von kugeligen Chlamydosporen (Sklerotiumzellen) bei einem Stamm von *Phialophora* (*H.*) *pedrosoi* in der Seidenraupenpuppe. 1200mal [nach SILVA, Mycologia **49**, 318 (1957)]

(1957) tötet der wachsende Pilz die beimpften Seidenraupenpuppen gelegentlich. Histologisch fand sich eine teilweise Umwandlung des Pilzes in die parasitäre Phase, charakterisiert durch zahlreiche dickwandige Sklerotiumzellen (siehe Abb. 78). Mit weiteren Stämmen von *P.* (*Fonsecaea*) *pedrosoi*, *P. compacta* und *P. verrucosa* wurden ähnliche Befunde erzielt (SILVA, 1957).

Die Methodik der Beimpfung von Hühnerembryonen mit Chromoblastomykoseerregern lehnt sich an die in der Virologie üblichen Verfahren an (MOORE, 1942; SILVA, 1957). MOORE (1942) erzielte in Subkulturen auf der Chorioallantois die Transformation von *P. verrucosa* in die parasitäre Phase. SILVA (1957) fand dagegen bei der Prüfung von Chromoblastomykoseerregerstämmen unterschiedliche Reaktionen. In einigen Fällen entwickelten sich die Pilze wie Saprophyten, d.h. unter Bildung schnellwachsender Kolonien mit einem schwarz-grauen filamentösen Mycel, ohne daß die Chorioallantois eine entzündliche Reaktion zeigte. In anderen Fällen verlor die Chorioallantois ihre Transparenz, verdickte sich und zeigte vermehrte Vascularisation mit einer hämorrhagischen Reaktion. Die Läsionen hatten die Gestalt von kleinen grauen Flecken und enthielten die Pilze in wechselnder Menge. Mikroskopisch lag hier ein Fadenmycel mit Chlamydosporen vor. Die Chlamydosporen ähnelten den Sklerotiumzellen der parasitären Phase (s. Abb. 78 und 79).

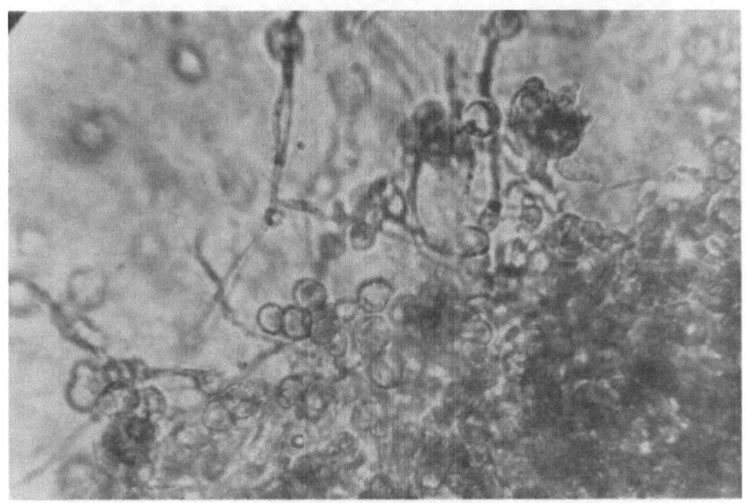

Abb. 79. Entwicklung kugeliger Chlamydosporen (Sklerotiumzellen) bei einem Stamm von *Phialophora verrucosa* auf der Chorioallantois des Hühnerembryos. 600mal [nach SILVA, Mycologia **49**, 318 (1957)]

B. Sporotrichose

1. Erreger und Geschichte der experimentellen Sporotrichoseforschung

Als Erreger dieser vorwiegend subcutanen Mykose, die gelegentlich auch primär die Lungen und andere Organe befällt, ist nach CONANT, SMITH, BAKER, CALLAWAY und MARTIN (1958) nur eine *Sporotrichum*-Art, *Sporotrichum schenckii*, aufzufassen. Die übrigen *Sporotrichum*-Arten, z.B. *Sporotrichum beurmannii*, *Sporotrichum asteroides*, *Sporotrichum equi*, *Sporotrichum councilmanii* u.a. (vgl. z.B. BUSCHKE und LANGER, 1928) gelten als Kultur- oder Standortvarianten von *S. schenckii*. — Nach JANKE (1949) kommt dem *Sporotrichum gougerotii* eine Sonderstellung zu. FRÁGNER (1958) erkennt neben *S. schenckii* noch die Arten *S. gougerotii* und *Sporotrichum carougeaui* an. *S. gougerotii* ist aber nach neueren Untersuchungen mit *Phialophora jeanselmei* identisch und gehört damit zu einer anderen Gattung der *Dematiaceae*. Nach BORELLI (1955) ist seine richtige Bezeichnung *Phialophora gougerotii*. Aus Gründen der Übersichtlichkeit wird die experimentelle Infektion mit dieser Pilzart deshalb bei der Chromoblastomykose abgehandelt (vgl. S. 83, 85 und 86).

S. schenckii ist eine dimorph wachsende Pilzart. Die saprophytäre Phase, die unter natürlichen Bedingungen auf verrottendem Holz, auf Dornenbüschen usw. lebt, weist in der Kultur teils dunkelbraune bis schwärzliche, teils cremefarbene Kolonien (Abb. 80) auf, die aus einem dichten Geflecht feiner Mycelfäden mit charakteristischen Sporangien (Abb. 81) bestehen (s. HOWARD, 1961, 1962; HOWARD und ORR, 1963). Im Gewebe sowie unter bestimmten Kulturbedingungen

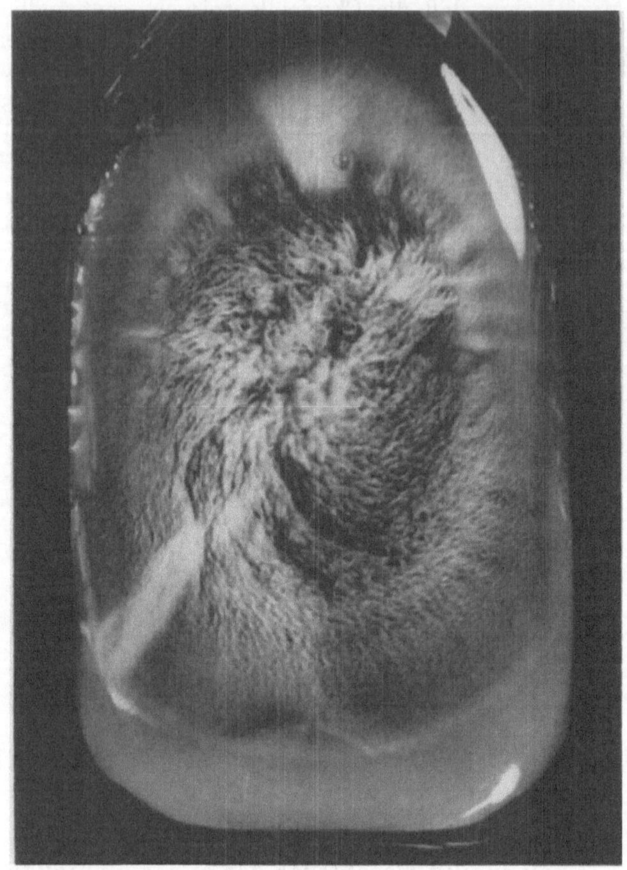

Abb. 80. *Sporotrichum schenckii*, pigmentierte Mycelphase. Riesenkolonie auf Blutagar nach 2 Monaten bei 22⁰ C

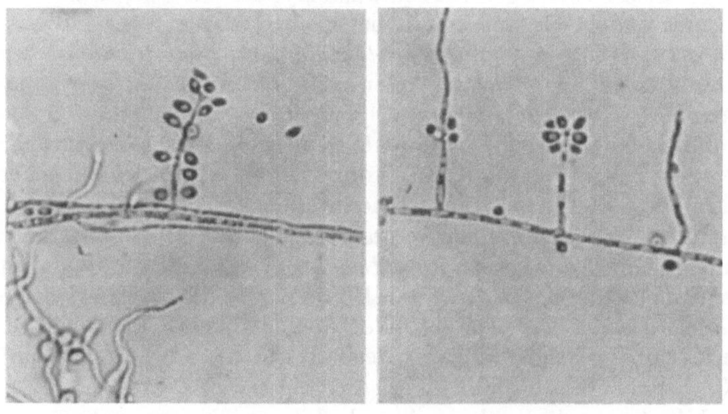

Abb. 81. *Sporotrichum schenckii*. Typische Conidiophoren mit birnenförmigen Conidien. Sabouraud-Agar-Objektglaskultur; Vergrößerung etwa 500fach

(z.B. auf Francis-Blut-Cystinagar usw.) bildet sich bei 37⁰ C die parasitäre Wuchsform aus, bei der sich die runden bzw. ovalen, normalerweise auf einem kurzen Stil sitzenden Conidien zu zigarrenförmigen bis rundovalen Sproßzellen umwandeln und sich dann unter Sprossung weiter vermehren (Abb. 82). Auf der Oberflächenkultur zeigt sich diese Umwandlung im Auftreten cremefarbener hefeartiger Kolonien (CAMPBELL, 1945).

Die Gewebsphasezellen sind im ungefärbten wie nach Gram oder Giemsa gefärbten Eiterausstrich von menschlichen Sporotrichose-Fällen meist nur schlecht nachweisbar, während ihre Darstellung mittels fluorescierender Antikörper relativ leicht gelingt (KUNZ, 1958; KAPLAN und IVENS, 1960). Im Gewebe und Eiter infizierter Tiere sind die zigarrenförmigen *Sporotrichum*-Zellen dagegen mittels

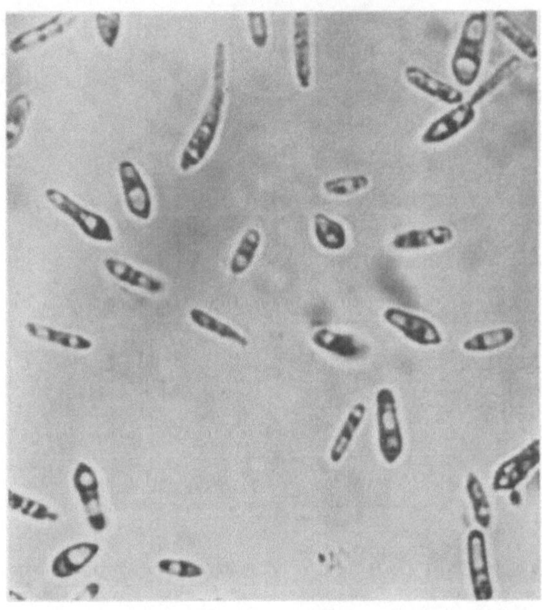

Abb. 82. *Sporotrichum schenckii*. Sproßzellen und zigarrenförmige Körper der Hefephase. Ölimmersion, etwa 1000fache Vergrößerung

der Gram-Färbung und anderer Methoden ohne Schwierigkeiten zu erkennen (Abb. 83).

Am schlechtesten sind die Nachweismöglichkeiten des Erregers in der Spätphase der natürlichen wie der experimentellen Infektion, da ein erheblicher Teil der *Sporotrichum*-Pilze im Stadium der granulomatösen Entzündung zugrunde geht. Deshalb ist in dem späteren Stadium der Infektion der histologische Nachweis nur noch bei einem Teil der Tiere möglich, während die Kultur aus Peritoneum, Milz und Leber dann immer noch 70—95% positive Ergebnisse zeitigt (SCHABINSKI und BADER, 1965).

Ob *S. schenckii*-Stämme eine echte Kapsel besitzen, wie sie gelegentlich im Peritonealexsudat-Ausstrichpräparat von künstlich infizierten Tieren gefunden wurden (NEILL, CASTILLO, SMITH und KAPROS, 1949) ist nach den Darlegungen von NORDÉN (1951) umstritten und bis heute noch nicht sicher geklärt. Im Hinblick auf die unterschiedliche Virulenz saprophytischer und parasitärer Stämme könnte das eventuelle Vorhandensein von Kapseln in der Hefephase Bedeutung für die experimentelle Sporotrichose haben.

DE BEURMANN und GOUGEROT (1912) ermittelten in ausgedehnten Versuchen die Ratte als besonders geeignetes Versuchstier, nachdem HARTER und GRUYER schon 1909 bei experimentell infizierten Meerschweinchen die Bildung von strahligen Körpern, die heute als Asteroid-Körper (vgl. Abb. 84 und 85) bezeichnet werden, beobachtet hatten.

Betreffs Einzelheiten der älteren Befunde sei auf H. Gougerot: Die Sporotrichosen. im Handbuch der pathologischen Mikroorganismen, von W. Kolle und A. v. Wassermann, Jena, Gustav Fischer-Verlag, 1912, verwiesen. Weitere grundlegende tierexperimentelle Untersuchungen stammen von Jessner (1922), Lawless (1924) und Grütz (1928). Später rückten neben dem Studium der pathologisch-anatomischen Veränderungen bei empfänglichen Versuchstieren (Baker, 1947; Janke, 1949; Mariat und Drouhet, 1954; Mariat, Lavalle und

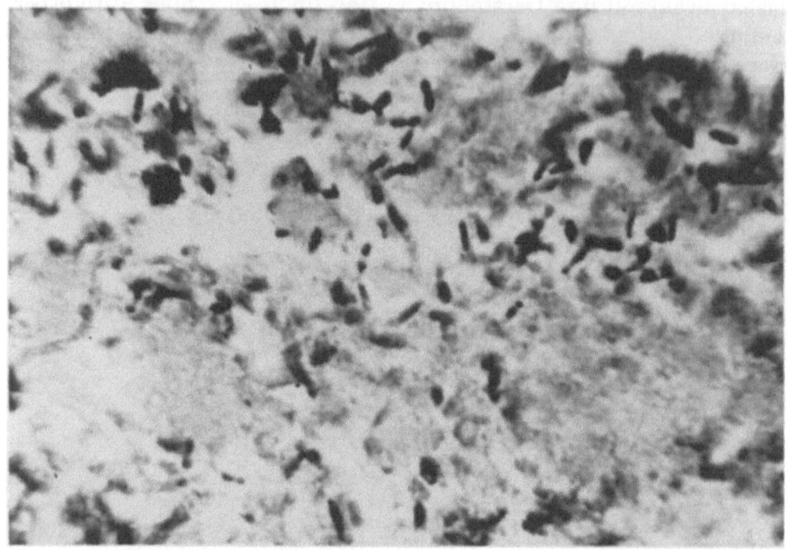

Abb. 83. Gewebsformen von *Sporotrichum schenckii* var. *beurmannii* in der Mäuseleber.
Protrahierte Gramfärbung [nach Janke, Arch. Derm. Syph. (Berl.) **187**, 686 (1949)]

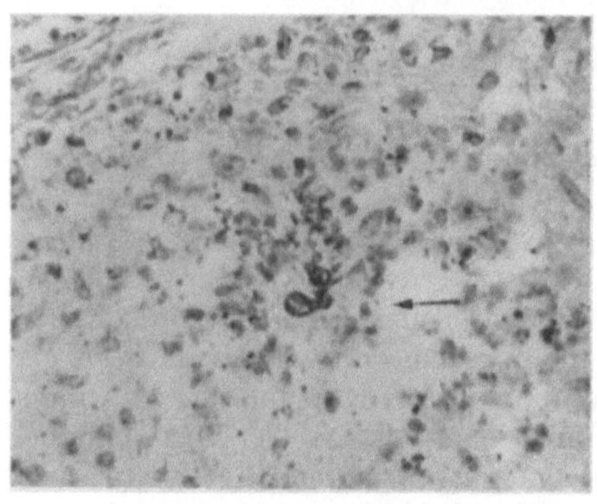
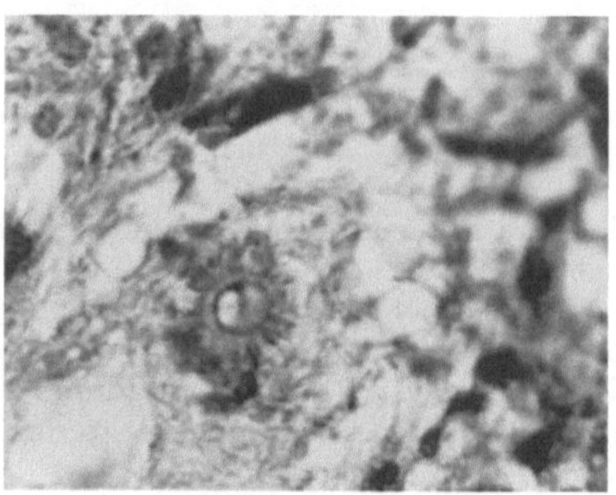

Abb. 84   Abb. 85

Abb. 84. Sporotrichose: Asteroidkörper im Gewebe eines infizierten Menschen
Abb. 85. Asteroidkörper bei experimenteller Sporotrichose des Hamsters (photographiert nach einem Präparat von Dr. Mariat, Pasteur-Institut, Paris)

Destombes, 1962) Fragen der Arzneimittelwirkung (Sternberg, Newcomer, Steffen, Fields und Libby, 1955; Tsubura und Schwarz, 1960) und der Immunitätserscheinungen (Neill und Capros, 1950; Nordén, 1951; Hasenclever und Mitchell, 1959) sowie die Züchtung auf Hühnerembryonen und in der Gewebekultur (Saenz, 1960; Larsh, Silberg und Hinton, 1956/57) in den Vordergrund des Interesses.

Der Tierversuch hat bei der Diagnostik der Sporotrichose geringere Bedeutung, da diese mit kulturellen Verfahren, gegebenenfalls auch serologisch, leicht möglich ist und die Erkennung des *S. schenckii* keine Schwierigkeiten bereitet. Hinzu kommt, daß im infizierten Gewebe oft nur wenig vermehrungsfähige Pilzzellen vorhanden sind, die bei der relativ geringen Empfänglichkeit der Versuchstiere kein sicheres Angehen der *Sporotrichum*-Infektion versprechen. Trotzdem wird die i.p. Injektion von Untersuchungsmaterial (bis 1 ml) bei Mäusen und Ratten gerade aus diagnostischen Erwägungen empfohlen (SCHABINSKI, OEHRING und BRANDT, 1962).

2. Methodik der Tierversuche

Inoculum und Infektionsdosis. Als Inoculum dienen Reinkulturen. Bei Zimmertemperatur bildet *S. schenckii* auf den üblichen Nährböden die Mycelphase aus. Die Züchtung der Hefe- oder parasitären Phase ist u.a. auf Francis-Agar bei 37⁰ möglich (CAMPBELL, 1945; NORDÉN, 1951; CONANT, SMITH, BAKER, CALLAWAY und MARTIN, 1958; HOWARD, 1962).

Meistens wird 1 ml der Kulturabschwemmung als Inoculum (etwa 10×10^7 Zellen) verwendet (BAKER, 1947; NORDÉN, 1951; MARIAT, LAVALLE und DESTOMBES, 1962). Während die meisten Untersucher zu Inoculationsversuchen die Hefephase des Pilzes benützten, wird die Mycelphase von anderen für besonders infektiös gehalten (MIZUBA, 1959). Infektionsversuche mit Conidien von *S. schenckii* führten SIMSON, HELM, BOWEN und BRANDT (1947) an Ratten durch.

Empfängliche Tiere und Infektionsmodus. Seit den Untersuchungen von DE BEURMANN und GOUGEROT (1912) und JESSNER (1922) galt die Ratte, bei der LUTZ und SPLENDORE (1908) auch natürliche Infektionen festgestellt hatten, als das empfänglichste Versuchstier, und zwar vor allem bei i.p. und intratesticulärer Infektion (vgl. auch SIMSON, HELM, BOWEN und BRANDT 1947). BAKER (1947), CATANEI (1947), KALKOFF und JANKE (1948) und JANKE (1949) wiesen nach, daß die weiße Maus ebenfalls recht empfänglich ist. Der Goldhamster (*Cricetus auratus*) ist wohl gleichermaßen geeignet (MARIAT und DROUHET, 1954; MARIAT, LAVALLE und DESTOMBES, 1962). Bei Meerschweinchen, Kaninchen, Katzen, Hunden und Affen geht die Infektion ebenfalls an (DUVAL und MONIER-VINARD, 1907; HARTER und GRUYER, 1909; DE BEURMANN und GOUGEROT, 1912; LAWLESS, 1924; GRÜTZ, 1928; BENHAM und KESTEN, 1932; BRAUDE, McCONNELL und DOUGLAS, 1960). Neben der i.p. und intratesticulären Infektion wurde die cutane und subcutane (DE BEURMANN und GOUGEROT, 1912; JESSNER, 1922; JANKE, 1949) sowie die intrakardiale Inoculation (KESTEN und MARTENSTEIN, 1929; MACKINNON und CONTI DIAZ, 1962) versucht. BAKER (1947) infizierte mit Erfolg die Hinterpfoten weißer Mäuse. FISCHER-GALATI (1914) und JANKE (1949) empfahlen zur Pathogenitätsprüfung von *Sporotrichum*-Stämmen die Inoculation des Glaskörpers des Kaninchenauges.

REDAELLI und CIFERRI (1958) benutzten zu ihren Pathogenitätsversuchen mit *S. schenckii* (*beurmannii*) auch Frösche (*Rana edulis*), die sie i.p. infizierten.

3. Ergebnisse der Tierversuche

Infektionsverlauf und pathologisch-anatomische Veränderungen. Selbst bei der hoch empfänglichen Ratte führt die cutane Verimpfung nach Skarifikation der Haut niemals zu einer generalisierten Infektion (JESSNER, 1922). Nach einer Inkubationszeit von 5—8 (DE BEURMANN und GOUGEROT, 1912) oder 10—11 Tagen (JESSNER, 1922) treten dagegen knötchenförmige oder schuppende, manchmal auch trichophytoide Hautefflorescenzen auf, die sich im Verlauf von mehreren Wochen meist spontan zurückbilden. Nach JESSNER (1922) kommt es dabei zur Ausstoßung des größten Teils der Erreger unter Bildung einer Kruste und zu einer tuberkuloiden Reaktion der Cutis gegen die zurückbleibenden, nicht eliminierten

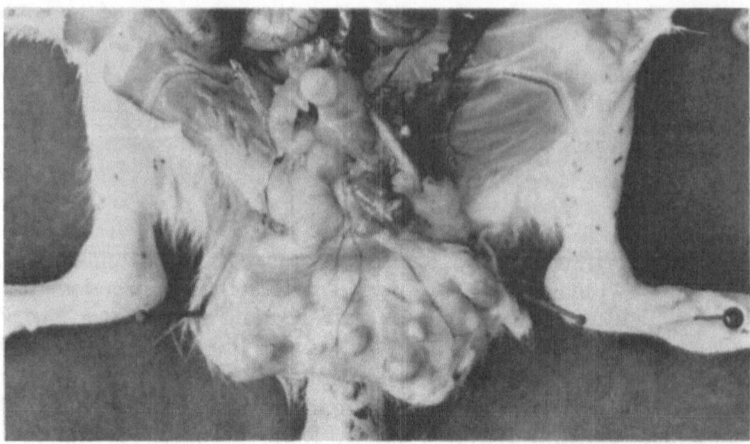

Abb. 86. Experimentelle Sporotrichose bei der Ratte durch *Sporotrichum schenckii* var. *beurmannii*
[nach JANKE, Arch. Derm. Syph. (Berl.) **187**, 686 (1949)]

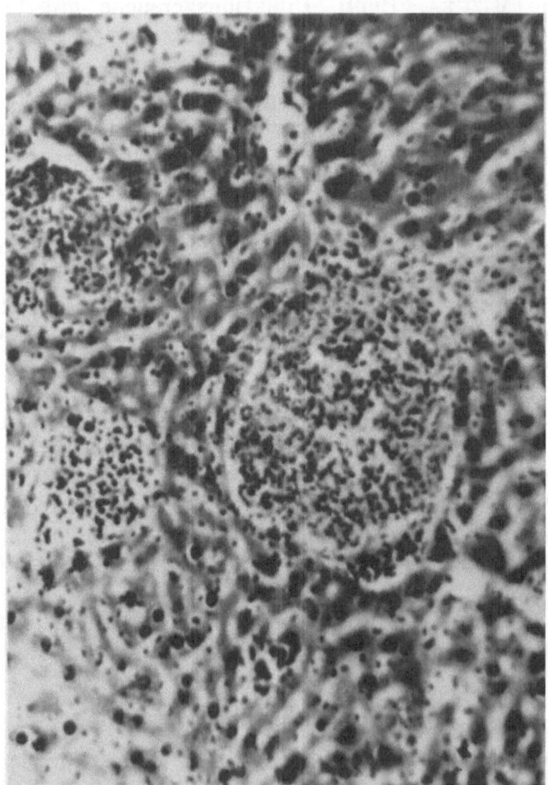

Abb. 87. Sporotrichotische Gummen in der Mäuseleber nach i.p. Injektion von *Sporotrichum schenckii* var.
beurmannii [nach JANKE, Arch. Derm. Syph. (Berl.) **187**, 686 (1949)]

Erreger. JANKE (1949) konnte diese Hauterscheinungen nur mit einem Stamm
von *S. schenckii* (*beurmannii*), nicht aber mit *Phialophora gougerotii* erzeugen,
da diese letztere Art zu einer anderen Pilzgattung mit ganz anderen Eigenschaften
gehört (s. S. 91).

Nach subcutaner Infektion ist eine Generalisation ebenfalls nur selten zu beobachten. Meistens bilden sich lokale Infiltrate oder Knoten mit Tendenz zur Spontanheilung.

Die i.p. Infektion kann zum Befall der Hoden und Nebenhoden sowie zur Peritonitis führen. Das Peritoneum und die Visceralorgane sind dann von miliaren oder größeren derben gelblichen Knötchen, Sporotrichomen, durchsetzt. Am häufigsten sind Milz- und Leberbefall. Neben den Sporotrichomen (vgl. Abb. 87)

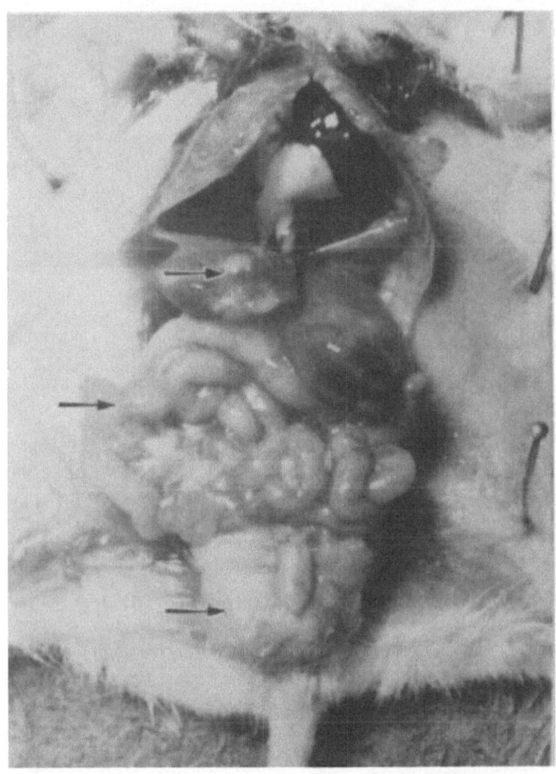

Abb. 88. Mykotische Infiltrate nach i.p. Injektion von *Sporotrichum schenckii*, var. *beurmannii* bei der Maus [nach JANKE, Arch. Derm. Syph. (Berl.) 187, 686 (1949)]

finden sich in der Leber parenchymatös entzündliche und bindegewebig cirrhotische Prozesse und in der Milz interstitielle Bindegewebswucherungen, diffuse Infiltrate sowie entzündliche Veränderungen der Pulpa. Hoden und Nebenhoden werden sowohl bei intratesticulärer als auch bei i.p. Infektion frühzeitig befallen. Es kommt zu massiver Schwellung (vgl. Abb. 86), später zur Erweichung der „gummösen" Knötchen und zur Fistelbildung.

Histologisch werden anfangs diffuse Infiltrate sowie Sporotrichome und zuletzt eine ausgedehnte Abscedierung beobachtet (GRÜTZ, 1928). Nach MARIAT, LAVALLE und DESTOMBES (1962) ist die Gewebsveränderung durch eine histiocytäre Reaktion mit Makrophagen gekennzeichnet, wodurch sich kleine Knötchen mit zahlreichen schwach eosinophilen und mononucleären Zellen bilden. Dort liegen die Hefepilze des Erregers in großen Massen. Später kann es zur Erweichung der Sporotrichome und zur zentralen Nekrose kommen.

Vielfach sind Nebennieren und das Lymphsystem (GRÜTZ, 1928) beteiligt. Das Gehirn wird so gut wie nie befallen (LAWLESS, 1924; MARIAT, LAVALLE und

DESTOMBES, 1962). FRÁGNER (1958) fand bei Versuchen unter anderem mit Stämmen von *S. schenckii* und *S. carougeaui* einen vergleichsweise mitigierten Verlauf der experimentellen Ratteninfektion.

BAKER (1947) erzielte durch i.p. Injektion von *S. schenckii* (geprüft an sieben Stämmen) bei Mäusen eine häufig tödliche Infektion (Exitus meist in 18—24 Tagen). Auch hier fanden sich sporotrichotische „Gummen" in Peritoneum,

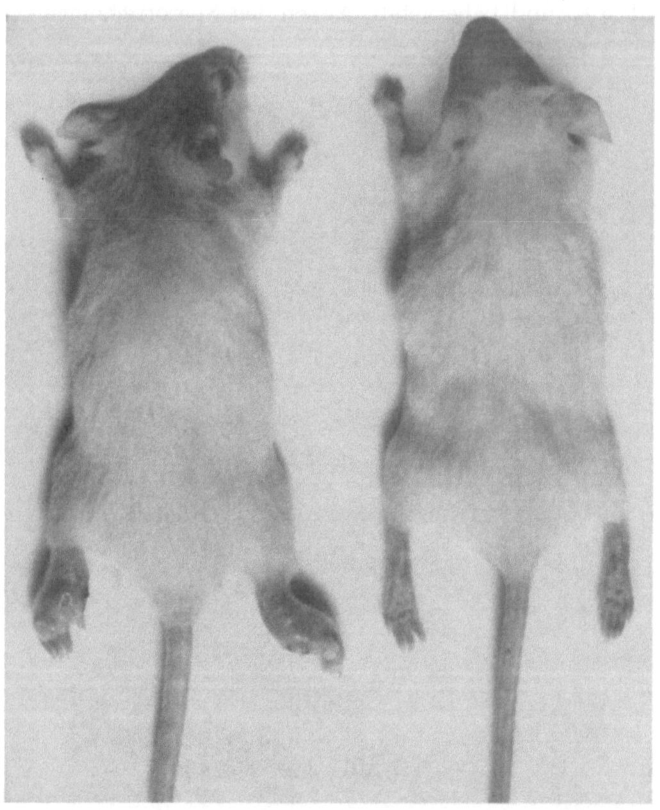

Abb. 89. Ulcerierende Sporotrichose an den Hinterpfoten einer Maus (links) 2¹/₂ Wochen nach Injektion von *S. schenckii* in beide Hinterpfoten. Rechts Kontrolltier [nach BAKER, Amer. J. trop. Med. **27**, 749 (1947)]

Leber (Abb. 87 und 88), Lunge, Pleura und Hoden. Bei einzelnen überlebenden Tieren entwickelten sich Läsionen am Schwanz und an den Extremitäten. Subcutane Injektion in die Hinterpfoten führte zu lokaler Schwellung und Absceßbildung (s. Abb. 89).

Während eine unverdünnte Kulturabschwemmung nach i.p. Infektion 9 von 10 Mäusen innerhalb von 18 Tagen tötete, wurde durch Injektion der auf ein Zehntel und auf ein Hundertstel verdünnten Suspension ein protrahierter Verlauf der Infektion mit Exitus nach 6 Monaten erzeugt (NORDÉN, 1951). JANKE (1949) erzielte mit *S. schenckii* var. *beurmannii* und *Phialophora (Sporotrichum) gougerotii* nach i.p. Impfung bei Mäusen spezifische Erscheinungen an Peritoneum und parenchymatösen Organen (Abb. 90 und 91). Histologisch zeigte sich, daß *P. gougerotii* — abweichend von *S. schenckii (beurmannii)* — in Milz, Leber und Hoden meist keine gummösen Knötchen hervorruft, sondern reaktionslos im Gewebe liegt (Abb. 92 und 93). Gelegentlich kommt es jedoch auch zur Bildung von Erweichungsherden (Abb. 94).

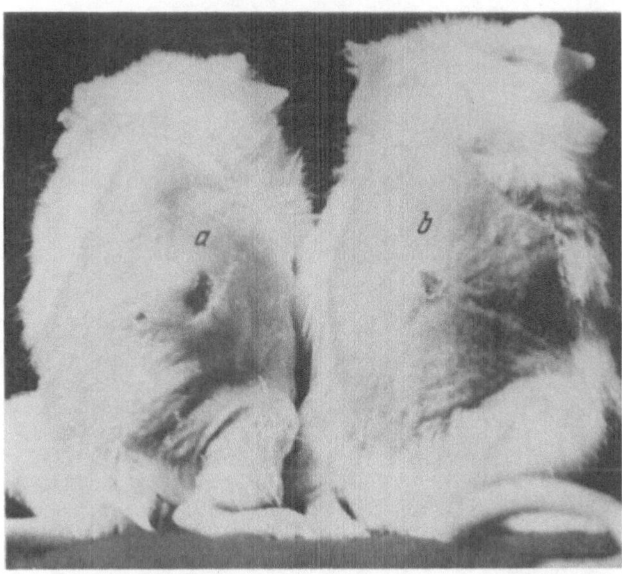

Abb. 90. Subcutane Absceßbildung bei Mäusen nach Injektion *a)* von *Sporotrichum schenckii* var. *beurmannii*, *b)* von *Phialophora (Sporotrichum) gougerotii* [nach JANKE, Arch. Derm. Syph. (Berl.) **187**, 686 (1949)]

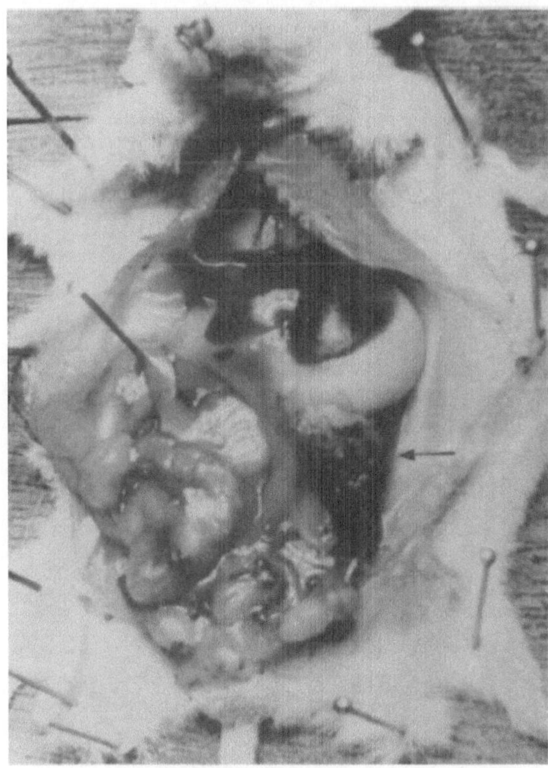

Abb. 91. Infiltrate nach i.p. Injektion von *Phialophora (Sporotrichum) gougerotii* bei der Maus [nach JANKE, Arch. Derm. Syph. (Berl.) **187**, 686 (1949)]

7*

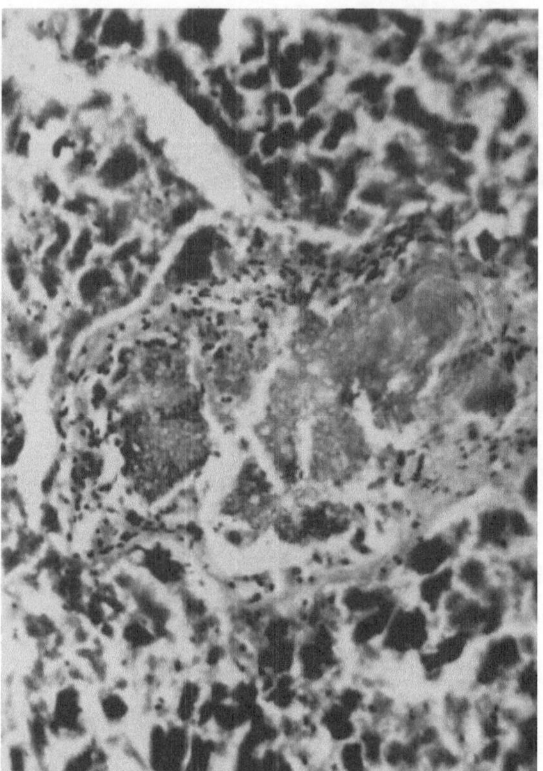

Abb. 92. Infiltrat in der Mäuseleber nach i.p. Injektion von *Phialophora (Sporotrichum) gougerotii*
[nach Janke, Arch. Derm. Syph. (Berl.) **187**, 686 (1949)]

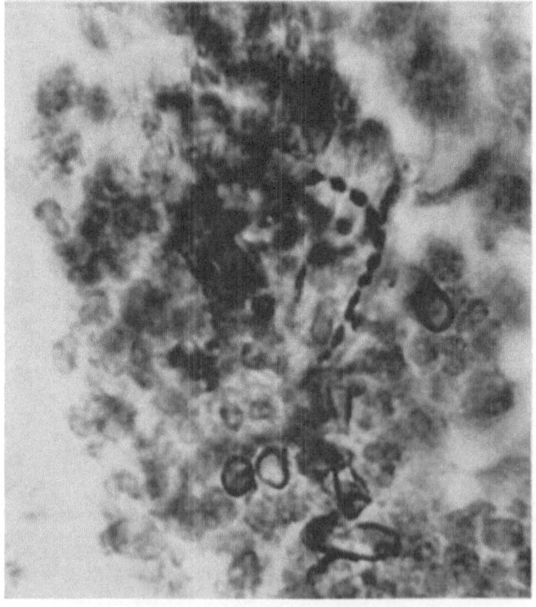

Abb. 93. *Phialophora (Sporotrichum) gougerotii* in der Mäuseleber
[nach Janke, Arch. Derm. Syph. (Berl.) **187**, 686 (1949)]

Die i.p. Inoculation des Goldhamsters (*Cricetus auratus*) mit *S. schenckii* kann nach MARIAT und DROUHET (1954) entweder zu einer chronisch lokalisierten Infektion mit Befall der Pfoten und der Testes oder zu einer generalisierten, letal endenden Verlaufsform mit Befall der inneren Organe führen. Nach MARIAT, LAVALLE und DESTOMBES (1962) ist der Infektionsverlauf bei weißen Mäusen und Goldhamstern praktisch identisch. In den befallenen Organen des Goldhamsters werden jedoch häufiger die sog. Asteroidkörper (nach neuerer Auffassung Mikrokolonien bzw. Einzelkeime, die von Antikörperpräcipitaten umschlossen sind) von *S. schenckii* beobachtet, während im Gewebe der weißen Maus vorwiegend

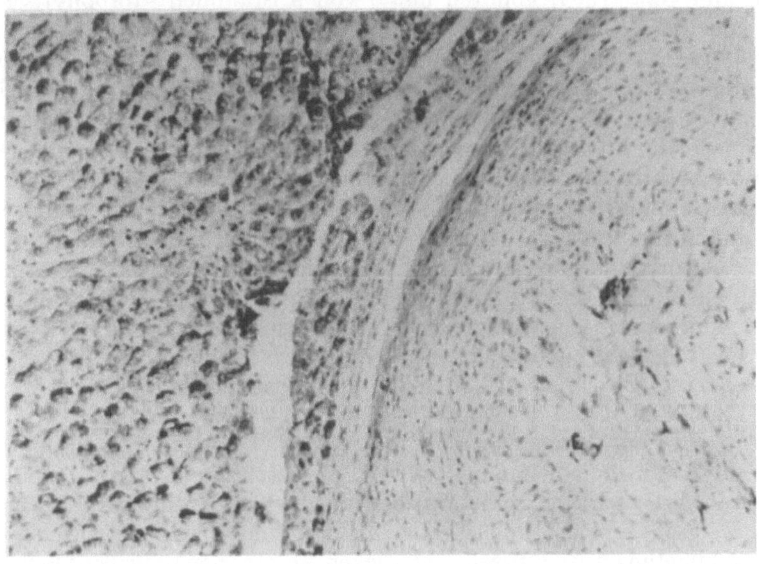

Abb. 94. Sporotrichotisches Gumma in der Rattenleber nach i.p. Injektion von *Phialophora (Sporotrichum) gougerotii* (freundlicherweise von Dr. JANKE überlassener, bisher unveröffentlichter Befund)

filamentöse Pilzformen gebildet werden. Die genannten Autoren geben eine ausführliche Übersicht über den Organbefall, der von Tier zu Tier wechselt. Regelmäßig waren nach i.p. Infektion mit 115×10^6 Zellen und Tötung der Hamster nach 13 Tagen und der Mäuse nach 20 Tagen die Vagina befallen, unregelmäßig Milz, Leber, Nieren, Lungen, Herz und Lymphknoten, nie hingegen das Gehirn. Zum Nachweis der Pilzelemente auch in Gewebeschnitten empfahlen KUNZ (1958) sowie KAPLAN und SUE IVENS (1960) die Antigen-Antikörperreaktion mit fluorescierenden Antikörpern.

JANKE (1949) beimpfte den Glaskörper des enucleierten Kaninchenauges mit *Sporotrichum*-Pilzen und beobachtete bis zu 14 Tage lang das Wachstum. Sporotrichotische Augenerkrankungen in vivo erzeugte FISCHER-GALATI (1914), der nach Infektion des Glaskörpers eine Phthisis bulbi sah.

REDAELLI und CIFERRI (1958) beobachteten bei Fröschen (*Rana edulis*) nach i.p. Infektion lokale Granulome.

Die *Umgebungstemperatur* beeinflußt den Verlauf der experimentellen Rattensporotrichose (MACKINNON und CONTI-DIAZ, 1962). Nach i.p. und intrakardialer Infektion junger männlicher Ratten bildeten sich nur bei den Tieren, die bei niederen Temperaturen, d.h. 5—20° C, gehalten wurden, sporotrichotische Veränderungen an Extremitäten, Pfoten und Schwanz aus. Tiere in einer Umgebungstemperatur von 31° C boten die letztgenannten Erscheinungen nicht.

Nach Mackinnon, Conti-Diaz und Yarzabal (1964) bewirkt die i.v. Injektion von *S. schenckii* (Stamm IHM 1463) in Mäusen (Stamm „Swisse" mice) miliare Läsionen in inneren Organen, vor allem der Leber und der Muskulatur der Hinterpfoten, wenn die Tiere bei niederen Temperaturen, d.h. 2—5⁰ C, gehalten werden. Bei Tieren, die im Temperaturbereich von 13—17⁰ C gehalten werden, entsteht nur eine *Sporotrichum*-Myositis in der Muskulatur, nicht aber in Leber und inneren Organen.

Die Pathogenität von *S. schenckii*-Stämmen saprophytischer Herkunft ist für die weiße Maus geringer als die von Stämmen aus pathologischem Material. Howard und Orr (1963) konnten mit 6 von 9 Stämmen saprophytischen Ursprungs keinerlei pathologische Erscheinungen bei weißen Mäusen hervorrufen. Die drei übrigen Stämme blieben bis zu 2 Wochen lang in der Peritonealhöhle nachweisbar, ohne daß sich die sonst charakteristische noduläre Peritonitis herausbildete.

Immunologische Erscheinungen bei der experimentellen Sporotrichose. Die Immunbiologie der Sporotrichose sowie die Antikörperbildung bei Kaninchen nach Applikation abgetöteter Mycel- bzw. Hefephasenabschwemmungen werden ausführlich von Seeliger behandelt (1958, 1963). Bei experimentellen Studien stellten Kesten und Martenstein (1929) fest, daß die Blutkulturen von intrakardial mit *S. schenckii*-Sporen infizierten Tieren schneller negativ wurden, wenn eine experimentelle cutane Infektion vorausgegangen war. Dies deutet vielleicht auf die Entstehung spezifischer fungicider Antikörper hin. Catanei (1943) fand bei zwei von vier Meerschweinchen, die mit dem sog. *S. biparasiticum* infiziert worden waren, eine schwache Hautreaktion gegen ein Kulturfiltrat des Pilzes. Neill und Capros (1950) wiesen lösliche Antigene in den Geweben experimentell infizierter Mäuse nach. Peritonealeluate sowie Extrakte aus Leber, Milz, Hoden und Lungen ergaben mit Kaninchenantiseren positive Präcipitinteste. Negroni und Prado (1950/53) sahen die schnelle Bildung tuberkuloider Granulome bei der Reinoculation von Meerschweinchen und Ratten als immunoallergische Erscheinung an. Die Erreger bildeten dabei cystische, mit dicken Membranen umgebene Formen aus.

Nordén (1951) untersuchte die Bildung humoraler Antikörper bei der experimentellen Kaninchensporotrichose. Subcutane Injektion lebender *S. schenckii*-Conidienaufschwemmungen rief bei zwei Kaninchen keine Läsionen und keine Antikörperbildung hervor. Nach einmaliger i.v. Injektion lebender Mycel- und Hefephasenaufschwemmungen traten bei Kaninchen nach 10—15 Tagen Serum-Agglutinine und -Präcipitine auf, ohne daß sich eine Krankheit entwickelte. Die Antikörperbildung nach Injektion lebender Pilze unterschied sich nicht von der nach Injektion abgetöteter Antigene.

Nach Hasenclever und Mitchell (1959) ist bei Mäusen durch Impfung formolisierter *S. schenckii*-Suspensionen oder durch eine vorausgegangene Infektion eine schwache Immunisierung, kenntlich an der Verlängerung der Überlebenszeit, gegen die experimentelle Sporotrichose zu erzielen. Die passive Immunisierung mit Kaninchenantiseren oder mit Seren infizierter Mäuse beeinflußte den Verlauf der experimentellen Mäusesporotrichose hingegen nicht.

Infektionsverlauf unter medikamentöser Behandlung. Die Sporotrichose spricht von allen Mykosen auf Gaben von Kaliumjodid am besten an (Grütz, 1928). Den Verbleib von J¹³¹-markiertem Kaliumjodid bei der experimentellen Sporotrichose untersuchten mit Hilfe der autoradiographischen Methode Sternberg, Newcomer, Steffen, Fields und Libby (1955) und Shintani, Florsheim und Wilson (1956). Die erstgenannte Arbeitsgruppe stellte fest, daß die Radioaktivität der Schilddrüse bei experimentell infizierten Mäusen nach Radiojodbehandlung im Vergleich zu den nichtinfizierten Kontrolltieren deutlich geringer war. Die Radioaktivität sporotrichotischer Organe war dafür deutlich vermehrt. Im

Gegensatz zu diesen Befunden konnten Shintani, Florsheim und Wilson (1956) jedoch keine selektive Anreicherung des radioaktiven Kaliumjodids in befallenem Gewebe feststellen.

Von Tsubura und Schwarz (1960) wurden Untersuchungen über die Wirkung von Griseofulvin und Amphotericin B bei der experimentellen Mäusesporotrichose angestellt.

Griseofulvin, verabfolgt in fünf verschiedenen Dosierungen von 25—200 mg/kg/Tag, beeinflußte den Verlauf der Infektion nicht. Dagegen verlängerte Amphotericin B in einer Dosis von 1 mg pro kg über 14 Tage die Überlebenszeit und reduzierte die Letalität um 20%. Bei einer Dosierung von 10 mg pro kg wurde die Letalität um 75% herabgesetzt und Kulturen von Gewebeproben überlebender Tiere blieben steril.

Bei der gleichen Dosierung von 10 mg pro kg stellten Okudaira und Schwarz (1961) eine weitgehende oder vollständige Sanierung der Gewebe sporotrichotischer Mäuse fest. Amphotericin B wurde auch von Larsh, Silberg und Hinton (1956/57) und Larsh, Hinton und Silberg (1957/58) bei Versuchen an Gewebekulturen von *S. schenckii* als wirksamstes Antimykotikum ermittelt. Mit Nystatin (Mycostatin) wurden demgegenüber bei Hamstern und Meerschweinchen keine wesentlichen Erfolge erzielt (Mariat, 1955).

Zur Temperaturabhängigkeit der antimykotischen Sporotrichosetherapie liegt folgende Beobachtung vor:

Amphotericin B, in einer täglichen Dosis von 0,04 mg i.p. 10 Tage lang verabfolgt, verhindert die Entstehung einer *Sporotrichum*-Myositis bei Mäusen, wenn diese bei 13—17⁰ C gehalten werden; doch bleibt dieser Effekt bei Tieren, die in 2—5⁰ C gehalten werden, aus (Mackinnon, Conti-Diaz und Yarzabal, 1964).

4. Entwicklung in Hühnerembryonen und in der Gewebekultur

Hühnerembryonen. Nach Brueck und Buddingh (1951) eignet sich der Dottersack des bebrüteten Hühnerembryos ausgezeichnet zur Züchtung der Gewebsphase von *S. schenckii*. Saenz (1960) bebrütete infizierte Hühnerembryonen bei 37,5⁰ C. Die Hefephase von *S. schenckii* entwickelte sich im Dottersack von 7 Tage alten Hühnerembryonen und in der Chorioallantois, in der Amnionhöhle und auf der Kalkhaut von 11 Tage alten Hühnerembryonen. Die Inoculation der Allantoishöhle war nicht mit der gleichen Regelmäßigkeit erfolgreich.

Gewebekulturen. Larsh, Silberg und Hinton (1956/57) und Larsh, Hinton und Silberg (1957/58) erreichten bei dimorphen pathogenen Pilzen, darunter auch *S. schenckii*, durch Züchtung auf Hela-Zellkulturen, die in rotierenden Trommeln aufbewahrt wurden, die Ausbildung der Hefephase. Die Hefephase wurde bei anschließender Weiterzüchtung im Hela-Zellkulturenerhaltungsmedium beibehalten. Auf diese Weise konnte die parasitäre Phase von *S. schenckii* auch gegen antimykotische Substanzen (Amphotericin B, Candicidin u.a.) getestet werden. Hinton und Silberg (1957) empfahlen sogar die Züchtung auf Hela-Zellkulturen als Routinemethode bei der Identifizierung dimorpher pathogener Pilze.

C. Cephalosporiose

1. Erreger und Geschichte der experimentellen Cephalosporioseforschung

Der Erreger dieser von Grütz (1928) noch Acremoniose genannten seltenen Mykose ist *Cephalosporium acremonium* Corda, ein meist saprophytisch lebender Fadenpilz (Abb. 95). Janke (1949) stellte anläßlich der Beschreibung des 19. Falles

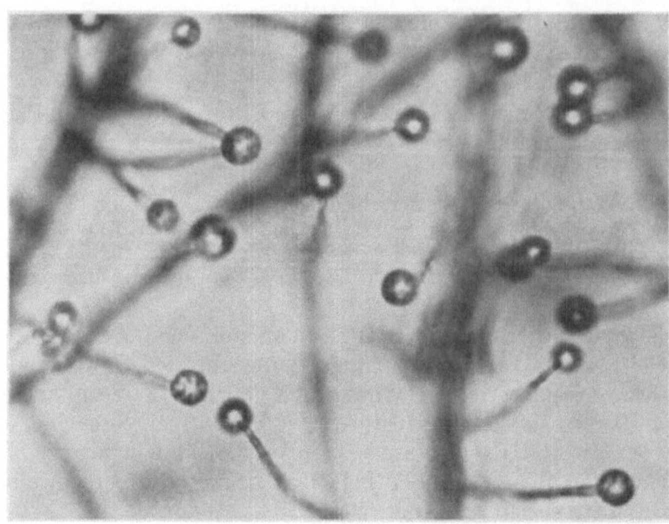

Abb. 95. *Cephalosporium acremonium*-Sporangien im Übersichtspräparat

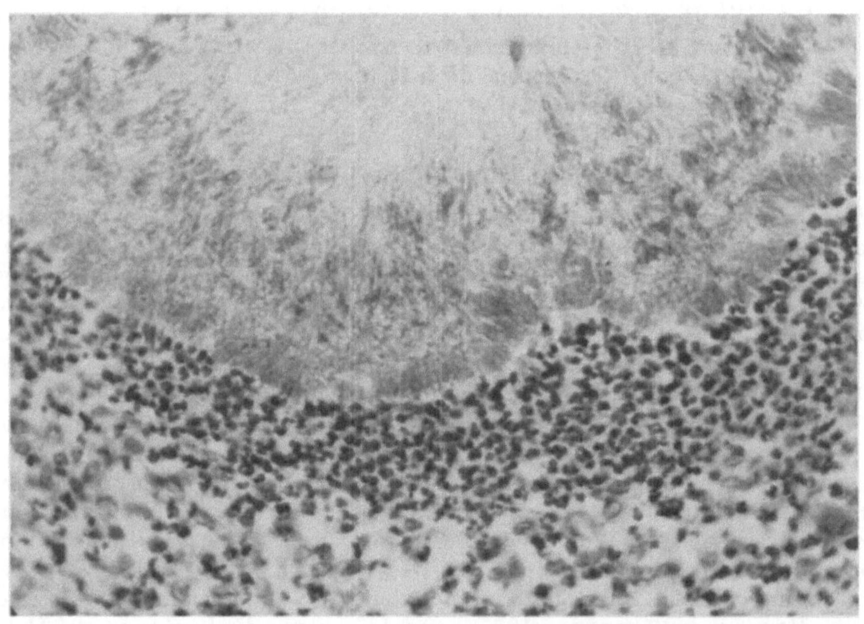

Abb. 96. Randzone einer von Eiter umgebenen *Cephalosporium*-Druse bei menschlichem Fall von Cephalosporiose
(nach einem Präparat von Dr. COCKSHOTT)

von Cephalosporiose 8 der 18 vorher im Weltschrifttum beschriebenen Fälle, deren erster aus dem Jahre 1911 stammt, in Frage. Klinisch handelt es sich meist um subcutane (sekundäre) Infektionen, die gelegentlich zum Krankheitsbild der Maduromykose mit orangefarbenen Drusen führen (Abb. 96) (vgl. auch MURRAY und HOLT, 1964).

FONTOYNANT und BOUCHER (1923) wiesen bei einem *Acremonium muthuoni* genannten Pilz Ratten- und Meerschweinchenpathogenität nach. GRÜTZ (1925) prüfte die Tierpathogenität eines aus einer gummösen Unterkiefergeschwulst gezüchteten *Acremonium kiliense*-Stammes an Kaninchen, Meerschweinchen und Ratten. SARTORY und SARTORY (1943b) führten mit einem *Acremonium cinnabarinum* genannten Stamm Versuche an Meerschweinchen und Kaninchen durch. WEIDMAN und KLIGMAN (1945) prüften die Pathogenität eines — aus einer Fußmykose isolierten — *Cephalosporium granulomatis* an Albinoratten und auf der Chorioallantois des Hühnerembryos. CATANEI (1947) empfiehlt weiße Mäuse zur Pathogenitätsprüfung von *Acremonium*-Stämmen. Pathogenitätsprüfungen nahmen auch COUTELEN und COCHET (1945) sowie JANKE (1949) an ihren *Cephalosporium acremonium*-Stämmen vor. Bei JANKE (1949) findet sich ein umfangreicher geschichtlicher Überblick. Die Wirkung des Cortisons beim Zustandekommen einer experimentellen Infektion an der Rattencornea wurde von BURDA und FISHER (1959) untersucht.

2. Methodik der Tierversuche

Inoculum und Infektionsdosis: *C. acremonium* wächst auf allen üblichen Pilznährböden am besten bei Zimmertemperatur. Bei einer Temperatur über 30° C wird oft nur kümmerliches oder kein Wachstum beobachtet. Doch wechselt das Verhalten von Stamm zu Stamm. Als Inoculum wird eine Aufschwemmung des Kulturmaterials verwendet, nach JANKE (1949) in einer Dosis von 0,5 ml. Da sich auf den Conidiophoren nach einigen Tagen Bebrütung meist sehr große Conidienmengen bilden, die sich leicht abschwemmen lassen (am besten unter Zuhilfenahme eines Glasspatels) und mit physiologischer Kochsalzlösung homogene Suspensionen bilden, ist die Herstellung des Inoculums leicht, desgleichen die mengenmäßige Bestimmung der Zellzahl. Die geringe Pathogenität dieser Pilzart macht ein risikoloses Arbeiten möglich.

Empfängliche Tiere und Infektionsmodus. Trotz des niedrigen Temperaturoptimums von *C. acremonium* wurden erfolgreiche Tierversuche durchgeführt. Als geeignete Versuchstiere gelten Mäuse und Ratten (COUTELEN und COCHET, 1945; CATANEI, 1947; JANKE, 1949; BURDA und FISHER, 1959). JANKE (1949) injizierte das Kulturmaterial i.p. bei Mäusen und Ratten; BURDA und FISHER (1959) wandten die intracorneale Injektion bei der Ratte an.

3. Ergebnisse der Tierversuche

Infektionsverlauf und pathologisch-anatomische Veränderungen. Nach übereinstimmenden Angaben aller Autoren pflegt stets nur ein Teil der Infektionen anzugehen. WEIDMAN und KLIGMAN (1945) konnten bei der neu beschriebenen Art *Cephalosporium granulomatis* im Gegensatz zu den Befunden am Menschen sogar weder Pathogenität für Ratten noch Entwicklung von Gewebsformen des Pilzes auf der Chorioallantois des Hühnerembryos feststellen.

In den Versuchen von JANKE (1949) starben 3 von 4 Ratten und 5 von 10 Mäusen innerhalb von 10—13 bzw. 13—20 Tagen nach i.p. Injektion der benutzten *C. acremonium*-Kultur. Als typisches Bild zeigten sich nach JANKE (1949) bei der Sektion am Bauchfell neben peritonitischen Erscheinungen zahlreiche stecknadelkopfgroße gelbliche Knötchen. Ein Teil der Bauchhöhle war von einem fast walnußgroßen Absceß eingenommen, der nach Eröffnung schmierigen gelblich braunen Eiter entleerte. Die perianalen, retroperitonealen und mesenterialen Lymphknoten waren deutlich vergrößert. Die weiche vergrößerte Milz war allseitig von einem zähen, weißlichen nekrotischen Gewebe eingehüllt. Durch den Peritonealüberzug der Leber waren zahlreiche hirsekorngroße Infiltrate zu erkennen. Die Leber war durch mykotische Infiltrationsmassen fest mit der Magen-

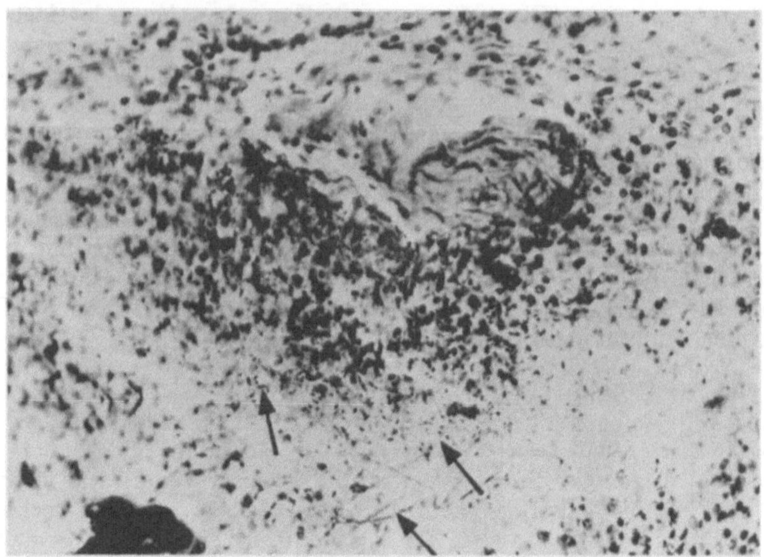

Abb. 97. Lebergumma der Ratte nach i.p. Injektion von *Cephalosporium acremonium*. Protrahierte Gramfärbung
[nach JANKE, Arch. Derm. Syph. (Berl.) **188**, 357 (1949)]

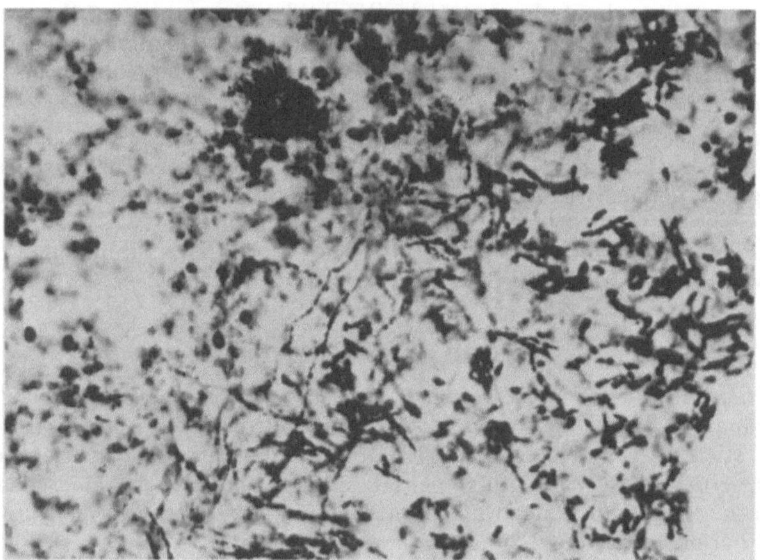

Abb. 98. *Cephalosporium acremonium* im Hodengumma der Ratte nach i.p. Infektion. Protrahierte Gramfärbung
[nach JANKE, Arch. Derm. Syph. (Berl.) **188**, 357 (1949)]

wand verlötet. Weitere Affektionen fanden sich an den Hoden und im Kieferwinkel. Retrokulturen aus den Abscessen und Infiltraten waren positiv.

Histologisch zeigte nach dem gleichen Autor das im Sinne einer degenerativen Hepatitis veränderte Lebergewebe in den Randpartien zentral erweichte Gummen, bestehend aus Leuko-, Lympho- und Fibrocyten und einer fibroblastischen Randzone (s. Abb. 97). Besonders in den Randpartien der Infiltrate waren zahlreiche grampositive, granulierte, vereinzelt sich verzweigende Pilzfäden neben stäbchenförmigen ovoiden und runden Gebilden zu erkennen (s. Abb. 98).

Infektionsverlauf unter zusätzlichen Schädlichkeiten. BURDA und FISHER (1959) konnten bei ausgewachsenen Ratten nach intracornealer Injektion von *Cephalosporium*-Kulturen nur dann ein Pilzgeschwür erzeugen, wenn gleichzeitig lokal Cortison gegeben wurde.

4. Entwicklung in der Chorioallantois des Hühnerembryos

C. granulomatis zeigte in den Versuchen von WEIDMAN und KLIGMAN (1945) kein invasives Wachstum auf der Chorioallantois des Hühnerembryos. Der Pilz bildete auf der Chorioallantois auch keine parasitäre Phase (Gewebsform) aus.

D. Hemisporose
1. Erreger und Geschichte der experimentellen Hemisporoseforschung

Der Erreger dieser seltenen Mykose ist *Hemispora stellata* (Abb. 99), ein normalerweise saprophytisch lebender Fadenpilz. Ein auf ihn zurückgeführtes Krankheitsbild wurde 1909 von GOUGEROT und CARAVEN beschrieben, die mit

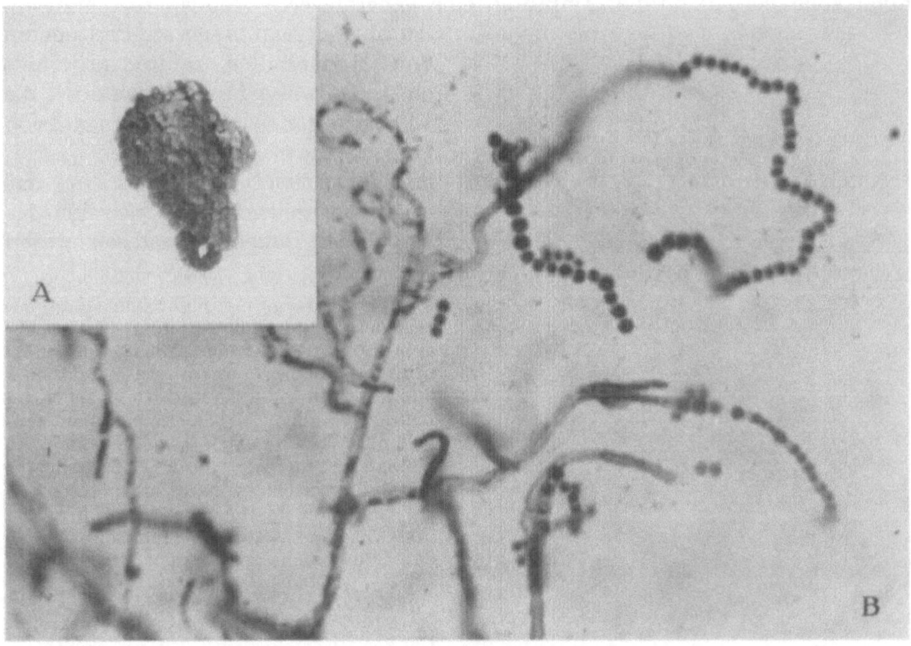

Abb. 99. A) Kultur (natürliche Größe nach 2 Wochen) und B) Sporulation (etwa 400fach vergrößert) bei *Hemispora stellata*

dem von einer Tibiaostitis gezüchteten *H. stellata*-Stamm auch Tierversuche durchführten. JANKE (1950) nennt anläßlich der eigenen Beobachtung einer menschlichen Hemisporose und nach sorgfältigen experimentellen Studien im Weltschrifttum 20 Fälle, von denen jedoch nur ein geringer Teil als gesichert gelten kann.

In Anbetracht der geringen Menschenpathogenität haben Infektionsversuche mit *H. stellata* eigentlich nur akademisches Interesse. Für die Diagnostik dieser Pilzart sind sie entbehrlich, und die Unsicherheit des Angehens im Tierversuch hat bisher nicht zur Entwicklung einer brauchbaren Modellinfektion geführt.

2. Methodik der Tierversuche

Inoculum und Infektionsdosis. H. stellata wächst auf allen üblichen Pilznähr-böden nach mehrwöchiger Bebrütung nur bei Zimmertemperatur in kleinen, knorpligharten, braunen Kolonien. Als Inoculum werden in der Regel Kultur-aufschwemmungen (genaue Mengenangaben nicht bekannt) verwendet, z. B. 0,5 ml für die i.p. Injektion (JANKE, 1950).

Empfängliche Tiere und Infektionsmodus. Nach JANKE (1950) sind Mäuse, Meerschweinchen und Kaninchen für die experimentelle Infektion mit *H. stellata* geeignet. Dabei ist die epicutane, intracutane, subcutane und i.p. Verimpfung erfolgversprechend. Außerdem wurde auch ein Tropfen aufgeschwemmtes Pilz-material in die Vorderkammer des Kaninchenauges injiziert. Zur epicutanen In-oculation wurden Kulturbröckel von *H. stellata* mit Schmirgelpapier in die Epidermis eingerieben.

3. Ergebnisse der Tierversuche

Infektionsverlauf und pathologisch-anatomische Veränderungen. GOUGEROT und CARAVEN (1909) konnten bei Ratten nur in einzelnen Fällen nach i.p. Infektion, einmal auch bei subcutaner Impfung, eine generalisierte Hemisporose erzielen.

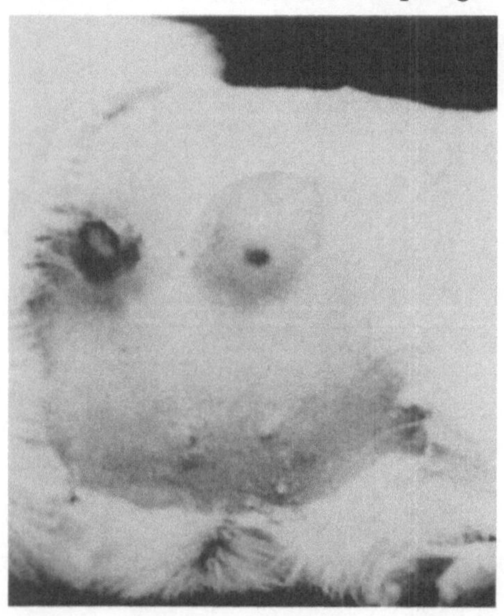

Abbildung: Autoptisch zeigten sich auf Peritoneum und Hodenhüllen zahlreiche Knöt-chen. Teilweise fanden sich auch die Visceralorgane und die Lungen von Knötchen durchsetzt; ferner bestan-den Milzschwellungen und eine cir-rhotische, gelegentlich auch knotige Hepatitis. Lungenmetastasen waren selten.

Die Struktur der Knötchen (= Hemi-sporome) entsprach in ihrer Dreizonen-anordnung — einer äußeren lymphocytär-fibroblastischen, einer mittleren epitheloi-den mit Makrophagen und Riesenzellen ge-mischten Zone und schließlich einem zen-tralen Mikroabsceß — weitgehend dem Aufbau der Sporotrichome. Außerdem war der lymphatische Apparat stark geschwol-len und ließ histologisch den Transport von Pilzelementen durch Makrophagen in den Lymphsinus erkennen.

Durch direkte Einverleibung von Kulturmaterial in die Knochenmarks-höhle gelang es den gleichen Autoren auch, periostitische und osteoperi-

Abb. 100. Tubero-ulceröse Herde beim Meerschweinchen 92 Tage nach intracutaner Injektion von *Hemispora stellata* [nach JANKE, Arch. Derm. Syph. (Berl.) 190, 95 (1950)]

ostitische Prozesse zu erzeugen. Epicutane Infektionsversuche verliefen negativ; nach subcutaner Infektion entstanden häufig lokal gummöse Abscesse mit käsigem Inhalt.

JANKE (1950) erreichte bei der weißen Maus auch auf epicutanem Wege eine Reaktion in Form von hanfkorngroßen, teilweise ulcerierten Knötchen, die nach 25 Tagen spontan abheilten. Nach intracutaner Infektion heilten die Abscesse (Abb. 100) in 3—6 Wochen.

Von zehn i.p. mit 0,5 ml Kulturaufschwemmung infizierten männlichen weißen Mäusen erlagen drei nach etwa 26 Tagen einer generalisierten Hemisporose. Zwei weitere Tiere starben interkurrent, fünf blieben erscheinungsfrei. Die Befunde entsprechen im wesentlichen denen von GOUGEROT und CARAVEN (1909). Wiederum wurde die Dreischichtung der Hemisporome festgestellt (s. Abb. 101).

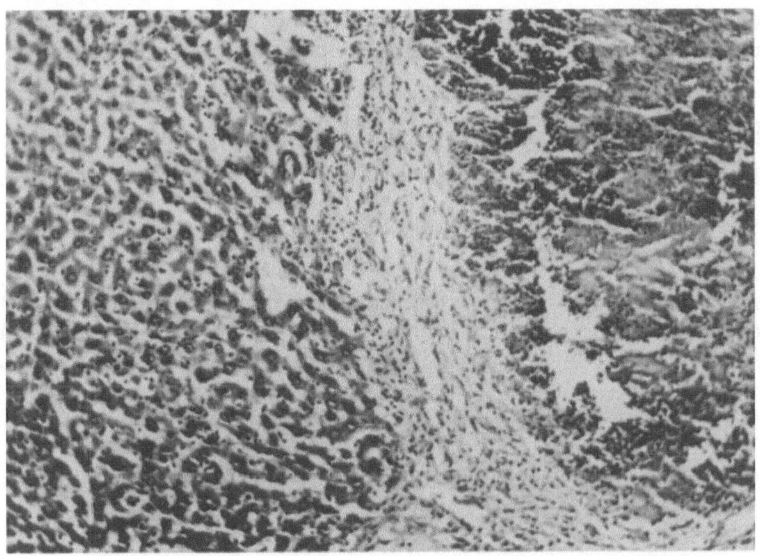

Abb. 101. Durch i.p. Injektion von *Hemispora stellata* erzeugtes Lebergumma (Hemisporom) der Maus Hämatoxylin-Eosin [nach JANKE, Arch. Derm. Syph. (Berl.) **190**, 95 (1950)]

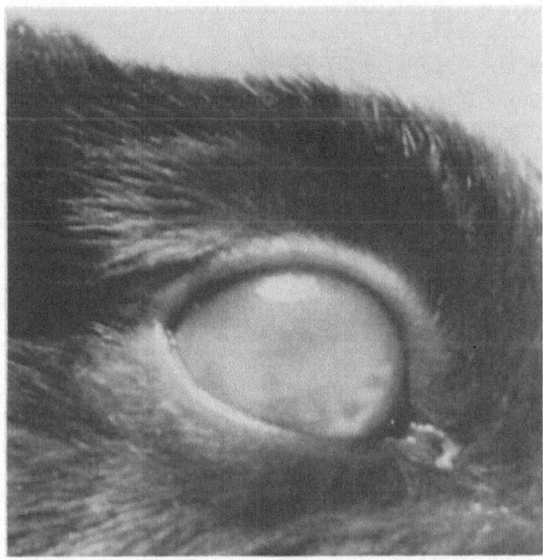

Abb. 102. Hypopyon des Kaninchenauges 10 Tage nach Injektion von *Hemispora stellata* in die Vorderkammer [nach JANKE, Arch. Derm. Syph. (Berl.) **190**, 95 (1950)]

Bei Infektion der Vorderkammer des Kaninchenauges (JANKE, 1950) kam es nach 6 Tagen zur Trübung der Vorderkammer; nach 10 Tagen hatte sich ein Hypopyon ausgebildet (s. Abb. 102). Bei der histologischen Untersuchung des enucleierten Auges zeigte die Vorderkammer ein dichtes celluläres Infiltrat, das aus polymorphkernigen Leukocyten, aus Lymphocyten und herdförmig ein-gestreuten Ansammlungen von runden ovalen Sporen sowie kurzen Mycelfäden bestand. Die nichtcellulär infiltrierten Partien der Vorderkammer waren von einem Fibrinnetz angefüllt, in das vereinzelt Leuko- und Lymphocyten eingewandert waren. Die Erreger drangen am Irisrand in die hintere Augenkammer ein, wo es zu leuko- und lymphocytären Infiltraten kam. Hornhaut, Ciliarkörper, Glaskörper und Conjunctiva zeigten keine pathologischen Veränderungen.

E. Maduromykose und andere Mykosen durch *Allescheria boydii (Monosporium apiospermum)* und *Madurella*-Arten

1. Erreger und Geschichte der experimentellen Maduromykoseforschung

Plehn faßte in Übereinstimmung mit der geltenden allgemeinen Auffassung 1928 „Streptothricheen", Actinomyceten und Fadenpilze als Erreger des Madurafußes zusammen. Erst in neuerer Zeit sind die durch Fadenpilze, vor allem der

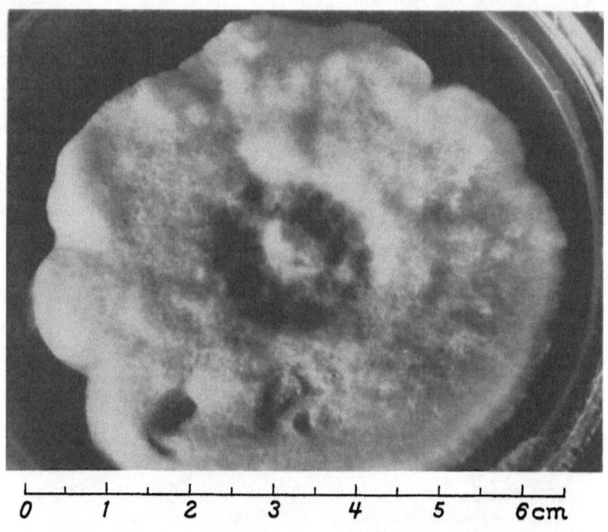

Abb. 103. *Monosporium apiospermum* (imperfekte Form von *Allescheria boydii*) Riesenkolonie auf Sabouraud-Dextrose-Agar, 21 Tage bei 22° C

Gattungen *Allescheria* (Ascomyceten), *Madurella, Indiella, Monosporium* u. a. (Fungi imperfecti) sowie *Leptosphaeria* u. a., hervorgerufenen chronischen Mycetome der Gliedmaßen und Infektionen innerer Organe streng von den sog. aktinomykotischen Formen (verursacht durch *Nocardia*- und *Streptomyces*-Arten) — vgl. Beitrag von Heinrich — abgegrenzt worden (vgl. Conant, Smith, Baker, Callaway und Martin, 1958). Zahlreiche Schimmelpilze, die bei 37° C auf blut- und serumhaltigen Substraten und bei herabgesetzter O_2-Spannung wachsen können, sind als Erreger von Maduromykosen beschrieben worden (vgl. Latapi, 1963). Im folgenden beschränken wir uns auf die am häufigsten gefundenen Arten: den Askomyceten *Allescheria boydii* (mit seinem imperfekten Stadium, das den Namen *Monosporium apiospermum* trägt und mit *Indiella* synonym sein dürfte) — vgl. Abb. 103 — und die imperfekten Arten *Madurella grisea* und *Madurella mycetomi*, deren kulturelle und morphologische Abgrenzung vor allem auf Mackinnon u. Mitarb. (1949) zurückgeht (vgl. Mackinnon, Ferrada-Urzua und Montemayor, 1949) — (Abb. 104—106). Diese Pilze führen ein saprophyti-

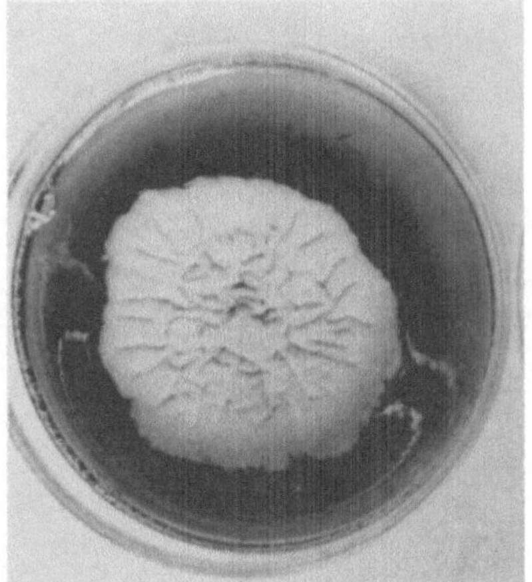

Abb. 104. Riesenkolonie von *Madurella mycetomi;* ca. 28 Tage bei 25° C. Beachte braune Pigmentierung des Nährbodens (Sabouraud-Dextrose-Agar)!

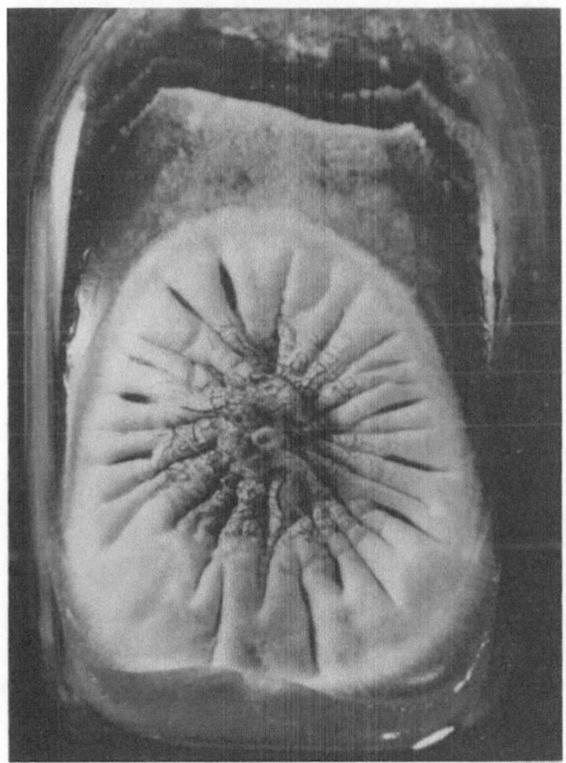

Abb. 105. Riesenkolonie von *Madurella ikedai* nach 45 Tagen bei 22°—25° C

sches Dasein in Abwasser und Erdreich (COOKE und KABLER, 1955; McDONOUGH, AJELLO, AUSHERMAN, BALOWS, McCLELLAN und BRINKMAN, 1961; AJELLO, 1961); sie werden unter anderem auch auf den Dornen von Berberitzen, Ligusterhecken usw. gefunden. Durch Verletzungen bei der barfußgehenden Bevölkerung, durch Unfälle und bei der Arbeit gelangen die Erreger bzw. ihre Sporen in die Subcutis,

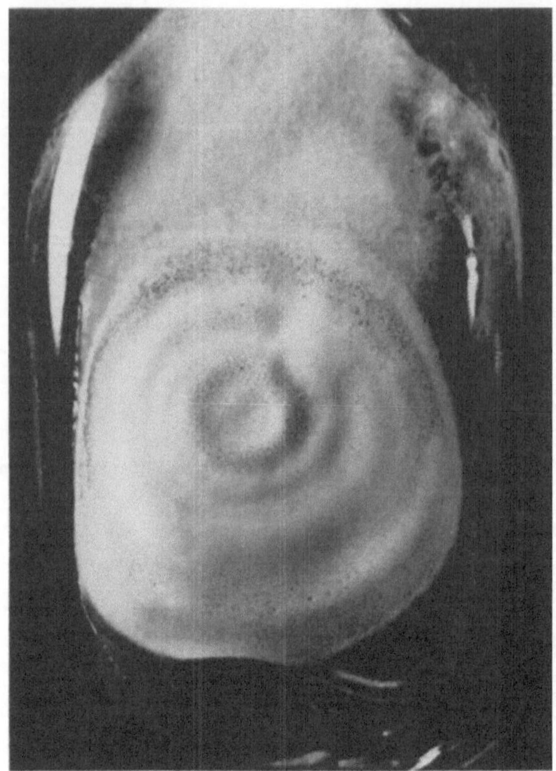

Abb. 106. Sechs Monate alte Riesenkolonie von *Madurella grisea*

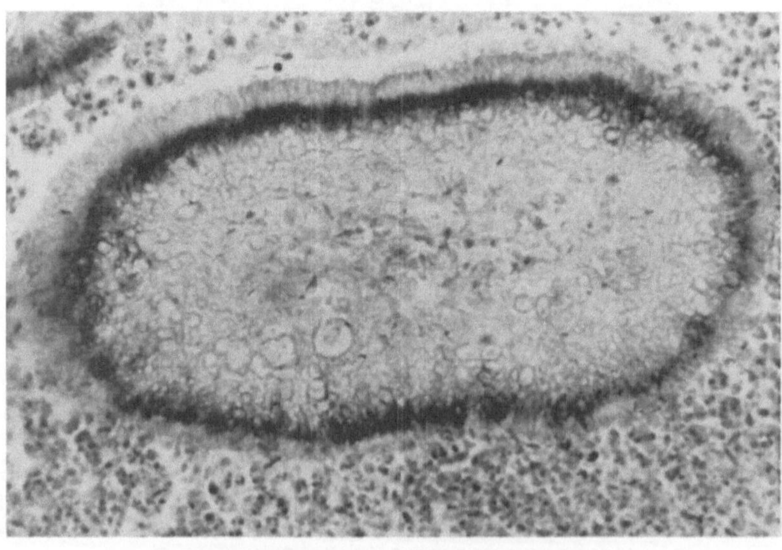

Abb. 107. Maduromykotische Druse mit pigmentierter Randzone *(Madurella grisea)* (photographiert nach einem Präparat von Dr. COCKSHOTT, Ibadan, Nigeria)

wo sich entzündlich-granulomatöse, fistelnd-destruierende Prozesse mit oft schweren Deformierungen (Madurafuß) entwickeln. Aus den Fisteln entleeren sich teils gefärbte, teils weiß-graue, unpigmentierte körnige Pilzkolonien (sog. Drusen) (Abb. 107 und 108). Vereinzelt gelangen die Sporen mit Staub und Schmutz in die Blase, Prostata, Lunge usw. und verursachen dort chronische Pilzinfektionen. Selbst die Meningen können befallen werden. Doch sind solche *Allescheria*-Infektionen (Monosporiose) beim Menschen bisher sehr selten gefunden worden.

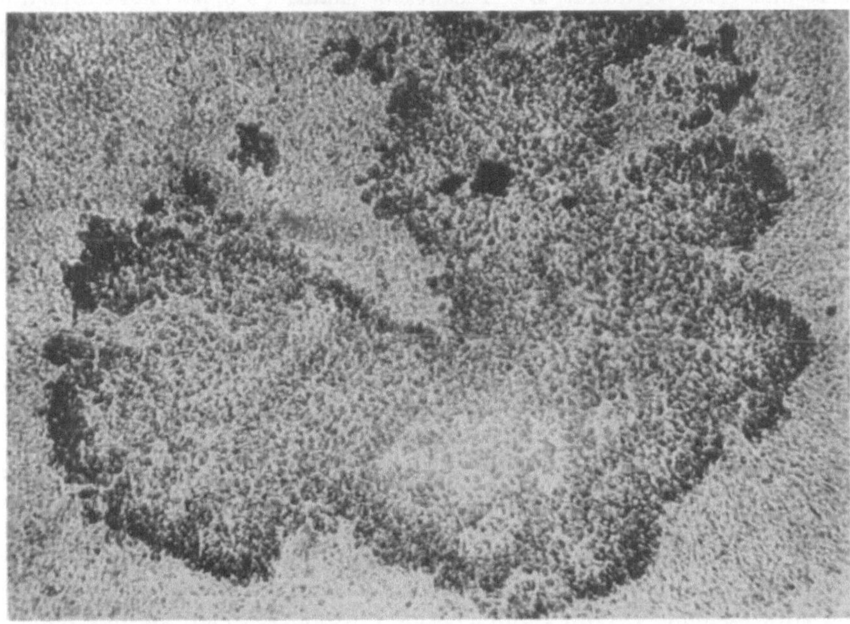

Abb. 108. Zerquetschte Pilzdruse von *Monosporium apiospermum* im Eiter eines menschlichen Falles von chronischer Monosporiose. Übersichtspräparat, gefärbt mit Lactophenolbaumwollblau

Erste Tierversuche wurden von NICOLLE und PINOY (1908) mit *Madurella tabarkae* (identisch mit *M. mycetomi*), REDAELLI (1911) mit *Monosporium apiospermum* und von YAZBEK (1920) mit *Madurella mycetomi* vorgenommen. Ausgedehnte Untersuchungen wurden in neuerer Zeit von VIDARI (1943), VANBREUSEGHEM und BERNAERTS (1955), PEZENBURG (1958), STOECKEL und ERMER (1960), MURRAY, SPOONER und WALKER (1960), REY (1961), SCHMITT, ZABRANSKY, JANIDLO und PARSONS (1962) durchgeführt.

Tierversuche mit Maduromykoseerregern dienen nicht der Isolierung der Pilze aus pathologischem Untersuchungsmaterial, sondern vor allem zur Isolierung der Keime aus Bodenproben (vgl. MCDONOUGH, AJELLO, AUSHERMAN, BALOWS, MCCLELLAN und BRINKMAN, 1961), zu Pathogenitätsprüfungen und pathogenetischen Studien.

2. Methodik der Tierversuche

Inoculum und *Infektionsdosis*. Die hier genannten Maduromykoseerreger wachsen auf den üblichen Pilznährböden, aus pathologischem Material isolierte Stämme manchmal bei 37⁰ C besser als bei Zimmertemperatur. Als Inoculum werden Conidienabschwemmungen von Oberflächenkulturen benützt. Da manche *Madurella*-Arten kaum Conidien bilden, müssen in solchen Fällen zerkleinerte Mycelsuspensionen mit Chlamydosporen dienen.

MURRAY, SPOONER und WALKER (1960) suspendierten das Inoculum, bestehend aus mindestens 4 mg *M. mycetomi*-Kultur und der gleichen Menge von abgetöteten Tuberkelbakterien als Zusatz, in 0,9%iger physiologischer Kochsalzlösung, in Nährbouillon oder Wasser. SCHMITT, ZABRANSKY, JANIDLO und PARSONS (1962) überschichteten 2 Wochen alte Sabouraud-Dextrose-Agarkulturen von *Allescheria boydii* mit 5 ml einer 5%igen sterilen Mucinlösung aus Schweinemagen. Die Conidiensuspension wurde mit 5%iger steriler Mucinlösung auf 1:10 und 1:100 verdünnt. Die Anzahl lebensfähiger Pilzpartikel wurde durch kulturelle Verfahren bestimmt. Als Impfdosis diente 0,5 ml der Suspension. PEZENBURG (1958) verwendete 1 ml der Kulturabschwemmungen von zwei *A. boydii*-Stämmen. Zum Nachweis von *A. boydii* im Erdboden schwemmt man nach McDONOUGH, AJELLO, AUSHERMAN, BALOWS, McCLELLAN und BRINKMAN (1961) 5 g einer gut durchmischten Erdprobe in 30 ml Aqua dest. auf, die pro ml 5000 E Penicillin und 1000 E Streptomycin enthalten. Nach erneuter Durchmischung und halbstündiger Einwirkung der Antibiotica werden 10 ml des Überstandes mit einer Pipette entnommen und zu je 1 ml an Mäuse i.p. verimpft. Sechs Wochen nach der Inoculation werden die Versuchstiere getötet und Teile von Leber und Milz auf Pilznährböden mit Antibioticazusatz gebracht und vier Wochen bei 25⁰ C bebrütet.

Empfängliche Tiere und Infektionsmodus. Wie noch Urteile aus jüngster Zeit besagen, gibt es kein geeignetes Laboratoriumstier, bei dem experimentell ein der menschlichen Maduromykose ähnlicher, chronisch-progressiver Verlauf der Krankheitserscheinungen erzielt werden kann (SEGRÉTAIN, 1957; CONANT, SMITH, BAKER, CALLAWAY und MARTIN, 1958). Vielleicht liegt dies weniger in der Tierart als in der Infektionstechnik begründet. Gelegentlich sind nach Verimpfung von Maduromykoseerregern pathologische Erscheinungen, teilweise auch die Bildung der typischen Drusen (Abb. 107 und 108) beobachtet worden. Wegen der geringen fakultativen Pathogenität der Pilze werden bei Infektionsversuchen gern Adjuvantien zu Hilfe genommen (vgl. BORELLI, 1957; MURRAY, SPOONER und WALKER, 1960).

a) Verimpfung von *Madurella*-Arten

BORELLI (1957) und MURRAY, SPOONER und WALKER (1960) verimpften *M. mycetomi* (Abb. 104), teilweise unter Zuhilfenahme von abgetöteten Tuberkelbakterien, i.p. bei weißen Mäusen. YAZBEK (1920) infizierte ebenfalls i.p. Kaninchen und REY (1961) führte Versuche mit *M. mycetomi* an Mäusen (i.p.) (u.a. auch nach Cortison- und Bestrahlungsbehandlung) sowie an Meerschweinchen, Kaninchen und Affen (*Cynocephalus*-Arten) subcutan durch. NICOLLE und PINOY (1908) brachten *M. mycetomi* (*M. tabarkae*) in Taubenpfoten ein.

b) Verimpfung von *A. boydii* (imperfektes Stadium = *M. apiospermum*)

STOECKEL und ERMER (1960) infizierten Mäuse i.p. mit einer Conidiensuspension (Abb. 109) eines vom Menschen isolierten *M. apiospermum*-Stammes. Auch SCHMITT, ZABRANSKY, JANIDLO und PARSONS (1962) wandten diese Technik bei Mäusen an. Ein besonders erfolgreiches Verfahren zur Isolierung des Pilzes aus Erdproben benutzten McDONOUGH, AJELLO, AUSHERMAN, BALOWS, McCLELLAN und BRINKMAN (1961) (s. oben). PEZENBURG (1958) infizierte je ein Meerschweinchen mit zwei *A. boydii*-Stämmen i.p., intracutan (in die Fußsohle des rechten Hinterbeins) und subcutan sowie je eine Maus i.p. und subcutan.

Schon 1911 hatte REDAELLI Infektionsversuche mit *M. apiospermum* an der Vorderkammer des Kaninchenauges durchgeführt.

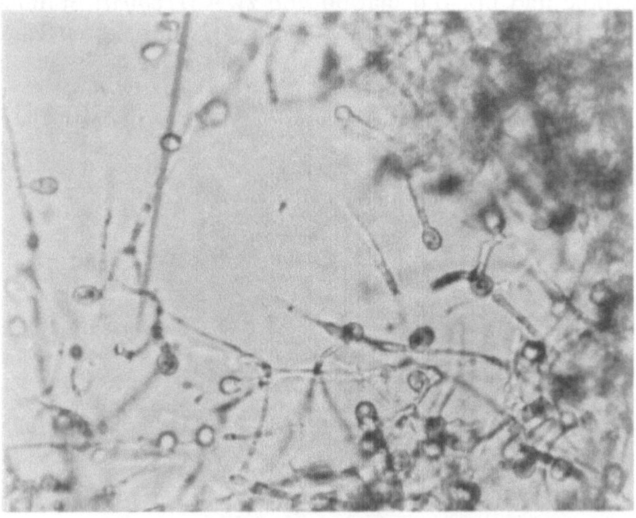

Abb. 109. Objektglaskultur von *Monosporium apiospermum*. Runde bis birnenförmige Conidien, z.T. auf kurzen, z.T. endständig auf langen aufrechten Conidiophoren (Stamm: „*Acremoniella lutzi*", Inst. Osw. Cruz)

3. Ergebnisse der Tierversuche

Infektionsverlauf und pathologisch-anatomische Veränderungen

a) *Madurella*-Arten

NICOLLE und PINOY (1908) erzielten nach Verimpfung von *M. mycetomi* (*M. tabarkae*) in die Pfote von Tauben eine Schwellung mit Drusenbildung, die auch bei mit *M. mycetomi* infizierten Mäusen von BORELLI (1957) beobachtet wurde. MURRAY, SPOONER und WALKER (1960) erreichten das gleiche auf dem Peritoneum weißer Mäuse nach i.p. Verimpfung einer Mischung von etwa 4 mg *M. mycetomi*-Kulturmasse und einem Zusatz von 4 mg abgetöteter Tuberkel-bakterien. Multiple maduromykotische Drusen entstanden auch, allerdings weniger regelmäßig, nach wiederholter alleiniger Verimpfung von *M. mycetomi*. Einzelne Pilzdrusen wurden bei 7 von 140 Mäusen beobachtet, die nur eine einzige Infektionsdosis erhalten hatten.

SEGRÉTAIN (1957) verimpfte — ohne Erfolg — *M. mycetomi* und *M. grisea* mit Hilfe eines Kaktusdorns in die Pfote von Goldhamstern. Auch REY (1961) blieb bei seinen Versuchen mit *M. mycetomi* an Mäusen, Meerschweinchen, Kaninchen und Affen erfolglos. Andererseits hatte YAZBEK schon 1920 auf dem Peritoneum eines mit *M. mycetomi* infizierten Kaninchens kleine Drusen nach-gewiesen, aus denen der Erreger in Reinkultur zurückgewonnen werden konnte.

b) *A. boydii* (*M. apiospermum*)

A. boydii (Abb. 110) und sein imperfektes Stadium, *M. apiospermum*, scheinen eine etwas stärkere Tierpathogenität als die *Madurella*-Arten zu besitzen (CATANEI, 1947; SEGRÉTAIN, 1957). Nach CONANT, SMITH, BAKER, CALLAWAY und MARTIN (1958) führt die i.p. Injektion einer Conidiensuspension von *A. boydii* zusammen mit 5% Mucin bei Mäusen in einer Woche zum Tode. Die intraarticuläre Injektion von Reinkulturen von *A. boydii* soll nach den gleichen Autoren zum Gelenks-

8*

mycetom führen; doch fehlt hier das typische Fortschreiten. Die Infektion heilt
vielmehr spontan ab. In den Versuchen von PEZENBURG (1958) überlebten vier
Mäuse die subcutane und i.p. Inoculation von zwei *A. boydii*-Stämmen 77 Tage
lang. Nach Tötung und Sektion ließen sich bei den i.p. infizierten Tieren die Pilze

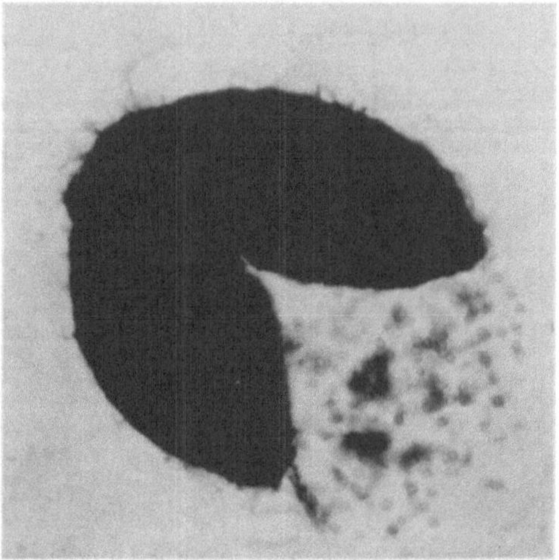

Abb. 110. Platzendes Perithecium von *Allescheria boydii* mit Ascosporen

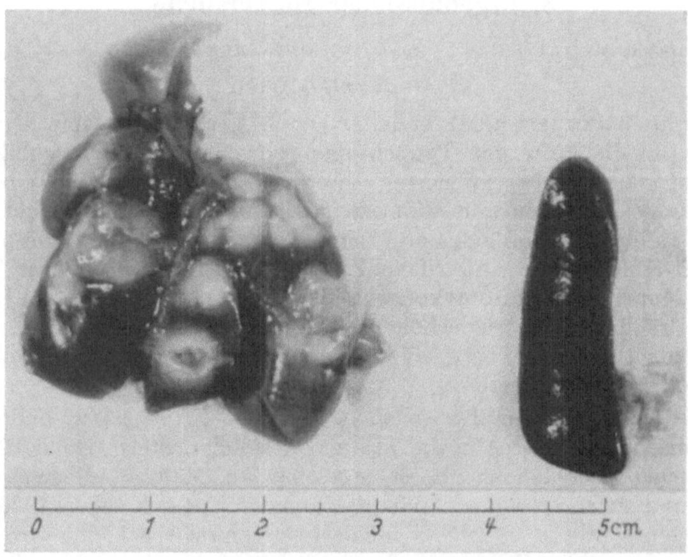

Abb. 111. Leber und Milz einer i.p. mit *Monosporium apiospermum* infizierten Maus. In der stark vergrößerten
Leber sind die Pilzherde deutlich erkennbar [nach STOECKEL und ERMER, Beitr. Klin. Tuberk. **122**, 30 (1960)]

jedoch aus der Milz bzw. aus Leber und Nieren durch Kultur wiedergewinnen.
STOECKEL und ERMER (1960) beobachteten nach 12 Wochen bei einer von zwei
i.p. infizierten Mäusen eine stark vergrößerte Leber mit mehreren bis kirschkern-
großen Herden, die bei Anschnitt weiße, käsige Massen entleerten, aus denen
M. apiospermum rekultiviert wurde. Die Milz dieser Maus war ebenfalls stark
vergrößert (s. Abb. 111); die übrigen Organe waren unauffällig.

Schmitt, Zabransky, Janidlo und Parsons (1962) stellten fest, daß ein Inoculum von 0,5 ml mit einer Menge von $1,4 \times 10^4$ Sporen und Mycelfragmenten von *A. boydii* nach i.p. Injektion 18—20 g schwere Mäuse in 18 Tagen nicht tötet. Trotzdem wurde *A. boydii* nach dieser Zeit aus Leber und Milz aller dieser Versuchstiere gezüchtet, nicht aber aus dem Herzblut. McDonough, Ajello, Ausherman, Balows, McClellan und Brinkman (1961) isolierten mittels Verimpfung von Antibiotica-versetzten Erdproben bei Mäusen 46mal *A. boydii* und

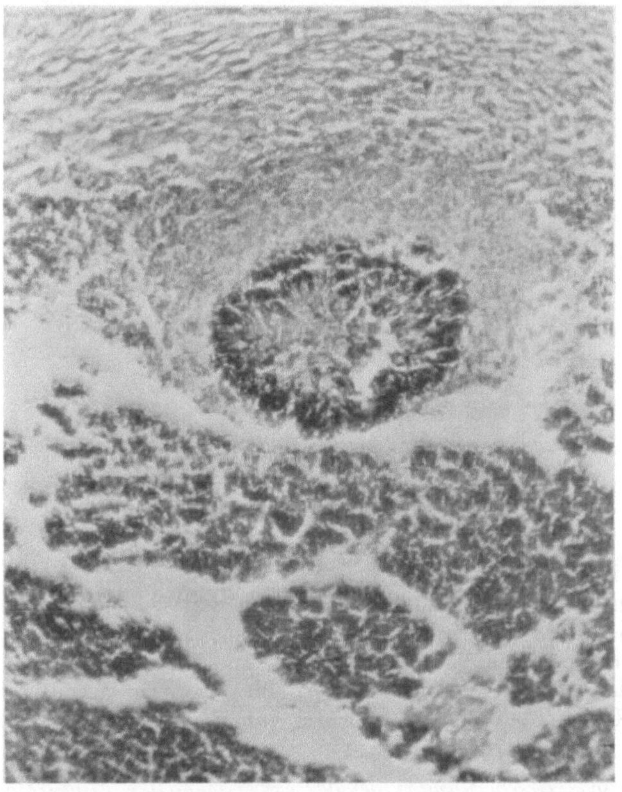

Abb. 112. Maduromykotisches Granulom im Hodengewebe der Ratte 7 Monate nach der Inoculation von *Allescheria boydii* [nach Vanbreuseghem und Bernaerts, Ann. Soc. belge Méd. trop. **35**, 451 (1955)]

sahen in diesem Verfahren eine besonders gut brauchbare Methode zur Isolierung des Pilzes aus stark verunreinigtem Material (vgl. S. 114).

Die intratesticuläre Injektion von zwei *M. apiospermum*- und einem *A. boydii*-Stamm bei Meerschweinchen und Ratten führte in Versuchen von Vanbreuseghem und Bernaerts (1955) zur Bildung der charakteristischen maduromykotischen Drusen (s. Abb. 112). *A. boydii* zeigte dabei im Gewebe sogar die von aufgetriebenen Mycelfäden umgebenen Perithecien (s. Abb. 113). Bei Meerschweinchen konnte auch Pezenburg (1958) nach intracutaner Infektion der rechten Hinterpfote mit *A. boydii* maduromykotische Abscesse erzeugen, während bei den subcutan und i.p. infizierten Tieren keinerlei Reaktionen erkennbar waren. Aus dem Absceßeiter wurde *A. boydii* in Reinkultur gezüchtet. Bei der Sektion wurden die Fußsohlen abgetrennt und im Gewebe mehrere freiliegende etwa 0,5—1 mm große gelbe Pilzdrusen gefunden. Die Quetschpräparate dieser Körnchen zeigten eine Anhäufung von Pilzhyphen mit vielen Chlamydosporen.

VIDARI (1943) erzeugte durch wiederholte Injektionen von geringen Mengen von *M. apiospermum* bei Kaninchen Lungenläsionen, wogegen einmalige hochdosierte Gaben bei Kaninchen, Meerschweinchen und Tauben nicht zur Infektion führten.

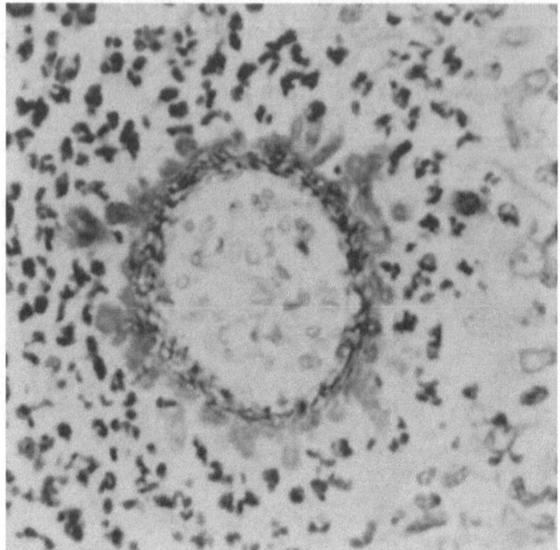

Abb. 113. Perithecium von *Allescheria boydii* in vereitertem Hodengewebe der Ratte (photographiert nach einem Präparat von Prof. Dr. VANBREUSEGHEM, Antwerpen)

c) Andere Maduromykose-Erreger

Gelegentlich wurden auch noch andere Pilzarten aus maduromykotischen Prozessen isoliert und im Tierexperiment überprüft. SYMMERS (1945) erzielte beim Kaninchen durch subcutane Injektion eines aus maduromykotischen Veränderungen des Menschen isolierten *Phialophora jeanselmei*-Stammes solitäre, nicht ulcerierte Knötchen. VANBREUSEGHEM und VANDEPUTTE (1959) erzeugten im Rattenhoden mit einem ohne Fructifikationsorgane wachsenden Pilz eine riesenzellige Reaktion, welche derjenigen im Nackenmycetom des 10jährigen Negerknaben, von dem die Kultur stammte, ähnlich war.

Immunologische Erscheinungen bei der experimentellen Maduromykose. Durch i.v. Injektion lebender oder formolisierter Conidien- oder Mycelaufschwemmungen der oben genannten Pilze lassen sich von Kaninchen hochwertige Antiseren gewinnen, die eine Vielzahl von Antikörpern enthalten. Betreffs Einzelheiten sei auf SEELIGER (1958, 1963) verwiesen.

MURRAY (1961) stellte fest, daß Meerschweinchen, die durch subcutane Injektion lebender Aufschwemmungen vom *M. mycetomi* oder *M. grisea* zusammen mit Freundschem Adjuvans sensibilisiert worden waren, spezifische Hautreaktionen gegen Kulturfiltrate oder Polysaccharidextrakte der Mycelien der beiden Mycetomerreger zeigten.

F. Histoplasmose (DARLING)

1. Erreger und Geschichte der tierexperimentellen Histoplasmoseforschung

Der Erreger der Histoplasmose ist *Histoplasma capsulatum*, ein dimorpher Pilz. Bei Zimmertemperatur entwickelt sich eine relativ langsam wachsende Fadenpilzkultur (Abb. 114) mit verzweigten, septierten Hyphen und kleinen,

runden bis pyriformen Conidien. In alten Kulturen werden die charakteristischen
großen (7,5—15 μ Durchmesser), runden, dickwandigen höckerigen Chlamydosporen mit fingerförmigen Protuberanzen beobachtet (Abb. 115). Bei 37⁰ C ent-

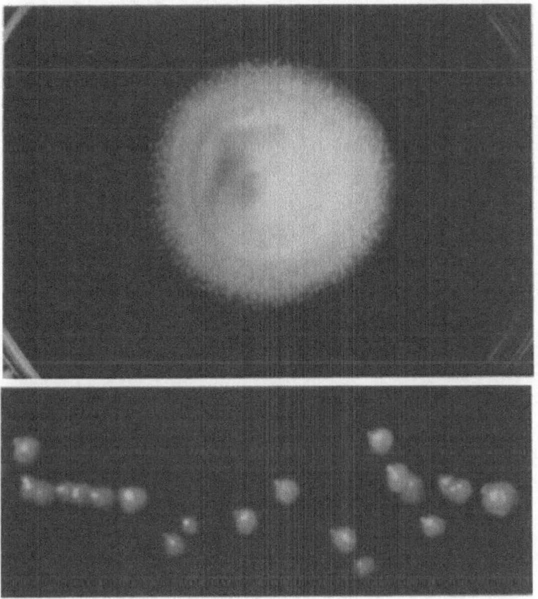

Abb. 114. *Histoplasma capsulatum.* Oben: Mycelphase; Riesenkolonie nach 21 Tagen bei 22⁰ C auf Sabouraud-
Agar; Durchmesser ca. 6 cm. Unten: Hefephasekolonie auf Francis-Blut-Cystin-Agar nach 10 Tagen bei 37⁰ C;
Durchmesser ca. 2—3 mm

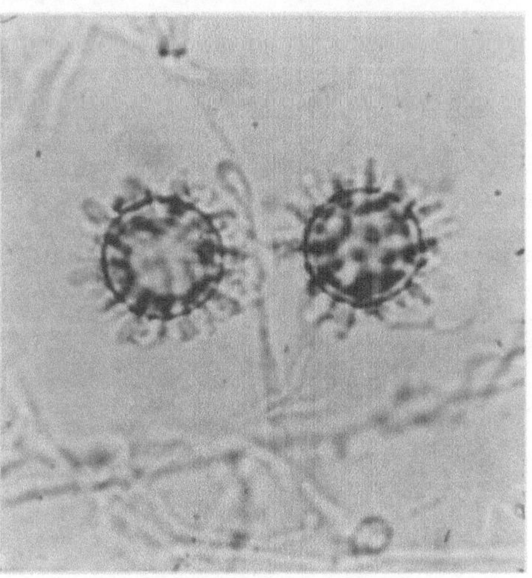

Abb. 115. *Histoplasma capsulatum.* Charakteristische Chlamydosporen mit handschuhfingerförmigen
Fortsätzen, Sabouraud-Agar bei 22⁰ C

wickelt sich auf geeigneten Nährböden (Francis-Blut-Cystin-Agar u. a.) die Hefe-
phase (Abb. 116—118). Charakteristisch für den Pilz in vivo ist das intracelluläre
Wachstum der kleinzelligen Hefephase in den Makrophagen des RES (Abb. 119).
Nur selten wird *H. capsulatum* im infizierten Gewebe extracellulär angetroffen.
Bei der in bestimmten Gebieten der USA häufigen Krankheit ist eine primäre

gutartige Form vorwiegend mit Lungenbefall und eine relativ seltene progressive, generalisierte, oft letale Verlaufsform zu unterscheiden.

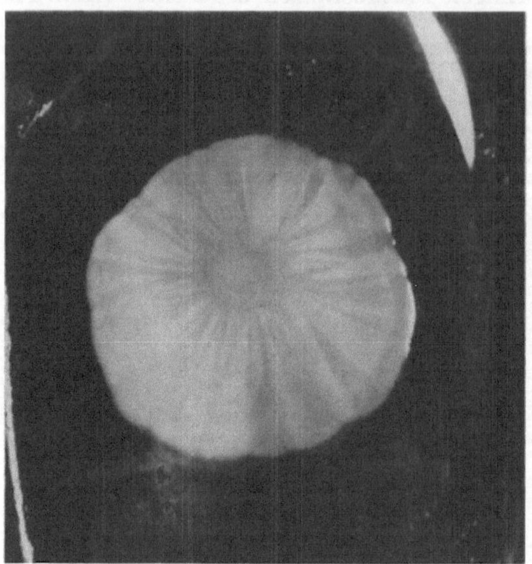

Abb. 116. Riesenkolonie der Hefephase von *Histoplasma capsulatum* auf Francis-Blut-Cystin-Agar nach 6 Wochen bei 37° C; Durchmesser ca. 3 cm

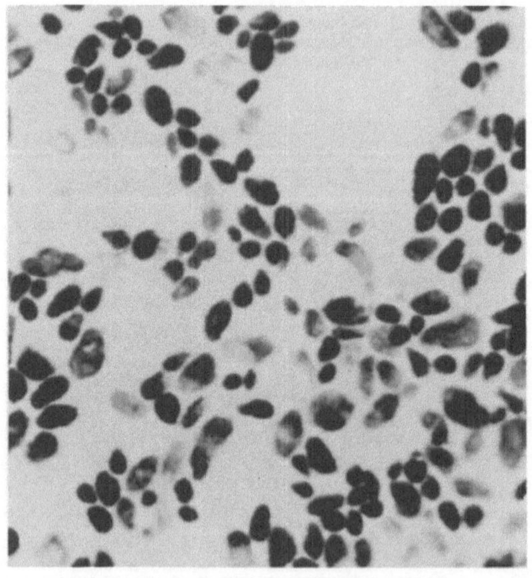

Abb. 117. Hefephase von *Histoplasma capsulatum*. Gramfärbung, Ölimmersion

In den Endemiegebieten des nord- und vereinzelt auch des mittel- und südamerikanischen Kontinents wurde der Erreger im Erdreich und bei zahlreichen Tierarten nachgewiesen.

Bei afrikanischen Fällen von Histoplasmose wurde eine großzellige *Histoplasma*-Form gefunden, die von Vanbreuseghem (1953) u.a. als neue Art *Histoplasma duboisii* (Abb. 120) angesehen wird. Obwohl nach Conant, Smith, Baker,

CALLAWAY und MARTIN (1958) die beschriebenen morphologischen Besonderheiten nicht zur Anerkennung einer weiteren *Histoplasma*-Art ausreichen, haben neuere Untersuchungen die Sonderstellung dieser Species erhärtet (VANBREUSEGHEM,

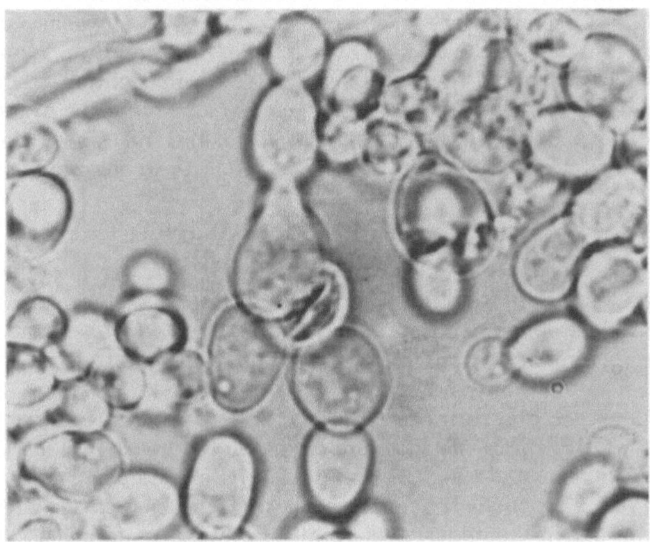

Abb. 118. *Histoplasma capsulatum*. Große Hefephasezellen aus Francis-Blut-Cystin-Agarkultur; Vergrößerung etwa 1000fach

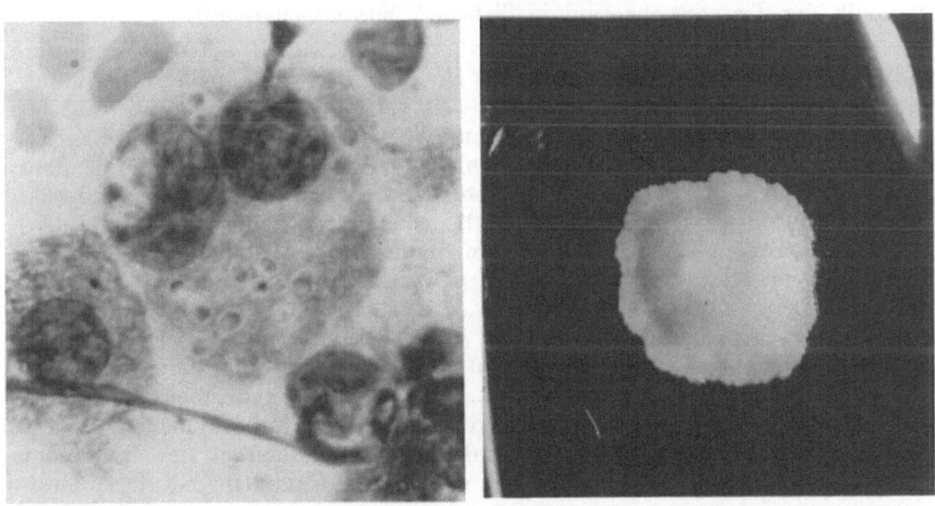

Abb. 119   Abb. 120

Abb. 119. Intracellular gelegene *Histoplasma capsulatum*-Hefephasezellen im Ausstrichpräparat. Ölimmersion nach Giemsa-Färbung

Abb. 120. *Histoplasma duboisii*. Hefephase-Riesenkolonie auf Francis-Blut-Cystin-Agar nach 6 Wochen bei 37° C; Durchmesser ca. 2,5 cm

1963). Klinisch zeichnet sich die afrikanische Histoplasmose durch fehlenden Lungenbefall bei vorherrschenden Krankheitserscheinungen auf der Haut und im Ernährungstrakt aus. Charakteristisch für diese Krankheit, die auch wildlebende Tiere befällt, sind im Gewebe großzellige Hefeformen, die extracellulär gelagert sind (Abb. 124).

DE MONBREUN (1934) führte erstmals erfolgreiche Tierversuche mit *H. capsulatum* aus und erzeugte dabei die Krankheit bei Affen und Hunden. NEGRONI (1940) inokulierte mit Material von dem ersten südamerikanischen Histoplasmosefall Affen, Kaninchen, Meerschweinchen und Ratten. Seitdem ist über die tierexperimentelle Erforschung der Histoplasmose eine rasch anwachsende Literatur entstanden, die zur Zeit mehr als 300 einschlägige Titel umfaßt. Hauptsächliche Studienobjekte waren dabei die pathologische Anatomie und Epidemiologie bei den verschiedenen Tierarten, immunologische Erscheinungen, Arzneimittelwirkung, Nachweis des Pilzes in Bodenproben, Staub und Mist sowie die Züchtung des Pilzes im bebrüteten Hühnerembryo und in der Gewebekultur.

2. Methodik der Tierversuche

Inoculum und Infektionsdosis. Tierversuche werden mit erregerhaltigem Untersuchungsmaterial und mit Reinkulturen von *H. capsulatum* durchgeführt. Zu den erregerhaltigen Materialien gehören auch Staub- und Erdproben, die meist nach Antibioticazusatz injiziert werden (EMMONS, 1949a; AJELLO, BRICEÑO-MAAZ, CAMPINS und MOORE, 1959; AJELLO, 1960; McDONOUGH, AJELLO, AUSHERMAN, BALOWS, McCLELLAN und BRINKMAN, 1961; EMMONS und GREENHALL, 1962). Die Methodik ist praktisch die gleiche wie beim Nachweis von *C. immitis* und *A. boydii* aus ähnlichem Material (s. S. 114 und 160). Bei Versuchen mit Reinkulturen von *H. capsulatum* werden als Inoculum meist die Hefephase sowie gereinigte Conidienaufschwemmungen benutzt. Die Impfdosis wird in üblicher Weise durch nephelometrische, photometrische und kulturelle Verfahren oder durch Keimzahlbestimmung in der Zählkammer eingestellt. Weitere ausgewählte Angaben zur Methodik der Tierversuche sind in Tabelle 7 zusammengestellt.

Empfängliche Tiere und Infektionsmodus. So gut wie alle Laboratoriumstiere sind für die experimentelle Infektion mit *H. capsulatum* empfänglich. Die Krankheit ist auch unter Tieren in den USA weit verbreitet (EMMONS, 1949b, 1950; COLLIER und WINCKEL, 1952; COLE, FARREL, CHAMBERLAIN, PRIOR und SASLAW, 1953; MENGES, 1954; MENGES, FURCULOW und HINTON, 1954; NEGRONI, 1960; SWEANY, 1960 u.a.). Die Enzootiegebiete der tierischen Histoplasmose decken sich mit den Endemiegebieten der Krankheit beim Menschen (vgl. AJELLO 1959,).

Zu den empfänglichen Laboratoriumstieren gehören in erster Linie Affen, Hunde und vor allem weiße Mäuse. Affen wurden i.v., intratracheal, intranasal und epicutan (NEGRONI, 1940; SASLAW, CARLISLE und SPARKS, 1960), Hunde meist intratracheal und Mäuse i.p., i.v., intracerebral und intranasal infiziert. Bei Meerschweinchen wurde die i.p., intratestikuläre, intrakardiale, intranasale und subcutane und bei Hamstern die i.p., intratestikuläre und subcutane Inoculation angewandt. Zu Infektionsversuchen wurden weiterhin Kaninchen, Ratten, Rinder, Schafe, Pferde, Schweine, Tauben, Hühnerküken und wechselwarme Tiere (Kröten, Frösche und Eidechsen; vgl. SCHERR und RIPPON, 1959) herangezogen.

Die außerordentliche Infektiosität der Mycelphase von *H. capsulatum*-Stämmen, die reichlich Conidien bilden, für den Menschen macht *besondere Vorsichtsmaßnahmen* als Schutz gegen unbeabsichtigte Inhalation der Erreger erforderlich. Die Handhabung der Hefephase ist weniger riskant.

3. Ergebnisse der Tierversuche

Infektionsverlauf und pathologisch-anatomische Veränderungen. Die Histoplasmose verläuft auch beim Tier als reticuloendotheliale Cytomykose mit Befall der Monocyten, Makrophagen und Reticulumzellen.

Tabelle 7. *Methodik der tierexperimentellen Histoplasmose (auszugsweise)*

Inoculum (*H. capsulatum*)	Infektionsdosis	Tierart	Infektionsmodus	Autoren
Hefephase	2 ml der Suspension (teilweise unter Zusatz von 5% Mucin)	Hund	1. intratracheal 2. mittels Schlauchsonde in den Magen	Farrel, Cole, Prior und Saslaw (1953)
Mycelphase nach 14tägigem Wachstum auf Honigagar	homogenisierte Suspension a) 0,2 ml; b) 0,05 ml	Maus	a) i.p.; b) intranasal	Tager und Liebow (1942)
Hefephase	10^1 bis 10^6 Zellen	Maus	i.p.; intracerebral; i.v.; subcutan; intranasal	Salvin (1953, 1955a)
Suspension der Hefephase in 5% Mucinlösung	23 bzw. 35×10^6 Zellen	Maus (5—23 Wochen alt)	i.p.	Saslaw und Schaefer (1955)
Hefephase	8×10^6 Zellen	Maus	i.v.; i.p.	Rowley und Huber (1955b)
Absceßeiter und Mycelphase	0,2 oder 0,4 ml Absceßeiter und Mycelphase-Suspension	Meerschweinchen	intratesticulär i.p.	Mariat und Gardini-Tuesta (1959)
48stündige Hefephasekultur	5×10^6 Hefezellen in 0,5 ml physiologischer Kochsalzlösung	Hamster	i.p.	Tsubura, Okudaira, Baum, Schwarz und Artis (1962)
Hefephase	4×10^7 Zellen	Ratte	i.v.	Middleton, McVickar und Peterson (1950)
Hefephase	0,05 ml verschieden konzentrierter Suspensionen	Taube	Injektion in die Vorderkammer	Smith und Jones (1962)
Mycel- und Hefephase	0,3 ml der Suspension	Frosch (*Rana pipiens*) Eidechse (*Sceloporus undulatus* und *Eumeces fasciatus*)	i.p.	Scherr und Rippon (1959)

Affen. Die ersten Versuche an Affen gehen auf de Monbreun (1934) zurück. Nach Negroni (1940, 1960) entsteht bei *Macaca rhesus* nach i.v. Inoculation der Hefephase von *H. capsulatum* eine generalisierte Erkrankung. Die epicutane Infektion führt nach dem gleichen Autor im Verlauf von 1—2 Wochen zu papulopustulösen und später ulcerösen Veränderungen. Saslaw, Carlisle und Sparks (1960) erzielten bei *Macaca mulatta*-Affen nach i.v. und intratrachealer Infektion eine progressive Histoplasmose. Dagegen verlief die intranasale Infektion milder und die intestinale Inoculation ging nicht an.

Baylet, Quenum, Ba und Hocquet (1962) konnten bei *Cynocephalus*-Affen mit afrikanischen, großzelligen Stämmen (= *H. duboisii*) eine Hautmykose erzeugen, die den Veränderungen beim befallenen Menschen weitgehend entsprach.

Hunde. De Monbreun (1934) experimentierte erstmals auch mit Hunden, bei denen gehäuft natürliche Infektionen vorkommen (de Monbreun, 1939; Menges, McClellan und Ausherman, 1954; Rowlex, Habermann und Emmons, 1954; Emmons und Rowley, 1954; Emmons, Rowley, Olson, Mattern, Bell, Powell und Marcey, 1955; Straub und Schwarz, 1960). Während dabei die Infektion durch i.p. und auch intestinale Inoculation gelang, blieben die Versuche von Menges, Furcolow und Ruhe (1950) an einem einjährigen Terrier erfolglos. Bei der Autopsie nach 16 Monaten konnten die Pilze weder mikroskopisch noch kulturell nachgewiesen werden. Ruhe und Cazier (1949) und Fréour und Claveleau (1951) erzielten nach Inhalationsinfektion bei Hunden eine *Histoplasma*-Pneumonie mit nachfolgender Aussaat in Leber, Milz und Lymphknoten. Die Erreger wurden über den Respirationstrakt sowie mit Faeces und Urin ausgeschieden. In den Versuchen von Prior und Cole (1951) entwickelte sich bei 3 von 5 Tieren innerhalb von 2—5 Monaten nach Kontakt mit spontan infizierten Hunden eine Histoplasmose. Auch Farrel, Cole, Prior und Saslaw (1953) erzeugten durch intratracheale Inoculation der Hefephase von *H. capsulatum* eine progressive letale Histoplasmose mit Exitus nach 11—42 Tagen. Präfinal wurde *H. capsulatum* bei allen Tieren aus der Blutkultur gezüchtet. Nach Sektion wurde der Erreger vor allem aus Lungen, Leber, Milz sowie aus den mesenterialen und bronchialen Lymphknoten und aus dem Herzblut isoliert. Die Lungen waren kleinknotig befallen, manchmal waren ganze Lungenlappen vom Erreger durchwachsen. Daneben bestanden Einschmelzungsherde, Kavernen (die beim Menschen nicht zum typischen Bild der Lungenhistoplasmose gehören) und fibröse Pleuritis (vgl. Abb. 121). Leber und Lymphsystem zeigten sich granulomatös-entzündlich verändert. Dagegen blieb die Einbringung der Hefephase von *H. capsulatum* mittels Schlauchsonde in den Magen wirkungslos. Die intratracheale Infektion mit der Mycelphase von *H. capsulatum* ging nur bei cortisonbehandelten Tieren an (vgl. auch Farrel, 1959).

Eine *Histoplasma capsulatum*-Endocarditis erzeugten Akbarian, Salfelder und Schwarz (1964) bei Hunden mit operativ geschädigten Aortenklappen durch i.v. Applikation der Hefephase. Bei der Autopsie zeigten die Klappen nicht die für menschliche Fälle von Endocarditis durch *H. capsulatum* typischen Wucherungen und Ulcerationen, sondern eine ausgedehnte Fibrose. Nichtoperierte Tiere blieben erscheinungsfrei.

Mäuse. Die ersten Mäuseversuche stammen von Palmer, Almosch und Shaffer (1942), Parsons (1942) sowie Tager und Liebow (1942). Letztere erzeugten bei jungen Tieren durch i.p. Injektion der Mycelphase eine chronische generalisierte Histoplasmose, die nach 100—150 Tagen zum Tode führte.

Acht Tage nach der Inoculation waren makroskopisch noch keine Veränderungen sichtbar; Kulturen von Leber und Milz waren jedoch schon positiv. Klinische Krankheitserscheinungen in Gestalt von Abmagerung, Schwäche, Zittern und struppigem Fell traten erst etwa einen Monat vor dem Tode auf. Leber und Milz waren zu dieser Zeit schon stark vergrößert tastbar. Bei einem Tier entwickelte sich eine bilaterale Ophthalmitis. Bei der Autopsie waren makroskopisch nur bei einem Tier geringfügige Veränderungen in Gestalt kleiner, grauweißer

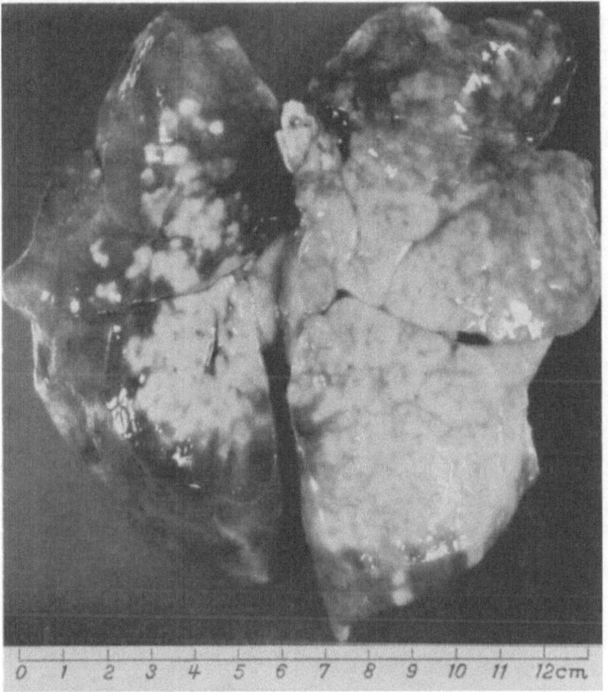

Abb. 121. Lungen eines intratracheal mit der Hefephase von *Histoplasma capsulatum* infizierten Hundes. Hepatisation der rechten Lunge, diffuse und nodulär-granulomatöse Pneumonie in der linken Lunge [nach Farrell, Cole Prior und Saslaw, Proc. Soc. exp. Biol. (N.Y.) 84, 51 (1953)]

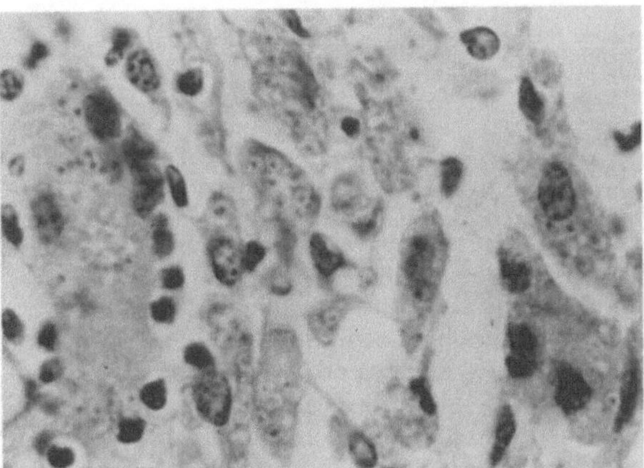

Abb. 122. Kleinzellige, intracelluläre Form von *Histoplasma capsulatum* in der Leber. Ölimmersion

Knötchen auf der Oberfläche der Leber sichtbar, dagegen imponierte bei allen die massive Vergrößerung von Leber und Milz. Die histologische Untersuchung zeigte, daß die Histoplasmose auch bei der Maus als reticulo-endotheliale Cytomykose verläuft (Abb. 122). Stets fanden sich Erreger intracellulär in Monocyten, den Makrophagen des Gewebes und den reticuloendothelialen Zellen der Leber, des Knochenmarks, der Milz und der Lymphknoten (vgl. dazu die elektronenoptische Aufnahme in Abb. 123 nach Edwards, Edwards und Hazen, 1959). Die Endothelzellen des Blutgefäßsystems sind nicht zur Phagocytose des Erregers befähigt (vgl. auch Kipkie und Howell, 1951).

Nach i.v. Inoculation entwickelte sich bei dieser Tierart ebenfalls eine letale Infektion (Schumberger und Service, 1944). Catanei (1945a, b, 1947) impfte Mäuse subcutan und i.p. und fand, daß *H. capsulatum* bis zu $2^1/_2$ Monaten in der Milz persistierte, ohne daß sich eine letale Infektion entwickelte. Saslaw und Schaeffer (1957) wiesen den Erreger sogar 45 Wochen lang im reticulo-endothelialen Gewebe nach. Allen (1948) konnte nach oraler Inoculation den Erreger bei 21 von 30 Mäusen wieder züchten.

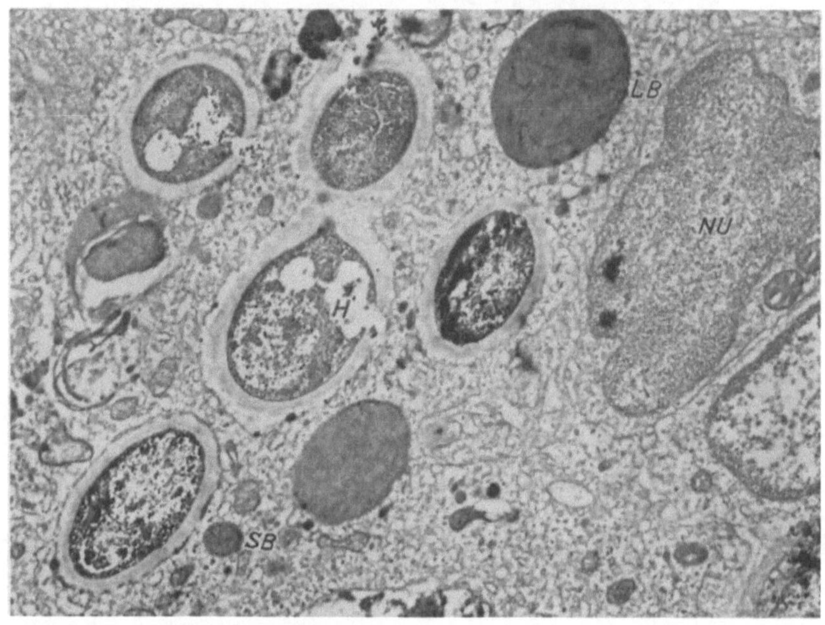

Abb. 123. Elektronenoptisches Bild: Makrophage der Mäusemilz mit fünf *Histoplasma capsulatum*-Zellen in verschiedenen Stadien der Reifung und Degeneration. *H. capsulatum* ist mantelartig von Zelldetritus umgeben. Die dunklen Gebilde (*LB* und *SB*) stellen wahrscheinlich Reaktionsprodukte der Zelle dar [nach Edwards, Edwards und Hazen, J. Bact. **77**, 429 (1959)]

Weitere Versuche führten Ranque (1950), Kotcher, Robinson und Miller (1951), Grayston und Altman (1954), Schwarz, Bingham und Roubenoff (1955) und Grayston, Altman und Cozad (1956) durch. Bei einem Wirkungsvergleich der i.v. und i.p. Inoculationsmethode fanden Rowley und Huber (1955a, b), daß sich nach i.v. Impfung häufiger letale Infektionen erzielen ließen als nach intraperitonealer.

Von Howell, Kipkie und Bruyere (1950) und Howell und Kipkie (1950a, b, 1951) wurde die intracerebrale Inoculation als Methode empfohlen, mit der ziemlich gleichbleibende und auch reproduzierbare Ergebnisse erzielbar sind. Andererseits wurden von der gleichen Gruppe unter Beibehaltung der Inoculationsmethode unterschiedliche Empfänglichkeit bei verschiedenen Mäusestämmen und eine wechselnde Virulenz der untersuchten *Histoplasma*-Stämme festgestellt. Hinton, Larsh und Silberg (1957) erzeugten eine generalisierte Mäuseinfektion durch Exposition gegen *Histoplasma*-haltigen Erdstaub. Die Erreger blieben in Erdproben bei Zimmertemperatur 10 Monate lang infektiös (vgl. auch Furcolow, 1961). Durch intranasale Inoculation von *Histoplasma*-Conidien entsteht ebenfalls häufig eine generalisierte Infektion, die in 2—4 Wochen zum Tode führt (Procknow, Page und Loosli, 1960). Ajello und Runyon (1953) stellten fest, daß schon eine einzige Chlamydospore von *H. capsulatum* nach i.p. Injektion zur Infektion führen kann. Bei experimenteller Mischinfektion zusammen mit *Candida albicans, Cryptococcus neoformans* und *Blastomyces dermatitidis* ist *H. capsulatum* sowohl nach i.p. wie intracerebraler Inoculation in der Regel seltener im Versuchstier nachweisbar als bei Monoinfektion (Penn, 1963).

Mackinnon und Conti-Diaz (1959) und Mackinnon (1961) führten bei ihren Mäuseversuchen bestimmte Schleimhautmanifestationen bei der Histoplasmose auf den gleichzeitigen Befall der quergestreiften Muskulatur zurück. Dabei sollen

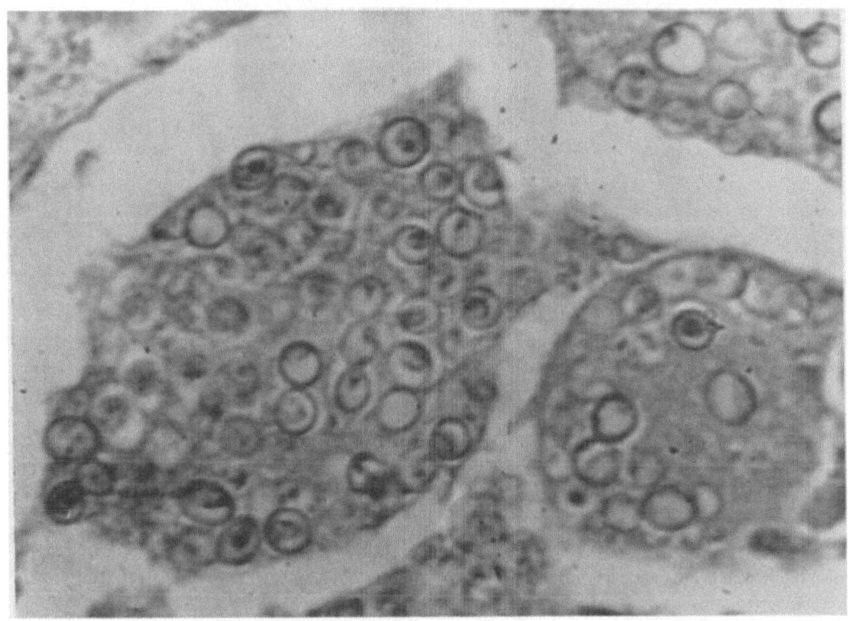

Abb. 124. Großzelliges Wachstum von *Histoplasma duboisii* im infizierten Schwanz eines von afrikanischer Histoplasmose befallenen Pavians (photographiert nach einem Präparat von Dr. J. Walker, London). Vergrößerung etwa 600fach

ähnliche pathogenetische Faktoren wie bei der Südamerikanischen Blastomykose wirksam sein. Von Mackinnon und Conti-Diaz (1962) wurde bei der experimentellen Histoplasmose der Maus eine *Temperaturabhängigkeit* festgestellt. Die Erreger wurden 3 Monate nach i.p. Inoculation aus 55% der Tiere gezüchtet, die bei 10⁰ C gehalten worden waren, aber nur aus 14,8% der Mäuse, die einer Umgebungstemperatur von 35—37⁰ C ausgesetzt waren.

Die meisten Versuche zum Nachweis von *H. capsulatum* in Erdproben usw. wurden übrigens mit Mäusen, und zwar mittels i.p. Inoculation, durchgeführt (vgl. unter 2., ferner: Silberg und Hinton, 1956; Louria, Feder, Mitchell und Emmons, 1959; Capretti, Salfelder und Romero, 1962; Salfelder, Capretti und Romero, 1963).

Auch mit *H. duboisii*, dem Erreger einer großzelligen Histoplasmose bei Mensch und Tier (Abb. 124) in Westafrika, lassen sich experimentelle Infektionen der Maus in oben beschriebener Weise mit jeweils wechselndem Organbefall erzeugen (Vanbreuseghem, Persönliche Mitteilung 1963; Abb. 125).

Meerschweinchen. Negroni (1940) fand bei Versuchen an Meerschweinchen, daß sich die intratesticuläre Infektion zur Pathogenitätsprüfung besser eignet als die subcutane und intestinale Verimpfung. Meerschweinchen wurden im folgenden von REID, SHERER, HERBUT und IRVING (1942) und CATANEI (1945a, b) benutzt. Letzterer stellte fest, daß *H. capsulatum* bis zu $2^1/_2$ Monate lang in der Milz von subcutan und i.p. infizierten Tieren persistieren kann, ohne daß eine Generalisation zustande kommt. Die subcutane Infektionstechnik wurde auch

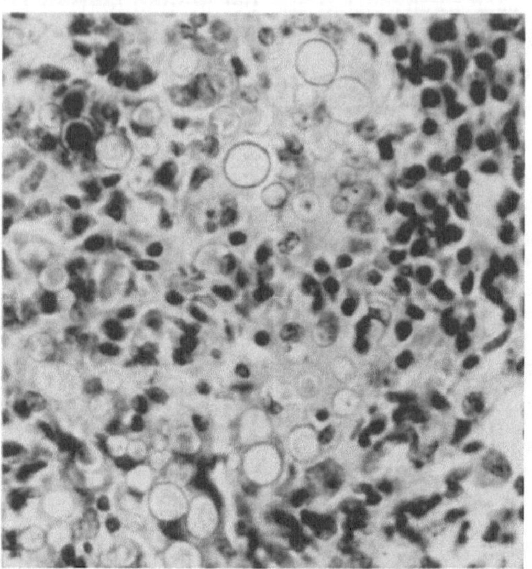

Abb. 125. Großzellige Form von *Histoplasma duboisii* in experimentell infizierter Mäuselunge, ca. 500fach (nach einem Präparat von Prof. VANBREUSEGHEM photographiert)

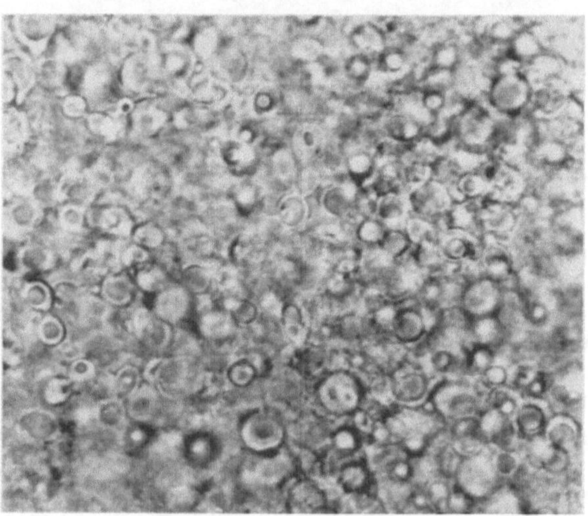

Abb. 126. Großzellige Form von *Histoplasma duboisii* im Eiter nach experimenteller Infektion des Meerschweinchenhodens, ca. 500fach (nach einem Präparat von Prof. VANBREUSEGHEM photographiert)

von BRANDT (1950) angewendet, der danach eine örtlich begrenzte histiocytäre, nach 14 Tagen jedoch spontan ausheilende Entzündung sah. Die Methode der intratesticulären Infektion hat sich vor allem bei französischen und belgischen Untersuchern durchgesetzt (Abb. 126) (VANBREUSEGHEM, DUBOIS, BRUTSAERT und JANSSENS, 1953; VAN LAETHEM, THYS und VANBREUSEGHEM, 1959; RESSELER, FARRIOR und VANBREUSEGHEM, 1962). Diese führt meistens zu einer

Orchitis mit histiocytärer Hyperplasie und zentraler Verkäsung. Im Verlauf mehrerer Monate heilt diese Orchitis spontan ab (Negroni, 1960). Mariat und Gardini-Tuesta (1959) sahen jedoch 30 Monate nach intratesticulärer Inoculation auch cutane und subcutane Läsionen. — Levaditi, Drouhet, Segrétain und Mariat (1959) beschrieben bei der gleichen Versuchsanordnung eine histiocytäre Reaktion bei der akuten und eine Riesenzellbildung bei der chronischen afrikanischen Histoplasmose.

Der Ausgang solcher Meerschweinchenversuche wird sicherlich stark von der Virulenz des benutzten Pilzstammes beeinflußt. So konnten Seeliger und Gardini-Tuesta (1961) (unveröffentlicht) mit Hefephaseaufschwemmungen älterer Laboratoriumsstämme bei i.v. und i.p. Verabfolgung kein Angehen der Infektion erzielen. Subkulturen aus den 3 Monate später entnommenen Organen blieben steril und auch histologisch zeigten sich keine Hinweise für eine Histoplasmose.

Über weitere Einzelheiten berichten Negroni und Negroni de Bonvehi (1958), die Meerschweinchen nach Chloroformnarkose submukös in die Buccalschleimhaut und i.v. mit Hefezellen von *H. capsulatum*, Stamm Nr. 922,21 der Mykothek des Instituts Malbran, infizierten. Dies führte zu submukösen Hyperplasien. Bei Reinoculation zeigte sich keine vermehrte Empfänglichkeit der Versuchstiere. Die Autoren bezeichnen erneut die intratesticuläre Infektion als den sichersten Weg zur Erzeugung einer käsigen Orchitis, die sich im Verlauf von mehreren Monaten spontan zurückbildet.

Durch Inhalation entstehen generalisierte (Fréour und Claveleau, 1951), gelegentlich aber auch klinisch inapparente Infektionen, bei denen lediglich der Histoplasmin-Hauttest positiv wird (Larsh, 1960; Furcolow, 1961). Fütterungsversuche mit *H. capsulatum* blieben bei C-hypovitaminotischen Meerschweinchen erfolglos (Beamer, Smith und Barnett, 1944; vgl. dagegen Allen, 1949). An intrakardial infizierten Meerschweinchen stellte Mackinnon (1961) ebenfalls den weiter oben erwähnten Zusammenhang zwischen Hautbefall und Veränderungen der quergestreiften Muskulatur (Myositis) fest.

Hamster. Der Goldhamster (*Cricetus auratus*) wurde vornehmlich von französischen und belgischen Autoren benutzt. Drouhet und Segrétain (1952) erzeugten durch i.p. Injektion der Hefephase von *H. capsulatum* eine in 36—39 Tagen tödlich endende Krankheit. Hauptsächlicher Befund war auch hier die Hyperplasie des reticulo-endothelialen Systems, das die Erreger intracellulär beherbergte. Dubois und Vanbreuseghem (1953) stellten nach i.p. Verimpfung von *H. duboisii* die Bildung der für diesen Erreger typischen Formen fest. Regelmäßig befallen waren nur die thorakalen Lymphknoten, weshalb eine Ausbreitung des Erregers über die Lymphbahnen angenommen wurde. González Ochoa und Navarrete (1956) stellten bei Hamstern eine größere Empfänglichkeit als bei Mäusen fest und empfahlen die intratesticuläre Infektion. Zu ähnlichen Schlüssen kamen Drouhet und Schwarz (1956). O'Hern (1961) erzeugte auch durch subcutane Impfung bei 108 Hamstern disseminierte Infektionen. In den Versuchen von Tsubura, Okudaira, Baum, Schwarz und Artis (1962) besaßen von Menschen, Hunden und aus dem Erdboden isolierte *Histoplasma*-Stämme die gleiche Pathogenität für Hamster. Propylenglykol in höheren Konzentrationen als sie nach Inhalation zur Gewinnung von Sputum erreicht werden, beeinflußt nach Artis und Baum (1964) den Erfolg der Hamsterinoculation nicht. Das genannte Mittel zeigte daher auch keinerlei therapeutische Wirkung bei der durch i.p. Infektion erzeugten Histoplasmose des Hamsters.

Tochterstämme von *H. capsulatum* zeigten nach Rekultivierung aus Hamstergewebe eine gegenüber dem Mutterstamm etwas verminderte Virulenz, obwohl diese Varianten in vitro schneller wuchsen (O'HERN, 1964). Zunächst war vermutet worden, daß diesem Phänomen eine Resistenzänderung der Versuchstiere zugrunde liegt (O'HERN, 1961); auch wird die Möglichkeit eines interferonähnlichen Effektes in Erwägung gezogen (O'HERN, 1963).

Weitere Untersuchungsbefunde an meist i.p.infizierten Tieren stammen von DUBOIS und VANBREUSEGHEM (1956), DROUHET und SCHWARZ (1956), SCHWARZ und DROUHET (1957). WANG, SCHWARZ und BAUM (1958), CAMAIN, BERTE, KLEFSTAD-SILLONVILLE, MAFART und VILASCO (1958), MARIAT und GARDINI-TUESTA (1959), VAN LAETHEM, THYS und VANBREUSEGHEM (1959) und OKUDAIRA und SCHWARZ (1962).

Kaninchen. Erste Versuche an Kaninchen gehen ebenfalls auf NEGRONI (1940) zurück. Nach HAZEN und TAHLER (1950) entsteht durch i.v. Einspritzung eine generalisierte Infektion mit nekrotisierenden Sekundärknoten in der Haut. FARID und BARCLAY (1959) verfolgten das Schicksal eingebrachter *Histoplasma*-Sporen im vascularisierten Bindegewebe der Kaninchenohrkammer.

Nach SINGER und LAWTON SMITH (1964) ist das klinische Bild der experimentellen Histoplasmose der Kaninchenhornhaut vom Applikationsort abhängig. Durch Injektion der Erreger ins Stroma wurden Bilder erzeugt, die der Keratitis phlyctaenulosa bzw. interstitialis des Menschen ähnelten. Dagegen traten nach intraepithelialer Inoculation Krankheitsbilder im Sinne einer Keratitis dendritica oder disciformis auf (s. auch S. 131).

Ratten. Obwohl bei der Ratte natürliche Infektionen gehäuft vorkommen (EMMONS, MORLAN und HILL, 1939, 1949; EMMONS, BELL und OLSON, 1947; EMMONS und ASHBURN, 1948), wurde sie nicht häufig zur experimentellen Infektion benutzt. Nach NEGRONI (1940) soll das Tier für die i.p. und intratesticuläre Infektion sogar ziemlich wenig empfänglich sein. MIDDLETON, McVICKAR und PETERSON (1950) erzeugten dagegen durch i.v. Injektion von 4×10^7 Hefezellen bei weißen Ratten letale Infektionen. OKUDAIRA und SCHWARZ (1962c) beobachteten nach Inoculation der Vorderkammer des Rattenauges eine Ophthalmitis. Durch Histoplasmin und abgetötete *Histoplasma*-Zellen wurde eine ophthalmitische Reaktion nur bei sensibilisierten Tieren hervorgerufen. Nach Beimpfung des artifiziellen subcutanen Emphysems entwickelte sich eine nicht letale Infektion mit subcutanen Granulomen und Dissemination in die inneren Organe (OKUDAIRA und SCHWARZ, 1962b).

Rinder und andere große Haustiere. Das Rind bleibt — ebenso wie die erwähnten Kleintiere — von natürlichen Infektionen nicht verschont (MENGES und KINTER, 1959). SASLAW, MAURICE, COLE und CARLISLE (1960) beobachteten nach intratrachealer Inoculation der Hefephase von *H. capsulatum* bei Rindern, Pferden, Schweinen und Schafen eine nicht letal endende Infektion. Nur ein i.v. inokuliertes Pferd erlag der Infektion.

Vögel. MENGES und HABERMANN (1955) waren bei Infektionsversuchen an 24 Hühnerküken wenig erfolgreich. Die Rückzüchtung des Erregers gelang nur bei einem intrakardial mit massiven *Histoplasma*-Dosen inokulierten und innerhalb von 21 Tagen zugrunde gegangenen Tier. Bei den anderen schienen nur positive Haut- und Seroreaktionen für eine Auseinandersetzung mit dem Erreger zu sprechen; klinisch und pathologisch-anatomisch wurden jedoch keine Veränderungen entdeckt. SCHWARZ, BAUM, WANG, BINGHAM und RUBEL (1957) stellten fest, daß *H. capsulatum* bei i.v. infizierten Tauben bis zu 45 Tage lang nachweisbar bleibt. Mit den Faeces wurde der Erreger nicht ausgeschieden. Auch diese Tiere wurden klinisch nicht krank. SMITH und JONES (1962) erzeugten bei Tauben, die bei 13° C gehalten wurden, nach Inoculation der Vorderkammer eine granulomatöse Uveitis, wogegen sich bei Zimmertemperatur keine Infektion entwickelte.

Tewari und Campbell (1965) isolierten *H. capsulatum* aus den Federn von drei von vier i.v. bzw. subcutan mit der Hefephase des Pilzes infizierten Küken. Die Autoren vermuten, daß Vogelgefieder wegen seiner relativ niedrigen Temperatur auch unter natürlichen Bedingungen als Standort für *H. capsulatum* und damit als Infektionsquelle in Frage kommt.

Wechselwarme Tiere. Bei poikilothermen Tieren konnte die bereits vorstehend erwähnte Temperaturabhängigkeit der Infektion mehrfach bewiesen werden. In den Versuchen von Meyers und Sherwoods (1951) ging bei Fröschen (*Rana pipiens*), die bei 33⁰ C gehalten wurden, die i.p. Infektion mit einer Sporensuspension von *H. capsulatum* nicht an, während eines von vier auf gleiche Weise inokulierten, bei 25⁰ C gehaltenen Tieren an einer generalisierten Infektion erkrankte. In den Abstrichen von Leber und Nieren wurden Hefephasezellen gefunden. Pine und Peacock (1958) hatten bei Versuchen an 25 Kröten (*Bufo marinus*) mit der Mycel- oder Hefephase von *H. capsulatum* so gut wie keinen Erfolg.

Rippon und Scherr (1959) und Scherr und Rippon (1959) studierten die Umwandlung der beiden Phasen von *H. capsulatum* in vivo, und zwar in Fröschen (*Rana pipiens*) und Eidechsen (*Sceloporus undulatus* und *Eumeces fasciatus*), in Abhängigkeit von der Umgebungstemperatur.

Die Tiere wurden nach i.p. Injektion der Mycel- und Hefephase von *H. capsulatum* bei 25⁰, 30⁰ oder 37⁰ C gehalten. Autopsien wurden nach dem Exitus der Tiere oder 22 Tage post inf. durchgeführt. Bei 37⁰ C starben die Frösche innerhalb von 24 Std. Bei 25⁰ und 30⁰ C bildeten sich im Verlauf der Versuchszeit Läsionen vor allem der Leber aus, die den Erreger trotz Inoculation mit beiden Phasen von *H. capsulatum* nach Ablauf von 15 Tagen alle in der Mycelphase enthielten. Nach Inoculation der Mycelphase und Inkubation der Tiere bei 37⁰ C wurde dagegen stets Umwandlung in die Hefephase beobachtet.

Histoplasmose des Auges. Nachdem Woods und Wahlen (1960) (cf. Am. J. Ophth. 49, 205, 1960) die Vermutung geäußert hatten, daß *H. capsulatum* beim Menschen eine benigne Uveitis und Maculaläsionen erzeugen könnten, gingen Smith, Singer, Goldwyn, Kulvin und Pinnas (1964) sowie Smith und Singer (1964) dieser Frage durch Tierexperimente an der Haustaube (*Columba livia*), am Kaninchen, Eichhornäffchen (*Saimiri sciurea*) und Eulenaffen (*Aotus trivirgatus*) nach.

1 ml der in Pines Medium für 4 Tage bei 37⁰ C gezüchteten Hefephasezellen wurden nach gründlichem Waschen in Verdünnungen von 1:10 bis 1:100 appliziert. Dabei wurden 0,01 bis 0,02 ml der Suspension mit dünnsten Nadeln (Nr. 30) direkt in die gewünschte Stelle des rechten Auges injiziert, nachdem dieses mit einer 0,5%igen Proparacain-Lösung örtlich betäubt worden war.

Infolge der hohen Körpertemperatur der Tauben (41—42⁰ C) ging die Infektion in keinem Falle an. Erst wenn die Tiere im Kühlraum bei 13⁰ C gehalten wurden, entstand eine akute, schnell fortschreitende, granulomatöse Iridocyclitis. Ein ähnliches Ergebnis ließ sich bei Tauben in Raumtemperatur aber auch erzielen, wenn diese gleichzeitig mit der Infektion Corticosteroide erhielten.

Bei Kaninchen entstand — übereinstimmend mit früheren Beobachtungen von Day (1949) — eine rasch fortschreitende granulomatöse Iridocyclitis, deren Verlauf so typisch war, daß sie als ausgezeichnetes Hilfsmittel zur Kontrolle der Infektionsdosis und Virulenz der Pilzzellen angesehen werden kann.

Während ein früherer Bericht von Hill und Marcus (1957) erwähnt, daß die Affenart *Macacus irus* hochresistent gegen *H. capsulatum* ist, gelang es Smith und Singer (1964), bei den beiden oben genannten Arten eine *Histoplasma*-bedingte interstitielle, sklerosierende und Phlyktänen-Keratitis sowie eine Retinochorioiditis zu erzeugen.

Immunologische Erscheinungen bei der experimentellen Histoplasmose. Das Ausmaß der Histoplasmosedurchseuchung in Endemiegebieten ist durch immun-

9*

biologische Verfahren (Histoplasmin-Hauttest, Komplementbindungsreaktion) bestimmt worden (vgl. Edwards und Klaer, 1956; Conant, Smith, Baker, Callaway und Martin, 1958; Seeliger, 1958, 1963). In Tierversuchen wurde vielfach versucht, die Spezifität und den diagnostischen wie prognostischen Wert der Seroreaktionen zum Nachweis sessiler und humoraler Antikörper abzuklären.

Das Interesse galt dabei zunächst dem *Histoplasmin*-Hauttest. Howell (1947) prüfte experimentell infizierte Meerschweinchen mit drei verschiedenen Histoplasminchargen und konnte zeigen, daß es durch geeignete Verdünnung des Kulturfiltrates (Histoplasmin) gelingt, die häufigen Kreuzreaktionen mit Blastomycin (Hefephaseaufschwemmung von *Blastomyces dermatitidis*, s. S. 145) auszuschalten. In weiteren Versuchen wurde festgestellt, daß Meerschweinchen nicht nur durch die experimentelle Infektion, sondern auch durch wiederholte intradermale Injektion von Histoplasmin sensibilisiert werden können (Howell, 1948a). Furcolow und Ruhe (1949) kamen aufgrund von Histoplasmin-Hauttesten bei Rindern in Kansas zu dem Schluß, daß es bei diesen Tieren einen ähnlichen Grad der Durchseuchung wie beim Menschen geben muß. Scheff und Pfeiffer-Scheff (1950) beobachteten bei Kaninchen mit experimenteller generalisierter Histoplasmose positive Hautreaktionen im Zeitraum von 10 bis 78 Tagen nach der Infektion.

Dyson (1955) sowie Dyson und Evans (1955) benutzten für ihre Hautteststudien an experimentell infizierten Kaninchen und Meerschweinchen nicht Histoplasmin (= Kulturfiltrat der Mycelphase), sondern eine abgetötete Hefephaseaufschwemmung. Ein relativ spezifisch reagierendes Antigen wurde durch Versetzen des Überstandes von Hefephasenkulturen mit 50—75% Äthanol gewonnen. Nach Schlaegel, Swinton, Weber und Moorman (1965) entwickelt sich bei Kaninchen, denen Mycelphase- oder Hefephase-Histoplasmin in den Glaskörper bzw. oberhalb der Aderhaut des Auges injiziert wurde, eine Endophthalmitis. Das Ausmaß der endophthalmitischen Reaktion war durch vorhergehende intracutane Histoplasmininjektionen zu beeinflussen, und zwar wurde die Endophthalmitis durch die intracutane Injektion von Hefephase-Histoplasmin verstärkt und durch Injektion von Mycelphase-Histoplasmin unterdrückt. Eine positive Histoplasminreaktion kann nach Ergebnissen von Asgari und Conant (1964) bei epidemiologischen Erhebungen im Iran und bei Tierversuchen an Meerschweinchen auch durch Befall mit *Chrysosporium*-Arten, z. B. *Chrysosporium keratinophilum*, bedingt sein. Nach Johnson und Scherago (1960) ist etwa parallel mit dem Auftreten positiver Hautreaktionen auch eine Sensibilisierung der Leukocyten experimentell infizierter Meerschweinchen gegen Histoplasmin nachweisbar. Die frühesten Anzeichen dieser Sensibilisierung bestehen in der Immobilisation der Leukocyten.

Nach Negroni und Negroni de Bonvehi (1958) erwirbt der gesamte Organismus infizierter Meerschweinchen eine Überempfindlichkeit, die sich unter anderem auch dadurch manifestiert, daß sich bei i.p. Reinoculation etwa einen Monat nach der Erstinfektion die Symptome eines anaphylaktischen Schocks — wenn auch in verlangsamtem Ablauf — einstellen.

Die Bedeutung der Komplementbindungsreaktion (KBR) für die Diagnostik der Krankheit bewiesen Salvin (1947) und Hazen und Tahler (1948) an i.v. infizierten Kaninchen und i.p. inokulierten Meerschweinchen. Scheff und Pfeiffer-Scheff (1950) stellten fest, daß die KBR bei experimentell infizierten Kaninchen länger als 206 Tage lang positiv blieb. Als diagnostisch wertvoll erwies sich auch der Präcipitintest bei experimentell infizierten Kaninchen (Pates, 1948), weniger bei Mäusen, Hamstern und Meerschweinchen (Salvin, 1954).

Nach MARKOWITZ (1964) laufen die Präcipitin- und Komplementbindungstiter beim Kaninchen parallel. Sie erreichen ihr Maximum eine Woche nach Absetzen der Immunisierung und fallen dann schnell ab. Durch formolisierte *H. capsulatum*-Antigene sind beim Kaninchen keine meßbaren Präcipitintiter zu erzielen, wogegen mit Lebendantigen (2,2 mg Trockengewicht/ml physiologischer Kochsalzlösung; fünf i.v. Injektionen in wöchentlichem Abstand) Antikörperspiegel erreicht wurden, die 1 mg N/ml Serum entsprachen (MARKOWITZ, 1964).

Nach COZAD (1958) kann auch durch Agglutinationsreaktionen mit Hefephasenantigen der Infektionsverlauf bei Kaninchen serologisch kontrolliert werden. Die Agglutinationstiter stiegen in der ersten Woche post inf. steil an, erreichten am Ende der zweiten Woche ihr Maximum und wurden nach 9 Wochen wieder negativ. Allerdings traten auch hier Kreuzreaktionen gegen *B. dermatitidis* auf.

Besonderes Interesse konzentrierte sich auf die Frage der natürlichen Resistenz und der erworbenen Immunität. SASLAW und SCHAEFER (1955) stellten z. B. bei weiblichen Mäusen eine geringere Empfänglichkeit für die experimentelle Infektion mit *H. capsulatum* fest als bei männlichen Tieren. Weibliche Mäuse entwickelten eine Resistenz gegen geringe letale *Histoplasma*-Dosen im Alter von 8 Wochen, gegen höhere letale Dosen im Alter von 9 Wochen. Männliche Tiere wurden dagegen erst von der 10. bzw. 17. Woche ab resistent. Die experimentelle Histoplasmose nach i.p. Infektion schützt Mäuse überraschenderweise gegen die i.p. Inoculation von *Rickettsia typhi* (SALVIN und BELL, 1959). Dieser antagonistische Effekt beruht nicht auf spezifischen Antikörpern. Nach Infektion mit *H. capsulatum* ist bei Mäusen andererseits eine erhöhte Empfindlichkeit gegenüber dem Endotoxin von *Salmonella typhi* feststellbar (BOX und BRIGGS, 1961).

Versuche zur aktiven Immunisierung begannen mit SALVIN (1953). Die i.p. Verabfolgung von formolisierten Hefephasezellen und Kulturfiltraten der Mycel- und Hefephase war wirksam. Die i.p. Gabe von abgetöteten Hefezellen 6 Tage vor der intracerebralen Infektion schützte die Mäuse z. B. gegen die 300 bis 400 fache LD_{50} von *H. capsulatum*. Eine Kreuzimmunität gegen die Infektion mit *B. dermatitidis* trat nicht auf. Demgegenüber stellten SALFELDER und SCHWARZ (1964) bei Mäusen, die mit subletalen Infektionsmengen von *H. capsulatum* immunisiert worden waren, bei nachfolgender intravenöser Infektion mit tödlichen Mengen von *H. capsulatum* und *H. dermatitidis* fast die gleiche Schutzwirkung (nur 7 bzw. 9% Todesfälle) fest. Das Ausmaß der pathologisch-anatomischen Veränderungen war jedoch bei den überlebenden Tieren je nach der zur Infektion verwendeten Pilzart verschieden. Bei den mit *H. capsulatum* immunisierten und mit B. *dermatitidis* infizierten Tiere trat eine ähnlich starke Dissemination wie bei den nicht immunisierten Kontrolltieren auf, während bei den mit *H. capsulatum* immunisierten und mit dem homologen Stamm infizierten Tieren die histologisch faßbaren Organveränderungen gegenüber den Kontrolltieren deutlich verringert waren.

Mit einer hitzegetöteten Hefephasevaccine kamen SCHAEFER und SASLAW (1954) an i.p. infizierten Mäusen zu ähnlichen Ergebnissen. SALVIN (1955a) entdeckte die immunisierende Wirkung subletaler Mengen i.p., intranasal, intracerebral, i.v. und subcutan applizierter *H. capsulatum*-Zellen gegen eine intracerebrale Infektion mit letalen Dosen. Auch hier wurde keine Kreuzimmunität gegen *B. dermatitidis* und *C. albicans* festgestellt. Milde, nicht letale Infektionen mit *H. capsulatum* schützen offenbar gegen eine Reinfektion. Später (SALVIN, 1955b) stellte sich jedoch heraus, daß die Infektion mit subletalen Dosen von *H. capsulatum* nicht nur zur Immunisierung, sondern bei nachfolgender i.p. Inoculation einer zum

Tode führenden Pilzdosis häufig auch zu Frühtodesfällen innerhalb von 48 Std führt; diese sind als Überempfindlichkeitsreaktionen zu deuten. Grayston und Salvin (1956) fanden bei einem Vergleich zwischen der Immunisierung mit abgetöteten Hefezellen und mit subletalen Infektionsdosen lebender Hefezellen bei nachfolgender intracerebraler Infektion keine wesentlichen Unterschiede. Gegen eine intranasale Infektion schützte jedoch nur die Immunisierung mit lebenden Zellen (vgl. auch Salvin, 1956; Rowley und Huber, 1956). Virulente und weniger virulente Stämme sollen die gleiche immunisierende Wirkung haben (Hill und Marcus, 1959a). Doch ist die Wirkung von unzerstörten Pilzzellen besser als die Verwendung von *Histoplasma*-Polysacchariden (Knight, Hill und Marcus, 1959). Das immunisierende Antigen hat seinen Sitz in der Zellwand (Salvin und Ribi, 1955). Nach Hill und Marcus (1957) besteht die Immunität vor allem in cellulärer Abwehr durch mononucleäre Zellen. Mit Hilfe der Isotopenmethode wurde nachgewiesen, daß nach Immunisierung eine vermehrte intracelluläre Verdauung der Erreger in den Makrophagen stattfindet, die von der Menge der zirkulierenden Antikörper unabhängig ist (Hill und Marcus, 1959b, 1960). Leukocyten sind dabei nicht beteiligt (Salvin, 1958).

Nach Howard (1965) ist die Generationszeit von *H. capsulatum*-Stämmen in Säugetier-Histiocyten unter verschiedenen Bedingungen auffällig konstant. Zum Beispiel fand sich kein Unterschied in der Generationszeit von *H. capsulatum* in Meerschweinchen- und Mäuse-Histiocyten. Das intracelluläre Wachstum während der ersten 24 Std nach Phagocytose in Mäuse-Histiocyten wurde durch vorherige Exposition der Pilzzellen gegen spezifische Antikörper und Komplement nicht beeinflußt. Das gleiche galt für das Wachstum in den Histiocyten immunisierter Mäuse und Meerschweinchen. Auch hier blieb die vorherige Exposition der Pilzzellen gegen Hyperimmunseren und Komplement wirkungslos.

Infektionsverlauf unter medikamentöser Behandlung. Die meisten Versuche zur therapeutischen Beeinflussung der experimentellen Histoplasmose blieben erfolglos. Conant, Smith, Baker, Callaway und Martin (1958) führen unter den erfolglos geprüften Mitteln Jodsalze, Schwermetalle, Neoarsphenamin, Sulfonamide, Candicidin, Actidion, Streptomycin und die Röntgenbestrahlung auf.

Levy (1945) konnte durch Natriumjodid, Neostam, Fuadin, Sulfanilamid, Proflavin, Thymol und Natriumpropionat die experimentelle Histoplasmose bei Mäusen therapeutisch nicht beeinflussen. Streptomycin ist nach Campbell und Saslaw (1951a) ebenfalls wirkungslos. Mit einer täglichen i.p. Medikation von 0,6—0,75 mg Atebrin konnten Campbell und Saslaw (1951b) die Überlebensrate experimentell infizierter Mäuse verdoppeln. Kulturell blieb der Erreger jedoch nachweisbar. Lag der Therapiebeginn eine Woche nach der Infektion, zeigte sich keine Wirkung. Mayer, Konopka, Geftic und Tanzola (1955) und Mayer, Eisman, Geftic, Konopka und Tanzola (1956) erzielten mit der Beimengung verschiedener Sulfonamide zum Futter bei Mäusen, die mit letalen Dosen von *H. capsulatum* infiziert worden waren, eine gute Wirkung. Candicidin ist nach Kligman und Lewis (1953) kaum, nach Solotorovsky, Quabeck und Winsten (1958) gegen die experimentelle Mäusehistoplasmose gut wirksam. Mit Eleucin konnten letztgenannte Autoren die Infektion nicht beeinflussen. Nach Emmons und Haberman (1953) verlängerte Askosin die Überlebenszeit experimentell infizierter Mäuse und reduzierte die Pilzkeimzahlen in Leber- und Milzgewebe; die therapeutischen Gaben erreichten dabei jedoch die Toxicitätsgrenze. Die Substanzen p-Methoxy-β-Methyl-β-Nitrostyren und β-Methyl-β-Nitrostyren erwiesen sich in vivo als unwirksam (Evans, Haines, Curtis, Bocobo, Block und Harrell, 1956). Das gleiche gilt für Griseofulvin (Emmons, 1960). Dagegen schützte die antimykotische Substanz X-5079 C, in einer Dosierung von 5 mg pro kg nur 7 Tage lang verabfolgt, Mäuse gegen eine letale Dosis von *H. capsulatum*-Zellen. Die Gewebe der Tiere waren nach dieser Behandlung jedoch noch nicht keimfrei. Dies trat erst bei 10,8 mg pro kg und Tag ein.

Mit Nystatin (Mycostatin) wurden bei der experimentellen Histoplasmose mehrfach gute Erfolge erzielt. Campbell, Hodges und Hill (1953/54, 1954) erreichten mit einer zweimal täglich subcutan 4 Tage lang verabfolgten Dosis von 1 mg Nystatin eine deutliche Verringerung der Letalität bei Mäusen. Selbst wenn die Therapie mit geringeren Dosierungen (0,75 und 0,5 mg) erst 7 Tage nach der Infektion eingeleitet wurde, betrug die Überlebensrate noch 35—60% bei vergleichsweise 11,8% der unbehandelten Kontrolltiere. Zu ähnlichen Ergebnissen kamen DROUHET und SCHWARZ sowie DROUHET, SCHWARZ und BINGHAM (1956) an Hamstern und Mäusen und SOLOTOROVSKY, QUABECK und WINSTEN (1958) bei Mäusen. Das Mittel ist jedoch bei der menschlichen Histoplasmose wirkungslos.

Die eindrucksvollsten Ergebnisse wurden bislang mit Amphotericin B erzielt. STEINBERG, JAMBOUR und SNYDAM (1955/56) stellten fest, daß Amphotericin B in niedrigerer Dosis als Amphotericin A wirkt und auch eine geringere Toxicität besitzt. Nach LOURIA, FEDER und EMMONS (1956/57) setzt Amphotericin B, in einer Dosierung von 15—150 mg pro kg Körpergewicht und Tag i.p. oder oral verabfolgt, die Letalität bei experimentell infizierten Mäusen drastisch herab. Die Gewebe wurden dabei in einem hohen Prozentsatz wieder steril. DROUHET (1958) sah eine ähnlich günstige Wirkung bei Mäusen und Hamstern, die mit *H. duboisii* infiziert worden waren, nach einer täglich i.p. verabfolgten Dosis von 2—8 mg. In den Versuchen von EMMONS und PIGGOTT (1959) erwies sich allerdings eine Dosis von 2,2 mg/kg bereits als toxisch, und zwar vor allem bei Mäusen mit experimenteller Histoplasmose. Diese Dosierung führte jedoch auch zu einer kulturell bestätigten völligen Ausheilung der überlebenden Tiere, wogegen eine Dosierung von 1,4 mg von kolloidal verteiltem Amphotericin B pro kg keine solche Wirkung zeigte. Nach CAMPBELL und HILL (1959/60) führt schon eine Gesamtdosis von 70 mg Amphotericin B zur Verlängerung der Überlebenszeit und des weiteren zur völligen Ausheilung. Dieser Effekt trat auch ein, wenn die Therapie erst vier, manchmal sogar 10 Tage nach der Infektion eingeleitet wurde. Zu prinzipiell ähnlichen Ergebnissen kamen BAUM, RUBEL und SCHWARZ (1956) und BAUM, SCHWARZ und WANG (1958) bei Hamstern und BOX und McSHAN (1960) bei Mäusen.

PROCKNOW und RAY (1962) prüften den Einfluß von i.v. verabfolgtem Amphotericin B auf die experimentelle Infektion der Kaninchenohrkammer mit der Mycelphase von *H. capsulatum*. Eine Therapie unmittelbar nach der Infektion führte zur schnellen Unterdrückung der Entzündungserscheinungen, während die 10 Tage nach der Inoculation eingeleitete Medikation erst innerhalb von weiteren 2 Tagen zur Wirkung kam.

Infektionsverlauf unter zusätzlichen Schädlichkeiten. Zur Resistenzminderung der Versuchstiere wurden verschiedene Wege beschritten. CAMPBELL und SASLAW (1950) und STRAUSS und KLIGMAN (1951) sahen nach Suspendieren des Erregers in 5%iger Mucinlösung eine weitaus größere Anzahl letaler Infektionen bei i.p. inokulierten Mäusen als bei Verwendung von physiologischer Kochsalzlösung. Nach BRANDT (1950) führt eine Röntgenbestrahlung mit 800 r einige Stunden vor der i.p. Inoculation bei weißen Mäusen, Wüstenspringmäusen und Meerschweinchen zur Dissemination der Infektion.

Häufige Verwendung hat auch bei der experimentellen Histoplasmose das Cortison gefunden. KÖNIGSBAUER (1953) ermittelte z.B., daß die tägliche i.p. Injektion von 50 mg Cortison pro kg Körpergewicht bei weißen Ratten die Dissemination der Infektion begünstigte. ACTH war in einer Dosis von 30 mg pro kg Körpergewicht und Tag wirkungslos. PRIOR, SASLAW und COLE (1954) erreichten bei Hunden durch intratracheale Injektion der Mycelphase von *H. capsulatum* zusammen mit Cortison ein Angehen der Infektion (vgl. auch COLE, 1955). Dagegen stellten VOGEL, MICHAEL und TIMPE (1955) bei Meerschweinchen nach 45tägiger i.p. Behandlung mit 5 mg Cortison keinen Unterschied in der Morbidität und der Letalität zu den unbehandelten Kontrolltieren fest. Nach SMITH und JONES (1962) geht die *Histoplasma*-Infektion der Vorderkammer bei Tauben unter der Behandlung mit verschiedenen Steroiden unabhängig von der Umgebungstemperatur stets an (vgl. auch S. 131).

Den Einfluß von Cortison auf die experimentelle Mäusehistoplasmose untersuchten BAUM, ADRIANO und SCHWARZ (1954) sowie LOURIA, FALLON und BROWN (1960). Danach wird deren Verlauf unter täglicher Dosierung von 0,1—2,5 mg Cortison viel weniger beeinflußt als z. B. die experimentelle *Candida*-Mykose.

Nach FOX, MALEWITZ, SHOWERMAN und ROSS (1960) verlängern oestrogene Hormone (Diäthylstilboestrol und Chlorotrianisen) die Überlebenszeit experimentell infizierter Mäuse.

Ein ungereinigter, hitzestabiler Extrakt aus *Listeria monocytogenes*, der die Empfänglichkeit von Laboratoriumstieren gegenüber zahlreichen bakteriellen Infektionen erhöht (= mortality enhancing factor, MEF), wurde von WOODROW und VALENTINE (1965) bei der experimentellen Histoplasmose geprüft.

Aufschwemmungen mit 0,45—14,5 mg Trockengewicht MEF wurden gleichzeitig mit $2,8 \times 10^7$ Hefezellen des Scritchfield-Stammes von *H. capsulatum* Mäusen und Hamstern i.p. injiziert. Die meisten Tiere starben bereits innerhalb von 15 Tagen. Auch bei i.p. Verabreichung von ungefähr 10^5 lebensfähigen Mikroconidien von zwei anderen *H. capsulatum*-Stämmen wurde die Überlebenszeit in Abhängigkeit von der applizierten Menge des *Listeria*-Extraktes verringert. Die Überlebensrate wurde jedoch im Vergleich zu den nicht mit dem *Listeria*-Extrakt behandelten Kontrolltieren nicht wesentlich beeinflußt, d.h. die Letalität der experimentellen Infektion blieb unter der MEF-Gabe gleich.

4. Entwicklung im Hühnerembryo und in der Gewebekultur

Hühnerembryo. Nach MOORE (1941 a, b) bildet sich auf der mit der Mycelphase beimpften Chorioallantoismembran die Hefephase von *H. capsulatum* aus. BRUECK und BUDDINGH (1951) empfahlen die Züchtung von *H. capsulatum* im Dottersack des bebrüteten Hühnerembryos. LARSH, SCHOLES, HINTON und SILBERG (1958) beimpften den Dottersack mit einzelnen infektiösen Partikeln der Mycelphase von *H. capsulatum*. Benutzt wurden Makro- und Mikroconidien und unverzweigte Mycelfragmente. Nur bei 8% von 571 inokulierten Hühnerembryonen ging die Infektion an. Die Teilchen mit der größten Infektiosität waren die Mycelfragmente. Auch WELSH und GUIDRY (1965) sahen bei infizierten Hühnerembryonen nur ganz geringfügige Erscheinungen, die sich — nach Meinung der Autoren infolge einer schnell eintretenden Immunität — innerhalb von 12 Tagen wieder völlig zurückgebildet hatten.

Gewebekultur. Die Entwicklung von *H. capsulatum* wurde bereits auf einer ganzen Reihe von Zellkulturen beschrieben. DUQUE (1946/47) beobachtete, daß *H. capsulatum* in der Ratten- und Kükenfibroblastenkultur intracellulär wächst. RANDALL, ORR und SCHELL (1951) fanden in einer Pferdemilzkultur von einem klinisch gesunden Tier intracellulär *H. capsulatum*-ähnliche Gebilde. RANDALL und MCVICKAR (1951) verfolgten die Entwicklung der Hefephase des Pilzes in Fibroblastenzellkulturen, die aus Hühnerembryonen und Pferdeplacentargewebe gewonnen worden waren. RANDALL und HACKNEY (1953) züchteten Milzgewebe von einem histoplasmosekranken Kind in der Gewebekultur weiter und beobachteten in den fibroblastenähnlichen Zellen, die aus den Gewebsfragmenten auswuchsen, die Entwicklung von *H. capsulatum*. Diese Befunde erschienen insofern von besonderem Interesse, als auf Gewebeschnitten von generalisierter Histoplasmose die Hefezellen nur selten intracellulär in Fibroblasten zu finden sind.

Weiterhin wurden Zellkulturen aus Mäuseperitonealexsudat verwendet. Nach HOWARD (1959 a) führt die Einsaat von 300000 Hefephasezellen zu einer weitgehenden Zerstörung der nach 24—48 Std vorwiegend aus nicht proliferierenden Makrophagen bestehenden Gewebekulturen. Selbst 30 Hefezellen erwiesen sich noch als infektiös.

Nach der Einsaat wurde ein Teil der *H. capsulatum*-Zellen von den Makrophagen phagocytiert. Die Phagocytosefähigkeit der Makrophagen blieb etwa 96 Std erhalten. Die Erreger vermehrten sich jedoch intracellulär weiter und führten schließlich den Zerfall herbei. In geringem Maße erfolgte auch extracelluläres Wachstum. Die Einsaat von *H. capsulatum* in der Mycelphase resultierte in einer raschen, aber nicht vollständigen Umwandlung in Blastosporen, Oidien und hefeähnliche Elemente.

Die beschriebenen Veränderungen sind aber offenbar nicht spezifisch; denn Hefezellen von *Saccharomyces cerevisiae* verhalten sich in der Makrophagenzellkultur aus Mäuseperitonealexsudat ähnlich wie *H. capsulatum* und wirken ebenfalls cytopathogen (HOWARD, 1959a). Die Zerstörung der Makrophagenkultur durch *H. capsulatum* kann durch Zusatz von 25 E Nystatin oder 0,1 γ Amphotericin B pro ml verhindert werden (HOWARD, 1959b). In einer Mäusezellkultur ohne reichliche Makrophagenentwicklung führt die Beimpfung mit *H. capsulatum* nicht zur Zerstörung der Zellen (RANDALL und TURNER, 1953).

LARSH, HINTON und SILBERG (1956) erzielten auf Hela-Zellkulturen die Umwandlung der Mycelphase in die Hefephase. Letztere wurde bei Weiterzüchtung im Hela-Zellkulturenerhaltungsmedium beibehalten. LARSH, SILBERG und HINTON (1956) und LARSH, HINTON und SILBERG (1957/58) prüften auch antimykotische Substanzen, wie Amphotericin B u.a., mit der Zellkulturmethode. LARSH und SHEPARD (1958) setzten der Zellkulturflüssigkeit nach Beimpfung mit *H. capsulatum* eine Reihe Tierseren zu und untersuchten deren phagocytosebeschleunigende Wirkung. Dabei erwies sich frisches Meerschweinchenserum am wirkungsvollsten. Menschliche Seren von histoplasmosekranken und gesunden Personen zeigten keine wesentlichen Unterschiede. HINTON und SILBERG (1957) empfahlen die Hela-Zellkultur als Routinemethode zur Züchtung und Identifizierung dimorpher pathogener Pilze.

Während die ersten Versuche (LARSH, HINTON und SILBERG, 1956) mit Roller-Kulturen erfolgten, zeigte HOWARD (1959), daß eine Umwandlung der Mycel- in die Hefephase auch in stationären Mäuseperitoneal-Exsudatkulturen möglich war. In Fortführung dieser Versuche benutzten WAGONER, MOREHART und LARSH (1965) stationäre Hela-Zellkulturen (hergestellt nach der Methode von SHEPARD (cf. J. Bact. 73, 494—498, 1955) und prüften die Umwandlung von vier *H. capsulatum*-Stämmen. Während das Alter des Mycels bei der Einsaat ohne Bedeutung war, zeigte sich frisches Meerschweinchenserum als Zusatz zu Hela- oder 199-Medium analogen Zusätzen von Menschen-, Pferde-, Kälber- oder Hühnerserum deutlich überlegen.

G. Nordamerikanische Blastomykose (GILCHRIST)

1. Erreger und Geschichte der tierexperimentellen Erforschung der Nordamerikanischen Blastomykose

Der Erreger der Nordamerikanischen Blastomykose ist *Blastomyces dermatitidis*, ebenfalls ein dimorpher Pilz. Bei Zimmertemperatur entwickelt sich die Mycelphase (Abb. 127) mit septierten Hyphen und runden bis pyriformen einzelligen Conidien (daher alte Bezeichnung *Monosporium tulanense*, zahlreiche weitere Synonyma) (Abb. 128). Bei 37° C entstehen auf Hirn-Herz-Infusionsagar, oder z.B. nach der Empfehlung von WEEKS (1964) auf 2%igem Baumwollsamenagar, hefeähnliche Kolonien (Abb. 129), die aus dickwandigen Sproßpilzzellen bestehen (Abb. 130—133). Diese entsprechen der Gewebsform des Erregers. Die Stellung von *B. dermatitidis* im System der Pilze ist nicht abschließend geklärt (FRÁGNER, 1958). Das Vorkommen des Pilzes im Erdboden wurde 1961 von DENTON, McDONOUGH, AJELLO und AUSHERMAN wahrscheinlich gemacht. Zur Begriffsbestimmung der Krankheit sei erwähnt, daß es sich hierbei um eine nosologisch-ätiologische Einheit handelt; die Nordamerikanische Blastomykose ist scharf von der Südamerikanischen Blastomykose (s. S. 147) zu trennen und hat nichts mit der sog. Europäischen Blastomykose (Cryptococcose) und vielen

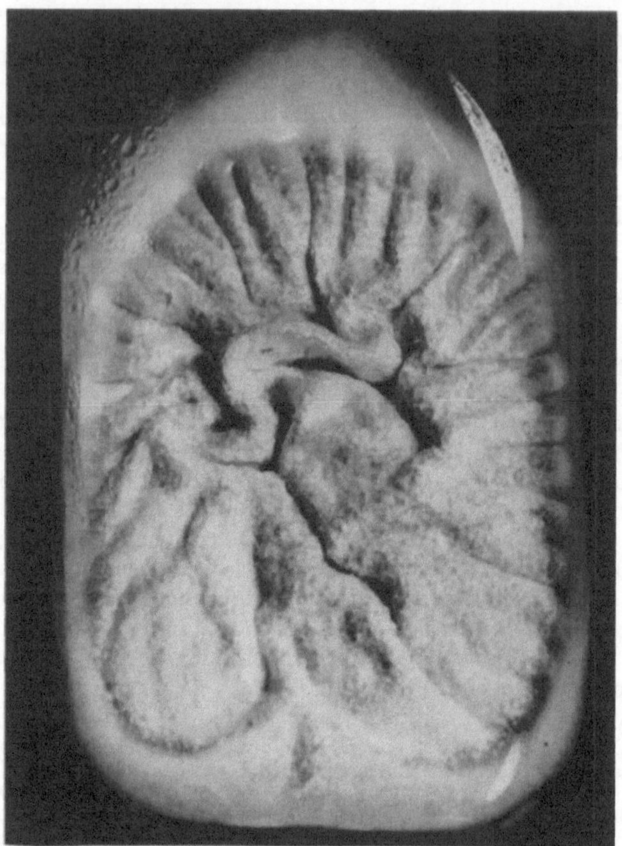

Abb. 127. Riesenkolonie der Mycelphase von *Blastomyces dermatitidis* auf Sabouraud-Dextrose-Agar nach 8wöchiger Bebrütung bei 22° C

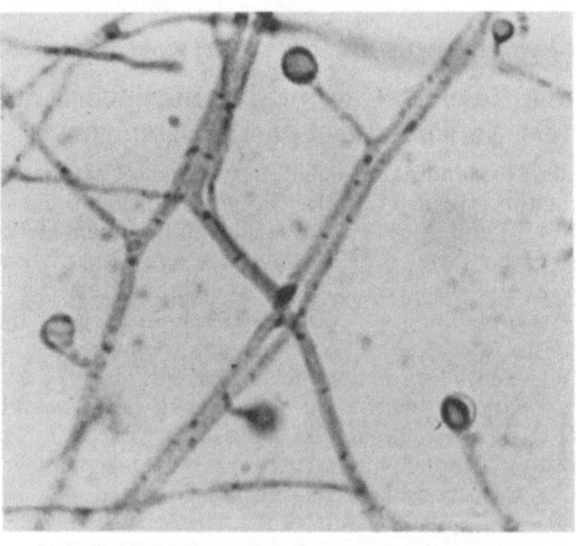

Abb. 128. *Blastomyces dermatitidis*. Mycelphase, endständige Mikroconidien (Aleuriosporen) auf aufrechten Conidiophoren (zur Verfügung gestellt von Dr. AJELLO und Dr. GEORG, CDC, Atlanta, Georgia, USA)

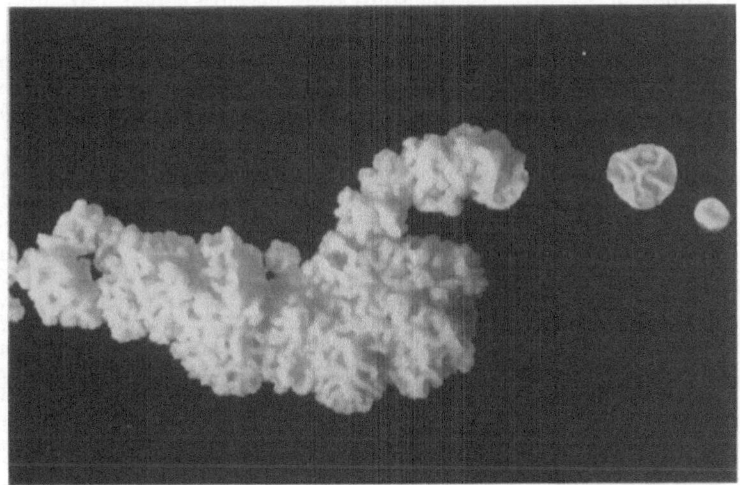

Abb. 129. Hefephasekultur von *Blastomyces dermatitidis* auf Sabouraud-Dextrose-Agar
nach 21 Tagen bei 37° C

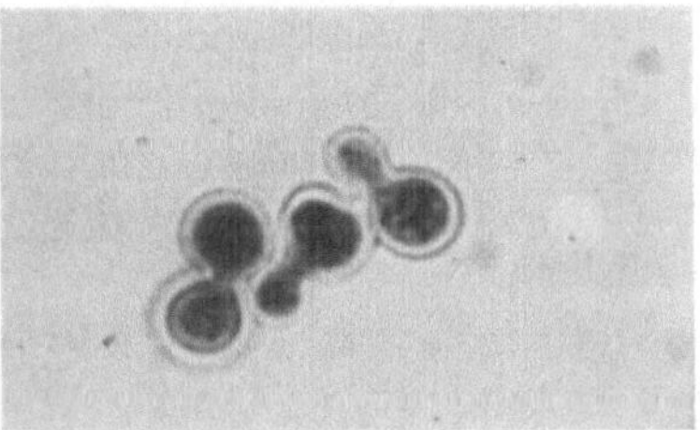

Abb. 130. Hefephase von *Blastomyces dermatitidis* (photographiert nach einem Präparat von Dr. AJELLO
und Dr. GEORG, CDC, Atlanta, Georgia, USA)

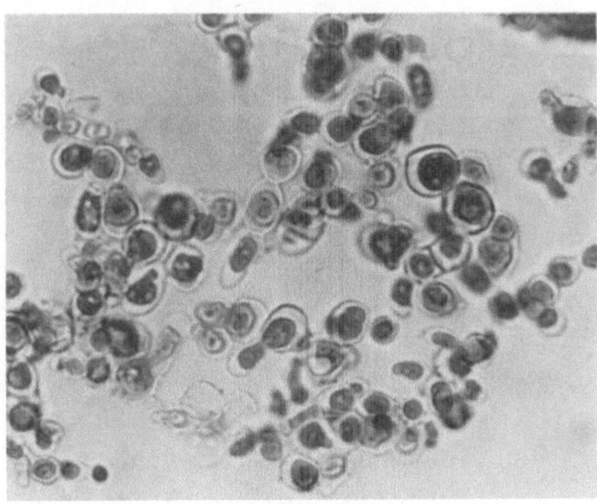

Abb. 131. *Blastomyces dermatitidis*, Hefephase nach 14 Tagen Wachstum auf Hirn-Herz-Infusions-Agar bei
37° C; Vergrößerung etwa 500fach

Fällen von früher in Europa als Blastomykose beschriebenen Candidamykosen zu tun.

Eine Übersicht über die seit 1898 durchgeführten Tierversuche gaben Buschke und Joseph (1928). Neuere Untersuchungen stammen von Michelson und Dulaney (1931), Benham (1934), de Monbreun (1935), Baker (1942), Hitch (1942), Heilman (1947), Segré-

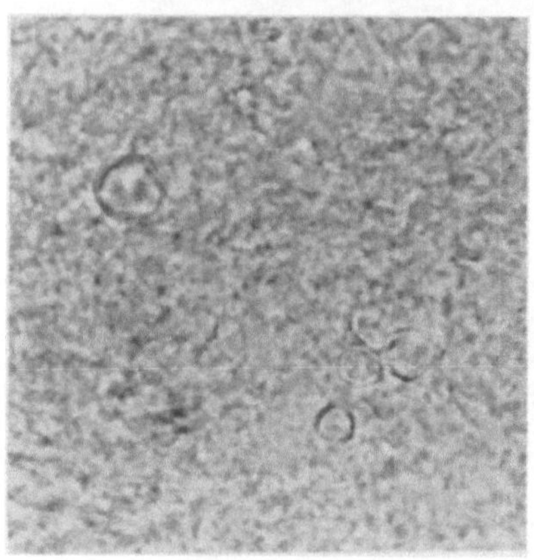

Abb. 132. *Blastomyces dermatitidis*-Gewebsphase-zellen im Eiter bei Nordamerikanischer Blastomykose (Nativpräparat, ca. 500fach)

tain und Drouhet (1955), Frágner (1958). Redaelli und Cifferri (1958) und di Salvo und Denton (1963). Pearson, Hammer, Corrigan und Hayden (1949) benutzten radioaktive Isotope, und Salvin (1952) wies bei *B. dermatitidis* lösliche Endotoxine nach. Mit der Therapie der experimentellen Blastomykose setzten sich Heilman (1952), Schwarz und Adriano (1953), West und Verwey (1954), Solotorovsky, Ironson, Gregory und Winsten (1954), Drouhet und Wilkinson (1957), Emmons (1960), Gordon und Gruft (1962) u.a. auseinander. Den immunologischen Erscheinungen bei der experimentellen Blastomykose gingen Nelson (1942), Wise (1942), Howell (1947, 1948), Hazen und Tahler (1948), Pates (1948), Friedman und Conant (1953), Dyson (1955) u.a. nach. Die Entwicklung von *B. dermatitidis* im bebrüteten Hühnerembryo beschrieben Meyer und Ordal (1946), Wachstum in Gewebekulturen Duque (1946/47) und Howard und Herndon (1960).

Tierversuche mit dem Erreger der Nordamerikanischen Blastomykose dienen gewöhnlich nur der Klärung spezieller Fragen. In der Diagnostik, d. h. zum Erregernachweis wie zur Pathogenitätsbestimmung der gezüchteten Pilze, ist der Tierversuch praktisch entbehrlich.

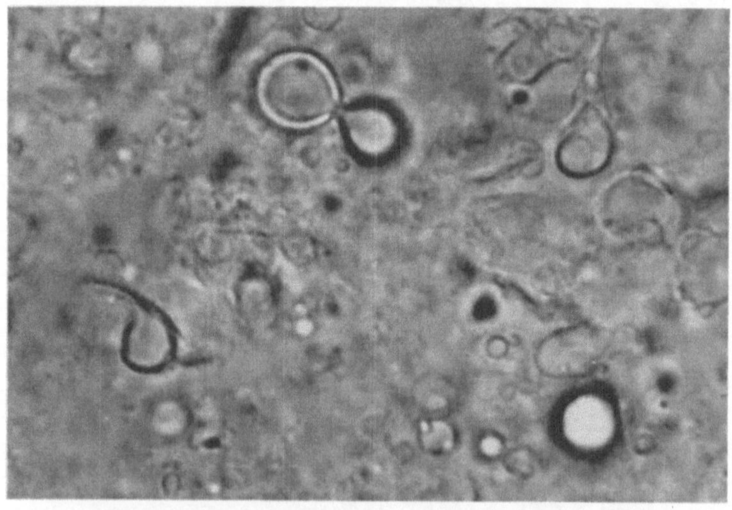

Abb. 133. Doppelwandige Sproßzelle von *Blastomyces dermatitidis* im Gewebe
(Aufnahme von Frau Dr. Heymer, Universitäts-Hautklinik, Bonn)

2. Methodik der Tierversuche

Inoculum und Infektionsdosis. Als infektiöses Inoculum kann sowohl die Mycelphase als auch die Hefephase von *B. dermatitidis* Verwendung finden. Letztere ist wegen ihrer besseren Einstellbarkeit geeigneter und leichter zu handhaben. Die Kulturen werden in üblicher Weise in physiologischer Kochsalzlösung, evtl. mit Zusatz von 5% Mucin (STRAUSS und KLIGMAN, 1951; WEST und VERWEY, 1954), suspendiert. Als Infektionsdosis werden 0,5—1 ml der nephelometrisch, photometrisch oder durch kulturelle Keimzahlbestimmung eingestellten Suspension benutzt. DROUHET und WILKINSON (1957) injizierten 0,5 ml einer Suspension, die 10^6 Hefezellen pro ml enthielt. GORDON und GRUFF (1962) stellten die Dichte des Inoculums photometrisch so ein, daß sie einer Konzentration von 4×10^6 Zellen pro ml entsprach.

Empfängliche Tiere und Infektionsmodus. Als gut geeignetes Laboratoriumstier gilt die weiße Maus, vor allem bei i.p. Infektion (BUSCHKE und JOSEPH, 1928; HITCH, 1942; HEILMAN 1947; WEST und VERWEY, 1954; GORDON und GRUFF, 1962; DI SALVO und DENTON, 1963 u.a.). Mit Erfolg benutzt wurden auch Ratten (FRÁGNER, 1958), Meerschweinchen (HOWELL, 1948; CONTI-DIAZ und MACKINNON, 1961; SEELIGER und GARDINI-TUESTA, 1961, unveröffentlicht) und Goldhamster (SEGRÉTAIN und DROUHET, 1955; DROUHET und WILKINSON 1957). BENHAM (1934) stellte fest, daß Hunde, bei denen auch natürliche Infektionen vorkommen (MENGES, McCLELLAN und AUSHERMAN, 1954; ROBBINS, 1954), und Affen sehr empfänglich sind (vgl. auch DE MONBREUN, 1935). BRAUDE, McCONNELL und DOUGLAS (1960) verwendeten Kaninchen.

In der Regel wird die i.p. Infektion angewandt. HEILMAN (1947) inokulierte *B. dermatitidis* bei Mäusen i.v., FRÁGNER (1958) bei Ratten subcutan und CONTI-DIAZ und MACKINNON (1961) bei Meerschweinchen intrakardial. Der intrathorakale Infektionsweg wurde bei Meerschweinchen erstmalig von MALDONADO und FELTON (1964) angewandt. REDAELLI und CIFERRI (1958) benutzten bei Fröschen (*Rana edulis*) ebenfalls die i.p. Applikation.

3. Ergebnisse der Tierversuche

Infektionsverlauf und pathologisch-anatomische Veränderungen. Nach BUSCHKE und JOSEPH (1928) gehen Mäuse spätestens 4 Wochen nach i.p. Injektion von 2—4 Ösen Kulturmaterial zugrunde. Bei der Sektion finden sich zahlreiche stecknadelkopf- bis linsengroße Herde auf dem Peritoneum und der Leber sowie in Milz, Nieren und der Wirbelsäule. Die Herde sind von sulziger Konsistenz und bestehen aus Reinkulturen von *B. dermatitidis*, manchmal mit Mycelbildung. Das Wirtsgewebe zeigt fast keine Reaktion (vgl. Abb. 134). FRÁGNER (1958) stellte Verlaufsstudien bei der experimentellen Mäuseblastomykose an. Bereits am 8. Tag nach i.p. Infektion fanden sich auf Leber, Milz und Peritoneum weißliche blastomykotische Herde von 1—3 mm Durchmesser. Bis zum 12. Tag hatten sich aus diesen Knötchen zahlreiche Abscesse mit einem Durchmesser von 1—2 cm vor allem in der Umgebung der Milz und an den Darmwänden gebildet. Im Absceßeiter war *B. dermatitidis* mikroskopisch und kulturell nachweisbar. Unter zunehmender Kachexie gingen die Tiere am 24. und 25. Tag nach der Inoculation zugrunde. Bei der Sektion fand sich eine generalisierte Blastomykose der ganzen Bauch- und Brusthöhle. Histologisch wurden in allen betroffenen Organen mit Fortschreiten der Infektion wachsende Blastomykoseherde mit zentraler Nekrose, in der sich zahlreiche *B. dermatitidis*-Zellen fanden, mit meist schmalem Granulomwall und schwacher leukocytärer und histiocytärer Reaktion beobachtet. Präfinal waren auch die Lungen massiv von Erregern durchwachsen. HEILMAN (1947) erzeugte letale Infektionen bei Mäusen durch i.v. Injektion der Hefe- und Mycelphase. Die Überlebenszeit der Tiere war dosisabhängig. Der letale Ausgang wurde durch embolische Pneumonien herbeigeführt. HITCH (1942) ist es nicht gelungen, bei Mäusen eine primäre Hautblastomykose zu erzeugen.

Bei Ratten erzielte FRÁGNER (1958) durch subcutane Inoculation von 0,3 ml einer Mycelphasesuspension die Bildung von Abscessen, die im Verlauf von 14 Tagen bis Linsengröße annahmen und nach 27 Tagen resorbiert waren. Spontan ausheilende Hautabscesse erzeugte DE MONBREUN (1935) auch durch subcutane und intradermale Inoculation bei Affen. Nur bei 17 von 82 i.p. infizierten Meerschweinchen beobachtete HOWELL (1948b) eine generalisierte Infektion. Auch bei den überlebenden Tieren konnte jedoch *B. dermatitidis* aus der Milz gezüchtet werden. CONTI-DIAZ und MACKINNON (1961) stellten fest, daß der Infektionsverlauf bei intrakardial infizierten Meerschweinchen weitgehend temperaturabhängig ist. Von 25 bei 10—20⁰ C gehaltenen Tieren starben 12 innerhalb von 7—34 Tagen nach der Inoculation. Autoptisch fanden sich eine noduläre Peritonitis sowie Befall vor allem des Gehirns und der Testes. 18 bei 35—37⁰ C gehaltene Tiere überlebten die Infektion ausnahmslos; bei acht Tieren waren die Erreger nach

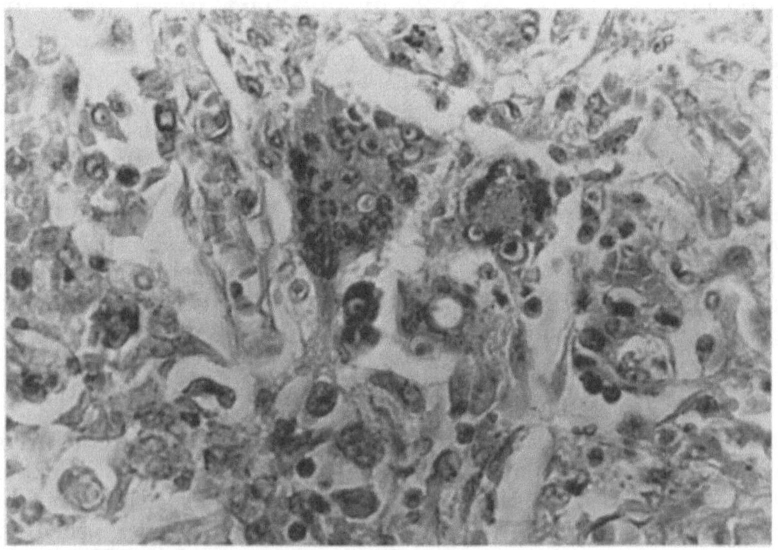

Abb. 134. Histologisches Präparat (PAS-Färbung) von Mäuseleber nach experimenteller i.p. Infektion mit der Hefephase von *Blastomyces dermatitidis*

Sektion im Gehirn noch kulturell nachweisbar. In den Versuchen von SEELIGER und GARDINI-TUESTA (1961) wurden die i.v. bzw. i.p. mit einer Hefephaseaufschwemmung geimpften Tiere bei Temperaturen um 18—20⁰ C gehalten. Die Infektion ging dabei mit Regelmäßigkeit an und führte zu typischen Gewebsveränderungen in Leber (Abb. 135) und Lunge (Abb. 136), aus der leicht die Rekultivierung der Erreger gelang (Abb. 137). Der Tod der Tiere erfolgte in 6—10 Wochen.

Nach SEGRÉTAIN und DROUHET (1955) und DROUHET und WILKINSON (1957) entwickelt sich beim Goldhamster (*Cricetus auratus*) nach i.p. Inoculation von 500000 Hefezellen eine stets letal endende generalisierte Infektion. Die pathologisch-anatomischen und histologischen Veränderungen an Peritoneum, Darmwänden, Leber, Milz, Nieren usw. entsprachen denen bei der experimentellen Mäuseblastomykose.

Nach i.p. Infektion von Fröschen (*Rana edulis*) werden lokale Granulome beobachtet (REDAELLI und CIFERRI, 1958).

PEARSON, HAMMER, CORRIGAN und HAYDEN (1949) markierten *B. dermatitidis*-Zellen vor der Inoculation mit radioaktivem Jod (J^{131}). Durch autoradiographische Untersuchungen von i.v. infizierten Laboratoriumstieren wurde festgestellt, daß *B. dermatitidis* in blastomykotischen Läsionen vom Wirtsgewebe praktisch nicht angegriffen und resorbiert wird, wogegen apathogene Pilze einer schnellen

Auflösung anheimfallen und das radioaktive Jod dann vermehrt in der Schilddrüse der Versuchstiere gespeichert wird.

Der Erfolg aller Tierversuche hängt auch bei der experimentellen Blastomykose vom Virulenzgrad der verwendeten *B. dermatitidis*-Stämme ab. DI SALVO

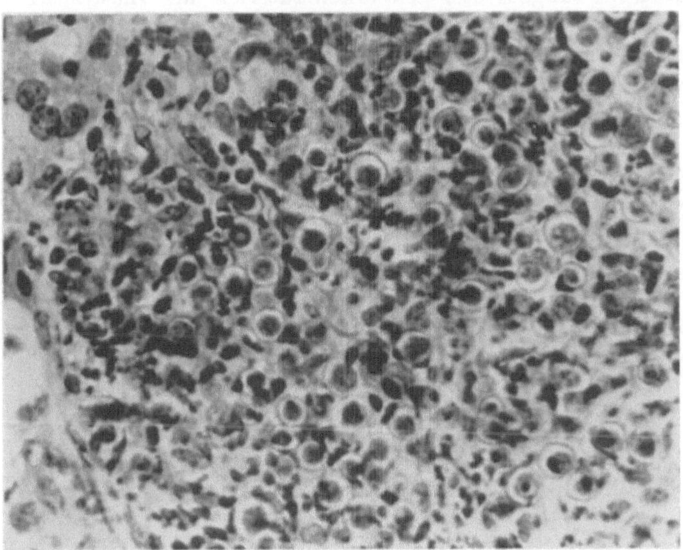

Abb. 135. Histologisches Präparat (PAS-Färbung) von experimentell mit der Hefephase von *Blastomyces dermatitidis* infizierter Meerschweinchenlunge; Vergrößerung etwa 500fach

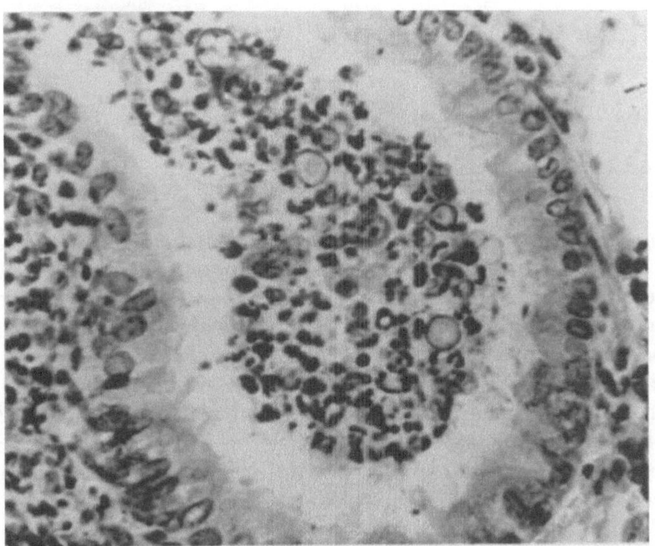

Abb. 136. Eitriges Sekret mit Hefephasezellen von *Blastomyces dermatitidis* im Bronchiolus einer experimentell infizierten Meerschweinchenlunge. Vergrößerung etwa 500fach; PAS-Färbung

und DENTON (1963) untersuchten vier Stämme von *B. dermatitidis* mit unterschiedlicher Virulenz für weiße Mäuse auf ihren Lipoidgehalt. Der zwischen 6,8 und 12,3% variierende Gesamtfettgehalt der Hefephase von *B. dermatitidis* war direkt proportional der Mäusevirulenz; doch ließ sich ein solches übereinstimmendes

Verhalten zwischen der Menge der Phospholipoide und der Virulenz nicht nachweisen.

Giftstoffe. Den Nachweis toxischer Substanzen bei *B. dermatitidis* führte SALVIN (1952). Acetongetrocknete Hefezellen von *B. dermatitidis* wurden zusammen mit 2 mg abgetöteter Tuberkelbakterien als Zusatz 21 Tage alten weißen Mäusen i.p. injiziert. Die Tiere starben innerhalb von 48 Std. Die LD_{50} betrug 1,7 mg acetongetrocknete Zellen pro Maus. Ein lösliches Endotoxin wurde im Überstand einer ultraschallbehandelten Suspension acetongetrockneter *B. dermatitidis*-Zellen in 2,5%iger oder 0,85%iger Kochsalzlösung nachgewiesen.

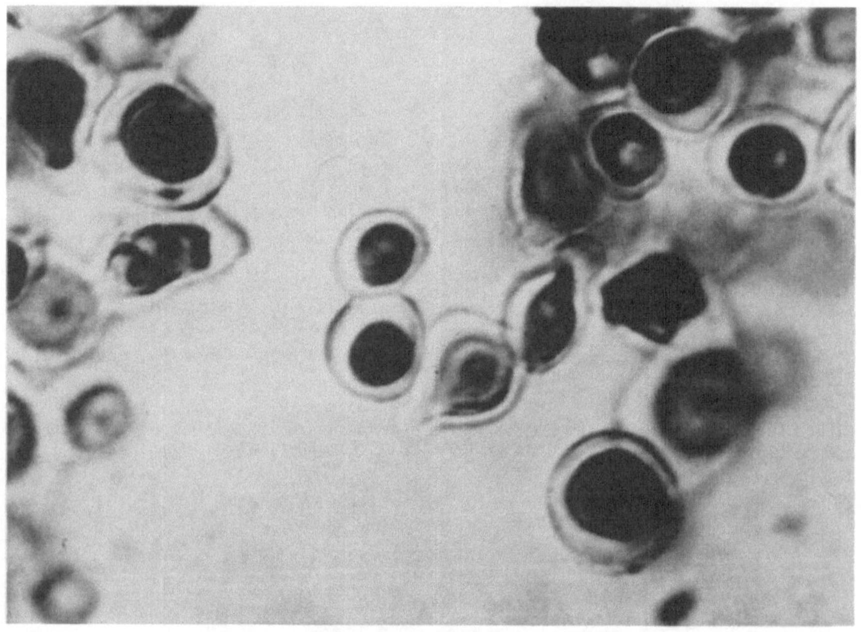

Abb. 137. Hefephase von *Blastomyces dermatitidis* auf Francis-Blut-Cystin-Agar, 14 Tage bei 37° C, reisoliert aus infiziertem Meerschweinchen; etwa 1000fach vergrößert

Immunologische Erscheinungen bei der experimentellen Blastomykose. In vielfachen Tierversuchen wurde der Frage nachgegangen, ob eine gezielte Serodiagnostik bei dieser in den USA wichtigen menschlichen Systemmykose möglich ist. Dabei galt das Interesse der Untersucher sowohl dem Nachweis der humoralen Antikörper als auch den spezifischen Hautreaktionen.

PATES (1948) stellte Präcipitinteste mit den Seren experimentell infizierter Kaninchen an. Polysaccharidfraktionen des Kulturfiltrats von *B. dermatitidis* ergaben spezifische Präcipitationen mit den Seren infizierter Tiere. HAZEN und TAHLER (1948) ermittelten mit Antiseren von i.v. infizierten Kaninchen und i.p. infizierten Meerschweinchen die Eignung der KBR zum Nachweis der Infektion. Besonders mit den Kaninchenseren wurden kräftige Reaktionen gegen ein Antigen aus unzerstörten Pilzzellen und gegen Zellextrakte festgestellt.

Mäuse, die i.p. mit 10^5 Hefezellen von *B. dermatitidis* inokuliert wurden, zeigten nach der i.v. Zufuhr einer tödlichen Dosis (10^6 Zellen) von *H. capsulatum* eine zehnmal geringere Sterbequote als die nicht vorbehandelten Tiere, nämlich 2% gegenüber 23% (SETHI, SALFELDER und SCHWARZ, 1964). Diese „Schutzwirkung" blieb aus, wenn die mit *B. dermatitidis* geimpften Tiere mit 10^6 Zellen der homologen Pilzart infiziert wurden.

Studien über Cutanreaktionen bei experimenteller Blastomykose wurden vor allem an Meerschweinchen durchgeführt (DAVIS, 1911; NELSON, 1942; WISE, 1942; HOWELL, 1947, 1948; FRIEDMAN und CONANT, 1953; DYSON, 1955; DYSON und EVANS, 1955). HOWELL (1947) bestätigte an experimentell mit *B. dermatitidis* und *H. capsulatum* infizierten Meerschweinchen das beim Menschen beobachtete Vorkommen von Kreuzreaktionen zwischen Blastomycin und Histoplasmin. Die unspezifischen Komponenten konnten durch geeignete Verdünnungen des Hauttestantigens weitgehend ausgeschaltet werden. Eine Sensibilisierung der Meerschweinchen kann nach HOWELL (1948) nicht nur durch experimentelle Infektion, sondern auch durch wiederholte intradermale Verabfolgung von Blastomycin und abgetöteten Hefezellen erzielt werden.

FRIEDMAN und CONANT (1953) stellten bei experimentell mit *B. dermatitidis* und *Blastomyces (Paracoccidioides) brasiliensis* infizierten Meerschweinchen im Hauttest mit Kulturfiltraten der beiden Pilze ebenfalls Kreuzreaktionen fest. Dies steht mit den Befunden an Kaninchenimmunseren und erkrankten Menschen in Einklang (vgl. SEELIGER, 1958, 1961). Anstelle des Blastomycins, das aus dem Überstand von Mycelkulturen oder in Form von abgetöteten Hefephaseaufschwemmungen von *B. dermatitidis* gewonnen wird, verwendeten DYSON (1955) und DYSON und EVANS (1955) bei der Intracutantestung an experimentell infizierten Kaninchen und Meerschweinchen Hefephasefraktionen mit dem Ziel, spezifische Spätreaktionen hervorzurufen. Am brauchbarsten erwies sich eine Fraktion, die mit 67% Äthanol aus dem Überstand von Hefephasenkulturen gefällt worden war. Mit dieser Substanz traten bei den infizierten Tieren keine Kreuzreaktionen mit *H. capsulatum, C. immitis, C. albicans, S. schenckii* und *C. neoformans* auf. Normalerweise kommt es beim infizierten Tier zu einer Spätreaktion vom Typ der Tuberkulinreaktion.

Infektionsverlauf unter medikamentöser Behandlung. Da die generalisierte Blastomykose unbehandelt eine infauste Prognose hat (CONANT, SMITH, BAKER, CALLAWAY und MARTIN, 1958), wurde die Überprüfung neuerer antimykotischer Substanzen im Tierexperiment vorrangig behandelt. Kaliumjodid, das einzige wirksame Mittel vor Einführung dieser neuen Präparate, war vor allem bei der cutanen Form der Krankheit erfolgreich.

Griseofulvin kommt von den neueren Mitteln als Therapeuticum nicht in Frage, da es nur auf die keratinophilen Dermatomyceten wirkt. EMMONS (1960) erzielte z. B. damit bei der experimentellen Mäuseblastomykose keinerlei Wirkung. Über den Wert von Stilbamidin sind die Meinungen geteilt.

HEILMANN (1952) stellte fest, daß Stilbamidin in einer Dosierung von mindestens 5 mg pro kg und Tag das Leben experimentell mit *B. dermatitidis* infizierter Mäuse verlängerte, aber die pulmonalen Prozesse nicht unter Kontrolle brachte. Bei einer Dosierung von 10 mg pro kg und Tag wurde die Infektion der Lungen weitgehend verhindert; dennoch traten häufig Spättodesfälle durch Befall des Zentralnervensystems auf. Vollständig unterdrückt wurden die Lungenerscheinungen mit einer Dosis von 25 mg pro kg und Tag, aber auch dann erlagen die Tiere gelegentlich noch der Infektion des Gehirns. SCHWARZ und ADRIANO (1953) sahen demzufolge bei einer einzelnen subcutanen Dosis von 2 mg pro kg keine Beeinflussung des letalen Verlaufs der pulmonalen Mäuseblastomykose. Dagegen kamen WEST und VERWEY (1954) in Anbetracht der beträchtlichen Differenz zwischen der TD_{50} (= 0,839 mg pro dosi) und der PD_{50} (= 0,06 mg pro dosi) bei experimentell infizierten weißen Mäusen zu dem Ergebnis, daß Stilbamidin für die Therapie der menschlichen Blastomykose in Frage kommt. SOLOTOROVSKY, IRONSON, GREGORY und WINSTEN (1954) ermittelten bei Stilbamidin und Hydroxystilbamidin, nicht aber bei Propamidin neben einem in vitro-Effekt auch eine gewisse Wirksamkeit bei der experimentellen Mäuseblastomykose. Nach SOLOTOROVSKY, QUABECK und WINSTEN (1958) ist Stilbamidin in vivo nur gegen *B. dermatitidis*, nicht aber gegen *H. capsulatum, C. albicans* und *C. neoformans* wirksam.

Candicidin und Nystatin sind nach den gleichen Autoren unwirksam. Eleucin beeinflußt dagegen die Infektion mit *B. dermatitidis*.

DROUHET und WILKINSON (1957) wiesen die vergleichsweise sehr günstige Wirkung von Amphotericin B auf die experimentelle Blastomykose der weißen Maus und des Goldhamsters nach. Nach oraler und subcutaner Applikation von 1—2 mg Amphotericin B über 1—3 Wochen (Totaldosis bei Mäusen meist 10 bis 11 mg, bei Goldhamstern 14—15 mg) überlebten fast alle experimentell infizierten Tiere. Von wenigen Ausnahmen abgesehen, zeigten sich bei Sektion keine pathologisch-anatomischen Veränderungen, und die von den inneren Organen angelegten Kulturen blieben steril. Die Kontrolltiere erlagen ausnahmslos der Infektion. Amphotericin A und Nystatin (Mycostatin) waren, oral verabfolgt, unwirksam.

GORDON und GRUFT (1962) untersuchten die Möglichkeit, die therapeutische Wirkung von Amphotericin B und Nystatin bei der experimentellen Mäuseblastomykose durch Verabfolgung von spezifischem Kaninchen-Immungammaglobulin zu verstärken. Immunglobulin allein entfaltete keinerlei Schutzwirkung. Zusammen mit Amphotericin B und Nystatin ergab sich jedoch augenscheinlich ein Synergismus, z.B. war die Anzahl überlebender Tiere in der Gruppe, die 0,5 mg Amphotericin B und 2,5 mg Immunglobulin pro Tag erhielt, gleich wie in der Gruppe, die Amphotericin B allein in einer täglichen Dosis von 0,75 mg erhielt. Die Gruppe mit einer täglichen Medikation von 0,5 mg Amphotericin B und 10 mg Immunglobulin entsprach der Gruppe, die 1 mg Amphotericin B erhielt. Der Synergismus zwischen Nystatin und Immunglobulin war noch ausgeprägter. Zwischen 2-Aminostilbamidin und 2-Hydroxystilbamidin einerseits und Kaninchenimmunglobulin andererseits bestand nicht nur kein Synergismus; die Wirkung der Antimykotika wurde durch das Immunglobulin sogar aufgehoben. Im Rahmen der gleichen Versuche wurde auch festgestellt, daß Vitamin K 5, Diaminodiphenylsulfon und Neoarsphenamin mit und ohne Immunglobulin bei der experimentellen Mäuseblastomykose wirkungslos waren.

Da Hamycin, ein Heptaën, von einer Konzentration von $0,005\,\gamma/\mathrm{ml}$ ab das Wachstum der Hefephase von *B. dermatitidis* in vitro hemmte und dabei eine 10—50fach stärkere Wirksamkeit als Amphotericin B entfaltete, führten THIRUMALACHAR und PADHYE (1965) Schutzversuche an i.v. infizierten Mäusen aus. Hamycin, das nach oraler Applikation gut resorbiert wird, brachte bei Gabe von $20\,\gamma/\mathrm{kg}$ Körpergewicht über 20 Tage lang, beginnend am 4. Tag nach der Inoculation, die experimentelle Infektion mit *B. dermatitidis* vollständig zum Abklingen, während die Kontrolltiere ausnahmslos eingingen. WILLIAMS und EMMONS (1965) fanden, daß Hamycin auch bei i.p. Applikation in täglichen Dosierungen zwischen 0,01 und 0,0538 mg pro Tier bei experimentell infizierten Mäusen wirksam war. Allerdings wurde bei der niedrigsten Dosierung nur eine Teilwirkung beobachtet, während die höchste Dosierung schon toxisch war. Gleichfalls nur eine teilweise Wirksamkeit, gemessen an der Lebensverlängerung, war nachweisbar, wenn 0,125—5% Hamycin dem Futter beigemengt wurde (wobei die jeweils aufgenommene Menge unbekannt blieb). Eine 4—5%ige Hamycin-Konzentration erwies sich auch hier als toxisch.

Infektionsverlauf unter zusätzlichen Schädlichkeiten. Die Empfänglichkeit weißer Mäuse für die experimentelle Blastomykose wird nach STRAUSS und KLIGMAN (1952) durch Mischung des Erregers mit 5%iger Mucinlösung deutlich erhöht. FRIEDMAN, ROTH, WERDER und SYVERTON (1952) stellten fest, daß Röntgenbestrahlung und Cortisonbehandlung einzeln und in Kombination den Verlauf der experimentellen Mäuseblastomykose wesentlich beschleunigen. Am wirksamsten erwies sich die kombinierte Behandlung mit 400 r Bestrahlung und 4 mg Cortison nach i.p. Injektion von 1 ml einer auf 1:150 verdünnten, 5 Tage alten Hefephasenkultur. 16 auf diese Weise behandelte Mäuse überlebten nur 5—12 Tage, wogegen 11 von 16 infizierten Kontrolltieren länger als 40 Tage überlebten und die übrigen fünf Tiere nach 13 und mehr Tagen starben.

4. Entwicklung in Hühnerembryonen und in der Gewebekultur

Hühnerembryo. Meyer und Ordal (1946) inokulierten die Chorioallantois des Hühnerembryos mit der Hefephase von *B. dermatitidis* und beobachteten bereits 24 Std nach der Infektion Läsionen, die sich noch etwa 2 Tage lang weiter entwickelten und anschließend bis zum 18. Lebenstag des Embryos stationär blieben. Darauf erfolgte die spontane Rückbildung der Läsionen, bei denen die Autoren drei verschiedene Erscheinungsformen beschrieben: 1. vesiculös-ulcerierende Veränderungen von 6—15 mm Durchmesser, unregelmäßig begrenzt, weiß bis weißgrau, mit zahlreichen Petechien; 2. zahlreiche kleine Veränderungen, die konfluieren und dann wie unter 1. aussehen; 3. chronisch-granulomatöse Veränderungen von 10—15 mm Durchmesser, erhaben, induriert, mit zentraler Nekrose.

Hefe- und Mycelphasezellen von *B. dermatitidis* wurden von Guidry und Bujard (1964) auf ihr Invasionsvermögen im Hühnerembryo untersucht. Bei 37° C drangen die Hefezellen ins Mesoderm der Chorioallantois ein, wo sie sich vermehrten und Mikroabscesse bildeten. Demgegenüber überschritten die Mycelphasezellen bei 31° C die ektodermalen Schichten nicht, und auch die entzündlichen Reaktionen waren deutlich vermindert. Bei 37° C kam es zur Umformung in die Hefephase, die sich dann, wie bereits geschildert, verhielt. Hieraus ist zu folgern, daß erst die Transformation der Mycel- in die Hefephase bei Temperaturen von 37°—39° C das Überleben und die Vermehrung des Pilzes im Gewebe bedingt.

Gewebekulturen. Duque (1946/47) versuchte, die wichtigsten Erreger von Systemmykosen auf Ratten- und Mäusefibroblastenkulturen zu züchten. Während er nach Beimpfung mit *Coccidioides immitis*, *Histoplasma capsulatum* und *Microsporum lanosum* (*canis*) typische Läsionen beobachtete, blieb die Inoculation der Gewebekulturen mit *B. dermatitidis* ohne Wirkung. Howard und Herndon (1960) stellten dagegen fest, daß die Makrophagen in Gewebekulturen aus Mäuseperitonealexsudat nach Beimpfung mit der Hefephase von *B. dermatitidis* innerhalb von 2—3 Tagen bei 37° C zerstört wurden. Diese Erscheinung wurde nicht auf die Erschöpfung der Nährstoffe in den Gewebekulturen zurückgeführt, sondern als direkte Folge der extra- und intracellulären Pilzvermehrung aufgefaßt. Wurde zur Beimpfung die Mycelphase benutzt, erfolgte deren Umwandlung in die Hefephase. Aus den Mycelfragmenten entwickelten sich unter Verdichtung des Cytoplasmas und der Zellgranula oidiumähnliche Verbände, die schließlich fragmentierten. Diese Zellelemente wurden als Blastosporen angesehen. Endständige Anschwellungen entwickelten sich zu Chlamydosporen.

H. Südamerikanische Blastomykose (Lutz-Splendore-Almeida)

1. Erreger und Geschichte der tierexperimentellen Erforschung der Südamerikanischen Blastomykose

Der Erreger dieser chronisch-granulomatösen Mykose der Haut, Schleimhäute, Lymphknoten und inneren Organe ist *Blastomyces brasiliensis*. Der Pilz bildet wie *B. dermatitidis* bei Zimmertemperatur die Mycelphase und bei 37° C die Hefephase aus (Abb. 138). Im Unterschied zu *B. dermatitidis* zeigen die Hefezellen von *B. brasiliensis* jedoch multiple Sprossung (Abb. 139 und 140). Das häufigste Synonym für den Erreger der Südamerikanischen Blastomykose ist *Paracoccidioides brasiliensis*, eine Bezeichnung, die vorwiegend in Südamerika gebräuchlich ist.

Obwohl seit 1908 mehrfach untersucht, wurde diese Pilzart erst seit 1930 genügend genau gegen *Coccidioides immitis* abgegrenzt (vgl. BUSCHKE und JOSEPH, 1928; AZULAY, 1963). MONTE-

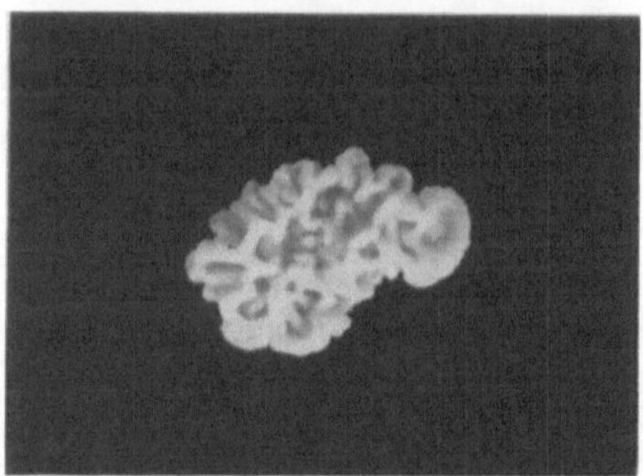

NEGRO (1927) wies als erster nach, daß nach intratesticulärer Injektion beim Meerschweinchen eine lokalisierte Infektion entsteht. ALMEIDA (1928 a, b) beobachtete nach mehreren Passagen der intratesticulären Infektion bei diesen Tieren eine hämatogene Aussaat in die Haut. Die pathologisch-anatomischen Veränderungen im experimentell infizierten Meerschweinchen beschrieben FIALHO und PADILHA GONÇALVES (1946) und PERYASSÚ (1946). LACAZ, FARIA, FERREIRA, MARTINS und VEGA (1949) dehnten die Versuche erfolgreich

Abb. 138. Hefephasekolonie von *Blastomyces brasiliensis* auf Hirn-Herz-Infusionsagar nach 14 Tagen bei 37° C

auf weiße Mäuse, NERY GUIMARÃES (1951) und SEGRÉTAIN und DROUHET (1955) auf den Goldhamster aus. Weitere Tierarten bezogen MACKINNON (1959, 1961) (Kanichen) und REDAELLI und CIFERRI (1958) (Frösche) ein. Die Wirkung

von Amphotericin B bei der experimentell infizierten Maus untersuchte MACKINNON (1958). FAVA NETTO, DE BRITO und LACAZ (1961) untersuchten immunologische Erscheinungen an experimentell infizierten Meerschweinchen und MONTEIRO (1949, 1961) die Entwicklung der Erreger im bebrüteten Hühnerembryo.

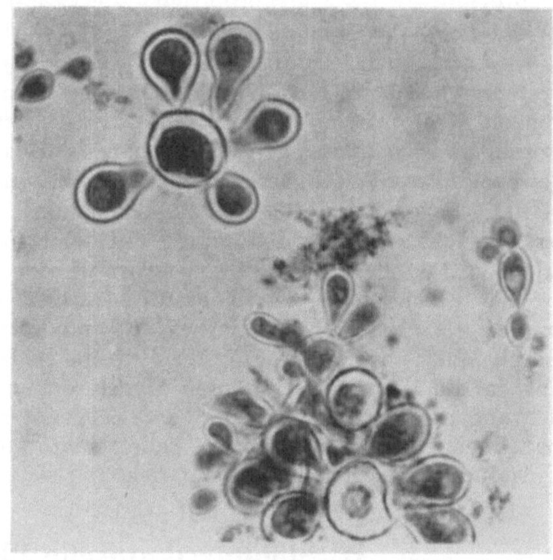

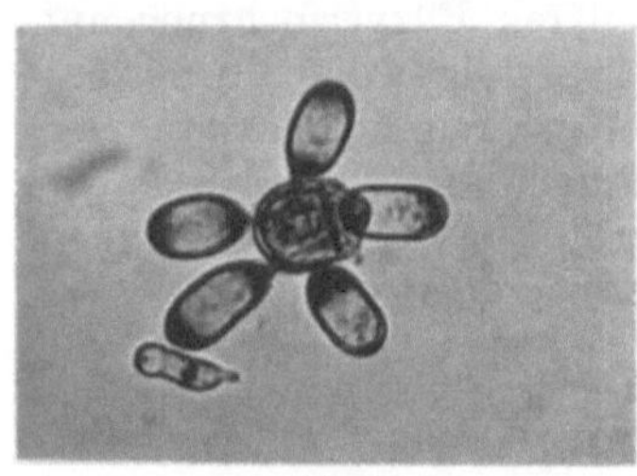

Abb. 139   Abb. 140

Abb. 139 u. 140. Beispiele für multiple Sprossung bei der Hefephase von *Blastomyces brasiliensis*. Züchtung bei 37° Cauf Hirn-Herz-Infusionsagar

2. Methodik der Tierversuche

Inoculum und Infektionsdosis. Infektionsversuche werden mit erregerhaltigem pathologischen Material oder mit Reinkulturen von *B. brasiliensis* durchgeführt. Die Inoculation der Hefephase von *B. brasiliensis* ist erfolgversprechender als die Benutzung der Mycelphase (GÖTZ, 1954; MACKINNON, 1958; FAVA NETTO, DE BRITO und LACAZ, 1961). Als Bebrütungszeit sind 7 Tage ausreichend (MAK-KINNON, 1958). Als Infektionsdosis werden 0,25—1 ml einer nephelometrisch, photometrisch oder durch kulturelle Keimzahlbestimmung standardisierten Suspension verwendet. Mackinnon (1958) benutzte z. B. zur Infektion 0,25 ml entsprechend 20000 Pilzpartikeln. Weitere Einzelheiten sind der Tabelle 8 zu entnehmen.

Empfängliche Tiere und Infektionsmodus. Das Meerschweinchen gilt seit Montenegro (1927) als gut brauchbares Versuchstier, und zwar besonders bei intratesticulärer Infektion (Götz, 1945; Fava Netto, de Brito und Lacaz, 1961). Den intrakardialen Infektionsweg wendeten bei dem gleichen Tier unter anderen Conti-Diaz, Yarzabal und Mackinnon (1959), Mackinnon, Conti-Diaz, Yarzabal und Tavella (1960) an. Bei weißen Mäusen ist die i.p. und i.v. Infektion erfolgreich (Lacaz, Faria, Ferreira, Martins und Vega, 1949; Mackinnon, 1958, 1959a). Mackinnon (1959b) impfte weiße Mäuse auch intranasal. Bei Kaninchen zogen Conti-Diaz, Yarzabal und Mackinnon (1959) die intrakardiale Infektion vor. Goldhamster wurden von Nery Guimarães (1951) intratesticulär und von Segrétain und Drouhet (1955) i.p. infiziert. Redaelli und Ciferri (1958) inokulierten Frösche (*Rana edulis*) i.p.

Ausgewählte Angaben zur Methodik der Tierversuche sind in Tabelle 8 wiedergegeben.

Tabelle 8. *Methodik der tierexperimentellen Infektion mit B. brasiliensis*

Inoculum	Dosis	Tierart	Infektionsmodus	Autoren
Abschwemmung einer bei 37⁰ C bebrüteten Kultur	0,5 ml der Suspension	Meerschweinchen	intratesticulär	Götz (1954)
Abschwemmung einer bei 37⁰ C bebrüteten hefeähnlichen Kultur	0,25 ml der auf MacFarland-Standard Nr. 3 eingestellten Suspension	Meerschweinchen	intratesticulär	Fava Netto, de Brito und Lacaz (1961)
Abschwemmung von 3—5 Tage bei 30⁰ C bebrüteten Kulturen	verschiedene Bruchteile von 1 ml der Suspension	Meerschweinchen Kaninchen	intrakardial	Conti-Diaz, Yarzabal und Mackinnon (1959)
7tägige Hefephasekultur	a) 0,25 ml einer Suspension (= 20000 Pilzfragmente) b) 0,2 ml einer Hefephasesuspension	Mäuse	a) i.p. b) i.v.	Mackinnon (1958)
Abschwemmungen der Mycel- und Hefephasen	1 ml der Suspension	Goldhamster (*Cricetus auratus*)	i.p.	Segrétain und Drouhet (1955)

3. Ergebnisse der Tierversuche

Infektionsverlauf und pathologisch-anatomische Veränderungen. Montenegro (1927) bewies, daß bei Meerschweinchen durch intratesticuläre Inoculation eine lokalisierte Orchiepididymitis entsteht (vgl. Abb. 141). Almeida (1928a, b) beobachtete eine Virulenzsteigerung des Erregers durch mehrfache Hodenpassage und auch hämatogene Dissemination mit Hautläsionen (vgl. auch Fava Netto, de Brito und Lacaz, 1961). Das pathologisch-anatomische Bild des lokalen Hodengranuloms wurde unter anderen von Fialho und Padilha Gonçalves (1946), Mackinnon und Gurri (1950), Götz (1954), Batista, Shome und Marques dos Santos (1962) abgeklärt. Die Granulome haben tuberkuloide Struktur. Die zahl-

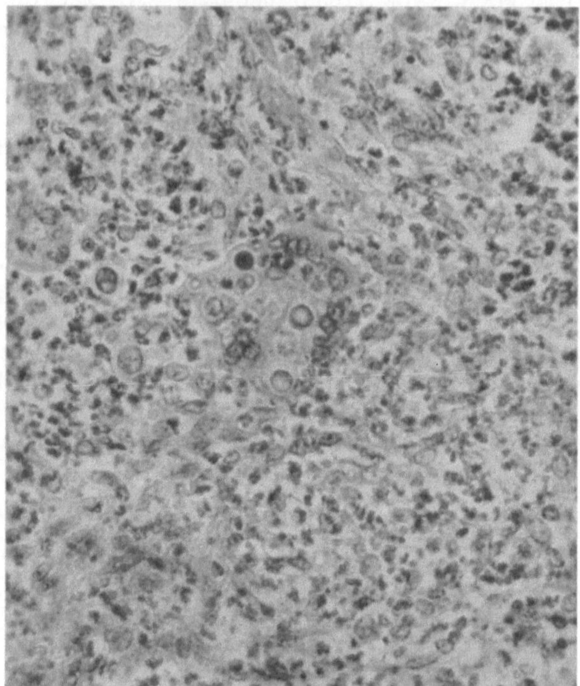

Abb. 141. *Blastomyces brasiliensis* im Hodenparenchym des Meerschweinchens nach experimenteller Infektion. Von zahlreichen Hefezellen durchsetztes Hodenparenchym. *B. brasiliensis*-Zellen auch im Cytoplasma der Riesenzelle. PAS-Färbung [nach GÖTZ, Arch. Derm. Syph. (Berl.) **198**, 507 (1954)]

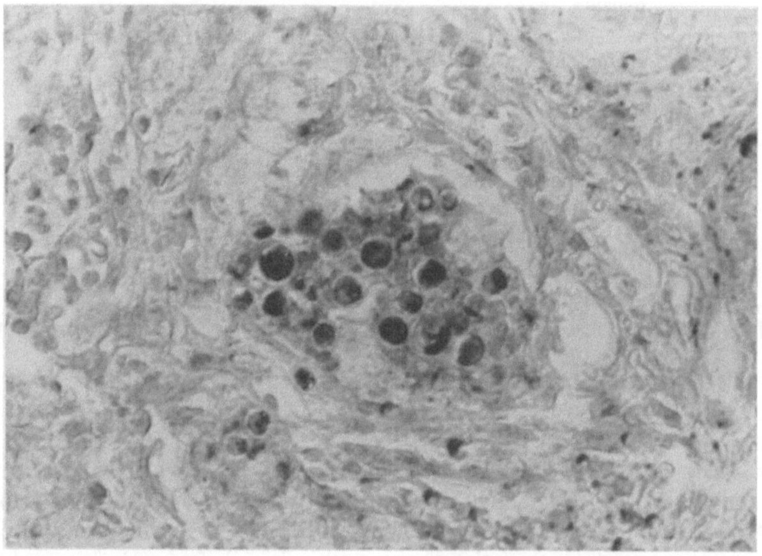

Abb. 142. *Blastomyces (Paracoccidioides) brasiliensis.* Gewebsphase im experimentell infizierten Kaninchenhoden (photographiert nach einem Präparat von Dr. LIESKE, Hamburg)

reichen Riesenzellen schließen in ihrem Cytoplasma Hefezellen ein. Viele der multipel sprossenden Hefezellen liegen auch frei im Gewebe (s. Abb. 142) bzw. im Eiter (s. Abb. 143).

Zur Klärung der Pathogenese der menschlichen cutanen Blastomykose beschäftigten sich in jüngerer Zeit mehrere Autoren vor allem mit der Frage der hämatogenen Dissemination bei experimentell infizierten Meerschweinchen. Unter diesem Gesichtspunkt wurde wiederholt auch die intrakardiale Infektion

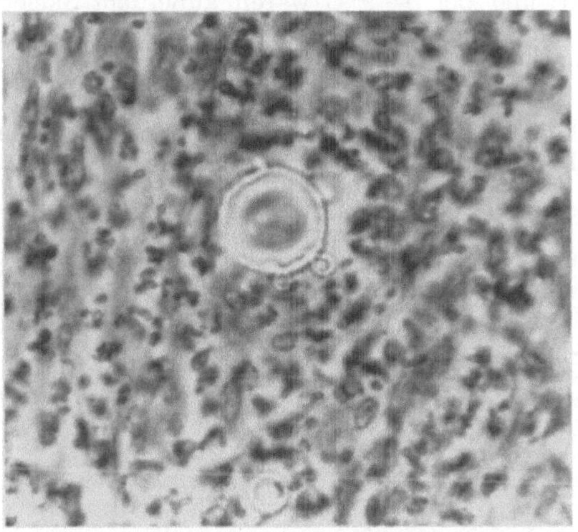

Abb. 143. *Blastomyces (Paracoccidioides) brasiliensis.* Hefephase im Gewebe; Vergrößerung etwa 500fach

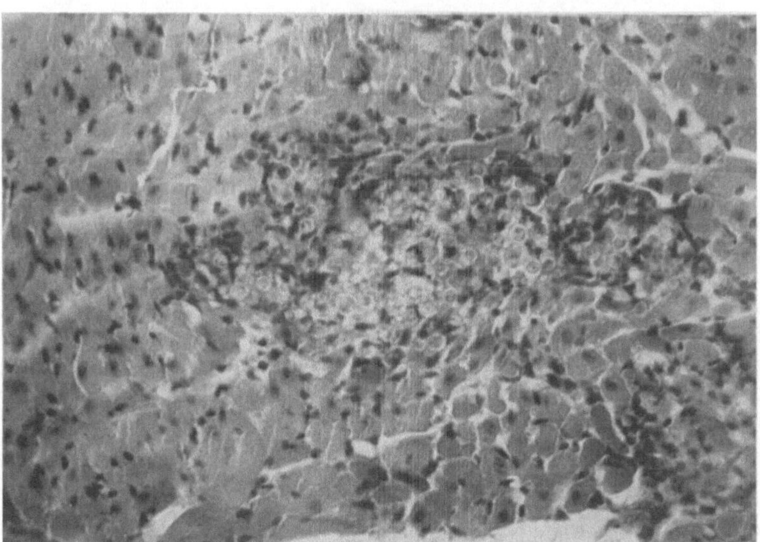

Abb. 144. Destruktion der Muskelfasern des Myokards bei Mäusen durch *Blastomyces brasiliensis*
[nach Mackinnon, Ann. Fac. Med. Montevideo **44**, 149 (1959)]

benutzt. Conti-Diaz, Yarzabal und Mackinnon (1959) beobachteten danach bei Meerschweinchen und Kaninchen schnell fortschreitende Läsionen in der Skelettmuskulatur, in der Zunge, im Rectum und in der Haut, besonders der Augenlider, der Schnauze, der Ohren sowie in der Nachbarschaft des Anus und der Geschlechtsöffnungen (vgl. auch Yarzabal, 1961). Diese und weitere cutane und subcutane Veränderungen wurden mit dem primären Befall der quergestreiften Muskulatur (Myositis) in Zusammenhang gebracht, zu der der Erreger eine besondere Affinität besitzen soll (MACKINNON, 1961). Die Ausbreitung nach intrakardialer Injektion des Pilzes ist *von der Umgebungstemperatur abhängig* (MACKINNON, CONTI-DIAZ, YARZABAL und TAVELLA, 1960): Bei 35—37⁰ C entwickelten sich keine lokalisierten oder generalisierten Infektionen. Zwischen 14 und 30⁰ C wurden multiple Hautläsionen beobachtet, und bei 5—9⁰ C waren außerdem Skelettmuskulatur und Testes befallen. Daraus wurde geschlossen, daß sich die Krankheit vorwiegend in den Körperteilen mit der niedrigsten Temperatur, insbesondere also der Haut, entwickelt.

Nach i.v. Inoculation von Mäusen kommt es im Verlauf von mehreren Monaten aber auch zur Ausbildung disseminierter Herde in den Visceralorganen sowie in

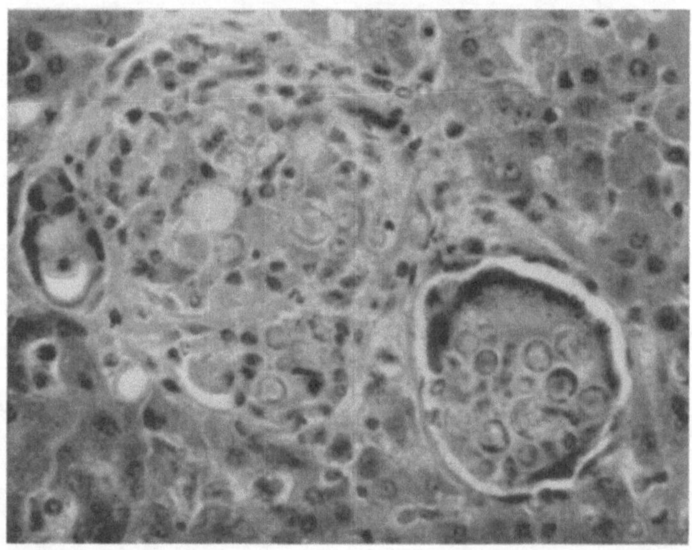

Abb. 145. Knötchen in der Leber des Goldhamsters nach intraperitonealer Infektion mit *Blastomyces brasiliensis*. Riesenzellen mit zahlreichen *B. brasiliensis*-Zellen im Zentrum und peripher gelegenen Kernen [nach SEGRÉTAIN und DROUHET, Ann. Inst. Pasteur **89**, 593 (1955)]

zahlreichen quergestreiften Muskeln (MACKINNON, 1959a, vgl. Abb. 144). Nach i.p. Infektion entwickeln sich, ebenfalls nur langsam, lokalisierte Veränderungen. Nur 13 von 41 Tieren zeigten eine hämatogene Aussaat in quergestreifte Muskeln und in die Lungen (MACKINNON, 1951a). Die intranasale Inoculation führt im Verlauf mehrerer Monate ebenfalls zu einer lokalen Infektion der Lungen mit hämatogenen Metastasen in Milz, Leber, Nebennieren, Gehirn und den quergestreiften Muskeln des Herzens und der Zunge (MACKINNON, 1959b, 1961). Über die Schäden an den Nebennieren berichten DEL NEGRO und DE BRITO (1964).

Bei fünf Goldhamstern sah NERY GUIMARÃES (1951) 190—239 Tage nach intratesticulärer Infektion eine Aussaat in Leber, Lymphknoten, Milz und Lungen. SEGRÉTAIN und DROUHET (1955) beobachteten, je nach Virulenz des benutzten *B. brasiliensis*-Stammes, einen unterschiedlichen Verlauf.

Der Exitus trat nach 71—155 Tagen ein. Besonders häufig befallen waren Peritoneum. Zwerchfell, Milz, Leber, Testes und Lungen. Histologisch zeigte sich, daß die knötchenförmigen Leberherde (s. Abb. 145) an der Peripherie der Leberläppchen liegen. Die Knötchen sind von einer dichten bindegewebigen Hülle umgeben. Im Inneren der Herde liegen oft 1—3 Riesenzellen, deren Zellkerne an den Rand der Zelle gerückt sind, während das Cytoplasma zahlreiche Hefezellen enthält. Besonders in der Leber werden zahlreiche *B. brasiliensis*-Zellen mit multipler Sprossung beobachtet. Nach Ansicht der Autoren eignet sich der Goldhamster ausgezeichnet zur Pathogenitätsprüfung von *B. brasiliensis*.

Redaelli und Ciferri (1958) erzeugten nach i.p. Injektion bei Fröschen lokale Granulome.

Experimentelle Untersuchungen (Tierversuche) mit dem Erreger der Loboschen Krankheit (Abb. 146) lagen u. W. zur Zeit der Niederschrift nicht vor.

Immunologische Erscheinungen bei der experimentellen Infektion mit B. brasiliensis. Der Erreger der Südamerikanischen Blastomykose ist serologisch mit *B. dermatitidis* und *H. capsulatum* verwandt (Übersicht bei Seeliger, 1958, 1963). Durch Hauttestung infizierter Meerschweinchen und mittels der KBR mit

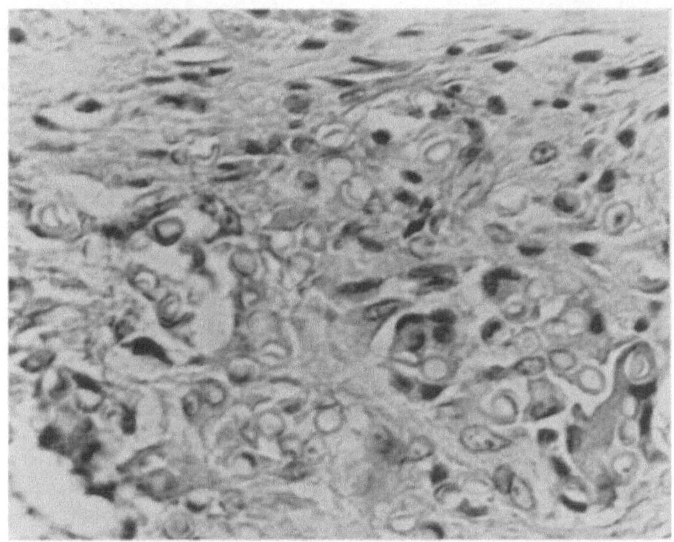

Abb. 146. Hautschnitt von Loboscher Krankheit mit Hefephasenzellen

Seren infizierter Kaninchen wurden von Friedman und Conant (1953) solche Kreuzreaktionen auch in vivo nachgewiesen (vgl. unter Nordamerikanischer Blastomykose).

Fava Netto, de Brito und Lacaz (1961, 1963) versuchten, den Zeitpunkt des Auftretens positiver Haut- und Seroreaktionen bei der experimentellen Infektion des Meerschweinchens nach intratesticulärer Injektion festzustellen. Angesichts der Tatsache, daß bei den meisten menschlichen Fällen der Beginn der Krankheit unbekannt ist, interessierte dieser zeitliche Abstand zwischen Infektion und Auftreten der Haut- und Seroreaktionen ganz besonders. Die Intradermalteste wurden mit 0,1 ml eines auf 1:10 verdünnten Polysaccharidantigens aus der Hefephase von *B. (P.) brasiliensis* durchgeführt. Eine erythematöse oder erythematös-papulöse Reaktion von mehr als 0,5 cm Durchmesser nach 24 Std wurde als positiv bewertet. Alle untersuchten Tiere wurden im Verlauf von 30 Tagen nach der Infektion positiv, der größte Teil der Tiere (80%) bereits nach 15 Tagen. Präcipitine wurden innerhalb von 15—30 Tagen nach der Infektion bei 73%, komplementbindende Antikörper bei 81% der Tiere nachgewiesen. Die Verlaufsbeobachtung der Serumtiter bei den gleichen Tieren deckte beträchtliche Titerschwankungen auf. Eine Beziehung zwischen den Titern der komplementbindenden Antikörper und der Virulenz der Infektionserreger (die Virulenz einiger Kulturen war durch mehrfache Hodenpassagen gesteigert worden) bestand offenbar nicht.

Infektionsverlauf unter medikamentöser Behandlung. Als Mittel der Wahl gelten bei der unbehandelt meistens letal endenden Südamerikanischen Blastomykose

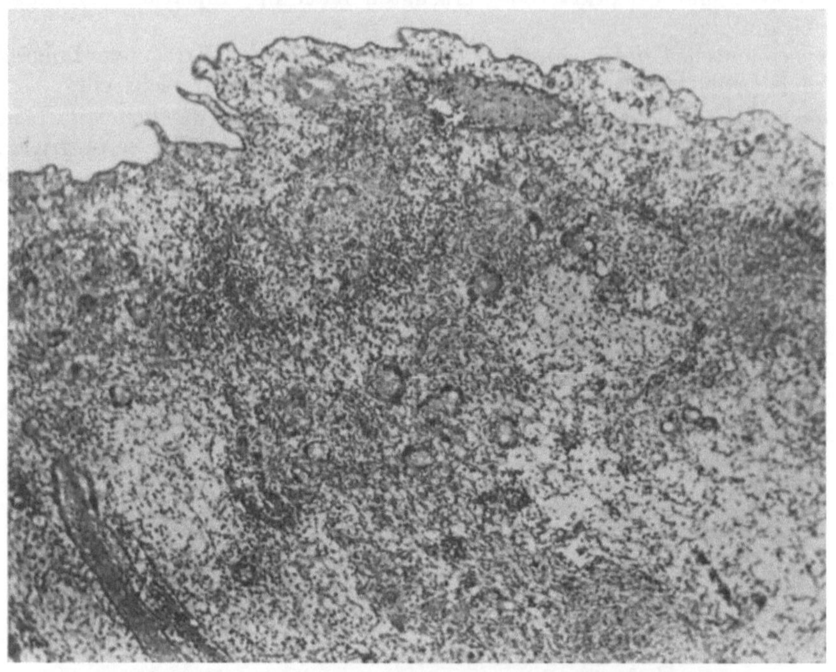

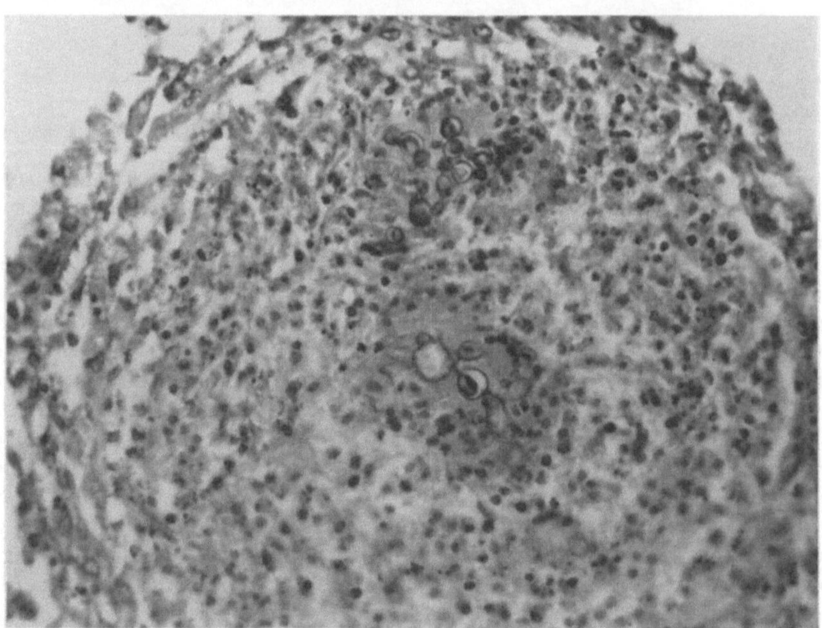

Abb. 147. Läsionen des Mesoblasts der Chorioallantoismembran nach Inoculation von *Blastomyces brasiliensis*. Granulombildung mit vielen Riesenzellen [nach MONTEIRO, Sabouraudia **2**, 12 (1962)]. Oben: Übersicht; unten: Pilzzellen innerhalb eines Riesenzell-Granuloms (Ausschnitt aus der obigen Abbildung)

Sulfonamidpräparate, vor allem Sulfadiazin, Sulfapyridin und Sulfathiazol (CONANT, SMITH, BAKER, CALLAWAY und MARTIN, 1958; AZULAY, 1963). Der Mechanismus der Heilung besteht nach PERYASSÚ (1942, 1946) zunächst in einer mykostatischen Wirkung der Sulfonamide mit anschließender Phagocytose der in ihrer Vermehrung gehemmten Erreger durch das RES. Der Beweis hierfür wurde durch experimentelle Infektion von Meerschweinchen mit normalem RES und von Tieren, deren RES durch Farbstoffe (Trypanblau) blockiert war, erbracht (PERYASSÚ, 1946).

Die bisherigen in vivo-Versuche mit Amphotericin B sprechen für die Überlegenheit dieser Substanz auch bei der Behandlung der Südamerikanischen Blastomykose.

MACKINNON (1958) inokulierte zwei Gruppen von Mäusen 0,25 ml einer Suspension (= 20000 Pilzelemente) und behandelte 14 Mäuse 3 Monate nach der Infektion 20 Tage lang mit 2 mg Amphotericin B, subcutan in 0,5 ml physiologischer Kochsalzlösung verabfolgt, und 10 Tiere 2 Monate nach der Infektion in der gleichen Weise. Jeweils die gleiche Anzahl infizierter Tiere diente als unbehandelte Kontrollen. Von den behandelten 14 bzw. 10 Tieren starben nur zwei bzw. eines an generalisierter Blastomykose, wogegen von den unbehandelten Kontrolltieren acht bzw. zwei zugrunde gingen. Auch bei den überlebenden Tieren waren bei Behandlung vergleichsweise geringfügigere Läsionen zu beobachten. Bei i.v. infizierten Mäusen wurde eine sofortige Medikation mit 2 mg Amphotericin B über 10 Tage eingeleitet. Nach einer Pause von 30 Tagen wurde eine weitere Medikationsperiode von 10 Tagen angeschlossen. Die Überlebenszeit der behandelten Tiere betrug etwa das $1^1/_2$fache der unbehandelten Kontrollen. — Zur Zeit wird die Amphotericin B-Therapie bei der menschlichen Südamerikanischen Blastomykose häufig und mit anscheinend gutem Erfolg geübt.

4. Entwicklung im Hühnerembryo

MONTEIRO (1949) und MONTEIRO, ALMEIDA und MOURA (1950) beobachteten in der mit *B. (P.) brasiliensis* infizierten Chorioallantois des Hühnerembryos charakteristische Läsionen, die denen bei der menschlichen Blastomykose ähneln (s. Abb. 147). MONTEIRO und DE BRITO (1959) und MONTEIRO (1962) konnten zeigen, daß sich die von dem sog. *Paracoccidioides loboi* — dem Erreger einer mit Keloidbildung einhergehenden Blastomykose vom Typ Jorge Lobo — hervorgerufenen Läsionen der Chorioallantois von denen bei Infektion mit *P. brasiliensis* in charakteristischer Weise (durch Befall des Mesoblasten und Ektoblasten) unterscheiden.

J. Coccidioidomykose (POSADAS-WERNICKE)

1. Erreger und Geschichte der experimentellen Coccidioidomykose-Forschung

Der Erreger der Coccidioidomykose, die als akute, aber benigne, selbst heilende Lungenerkrankung und als chronisch-progressive, disseminierende, maligne Verlaufsform mit Befall der Haut, Unterhaut, inneren Organe, Hirnhäute und des Knochensystems auftreten kann, ist *Coccidioides immitis*, ein dimorpher Pilz, dessen systematische Stellung noch unklar ist. Bei Zimmer- und Brutschranktemperatur wächst seine saprophytäre Phase auf den üblichen Nährböden nach 3—4 Tagen als Fadenpilzkolonie (Abb. 148), deren Luftmycel nach 6—8 Tagen in Ketten charakteristischer Arthrosporen fragmentiert (Abb. 149—151). Diese Arthrosporen sind hochinfektiös und eine der größten Gefahren im Laboratorium (vgl. S. 18—23; 159). Im infizierten Gewebe liegt der Pilz in seiner parasitären Phase vor, die durch dickwandige ($2\,\mu$), nicht sprossende, mit Endosporen (Größe $2—5\,\mu$) angefüllte runde Zellen (Sphärulen) charakterisiert ist (Abb. 152) (vgl. SMITH und GILLOTTE, 1960), deren Größe 10—80 μ beträgt. Der Nachweis dieser Sphärulen im Gewebe sichert die Diagnose; doch muß sich der Ungeübte vor Verwechslungen mit den Sphärulen von *Emmonsia crescens (Haplosporangium parvum)* hüten, die in den Lungen von zahlreichen freilebenden Nagern fast weltweit verbreitet gefunden werden (vgl. EMMONS und ASHBURN, 1942; DOWDING, 1947; JELLISON, 1950). Auf künstlichen Nährböden ist die Gewebsphase nur unter ganz besonderen Bedingungen (vgl. CONVERSE, 1955; BRESLAU und KUBOTA, 1964) züchtbar; in der Regel keimen die Sphärulen unter Hyphenbildung aus (Abb.153).

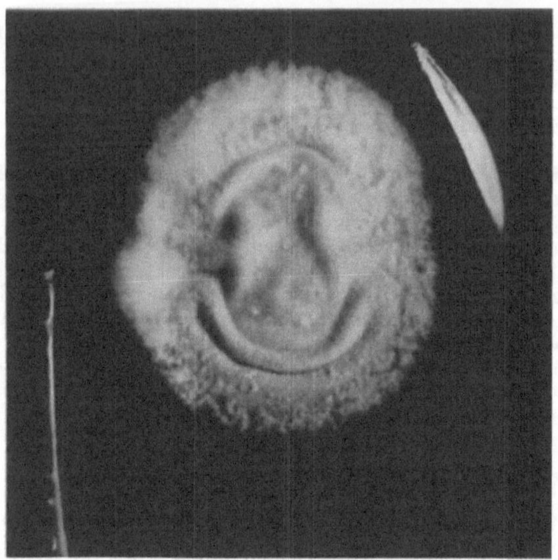

Abb. 148. Junge Riesenkolonie von *Coccidioides immitis* auf Sabouraud-Agar nach 14 Tagen bei 22⁰ C; Durchmesser ca. 6 cm

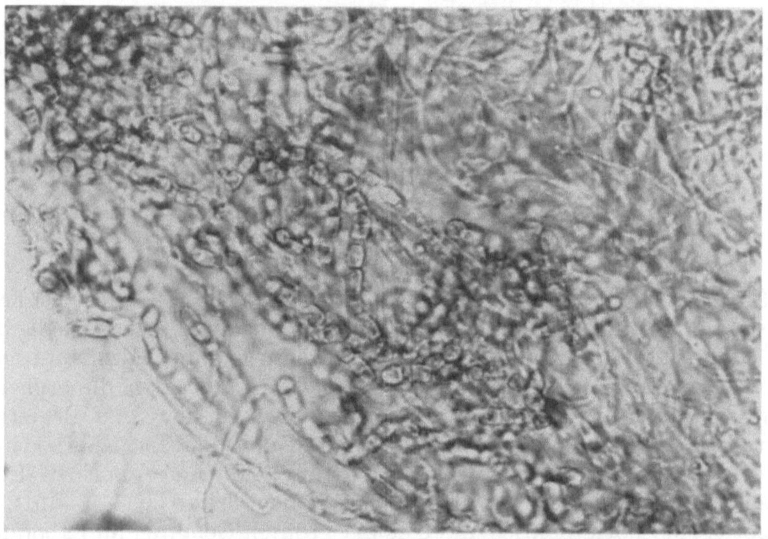

Abb. 149. Arthrosporen der saprophytären Phase von *Coccidioides immitis*, ca. 500fach

Die wenigen tierexperimentellen Studien bis 1928 sind bei BUSCHKE und JOSEPH referiert. AHLFELDT (1926) bewies wohl als erster in Versuchen am Meerschweinchen, daß die Coccidioidomykose hauptsächlich durch aerogene Infektion zustande kommt. Vor allem in den vergangenen 2 Jahrzehnten wurden von einer stetig wachsenden Untersucherzahl Studien zur Pathogenese der experimentellen

Coccidioidomykose bei verschiedenen Tierarten in Abhängigkeit von der Virulenz der Stämme, der Infektionsdosis und des Infektionsmodus sowie über den Einfluß der verschiedensten antimykotischen Substanzen auf die disseminierte Verlaufsform

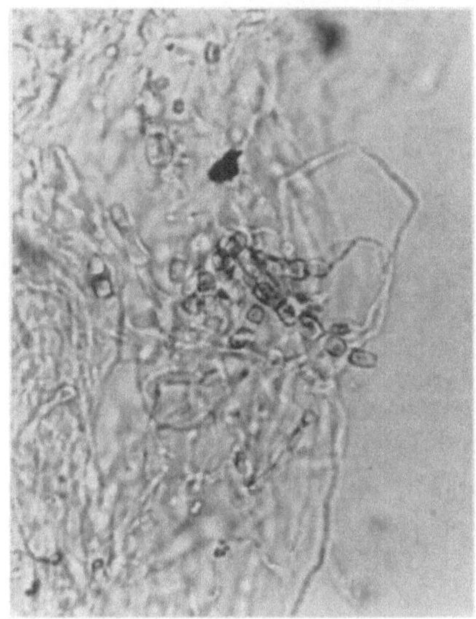

Abb. 150. Tönnchenförmige Arthrosporen von *Coccidioides immitis* in der Mycelphase. Vergrößerung etwa 500fach

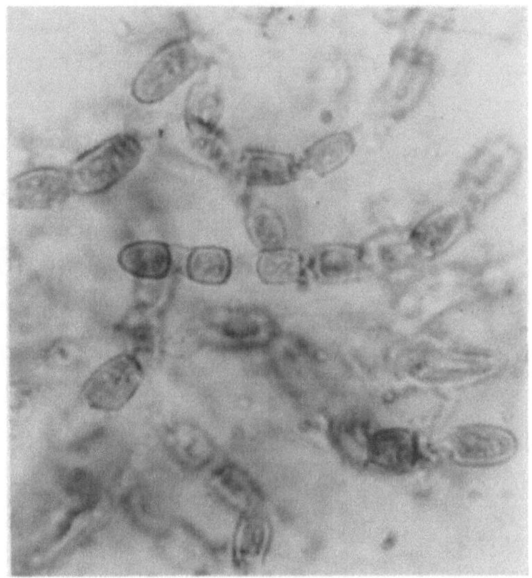

Abb. 151 Arthrosporen der Mycelphase von *Coccidioides immitis* (Präparat von Dr. AJELLO und Dr. GEORG, CDC, Atlanta, Georgia)

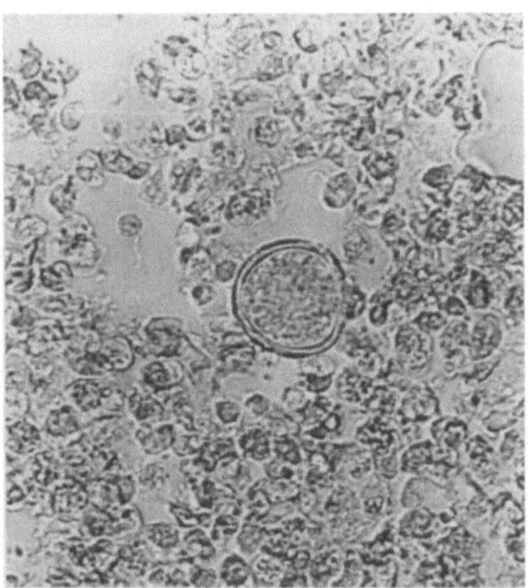

Abb. 152. Sphärulen von *Coccidioides immitis* im Eiter, ca. 500fach

und über die Beeinflussung des Infektionsverlaufs durch Cortison und Sexualhormone durchgeführt. Besondere Beachtung fanden dabei auch immunologische Erscheinungen und Versuche zur Impfstoffgewinnuug. *C. immitis* ist einer der Erreger, der infolge seiner außerordentlichen Pathogenität gegebenenfalls auch bei einer mikrobiologischen Kriegführung besondere Bedeutung erlangen könnte. Daher resultiert offensichtlich auch das Interesse militärischer Stellen an der tierexperimentellen Erforschung dieser Krankheit, die unter natürlichen Bedingungen in den trockenheißen Gebieten der amerikanischen Westküste, z. B. gehäuft im San Joaquin Valley in Californien, endemisch auftritt.

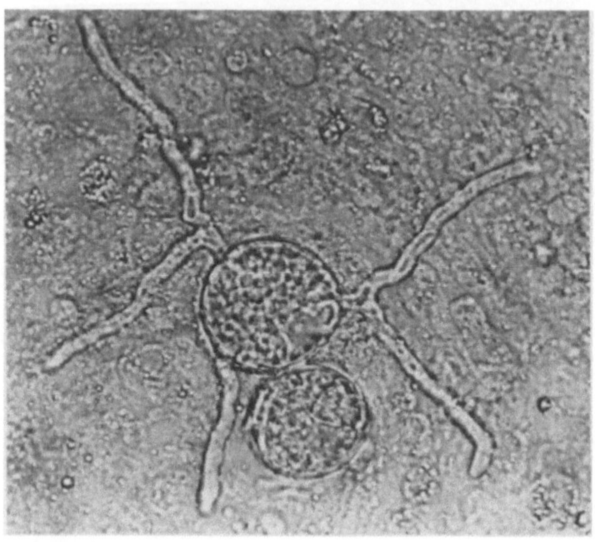

Abb. 153. Auskeimende Sphärulen von *Coccidioides immitis* (24 Std bei Zimmertemperatur) im Sputum bei akuter primärer Coccidioidomykose des Menschen. Laborinfektion!

2. Methodik der Tierversuche

Inoculum und Infektionsdosis. Tierversuche können mit erregerhaltigem Material, in dem die Erreger meist als Sphärulen bzw. freie Endosporen vorliegen, oder mit Arthrosporen aus Reinkulturen der Mycelphase vorgenommen werden. Eine Methode zur Trennung der Sphärulen-Endosporenphase von der Mycelphase besteht nach Levine (1961) im Ausschütteln einer wäßrigen Suspension mit Chloroform. Die Mycelfragmente lagern sich selektiv an die emulgierten Chloroformtröpfchen in der Trennschicht zwischen Wasser und Chloroform an, während die Sphärulen und Endosporen mit der wäßrigen Phase leicht getrennt werden können. Die in vitro-Züchtung von *C. immitis*-Sphärulen gelingt nach Breslau und Kubota (1964) besonders leicht in einem mit Aminosäuren und Vitaminen angereicherten Basalmedium nach Converse (1955) bei 40⁰ C unter erhöhter CO_2-Spannung (20%). Die Züchtung der hochinfektiösen Mycelphase von *C. immitis* ist auf den üblichen Nährböden bei Temperaturen zwischen 20 und 37⁰ C ohne Schwierigkeiten möglich.

Bei der Abschwemmung der Arthrosporen von festen Substraten mit Wasser oder physiologischer Kochsalzlösung, bei der Homogenisierung usw. ist *äußerste Vorsicht* am Platze. Während junge, 4—5 Tage alte Kulturen noch keine Arthrosporen besitzen und dadurch kaum infektiös sind, müssen alte Kulturen mit reichlich entwickeltem Luftmycel und zahlreichen Arthrosporen als besonders gefährlich angesehen werden. Zahlreiche, darunter oft auch tödliche Laborinfektionen sind vorgekommen und Ursache dafür, daß Tierversuche in der Regel nur an besonders ausgerüsteten und mit der Materie vertrauten Stellen vorgenommen werden.

Obwohl das typische und für die Diagnostik wichtige Koloniewachstum von *C. immitis* nur auf der Oberfläche von Agar-Nährböden erzielbar ist, wird dieser

Vorteil durch die Gefahr beim Öffnen der Kulturschalen, beim Abimpfen und Abschwemmen mehr als aufgewogen. Demgegenüber erlaubt die *Kultur im flüssigen Substrat* eine weitgehend *sichere Handhabung*, da sich die Arthrosporen — etwa in der gleichen Zeit wie auf festen Medien — auch im flüssigen Milieu entwickeln und dieses Material ohne Schwierigkeit und ohne Gefahr einer Verbreitung auf dem Luftwege in Versuchstiere eingebracht werden kann. Betreffs geeigneter Nährböden sei auf die Formeln auf S. 3 ff. verwiesen.

Bei experimenteller Infektion des Respirationstraktes von Tieren sind deshalb strengste Vorsichtsmaßnahmen zu ergreifen (geschlossene Systeme bei Verwendung von Aerosolen oder tiefe, d. h. intratracheale oder endobronchiale Inoculation, vgl. S. 18—23).

Auf die gründliche Desinfektion (am besten Jod) der Einstichstellen bei subcutaner usw. Inoculation ist ebenso zu achten wie auf die peinliche Sterilisation aller zur experimentellen Infektion benutzten Gegenstände (Spritzen, Nadeln, Handschuhe, Masken usw.). Diese sind grundsätzlich in dicht geschlossenen Behältern zu transportieren und dann stets zu autoklavieren. Die vielfach als Atemschutz benutzten Gazemasken sind — das sei hier nochmals erwähnt — völlig unzureichend und vermitteln ein falsches Gefühl von Sicherheit. Mit nicht geringerer Sorgfalt und größter Vorsicht ist die Rückgewinnung der Erreger aus den Versuchstieren bzw. Geweben (Rekultivierung) vorzunehmen. Grundsätzlich sollte hierbei auf die Verwendung von Petrischalen und anderen leicht zu öffnenden Kulturgefäßen möglichst verzichtet werden. In Speziallaborsatorien wird nach Fiese (1958) folgendes Verfahren benutzt: Die Oberfläche eines *C. immitis*-Selektivmediums (in Kolle-Schalen, gegebenenfalls Petrischalen in Glasbehältern) wird beimpft. Die Kontrolle erfolgt täglich. Sobald flache, membranöse Kolonien erscheinen, werden sie auf flüssige Medien verimpft. Zu diesem Zeitpunkt sind die Kolonien noch feucht, hefeartig und ohne Luftmycel mit Arthrosporen. Sie gefährden also kaum. Nach der Abimpfung werden die Originalplatten fest mit Tesafilm oder ähnlichem Material verschlossen und weiter beobachtet. Sie sollen nie mehr geöffnet werden, bevor sie durch Autoklavieren sterilisiert sind. Einzelheiten über die Infektionsdosis sind der Tabelle 9 zu entnehmen.

Besondere Beachtung verdient die Auswahl geeigneter Teststämme, da die Virulenz von *C. immitis*-Kulturen außerordentlich unterschiedlich ist. Das gilt vor allem für die verschiedenen Infektionswege. Der sicherste Weg für eine Infektion ist die Inhalation bzw. die intranasale Applikation. Hierbei sind auch sonst relativ wenig virulente Stämme pathogen. Nach Levine (persönliche Mitteilung 1963) wurde bisher nie ein Stamm gefunden, der bei dieser Infektionsart apathogen gewesen wäre (s. S. 161 ff.).

Betreffs weiterer Schutzmaßnahmen sei nochmals auf S. 18—23 sowie die Abb. 2, 3, 13, 15, 16 und 18 verwiesen.

Tierversuche werden relativ selten aus diagnostischen Erwägungen, d. h. durch Verimpfung von Untersuchungsmaterial erkrankter Menschen, vorgenommen; häufiger dagegen zur Prüfung, ob ein gezüchteter Pilz tatsächlich zu *C. immitis* gehört. Man züchtet nämlich gerade aus Sputumproben, auch bei 37° C, gar nicht selten weiß wachsende Pilze mit Arthrosporen, die dem Ungeübten mancherlei Schwierigkeiten und Sorge bereiten können, zumal ja meist erst nach Öffnen der Kulturschalen und relativ sorgloser Handhabung der Verdacht auf *C. immitis* auftaucht. In unseren Breiten handelt es sich meist um Basidiomyceten und andere, harmlose Pilzarten; doch zeigen kürzlich erfolgte Laborinfektionen in einem deutschen Pilzlaboratorium, die sich bei der Durchführung von Tierversuchen ereigneten, daß auch hierzulande, z. B. aus Sputumproben amerikanischer Soldaten, *C. immitis* isoliert wird. — Der Tierversuch

Tabelle 9. *Methodik der tierexperimentellen Coccidioidomykose (auszugsweise)*

Inoculum (*C. immitis*)	Dosis	Tierart	Infektions-modus	Autoren
Aerosole in 8% Glucoselösung	50; 300; 10^4 Arthrosporen	Affe (*Macaca mulatta*)	Inhalation	Converse, Lowe, Castleberry, Blundell und Besemer (1961)
Trockene Mycel-kulturen	10^4 bis $2,5 \times 10^4$; 5×10^5 und 1×10^6 Arthrosporen	Hund	intra-tracheale Insufflation	Hugenholtz, Reed, Maddy, Trautman und Barger (1958)
Trockene Mycel-kulturen	0,5 bis 1×10^6 lebensfähige Pilzpartikel	Rind	intra-tracheale Insufflation	Maddy, Reed, Trautman und Snell (1960)
Arthrosporen-suspension	6×10^3 und $1,6 \times 10^4$ lebensfähige Pilzpartikel	Kaninchen	i.v.	Brosbe, Kurnick und Kietzman (1960)
Trockene Mycel-kultur	einstündige Exposition gegen sporenhaltiges Aerosol	Meerschweinchen	Inhalation	Vogel, Fetter, Conant und Lowe (1954)
Arthrosporen-suspension	0,5 ml	Maus	i.p.	Gordon, Smith, Tompkins und Saito (1954), Gordon, Smith und Wedin (1955)
Homogenisat der Mycelphase	0,1 ml einer Suspension ($= 4,4 \times 10^4$ Pilzfragmente)	Maus (24—30 g)	i.p.	Halde, Newcomer, Wright und Sternberg (1957)
Arthrosporen-suspension	0,25 ml	Maus	i.v.	Mackinnon, Artagaveytia-Allende und García-Zorrón (1957)
Homogenisat der Mycelphase nach 10tägigem Wachstum bei Zimmertemperatur	0,2 ml einer Suspension, die 130—150 lebensfähige Pilzpartikel pro ml enthielt	Maus	i.v.	Campbell und Hill (1959/60)
Arthrosporen-suspension	0,5 ml	Maus	i.v.	Emmons und Piggott (1959, 1962)
Arthrosporen-suspension	0,05 ml einer Suspension, deren Gehalt an lebensfähigen Pilzpartikeln durch kulturelle Verfahren bestimmt wurde	Maus	intranasale Instillation in Anaesthesie	Levine und Madin (1962)

(i.p. oder besser intranasale Inoculation von Mäusen, intratesticuläre Infektion von Meerschweinchen) bringt in ca. 14—21 Tagen eine sichere Entscheidung. Erhöhte Bedeutung hat der Tierversuch — ebenso wie bei der Isolierung von *C. neoformans* (S. 57), *H. capsulatum* (S. 122) und *A. boydii* (S. 114) — noch bei der Isolierung von *C. immitis* aus Erdproben, obwohl mit den heutigen Kulturmedien, vor allem durch Verwendung von Cycloheximid in Verbindung mit antibiotischen Mitteln (vgl. S. 3), auch diese Nachweismethode an Bedeutung verliert. Immerhin scheint der Tierversuch beim Vorhandensein von nur wenigen *C. immitis*-Sporen in Erdproben nach wie vor das verläßlichste Nachweismittel zu sein (vgl. S. 171).

Empfängliche Tiere und Infektionsmodus. In Endemiegebieten stellt das Tierreich, und zwar wilde Nagetiere, z. B. Wüstenmäuse (*Perognathus*-Arten), das wichtigste lebende Reservoir für *C. immitis* dar (Emmons, 1943, 1947; Swatek und Plunkett, 1957; Fiese, 1958). In diesen Gebieten sind auch Rinder, Schafe und Hunde häufig befallen (Farness, 1940; Cordy und Hoop, 1953; Ajello, Reed, Maddy, Budurin und Moore, 1956).

Für die experimentelle Infektion sind verschiedene Laboratoriumstiere, und zwar in erster Linie Säugetiere, empfänglich. Hierzu gehören Affen (Benham, 1934; Biddle, Butt, Jacobson und Kessel, 1953; Lowe, Converse, Blundell und Castleberry, 1959 u. a.), Kaninchen (Buschke und Joseph, 1928; Kemenes, 1954; Brosbe, Kurmick und Kietzman, 1960), Hunde (Hugenholtz, Reed, Maddy, Trautman und Barger, 1958), Meerschweinchen (Ahlfeldt, 1926; Takahashi, 1933; Benham, 1934; Kawatsure, 1934; Cronkite und Lack, 1940; Rosenthal und Routien, 1947; Negroni und Vivoli, 1948 u. a.), Hamster (*Cricetus frumentarius;* Schlumberger, 1945), Ratten (Wright, Newcomer und Sternberg, 1956) und Mäuse (Tager und Liebow, 1952; Karrer, 1953 u. a.). Rinder erwiesen sich dagegen im Experiment als wenig empfänglich (Maddy, Reed, Trautman und Snell, 1960). Frösche sind resistent (Schlumberger, 1945). Mäuse wurden in neuerer Zeit am häufigsten verwendet.

Zur Verimpfung wurden fast alle denkbaren Infektionswege benutzt. Affen wurden meist per inhalationem, Kaninchen i.v., Hunde intratracheal, Meerschweinchen per inhalationem (Ahlfeldt, 1926; Rosenthal und Routien, 1947), subcutan und intratesticulär (Fiese, 1958), Ratten subcutan, Mäuse subcutan, i.v., i.p. und intracerebral und Rinder intratracheal infiziert.

Ausgewählte Angaben zur Methodik der Tierversuche sind aus Tabelle 9 zu entnehmen.

3. Ergebnisse der Tierversuche

Infektionsverlauf und pathologisch-anatomische Veränderungen. Im Tierexperiment gelingt es, die verschiedenen Stadien der menschlichen Coccidioidomykose, vor allem die vorherrschende benigne, die weniger häufige lokalisierte und die an sich ziemlich seltene maligne disseminierte Form, zu reproduzieren. Auch pathologisch-anatomisch und histologisch sind die im Tierexperiment erzielten Läsionen denen der menschlichen Coccidioidomykose weitgehend ähnlich. Das charakteristische Merkmal der Gewebsläsionen sind dabei die von Entzündungszellen oder Bindegewebe umgebenen endosporenhaltigen Sphärulen.

Affe. Bei Affen stellte schon Benham (1934) eine vermehrte Empfänglichkeit fest. Am besten erforscht ist der Krankheitsverlauf nach Infektion der Atemwege. Biddle, Butt, Jacobson und Kessel (1953) verfolgten bei 20 intratracheal infizierten Rhesusaffen den Krankheitsverlauf röntgenologisch, serologisch (Hautteste, KBR und Präcipitation), klinisch-chemisch und pathologisch-anatomisch.

Bei zwischenzeitlich getöteten Tieren wurde festgestellt, daß in den ersten 3 postinfektiösen Tagen akute pneumonische Erscheinungen mit capillärer Hyperämie, Ödemen und polymorphkerniger Infiltration bestanden. Vom 4. Tage ab wurden in den befallenen Organen Sphärulen beobachtet. Die tracheo-bronchialen Lymphknoten vergrößerten sich vom 6. und 7. Tage an. Schon vom 9. Tage ab gelang der kulturelle Erregernachweis in den Lymphknoten. Nach dem 16. Tag traten Granulationsgewebe und tuberkelähnliche Gebilde an die Stelle

der akut-entzündlichen Erscheinungen. Im Granulationsgewebe wurden nunmehr reichlich
Sphärulen beobachtet. Vom 20. Tag ab war ausnahmslos das Lymphsystem befallen. Im
weiteren Verlauf blieb ein Teil der Infektionen lokalisiert; bei einem anderen Teil trat eine
Ausbreitung ein. Dabei wurden zunächst Leber und Milz befallen. Gelegentlich fanden sich
auch Herde im Knochensystem, in der Haut, im subcutanen Gewebe, in den Hirnhäuten,
der Schilddrüse und im Herzen. Bei einem Tier wurde sogar ein bilateraler Psoasabsceß
festgestellt.

Zu ähnlichen Ergebnissen kamen LOWE, CONVERSE, BLUNDELL und CASTLE-
BERRY (1959). BLUNDELL, CASTLEBERRY, LOWE und CONVERSE (1961) beobach-

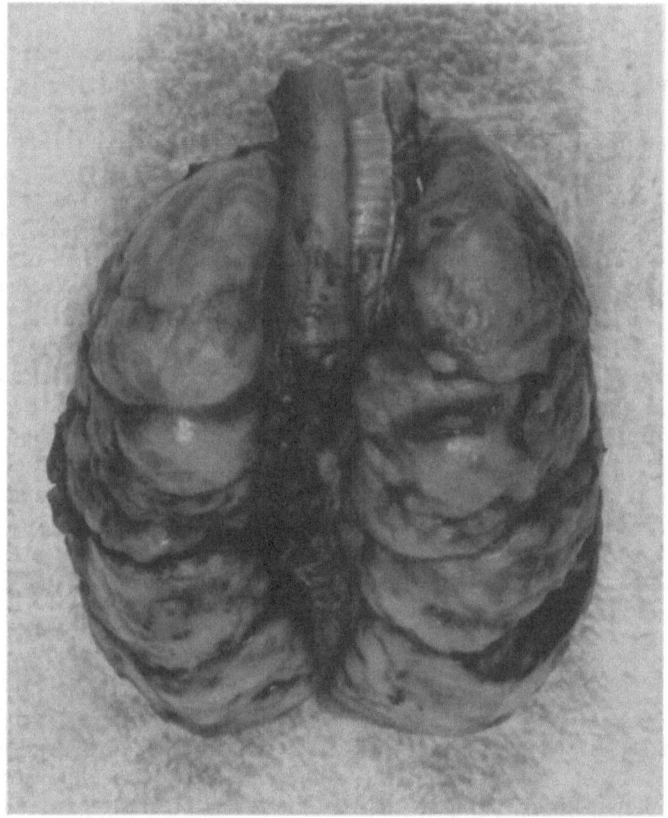

Abb. 154. Lunge eines Rhesusaffen nach Inhalation von 10^4 *Coccidioides immitis*-Arthrosporen
[nach CONVERSE, LOWE, CASTLEBERRY, BLUNDELL und BESEMER, J. Bact. **83**, 871 (1962)]

teten nach i.v. Impfung von Rhesusaffen früher eine Generalisation als nach
der Infektion über die Luftwege.

Eine fieberhafte Reaktion, verbunden mit Abmagerung, Husten und Haarausfall, trat
7 Tage nach der Exposition gegen sporenhaltige Aerosole auf. Zur gleichen Zeit waren die
Lungenherde bereits als dunkelrote Knötchen von 1 cm Durchmesser makroskopisch sichtbar.
Nach 2 Wochen waren Milz und Leber befallen. Die Infektion nahm meist einen chronisch-
disseminierten Verlauf.

CONVERSE, LOWE, CASTLEBERRY, BLUNDELL und BESEMER (1962) erzeugten
durch Einatmung von 50—10000 Arthrosporen ausnahmslos eine Infektion. Das
pathologisch-anatomische Bild nach Infektion mit höheren Dosen bestand in
ausgedehnten, progressiven, meist letalen Pneumonien (vgl. Abb. 154), bei Infektion mit geringeren Sporenmengen (ca. 300) in wenigen kleinen fibrösen Lungen-
herden (Abb. 155). Die endosporenhaltigen Sphärulen wurden im befallenen

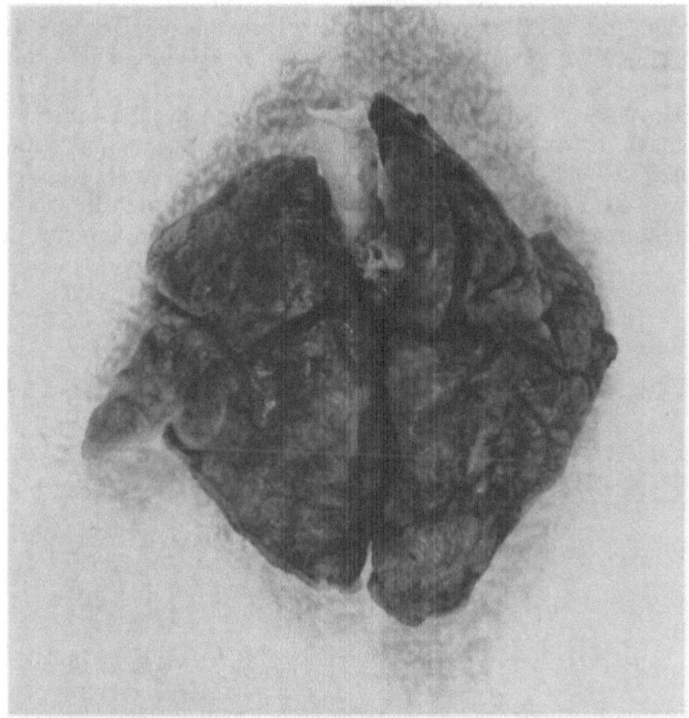

Abb. 155. Lunge eines Rhesusaffen nach Inhalation von 300 *Coccidioides immitis*-Arthrosporen
[nach Converse, Lowe, Castleberry, Blundell und Besemer. J. Bact. **83**, 871 (1962)]

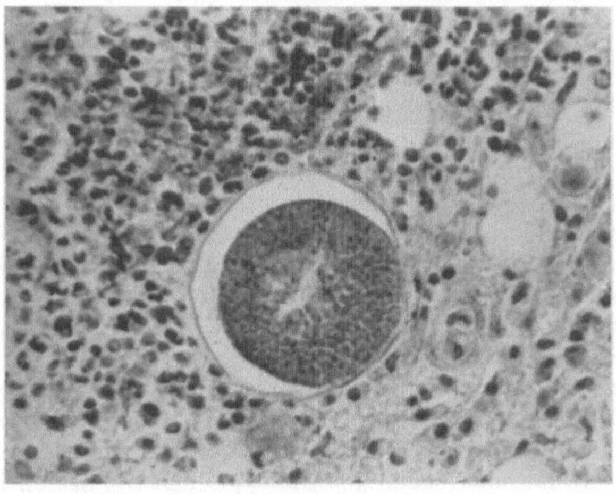

Abb. 156. Reife Sphärule von *Coccidioides immitis* in der Milz einer experimentell infizierten Maus

Lungengewebe in reichlicher Anzahl beobachtet. Ihr Aussehen entspricht dem in der
Abb. 156 gezeigten Milzpräparat.

Für Großversuche an Affen wurden von amerikanischen Forschungslabora-
torien zahlreiche Apparaturen entwickelt und Methoden ausgearbeitet, die ein
Übergreifen der Infektion auf das Laborpersonal verhindern sollen (vgl. Abschnitt
Schutzvorrichtungen, S. 18—23). Nebst geschlossenen Luftsystemen gibt es hierfür

auch leicht desinfizierbare Schutzanzüge mit entsprechendem Atemschutz. Alle diese Methoden und Verfahren sind in einem Lehrfilm der US Navy zusammengestellt, der jedoch vorerst nur einem begrenzten Kreis zur Ansicht zur Verfügung steht.

Hund. Der Verlauf der experimentellen Infektion des Respirationstrakts bei Hunden ist nach HUGENHOLTZ, REED, MADDY, TRAUTMAN und BARGER (1958) ebenfalls dosisabhängig und entspricht im wesentlichen analogen Versuchen an Affen. Etwa 8—21 Tage nach der Inoculation treten bei den infizierten Hunden Lungenerscheinungen auf, die den Röntgenbildern bei menschlicher Coccidioido-

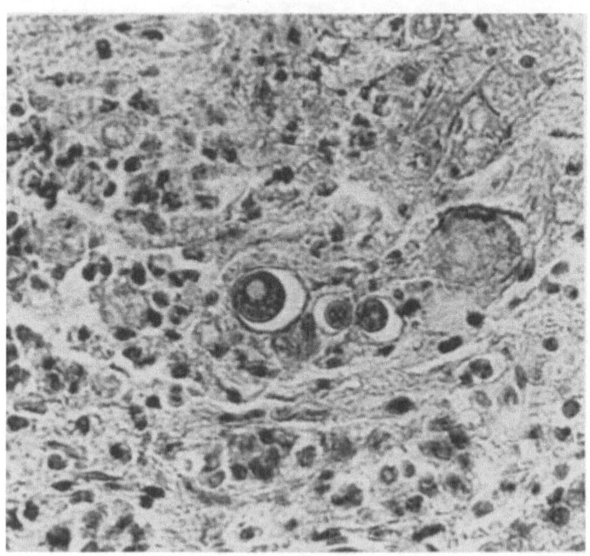

Abb. 157. Transformation der Arthrosporen von *Coccidioides immitis* in Sphärulen. Milzpräparat einer experimentell infizierten Maus, ca. 500fach

mykose ähneln. Die Verimpfung von 5×10^5 bis 10^6 Arthrosporen führt eher zu Krankheitserscheinungen als eine Infektionsdosis von 10^3 bis $2,5 \times 10^4$ Sporen.

Meerschweinchen. Beim Meerschweinchen wurde schon 1926 von AHLFELDT die Bedeutung der aerogenen Infektion bewiesen. KAWATSURE (1934) fand auch nach subcutaner Applikation eine Dissemination. ROSENTHAL und ROUTIEN (1947) erreichten ein 100%iges Angehen der Infektion durch Einbringen von sporenhaltigem Material in die feinsten Bronchiolen und in die Alveolen mittels Überdruck. Während eine Übertragung der Coccidioidomykose von Mensch zu Mensch bisher nicht beobachtet wurde und auf Grund der geringen Ausscheidung des Erregers insgesamt auch wenig wahrscheinlich ist, sahen ROSENTHAL und ELMORE (1950) die Infektion bei Meerschweinchen 46—175 Tage nach Kontakt mit erkrankten Tieren auftreten. Nach intratesticulärer Inoculation von arthrosporenhaltigem Material entwickeln sich die typischen Sphärulen in 4—6 Tagen (CONANT, SMITH, BAKER, CALLAWAY und MARTIN, 1958; FIESE, 1958).

Ratte. Von WRIGHT, NEWCOMER und STERNBERG (1956) liegen Untersuchungen über die experimentelle Infektion bei *Ratten* vor, bei denen *C. immitis* in das subcutane Emphysem (Pneumoderm) eingebracht worden war. *C. immitis* wurde zwischen dem 5. und 23. Tag nach der Inoculation in den Visceralorganen kulturell nachgewiesen. Makroskopisch sichtbare Läsionen an Leber, Milz und Lungen traten vom 10. Tag an auf, ohne daß die Tiere vor der Tötung klinische Krankheitszeichen geboten hätten.

Maus. Die meisten neueren tierexperimentellen Studien wurden an Mäusen durchgeführt (vgl. Abb. 157—159, vgl. auch den Abschnitt „Infektionsverlauf unter medikamentöser Behandlung"). Lubarsky und Plunkett (1954) stellten

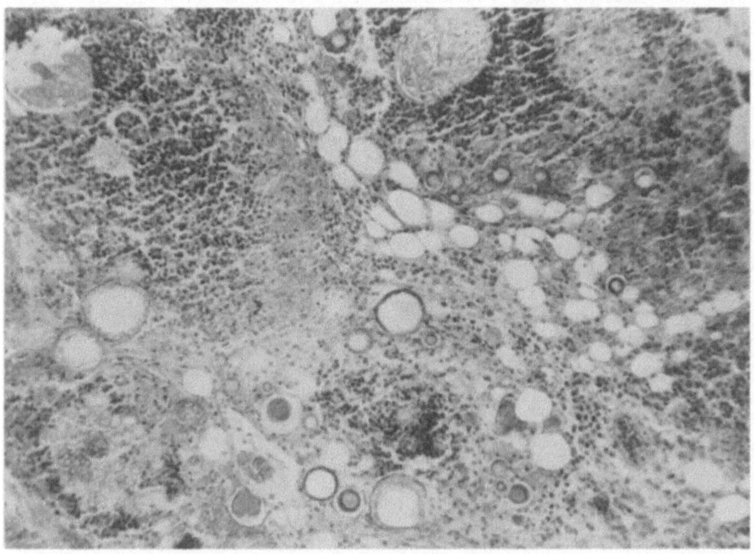

Abb. 158. Experimentelle Coccidioidomykose der weißen Maus. Übersichtspräparat der Milz mit verschiedenen Stadien der Sphärulenentwicklung, ca. 150fach

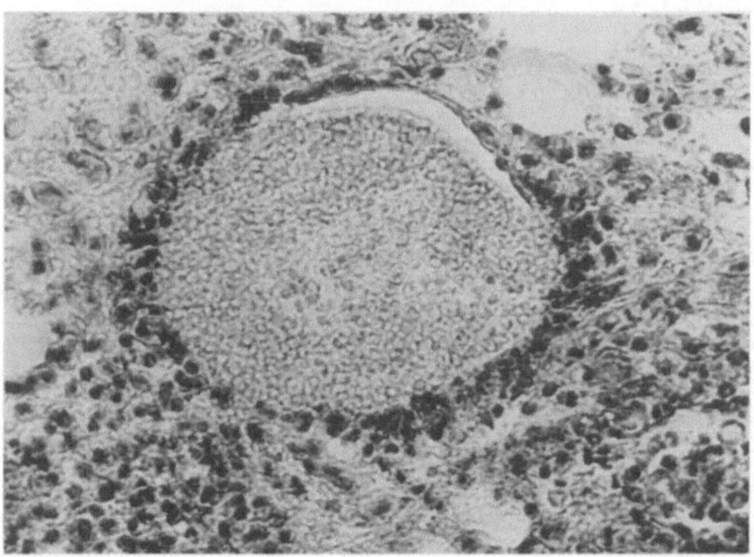

Abb. 159. Reife Sphärule von *Coccidioides immitis* vor dem Platzen. Milzschnittpräparat von der experimentell infizierten weißen Maus, ca. 500fach

z.B. bei Mäusen Fütterungsversuche mit *C. immitis*-haltigem Trinkwasser an. Dabei zeigte sich, daß Arthrosporen, Sphärulen und Endosporen zwar die Magen-Darmpassage überstehen, aber selbst bei Verabfolgung über längere Zeit nicht zu einer Infektion der Tiere führen. Karrer (1953) ermittelte bei zwei *C. immitis*-Stämmen nach intracerebraler Injektion eine LD_{50} von 1—6 bzw. 1—9 Pilzfragmenten. Nach subcutaner Injektion von 10^2 Arthrosporen entstanden bei Mäusen lokalisierte Abscesse (PAPPAGIANIS, 1955; PAPPAGIANIS, SMITH, BERMAN und KOBAYASHI, 1959). Im Verlauf von 8—13 Tagen bildete sich um die Absceßnekrose und die leukocytäre Randzone ein Fibroblastenwall, der offenbar die Dissemination verhinderte.

Am häufigsten wurde die i.p. Infektion angewendet. Beim Vergleich zwischen dem Infektionsverlauf nach i.p. und nach intranasaler Inoculation stellten TAGER und LIEBOW (1942) fest, daß in ersterem Fall eine Generalisierung — vornehmlich mit Befall der abdominellen Lymphknoten, der Leber, der Milz, des Zwerchfells und der Lungen —, in letzterem Fall jedoch eine lokalisierte Lungenerkrankung

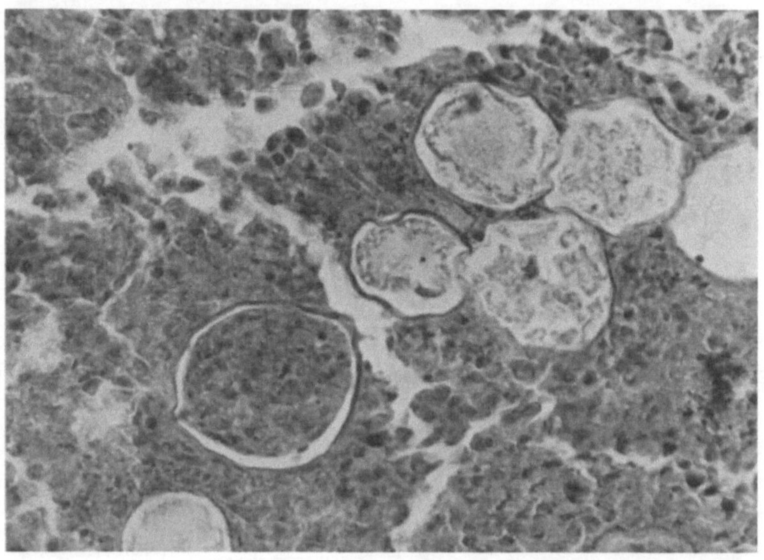

Abb. 160. Sphärulen verschiedener Reifegrade im experimentell mit *Coccidioides immitis* infizierten Kaninchenhoden (photographiert nach einem Präparat von Dr. LIESKE, Hamburg)

auftritt. TARBET, WRIGHT und NEWCOMER (1952) untersuchten die verschiedenen Entwicklungsstadien von *C. immitis* bei mit sporenhaltigem Eiter i.p. infizierten Mäusen. Junge Sphärulen rufen polymorphkernige Leukocyten auf den Plan, während reife Sphärulen meistens von einem epitheloidzelligen Gewebe umschlossen werden. Jede neue Sphärulengeneration bewirkt von neuem einen eitrigen Entzündungsschub. FRIEDMAN, SMITH und GORDON (1955) prüften die Virulenz von drei *C. immitis*-Stämmen an Mäusen mit einem i.p. Inoculum von 10^2 lebensfähigen Pilzpartikeln und FRIEDMAN, SMITH, ROESSLER und BERMAN (1956) 27 Stämme in der gleichen Weise. Obwohl die Virulenz vieler Stämme gering war, besaßen doch alle eine hohe Infektiosität. Eine sichere Beziehung zwischen der Schwere des menschlichen Krankheitsbildes und der Virulenz des entsprechenden *C. immitis*-Stammes ließ sich im Mäuseversuch nicht nachweisen. Zu ähnlichen Schlüssen kamen FRIEDMAN und SMITH (1957) an weiteren vier Stämmen. Dabei ließ sich die Virulenz der Stämme durch Mäusepassagen auch nicht steigern. PAPPAGIANIS, SMITH und KOBAYASHI (1956) stellten fest, daß die vorhandenen Virulenzunterschiede bei *C. immitis*-Stämmen übereinstimmend sowohl in der Arthrosporen- als auch in der Endosporenphase bestehen.

Kaninchen. Durch intratesticuläre Infektion läßt sich auch bei dieser Tierart eine lokalisierte, zu Granulom- und Absceßbildungen führende Coccidioidomykose erzielen (Abb. 160) (LIESKE, pers. Mitteilung).

Der Vollständigkeit halber sei erwähnt, daß 1963 von Batista, Maia, de Oliveira und Shome positive Tierversuche mit einem als *Coccidioides roseum* (sic!) bezeichneten Pilz angestellt wurden. Diese Pilzart wurde als Verunreiniger eines Kulturmediums entdeckt. Die Bestätigung dieser Befunde bleibt abzuwarten.

Immunologische Erscheinungen bei der experimentellen Coccidioidomykose. Tierversuche unter besonderer Berücksichtigung immunologischer Erscheinungen wurden vor allem aus zwei Gründen durchgeführt: Einmal sollte die Möglichkeit einer gezielten Serodiagnostik auch im Tierexperiment überprüft werden; zum anderen galt es angesichts der infausten Prognose der disseminierten Coccidioidomykose, die Möglichkeiten einer aktiven Immunisierung abzuklären.

Die grundlegenden Kenntnisse über die Serodiagnostik der Coccidioidomykose wurden durch Untersuchungen an erkrankten Menschen durch den Arbeitskreis um Ch. Smith in Berkeley, Californien, gewonnen (Zusammenfassungen bei Conant, Smith, Baker, Callaway und Martin, 1958; Fiese und Kaden, 1963; Seeliger, 1958, 1963).

Von Hirsch und D'Andrea (1927) liegen Untersuchungen über die Sensibilisierung von Meerschweinchen durch Kulturfiltrate und abgetötete Mycelien von *C. immitis* vor. Hazen und Tahler (1948) stellten bei i.v. infizierten Kaninchen komplementbindende Antikörper fest. Vogel und Conant (1952) benutzten zum Nachweis komplementbindender Antikörper in Seren experimentell infizierter Kaninchen ein Sphärulenantigen, das im Dottersack des Hühnerembryos gezüchtet worden war (s. dort). Brosbe, Kurnick und Kietzman (1960) prüften den Infektionsverlauf und die KB*-Titerkurven in Abhängigkeit von der Infektionsdosis bei i.v. infizierten Kaninchen. Eine Infektionsdosis von 168×10^3 lebensfähigen Pilzpartikeln führte innerhalb von 6—16 Wochen zum Tode. Die höchsten KB-Titer betrugen 1:1024 bis 1:4096 und wurden von der 4.—12. Woche post inf. erreicht. Nach Applikation von 6×10^3 Pilzfragmenten starben 5 von 13 Tieren zwischen der 13. und 48. Woche. Die höchsten KB-Titer betrugen hier 1:16 bis 1:1024. Eine Beziehung zwischen Höhe des KB-Titers und der Prognose bestand nicht; der präfinal ermittelte KB-Titer entsprach jedoch dem Ausmaß der autoptisch festgestellten Veränderungen.

In den Versuchen von Brosbe, Kietzmann und Kurnick (1964) erwiesen sich sowohl New Zealand-Albino- wie Holländer-Kaninchen als brauchbar für Tierversuche mit *C. immitis* und als gute Antikörperproduzenten, wenn das Inoculum (6000—18600 infektiöse Partikel — entweder Mycelfragmente oder Arthrosporen) i.v. einverleibt wurde. Abweichend vom Verhalten beim Menschen zeigten die Höhe der KB-Titer und die Schwere der Erkrankung bzw. Sterblichkeit keine direkten Beziehungen. Auch bewirkte Stickstofflost bei nur vier von acht damit behandelten Tieren eine Senkung der Titer um zwei Verdünnungsstufen.

Sinski, Lowe, Castleberry, Maire, del Favero, Pakes und Converse (1963) verglichen die serologischen Reaktionen bei experimentell infizierten Hunden und Affen. Je drei Gruppen dieser Tiere wurden über die Atemwege mit 9500, 2500 und 325 trockenen Arthrosporen von *C. immitis* infiziert. Die höchsten Präcipitintiter (gemessen mit der Agargelmethode) wurden 5 und 9 Wochen nach der Infektion erreicht. Dabei wiesen die Affen stets höhere Titer als die Hunde auf. Die höchsten KB-Titer traten bei Hunden nach durchschnittlich 5 und bei Affen nach 9 und 17 Wochen auf. Die Tiere mit dem höchsten Antikörperspiegel boten ausnahmslos besonders schwere Krankheitssymptome.

Nach Diven und Reed (1962) tritt bei intranasal mit *C. immitis* infizierten Mäusen eine Vermehrung der Gesamtproteine und vom 5. Tag post infectionem an der α_2- und β-Globulinfraktionen ein, während die Albumine, vom 7. Tag nach der Inoculation an gerechnet, absinken. Die γ-Globuline bleiben dagegen konstant.

Studien zur aktiven Immunisierung wurden zunächst an Meerschweinchen vorgenommen (Negroni, Vivoli und Bonfiglioli, 1949; Vogel, Fetter, Conant und Lowe, 1954). Dabei wurden keine eindeutigen Resultate erzielt. Vogel, Fetter, Conant und Lowe (1954) versuchten, Meerschweinchen durch wiederholte Injektion hitzegetöteter Sphärulen-Suspensionen zu immunisieren. Die Tiere reagierten daraufhin im Coccidioidin-Hauttest; doch bei nachfolgender Exposition gegen sporenhaltige Aerosole entstanden bei den vaccinierten Tieren Läsionen, die kaum geringfügiger waren als bei den nichtimmunisierten Kontrolltieren.

Pappagianis, Miller, Smith und Kobayashi (1960) führten Untersuchungen an Affen durch. Bei 6 von 7 subcutan mit *C. immitis*-Sporen infizierten Tieren

---

* KB = Komplementbindung.

entwickelten sich im Verlaufe von 2 Wochen fluktuierende, lokale Abscesse von 2—3 cm Durchmesser. Nachdem diese sechs Tiere einem sporenhaltigen Aerosol ausgesetzt worden waren, wurden nur drei Tiere klinisch krank, obwohl alle per inhalationem infizierten Tiere röntgenologisch und histologisch die gleichen Erscheinungen, nämlich miliaren Befall der Lungen mit Pneumonie, gelegentlich mit hämorrhagischen Herden, aufwiesen. Im befallenen Gewebe waren nur selten unreife Sphärulen zu sehen. Bei nicht subcutan vorbehandelten, ebenfalls mit Aerosolen infizierten Kontrolltieren traten ausnahmslos schwere Krankheitserscheinungen und größere Lungenherde auf, die reichlich reife Sphärulen enthielten.

Converse, Castleberry und Snyder (1963) schützten Rhesusaffen durch subcutane Impfung mit 10 bis 10^8 vermehrungsfähigen *C. immitis*-Arthrosporen gegen eine 6 Monate danach erfolgte Inhalationsinfektion mit etwa 7000 Arthrosporen. Bei den geimpften Tieren wurden keine Beeinträchtigung des Wohlbefindens und keine röntgenologischen Veränderungen festgestellt. Dagegen starben fünf von neun nicht geimpften bzw. mit abgetötetem Impfstoff behandelten Tieren. Bei einigen mit Lebendimpfstoff subcutan immunisierten Tieren wurden ohne Exposition gegen *C. immitis*-Aerosole in der Lunge einzelne Sphärulen beobachtet. Demnach muß bei der geschilderten Impfmethode gelegentlich mit einer Dissemination des Erregers gerechnet werden. Bei intradermaler Inoculation des Erregers wurden heftigere Impfreaktionen beobachtet als nach subcutaner Gabe (Converse, Pakes, Snyder und Castleberry, 1964). Bei einer Dosis von zehn Arthrosporen ging die Dissemination auch bei sehr virulenten Stämmen nie über die regionalen Lymphknoten hinaus.

Eine ganze Reihe wechselnd erfolgreicher Versuche zur aktiven Immunisierung wurden an Mäusen vorgenommen. Die meisten Autoren benutzten abgetötete Vaccinen aus Arthrosporen und Sphärulen. Friedman und Smith (1956) injizierten weißen Mäusen 0,1 ml einer mit Aceton oder Formalin abgetöteten Arthrosporensuspension in der 9., 13., 15., 17. und 22. Woche vor der Infektion. Die behandelten Tiere und unbehandelten Kontrolltiere wurden i.p. mit 10^2 Arthrosporen infiziert. Während nur 20% der unbehandelten Mäuse länger als 60 Tage überlebten, betrug der Prozentsatz überlebender Tiere nach der Impfung 95—100%. Autoptisch stellte sich jedoch heraus, daß so gut wie alle überlebenden Tiere noch infiziert waren. Levine, Cobb und Smith (1960, 1961) und Levine und Smith (1963) arbeiteten mit einer gereinigten, formolisierten Sphärulen-Endosporenvaccine. Dieser Impfstoff erwies sich den Arthrosporen- und Mycelvaccinen überlegen. Jedoch auch hier wurde bei den überlebenden Tieren noch nach 90—105 Tagen *C. immitis* in den Läsionen kulturell nachgewiesen. Nach i.m. Impfung mit einer Einzeldosis von 1 mg formolisierter Sphärulenvaccine läßt sich nach Levine und Kong (1964) erst vom 27. Tag an eine nennenswerte Schutzwirkung (50%ige Letalität bei einer Infektionsdosis von 100 LD_{50}) feststellen. 7 Tage nach der Impfung wirkt bereits eine Infektionsdosis von 5 LD_{50} bei 50% tödlich.

Eine gewisse Schutzwirkung entfaltet die Impfung mit unzerstörten Sphärulen oder Sphärulenwänden auch bei nachfolgender intranasaler Infektion von Mäusen (Kong, Levine, Madin und Smith, 1964). 8 Monate nach intranasaler Einbringung von sechs Arthrosporen war *C. immitis* bei 74% der immunisierten Tiere und bei 47% der überlebenden Kontrolltiere aus den Lungen eliminiert. Eine Infektionsdosis von 7—15 Arthrosporen führte bei 36—40% der nicht immunisierten Kontrolltiere zur Aussaat in Leber und Milz, nicht dagegen bei den geimpften Mäusen.

In Weiterführung dieser Experimente fanden Levine, Kong und Smith (1965), daß i.m. mit abgetötetem Sphärulenantigen immunisierte Mäuse eine deutliche Steigerung der Überlebensquote aufwiesen. Die LD_{50} mußte innerhalb von 30 Tagen von 50 auf 3000 Arthrosporen erhöht werden, damit bei den geimpften Tieren die gleiche Wirkung erzielt wurde. Gleichzeitig ließ sich zeigen, daß der Reifezustand der Sphärulen von großer Bedeutung für die Schutzwirkung ist. Impfstoffe aus reifen Sphärulen waren solchen aus unreifen oder Endosporen deutlich überlegen, da die immunogenen Substanzen reichlich in der Wand reifer Sphärulen enthalten sind.

Andere Untersucher benutzten Lebendimpfstoffe. PAPPAGIANIS, LEVINE, SMITH, BERMAN und KOBAYASHI (1961) stellten fest, daß Mäuse nach Immunisierung mit abgetöteter Mycelien- oder Arthrosporenvaccine bei i.p. Infektion überlebten, nicht aber nach intranasaler Inoculation. Die Vaccination mit lebenden Arthrosporen von Stämmen mit unterschiedlicher Virulenz erzeugte Immunität gegen beide Infektionsarten. Mit einem riboflavinbedürftigen, schwach virulenten Stamm konnte z.B. eine Immunität gegen die intranasale Infektion mit 200 Arthrosporen erzielt werden. Leider erfuhren die schwach virulenten Stämme in vivo eine Virulenzsteigerung. CONVERSE, CASTLEBERRY, BESEMER und SNYDER (1962) schützten 50% der verwendeten Mäuse durch Immunisierung mit lebenden Arthrosporen eines Stammes, bei dem eine relativ geringe Virulenz festgestellt worden war, gegen die Infektion mit einem virulenten Stamm. Zwar wurde mit einer formolisierten Arthrosporenvaccine des virulenten Stammes eine höhere Überlebensrate, nämlich 70%, bei Infektion mit dem virulenten Stamm erreicht; die überlebenden Tiere hatten jedoch in letzterem Fall autoptisch ausgedehntere Läsionen als nach Immunisierung mit der Lebendvaccine.

CASTLEBERRY, CONVERSE und SOTO (1964) immunisierten 12 Hunde durch subcutane Injektion von 200 vermehrungsfähigen Arthrosporen gegen eine 2 Monate danach mittels Aerosols applizierte Infektionsdosis von 13000 Arthrosporen. Die unerwünschten Nebenwirkungen der subcutanen Immunisierung (Ulcera und Lymphadenopathien) wurden bei sechs Hunden durch eine unmittelbar nach der Impfung eingeleitete Amphotericin B-Behandlung (150 mg pro die, 21 Tage lang) ausgeschaltet, ohne daß dadurch der Immunisierungseffekt beeinträchtigt wurde. Bei Vergleichsuntersuchungen über den Wert der subcutanen und der pulmonalen Applikation bei der aktiven Immunisierung von Hunden mit abgetöteten Arthrosporen von *C. immitis* kamen CASTLEBERRY, CONVERSE, SINSKI, LOWE, PAKES und DEL FAVERO (1965) zu folgenden Ergebnissen: Die „pulmonale" Schutzimpfung (intratracheal oder mittels Aerosol) war wirkungslos, auch wenn anschließend sofort Amphotericin B verabfolgt wurde. Das gleiche galt für die subcutane Impfung bzw. die alleinige Amphotericin B-Gabe. Demgegenüber erwiesen sich 8 von 12 Tieren, die subcutan geimpft und mit Amphotericin B behandelt worden waren, als völlig refraktär gegen die 30 Tage später erfolgte experimentelle Infektion mit einem Aerosol von ca. 80000 Arthrosporen, und die restlichen vier Tiere zeigten anläßlich der 8 Wochen nach der experimentellen Infektion durchgeführten Autopsie nur geringfügige, in Abheilung begriffene Läsionen.

Infektionsverlauf unter medikamentöser Behandlung. Es gibt kein sicher wirksames Mittel gegen die progressive, disseminierte Coccidioidomykose. Ohne Erfolg geprüft wurden unter anderen Kaliumjodid, Sulfonamide und verschiedene Antibiotica (CONANT, SMITH, BAKER, CALLAWAY und MARTIN, 1958). Obwohl Kaliumjodid als Therapeuticum wertlos ist, beobachteten STERNBERG, NEWCOMER, STEFFEN, FIELDS und LIBBY (1955), daß radioaktives Jod (J^{131}) bei experimentell infizierten Mäusen sich in den Geweben mit granulomatösen Veränderungen anreicherte, während in der Schilddrüse viel weniger Jod gespeichert wurde als bei nichtinfizierten Kontrolltieren.

Sox und Dickson (1936) testeten eine Reihe von Substanzen bei der experimentellen Meerschweincheninfektion und sahen lediglich unter der Verabfolgung von Thymol eine Verlängerung der Überlebenszeit. In der Therapie der menschlichen Coccidioidomykose hat sich das Mittel jedoch nicht durchgesetzt. Candicidin, das gegen die experimentelle Infektion mit *C. albicans, B. dermatitidis* und *S. schenckii* schützt, ist gegen *C. immitis* unwirksam (Kligman und Lewis, 1953). Das gleiche gilt für Griseofulvin (Emmons und Piggott, 1959; Emmons, 1960) und 2-Hydroxystilbamidin (Gordon, Smith, Tompkins und Saito, 1954). Die Berichte über Nystatin (Mycostatin) klingen etwas günstiger (Newcomer, Wright, Leer, Tarbet und Sternberg, 1954; Gordon, Smith und Weden, 1955; Gordon und Smith, 1955).

Die letztgenannte Arbeitsgruppe beobachtete bei i.p. infizierten Mäusen nach wiederholter subcutaner Applikation von 1 mg Nystatin einen deutlichen Anstieg der Überlebensrate. Lag der Therapiebeginn mehr als 8 Tage nach der Infektion, wurde die therapeutische Wirkung kaum sichtbar. Überlebende Tiere boten nach Tötung und Sektion zwar geringere Lungenerscheinungen als die verendeten Tiere, hatten jedoch ebenfalls ausgedehnte Läsionen in der Bauchhöhle.

Mackinnon, Artagaveytia-Allende und García-Zorrón (1957, 1958) erreichten mit Diamidinodiphenylamin einen partiellen Schutz gegen die i.v. hervorgerufene Mäusecoccidioidomykose. Bei einer täglich subcutan verabfolgten Dosis von 0,4 mg über einen Zeitraum von 30 Tagen überlebten 10 von 16 Tieren länger als 71 Tage. Nach Tötung und Sektion der 10 überlebenden Tiere wurde *C. immitis* nur bei vier Tieren kulturell nachgewiesen. Mit der antimykotischen Substanz X-5079 C erzielten Emmons (1961) und Emmons und Piggott (1962) nur eine geringfügige Schutzwirkung bei experimentell infizierten Mäusen.

Dagegen berechtigt Amphotericin B zu größeren Hoffnungen. Halde, Newcomer, Wright und Sternberg (1957) stellten fest, daß dieses Mittel, in einer Dosis von 12 mg pro Tag oral und subcutan über längere Zeit verabfolgt, den Verlauf der Infektion bei i.p. infizierten Mäusen in signifikanter Weise veränderte.

Während die infizierten, aber unbehandelten Kontrolltiere ausnahmslos der Infektion erlagen, überlebte der größte Teil der behandelten Tiere länger als 120 Tage. Nach Tötung und Sektion der überlebenden Tiere wurden nur bei etwa 70% die Erreger in makroskopisch sichtbaren Läsionen oder kulturell nachgewiesen. Bei dem kleineren Rest der Tiere muß eine völlige Ausheilung der Infektion angenommen werden. Halde, McNall, Newcomer und Sternberg (1957/58) beobachteten einen deutlichen Abfall des Properdinspiegels im Serum weißer Mäuse 4 Tage nach der Infektion mit *C. immitis*. Unter der Applikation von 10, 5 und 1 mg Amphotericin B pro kg Körpergewicht und Tag wurde die Absterberate erniedrigt, und der Properdinspiegel stieg wieder auf fast normale Werte an. Bei gesunden Mäusen beeinflußte Amphotericin B den Properdinspiegel so gut wie nicht. — Emmons und Piggott (1959) applizierten Amphotericin B in geringeren Dosierungen, und zwar 1 mg pro Maus i.p. und 0,04 und 0,025 mg pro Maus i.v., über längere Zeiträume. Nach i.v. Therapie mit 0,04 mg (= 2,2 mg/kg) Amphotericin B wurden Überlebensrate und Überlebenszeit deutlich erhöht. In den Geweben der überlebenden Tiere waren die Erreger kulturell nicht mehr nachweisbar. Dagegen beeinflußte die nur geringfügig niedrigere Dosis von 0,025 mg (= 1,4 mg/kg) den Verlauf der experimentellen Mäusecoccidioidomykose nicht. — Die gleichzeitige intraperitoneale Verabfolgung von Amphotericin B und X-5079 C hat keinerlei additive oder synergistische Wirkung auf die experimentelle Infektion bei Mäusen (Emmons und Piggott, 1962). Campbell und Hill (1959/60) zeigten, daß kolloidal verteiltes Amphotericin B nach oraler Applikation bereits in einer Gesamtdosis von 70 mg pro kg Körpergewicht die Überlebensrate und Überlebenszeit vergrößerte und zur kulturell nachgewiesenen völligen Ausheilung der Gewebe führt. Diese Wirkung trat auch auf, wenn die Therapie erst am 4., in manchen Fällen auch erst am 10. Tag nach der Infektion eingeleitet wurde. Nach täglicher oraler Medikation mit 25 mg/kg über 4 Tage wurden Serumspiegel von 1,2 γ/ml nachgewiesen.

Infektionsverlauf unter zusätzlichen Schädlichkeiten. Zur Resistenzminderung der Versuchstiere gegen die experimentelle Infektion mit *C. immitis* ist vor allem das Cortison benutzt worden. Redaelli, Cavallero, Borasi, Sala und Amira (1951) fanden bei subcutan infizierten Ratten nur dann viscerale Läsionen, wenn

3 Tage vor und 14 Tage lang nach der Inoculation Cortison gegeben wurde. NEWCOMER, WRIGHT, TARBET, WINER und STERNBERG (1953) sahen bei Cortisonmengen, die den therapeutischen Gaben bei Menschen entsprachen, nur einen geringfügigen Effekt auf die experimentelle Mäusecoccidioidomykose. Bei cortisonbehandelten Tieren bildeten sich im Anfangsstadium der Krankheit allerdings größere Granulome als bei den unbehandelten Tieren aus. Die Cortisongabe scheint auch die Reifung der Gewebsphase von *C. immitis* im infizierten Tier zu beschleunigen. PAPPAGIANIS, SMITH, BERMAN und KOBAYASHI (1959) sahen nach Cortisonacetat keine verstärkte Dissemination von lokalen Coccidioidomykosegranulomen.

Eine Cortisonbehandlung der Versuchstiere erscheint vor allem zum Nachweis von *C. immitis* in erregerhaltigem Material gerechtfertigt. BUSAILHA und EVENSON (1962) entdeckten z. B. in 57 Erdproben aus Wüstengebieten dreimal *C. immitis*. Die Nachweismethodik besteht darin, daß 0,5 ml einer mit Penicillin und Streptomycin versetzten Erdbodenaufschwemmung weißen Mäusen i.p. injiziert wird, denen 5 Tage vor und 4—6 Wochen nach der Inoculation 25 mg Cortisonacetat pro kg/Tag subcutan verabfolgt wurde. Bei den Kontrolltieren mißlang der Pilznachweis im Gegensatz zu den mit Cortison behandelten.

Eine Beschleunigung des Infektionsverlaufs ist auch durch die Sexualhormone Testosteron und Oestradiol zu erzielen (LEVINE und MADIN, 1962). Testosteron übt diese Wirkung vorwiegend bei männlichen Tieren, Oestradiol bei beiden Geschlechtern aus. Die Letalität wird auch bei Tieren, die nach dem Verfahren von LEVINE, COBB und SMITH (1960, 1961) mit einer formolisierten Sphärulen-Endosporenvaccine geimpft worden waren, erhöht (LEVINE und MADIN, 1962).

STRAUSS und KLIGMAN (1951) fanden, daß das Suspendieren von *C. immitis* in 5%iger Mucinlösung zu einer wesentlichen Beschleunigung des letalen Infektionsverlaufs führt.

1. Entwicklung im Hühnerembryo und in der Gewebekultur

Hühnerembryo. Auf der Suche nach einer sicheren Kulturmethode zur Zuchtung der Gewebsphase, d.h. der endosporenhaltigen Sphärulen, von *C. immitis* beobachtete MOORE (1941) Sphärulenbildung in den auf der Chorioallantoismembran durch Beimpfung mit der Mycelphase von *C. immitis* hervorgerufenen Läsionen. BURKE (1950) inokulierte ebenfalls die Chorioallantois und fand in allen flüssigkeitsgefüllten Hohlräumen des bebrüteten Hühnereis Sphärulen. Dagegen kamen NEWCOMER, WRIGHT und TAMBLYN (1952) zu der Ansicht, daß sich das bebrütete Hühnerei nicht zur Massenzüchtung von *C. immitis*-Sphärulen eignet. Der Zusatz von 5% Mucin zum Inoculum hat nach STRAUSS und KLIGMAN (1951) bei der Infektion der Chorioallantois keinen beschleunigenden Effekt.

BRUECK und BUDDINGH (1951) wiesen zuerst auf die Eignung des Dottersackes hin. VOGEL und CONANT (1952) beimpften den Dottersack von 8—9 Tage alten Hühnerembryonen mit etwa 0,25 ml einer dichten Arthrosporensuspension, gewonnen von vier *C. immitis*-Stämmen nach 2 Monaten Wachstum, und beobachteten in allen Fällen innerhalb von 3—6 Tagen die Umwandlung der Arthrosporen in Sphärulen (vgl. Abb. 161). Eine Methode zur Trennung der Sphärulen von den Fetten und Eiweißen des Dottersackgewebes besteht nach VOGEL und CONANT (1952) im Suspendieren der geernteten Dottersackflüssigkeit in 10%iger Kochsalzlösung und anschließendem Zentrifugieren; die Sphärulen finden sich dann im Bodensatz. Die histopathologische Reaktion des Dottersackgewebes auf die Infektion mit *C. immitis* wurde eingehend von VOGEL, PEACE und KOGER (1957) beschrieben.

BURKE, SALVIN und GERLOFF (1952) inokulierten 630 3—12 Tage alte Hühnerembryonen mit Arthrosporensuspensionen. Infiziert wurden Dottersack, Allantoissack und Chorioallantoismembran. Die Absterberate der Hühnerembryonen zeigte sich mehr vom Alter, weniger vom Infektionsweg abhängig. Die größte Letalität (73—100%) hatten die 3—8 Tage alten Hühnerembryonen. Die Autoren beobachteten nur wenige sphärulenähnliche Gebilde. Dagegen kamen ROESSLER, CONVERSE und GEATING (1961) zu dem Ergebnis, daß vor allem die Inoculation des Dottersacks 5 Tage alter Hühnerembryonen zur Virulenzprüfung von *C. immitis*-Stämmen geeignet ist. In Abhängigkeit von der Menge der applizierten Pilzfragmente starben die Embryonen in 3—6 Tagen ab. Nach GOODMAN, FOUN-

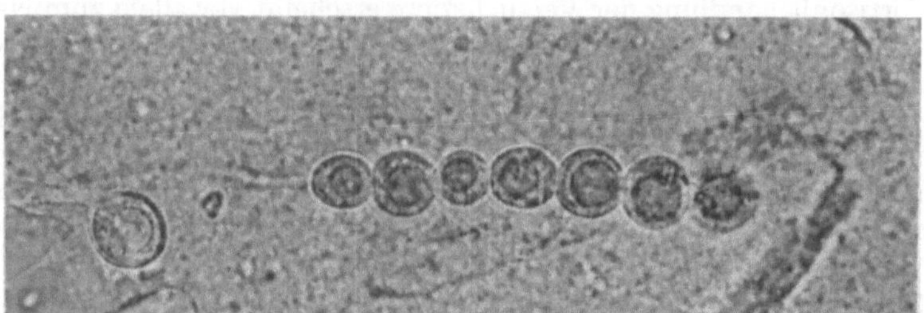

Abb. 161. Umwandlung der Arthrosporen von *Coccidioides immitis* in Sphärulen im Dottersackgewebe des bebrüteten Hühnerembryos [nach VOGEL und CONANT, J. Bact. **64**, 83 (1952)]

TAINE und VINCENT (1953) kann durch 24stündige Abkühlung der Embryonen am 9. Bebrütungstag die LD_{50} auf 3500 *C. immitis*-Arthrosporen eingestellt werden.

Gewebekultur. DUQUE (1946/47) beimpfte Ratten- und Kükenfibroblastenkulturen unter anderem mit *C. immitis*. Der Pilz rief die Bildung von makroskopisch sichtbaren Granulomen in den Zellkulturen hervor, die aus Fibroblasten und Makrophagen bestanden. HINTON und SILBERG (1957) beobachteten in Hela-Zellkulturen im Laufe von 10 Tagen nach Beimpfung mit *C. immitis* die Bildung von Sphärulen. Sie empfahlen die Gewebekultur als Routinemethode zur Züchtung der Gewebsphase von *C. immitis*.

K. Mykosen der Haut durch Dermatophyten
Allgemeines zur Systematik

Die bei Mensch und Tier oberflächliche Mykosen erzeugenden Dermatophyten bilden eine nahe verwandte Gruppe septierter Fadenpilze. Als gemeinsames physiologisches Merkmal besitzen sie die Fähigkeit, Keratin zu verwerten (Einzelheiten s. RAUBITSCHEK, 1961). Bei Wachstum in der Haut und ihren Anhangsgebilden wie auf künstlichen Nährböden treten keine sexuellen Fruchtformen auf. An Nebenfruchtformen werden einzellige Mikroconidien (Mikroaleuriosporen) und ein- oder mehrzellige Makroconidien (Makroaleuriosporen) gebildet. Die Form der Makroconidien ist neben der Kolonieform entscheidend für die heute übliche Einteilung in die drei Genera *Trichophyton*, *Microsporum* und *Epidermophyton*.

Obwohl die Dermatophyten gegenwärtig noch zu den *Fungi imperfecti* gestellt werden, hat es schon frühzeitig Versuche gegeben, sie auf Grund morphologischer Ähnlichkeiten zu den *Gymnoascaceae* innerhalb der Ascomyceten zu rechnen (MATRUCHOT und DASSONVILLE, 1899a, b, 1900). NANNIZZI (1926, 1927) berichtete sogar über den Nachweis höherer Fruchtformen (Cleistothecien, Pyknidien) bei *Microsporum gypseum* nach mehrmonatigem Wachstum der aus menschlichen Krankheitsherden gezüchteten Pilze in Waldbodenerde, der Federn und Keratinpartikel beigemengt waren. Seitdem die von VANBREUSEGHEM (1952a) erneuerte Haarködermethode (vgl. BENEDEK, 1962) allgemeine Anwendung gefunden hatte, wurden von einer Reihe Autoren, allerdings vor allem wieder bei *Microsporum gypseum*, Formen beobachtet, die als Beweis für die Existenz perfekter Stadien gedeutet wurden (vgl. Übersicht bei BENEDEK, 1960; AJELLO, 1962; GÖTZ, 1962). Außer bei dem genannten, medizinisch bedeutsamen Pilz wurden perfekte Stadien wiederholt bei keratinophilen Pilzen mit noch ungeklärter, wahrscheinlich aber geringer medizinischer Bedeutung gefunden, z.B. *Keratinomyces ajelloi* und *Trichophyton terrestre* (DAWSON und GENTLES, 1961; RIETH, 1961; vgl. Übersicht bei DVOŘÁK und OTČENÁŠEK, 1964; GENTLES, 1965).

Die Klassifizierung der Dermatophyten ist seit den ersten einschlägigen Entdeckungen in den vierziger Jahren des vorigen Jahrhunderts zunächst nach klinischen Gesichtspunkten vorgenommen worden. Vorwiegend nach ihrem parasitären Verhalten wurden die Dermatophyten in dem klassischen System von SABOURAUD (1910) beurteilt. GUIART und GRIGORAKIS (1928) versuchten erstmalig eine Klassifizierung nach botanischen Merkmalen. Unter Berücksichtigung weiterer Vorarbeiten von LANGERON und MILOCHEVITCH (1930) erarbeitete EMMONS (1934) nach rein mykologischen Gesichtspunkten ein vereinfachtes System, in dem die kaum noch überschaubare Menge von Arten (vgl. z.B. BRUHNS und ALEXANDER, 1928) auf drei Gattungen mit wenigen Arten reduziert wurde. Viele sog. Arten wurden von EMMONS (1934) als Synonyme oder Varianten bereits beschriebener Species erkannt. Während demgegenüber LANGERON und VANBREUSEGHEM (1952) an einem System festhielten, das sowohl die mikromorphologischen Merkmale der Dermatophyten im saprophytären Stadium als auch gewisse klinische Erscheinungsbilder berücksichtigt, wurde von CONANT, MARTIN, SMITH, BAKER und CALLAWAY (1944, 1958) und GEORG (1957 a, b) die von EMMONS (1934) eingeleitete Entwicklung weiter verfolgt. CONANT (1936 a, b, 1937) erkannte eine Reihe von *Microsporum*-Arten als Varianten und reduzierte die Artenzahl innerhalb der Gattung. In dem Schema von CONANT, MARTIN, SMITH, BAKER und CALLAWAY (1958) werden ebenfalls wie bei EMMONS (1934) nur noch drei Gattungen anerkannt. Die Gattung *Trichophyton* wird nach der Beschaffenheit der Makrokultur weiter in fünf Untergruppen unterteilt. „Gypseum"-, „Rubrum"-, „Crateriforme"-, „Faviforme"- und „Rosaceum"-Gruppe. Dieses Schema wird auch bei der nachfolgenden Besprechung von Tierversuchen mit Dermatophyten zugrunde gelegt. Jüngere Neubeschreibungen (z.B. *Keratinomyces ajelloi*, *Trichophyton terrestre*, *Microsporum cookei* u.a.) werden dabei unter den Gattungen *Trichophyton* und *Microsporum* mit abgehandelt.

Die im folgenden benutzten Begriffe „Trichophytie", „Mikrosporie" und „Epidermophytie" decken sich nur zum Teil mit den gleichen Begriffen der Klinik. Wir verstehen unter Mikrosporie hier alle Infektionen durch *Microsporum*-Pilze usw. Dabei sind wir uns der Problematik und Anfechtbarkeit eines solchen Vorgehens durchaus bewußt, sehen aber im Rahmen dieser Darstellung, bei der es um die experimentelle Erzeugung von Pilzinfektionen geht, keine andere Möglichkeit, als den Erreger und die sich davon ableitenden Krankheitsbegriffe in den Vordergrund zu stellen.

1. Trichophytie (Erkrankung durch Dermatophyten der Gattung *Trichophyton*)

a) „Gypseum"-Gruppe

Trichophyton mentagrophytes (einschließlich *Trichophyton quinckeanum* und *Trichophyton equinum*). α) *Erreger*. Unter der Speciesbezeichnung *T. mentagrophytes* werden gegenwärtig zahlreiche, ursprünglich als getrennte Arten angesehene Pilze zusammengefaßt (vgl. CONANT, SMITH, BAKER, CALLAWAY und MARTIN, 1944, 1958; GÖTZ, 1962). Zu dieser wichtigsten Dermatophyten-Art werden hier auch *T. equinum* (vgl. dagegen unter anderen GEORG, KAPLAN und CAMP, 1957, die für

die Sonderstellung des Pilzes eintreten) und *T. quinckeanum* (vgl. jedoch z. B.
Vanbreuseghem, 1950a, der dem Pilz eine Sonderstellung zuschreibt) gerechnet.
Daß auch *Trichophyton interdigitale* (trivial: „Kaufmann-Wolf-Pilz") in den
Formenkreis der Species *T. mentagrophytes* gehört (Epstein, 1938), wird von
klinischen Mykologen zunehmend anerkannt. Weitere, höchstwahrscheinlich als
synonym zu betrachtende Speciesbezeichnungen werden bei der Besprechung
einzelner tierexperimenteller Arbeiten erwähnt.

Wie alle Arten der Gattung *Trichophyton* befällt auch *T. mentagrophytes* Haut
(vgl. Abb. 162), Haare und Nägel. In Hautschuppen zerfallen die verzweigten
Mycelfäden zu rundlichen bis rechteckigen Sporen. In Arthrosporen zerfallendes

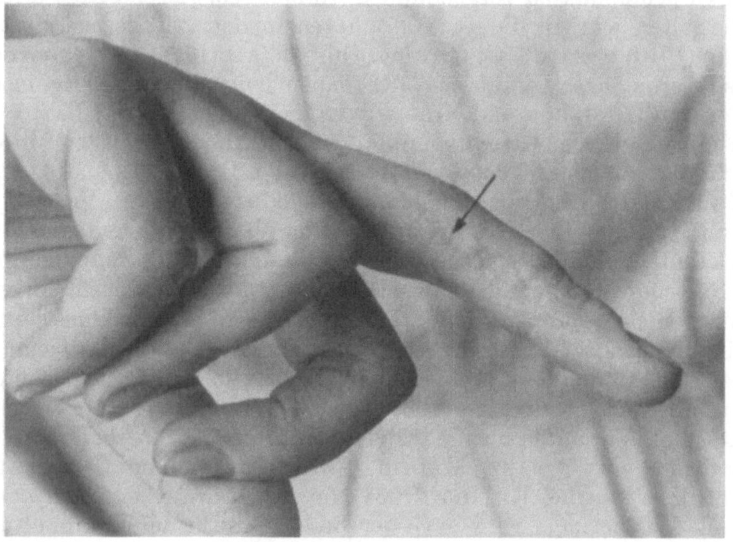

Abb. 162. Laborinfektion beim Umgang mit *Trichophyton mentagrophytes* (var. *quinckeanum*)-infizierten
Meerschweinchen

Mycel ist gleichermaßen typisch für das Wachstum von *T. mentagrophytes* im
Nagel. Im Haar werden ebenfalls „mikroide", rundliche, in Kettenform an-
geordnete Arthrosporen (Abb. 163) und dünne, verzweigte Hyphen beobachtet
(Abb. 164) (endotriches Wachstum; vgl. z. B. E. Fischer, 1956).

Die Kulturen erreichen auf den üblichen Pilznährböden bei 30⁰ C nach 3—4
Wochen ihre größte Ausdehnung (Riesenkolonien von 3—5 cm Durchmesser).
Sie haben eine kurzflaumige oder körnige Oberfläche mit schneeweißem bis leicht
rosa Farbton. An der Unterseite sind die Kolonien weinrot bis rotbraun verfärbt.
Mit zunehmendem Alter tritt gelegentlich eine radiäre Furchung auf (vgl. Ab-
bildung 165—167).

Mikroskopisch fallen bei der granulösen Form mit körniger Kulturoberfläche
neben dem septierten und verzweigten Mycel und zahlreichen rundlichen bis
birnenförmigen Mikroconidien von 2—6 μ Durchmesser (Abb. 168) viele längliche, dünnwandige, gekammerte Makroconidien von 5—45 μ Länge auf. Die
Makroconidien haben ringförmige Einziehungen im Bereich der Septen (Abb. 168b)
und sind am distalen Ende bisweilen keulenförmig. Daneben werden Chlamydosporen und circumscripte Mycelanschwellungen (Rakettmycel) beobachtet.

Bei der flaumigen Kolonieform wird das mikroskopische Bild von dem aus
schmalen, septierten, verzweigten Hyphen bestehenden Mycelgeflecht beherrscht.
Makroconidien sind nur selten, Mikroconidien nicht in sehr großer Zahl zu finden.

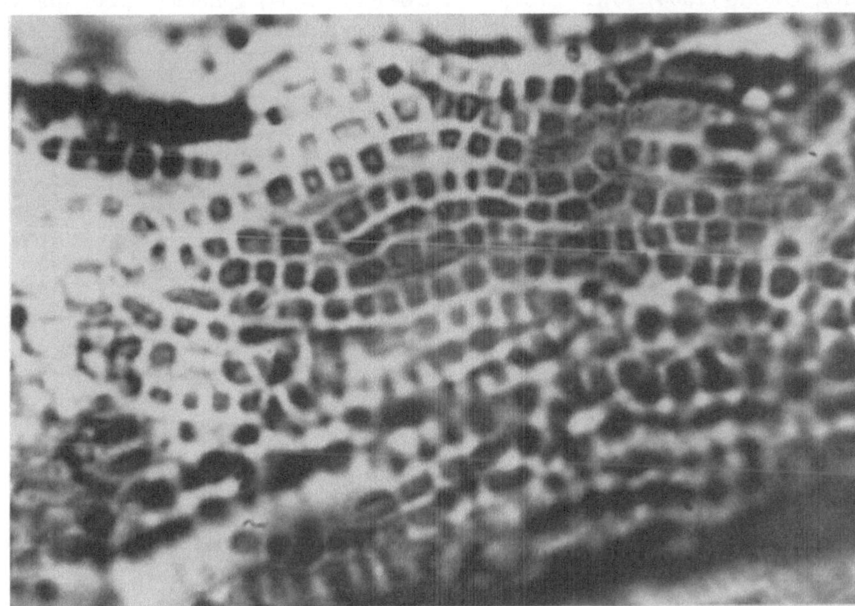

Abb. 163. Parasitäre Phase mit Arthrosporenbildung auf der Oberfläche des mit *Trichophyton mentagrophytes* (var. *asteroides*) infizierten Meerschweinchenhaares (Ölimmersion)

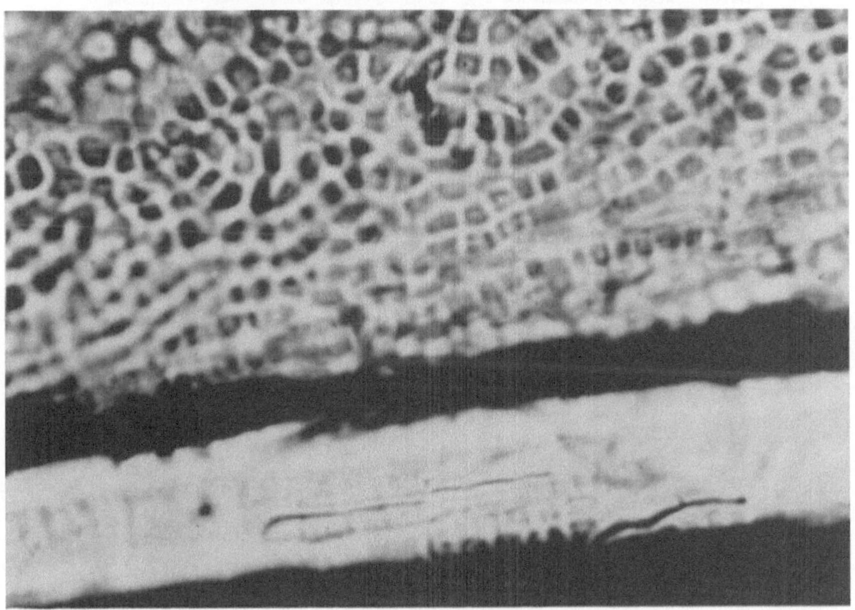

Abb. 164. Sporenmanschette um Meerschweinchenhaar bei natürlicher Infektion mit *Trichophyton mentagrophytes* (var. *asteroides*) (Ölimmersion)

Typisch für die flaumige Kolonieform sind Weinrankenformen (Spiralen) (Abb. 168c), keulenartige Schwellungen der Hyphen, Chlamydosporen und Kammzinkenformen. Ausführliche Beschreibungen der makroskopischen und mikroskopischen Besonderheiten der verschiedenen Kolonieformen haben unter anderen GEORG (1954) sowie SILVA und BENHAM (1954) geliefert. Über die Veränderlichkeit der Kolonieform nach Tierpassagen haben CATANEI (1929) sowie VYOTČIKOV und APASOVA (1931) berichtet.

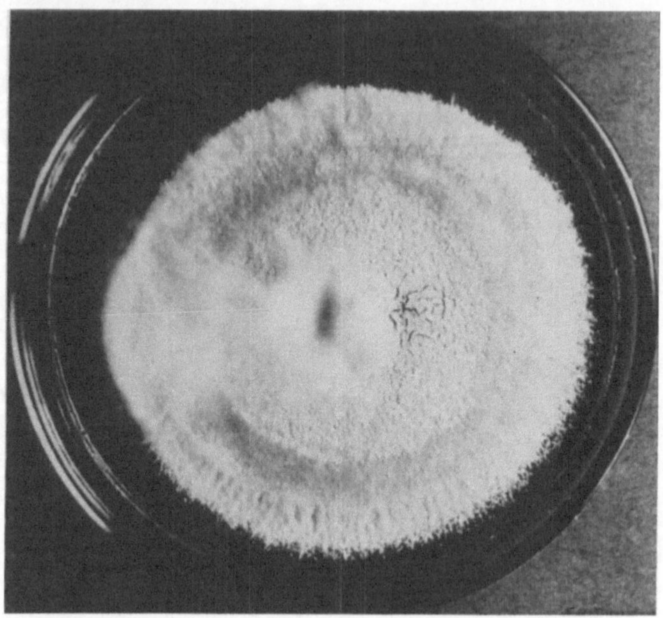

Abb. 165. *Trichophyton mentagrophytes* (var. *gypseum*). Riesenkolonie nach 22 Tagen auf Sabouraud-Agar

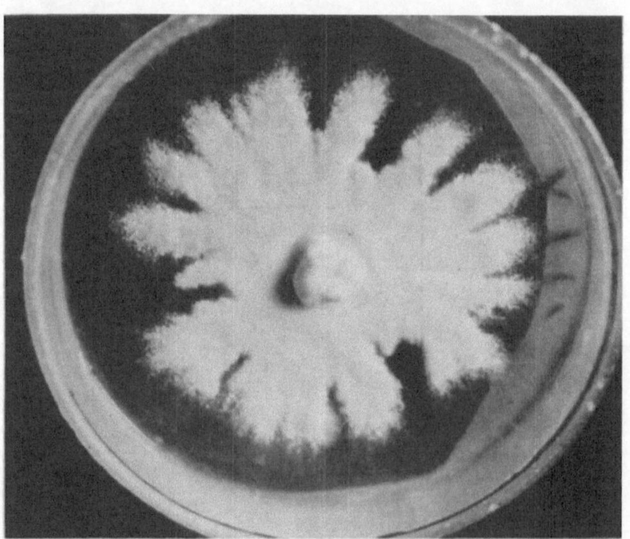

Abb. 166. Riesenkolonie von *Trichophyton mentagrophytes* (var. *asteroides*)

Nach RDZANEK und WEYMAN-RZUCIDŁO (1965) gehört *T. mentagrophytes* nicht zu den sog. geophilen Dermatophyten. Sein Nachweis in Bodenproben mit Hilfe der Haarködermethode sei zwar beschrieben (vgl. z. B. RIOUX, JARRY, JARRY und BOURELLY, 1965), aber wahrscheinlich häufig durch Verunreinigung über erregerhaltige Laborluft und ähnliches bedingt.

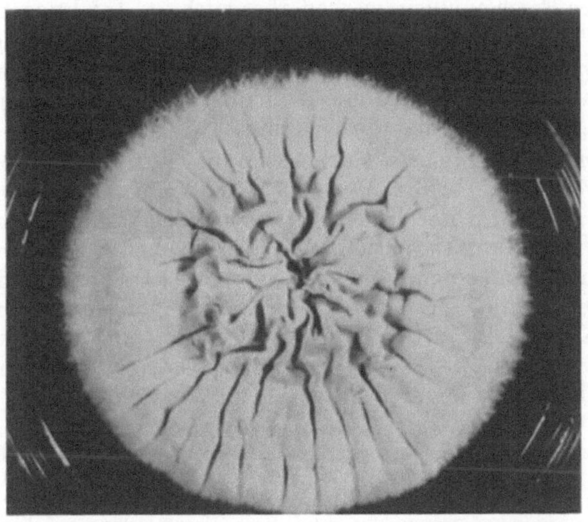

Abb. 167. Riesenkolonie von *Trichophyton mentagrophytes* (var. *Trichophyton quinckeanum*) auf Sabouraud-Agar (Stamm Dr. F. BLANK, Montereal-Philadelphia)

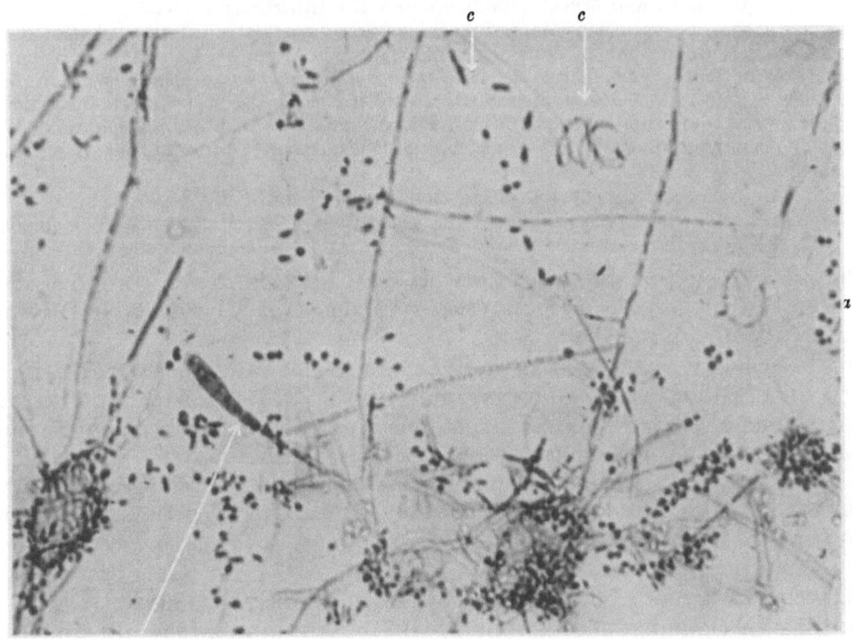

Abb. 168. *T. mentagrophytes*. a) Mikro- und b) Makroconidien sowie c) Spiralen im Objektglaspräparat

β) Methodik der Tierversuche

Mit *T. mentagrophytes*, dem häufigsten Dermatomykoseerreger wurden auch die zahlreichsten Tierversuche durchgeführt. Die hierbei entwickelten Methoden besitzen für die Tierexperimente mit den übrigen Dermatophyten ebenfalls Geltung, so daß hier eine ausführliche Schilderung gegeben werden kann.

Der häufigste Infektionsmodus ist die Inoculation der epilierten und scarifizierten Haut durch Aufbringung von Erregermaterial. Vor allem beim Studium immunologischer Erscheinungen werden aber auch i.v. Infektionen durchgeführt. Die Bereitung des Inoculums wird je nach Art der beabsichtigten Infektion variiert. Eine quantitative Standardisierung des Inoculums, wie sie z.B. bei der experimentellen Sproßpilzmykose unerläßlich ist, wird bei cutaner Infektion mit Dermatophyten nur gelegentlich durchgeführt.

Inoculum und Infektionsdosis. Nach Held und Friedman (1962) sind Sporen und Hyphen von *T. mentagrophytes* gleichermaßen infektionstüchtig. Dagegen bestehen Unterschiede in der Infektiosität zwischen flaumigen und granulösen Stämmen. Bonk, Friedman und Derbes (1962) sahen bei flaumig wachsenden Stämmen erst nach Aufbringung von 10^6 Sporen die Infektion angehen, während bei Stämmen mit granulöser Kolonie bereits 10^4 Sporen ausreichten (vgl. auch Kammer und Knight, 1959). Nach Vanbreuseghem und van Brussel (1952b) ist *Ctenomyces interdigitale* (*T. mentagrophytes*) noch nach 71tägiger Züchtung auf einem Erde enthaltenden Medium pathogen für Meerschweinchen.

Wenk (1962) züchtete einen granulösen („gipsigen") Stamm von *T. mentagrophytes* auf Sabouraud-Maltoseagar, dem Erdabkochung und ferner Actidion, Penicillin und Streptomycin zugesetzt waren. Das Keimmaterial von vier Schrägagarkulturen nach 14 Tagen Wachstum wurde mit der Platinöse abgeschabt und mit 2 g Bienenhonig vermischt. Von diesem Inoculum wurde eine geringe Menge mit dem Glasstab dünn auf die scarifizierte Haut (von Meerschweinchen) aufgetragen. Eine ähnliche Methode der Inoculumbereitung wandte Stauber (1965) an.

Schmitt, Margard und Meier (1962) stellten für Infektionsversuche an Mäusen eine *T. mentagrophytes*-Sporensuspension in folgender Weise her: 10 ml steriler physiologischer Kochsalzlösung wurden über die erste von zwei 3 Wochen alten, bei Laboratoriumstemperatur bebrüteten Schrägagarkulturen geschichtet. Die *Trichophyton*-Sporen wurden durch vorsichtiges Schütteln und Bestreichen der Kulturen mit einer Öse suspendiert. Anschließend wurde die zweite Schrägagarkultur mit dieser Suspension überschichtet und in gleicher Weise behandelt. Der Sporengehalt der resultierenden Suspension wurde in der Zählkammer bestimmt.

Nach Friedhoff und Rosenthal (1954) soll es schon mit Hilfe eines rotierenden Glasstabes möglich sein, eine Kochsalzaufschwemmung größerer Mycelfragmente in einem Röhrchen zu zerkleinern und eine ausreichend homogene Suspension herzustellen.

Empfängliche Tiere und Infektionsmodus. *T. mentagrophytes* wurde bei vielen Tierarten als Erreger von Trichophytien gefunden (vgl. Übersicht bei Duff und Murray, 1955), darunter bei:

1. Meerschweinchen [Menges und Georg, 1956; Meyer, 1957; Koch und Rieth, 1958; Mohapatra, Gugnani und Shivrajan, 1964; nach El-Fiki, 1959 und Rieth und El-Fiki, 1959 kann spontane Meerschweinchentrichophytie durch *T. mentagrophytes* bei Versuchen mit anderen Dermatophyten intervenieren. Die Tiere sind infektiös, und es kommt nicht selten bei einschlägigen Spontaninfektionen (s. Abb. 169, 170) auch zur Infektion von Tierpflegern (s. Abb. 1) und Laborpersonal (Abb. 162)].

2. Kaninchen (El-Fiki, 1959).

3. Igeln (*Erinaceus europaeus*: La Touche und Forster, 1963).

4. Mäusen (Parrish und Craddock, 1931; Schneider, 1954; Blank, 1957; Schirren und Rieth, 1958; Schulze-Bader und Rieth, 1960; Mackenzie, 1961).

5. Ratten (Dolan, Kligman, Kobylinski und Motsavage, 1958).

6. Chinchillas (als *T. granulosum* von Blank, Byrne, Plummer und Avery, 1953).

7. Katzen (Ainsworth und Austwick, 1955; Georg, Roberts, Menges und Kaplan, 1957; als *T. quinckeanum* von Fegeler, 1958; La Touche, 1959; Kaplan und Sue Ivens, 1961).

8. Hunden (Ainsworth und Austwick, 1955; Georg, Roberts, Menges und Kaplan, 1957; Kaplan und Sue Ivens, 1961; bei Fehlen klinischer Erscheinungen von Connole, 1965).

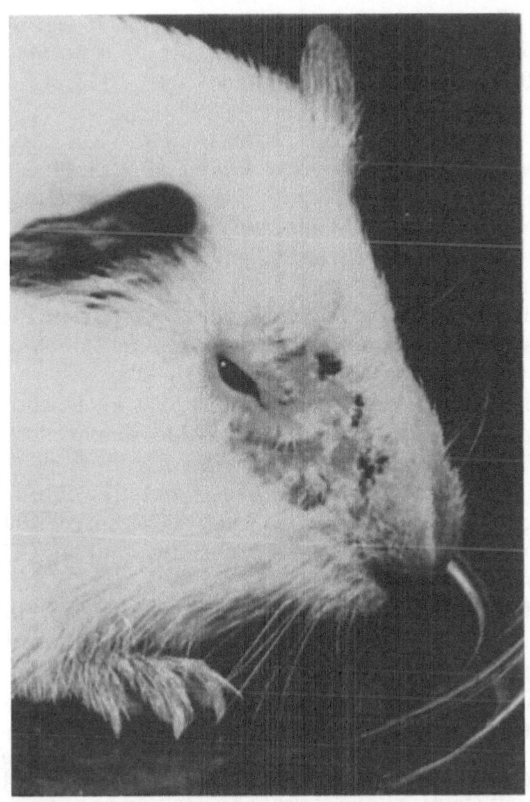

Abb. 169. Hautläsionen bei spontaner *Trichophyton mentagrophytes* (var. *asteroides*)-Infektion
beim Meerschweinchen

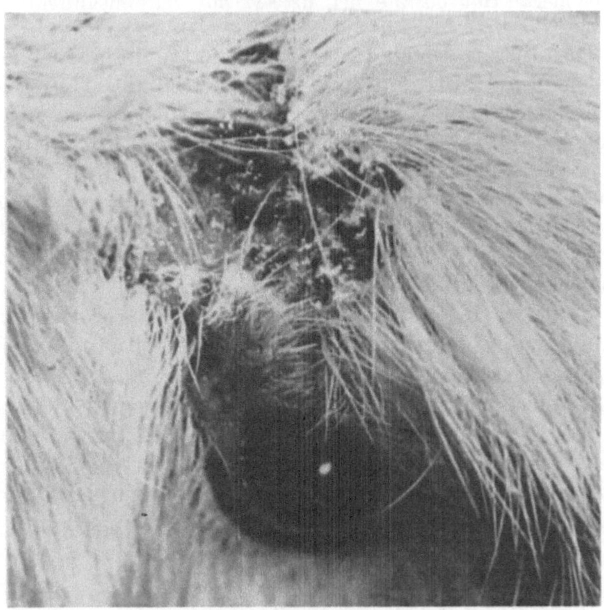

Abb. 170. Hautläsionen bei spontaner *Trichophyton mentagrophytes* (var. *asteroides*)-Infektion
beim Meerschweinchen

9. Rindern (Ito, Rieth und Schirren, 1958; bei Rindern soll nach Krentel und Kühne, 1962 *T. mentagrophytes* häufiger sein als *T. verrucosum*).

10. Pferden (Brown und Donald, 1964; als *T. equinum* von Ainsworth und Austwick, 1955; Georg, Kaplan und Camp, 1957; Otčenášek, Dvořák und Sova, 1962).

11. Schweinen (Ginther, Ajello, Bubash und Varsavsky, 1964).

12. Stachelschweinen (*Hystrix africae-australis:* Marais und Olivier, 1965) und bei zahlreichen Arten wildlebender Kleinsäugetiere (Rodentia) in Georgia USA (Menges, Love, Smith und Georg, 1957; McKeever, Menges, Kaplan und Ajello, 1958). Zu Tierversuchen wurden jedoch nur wenige Arten von Laboratoriumstieren benutzt.

In Anbetracht der Menschenpathogenität der *Trichophyton*-Pilze sind bei experimentellen Tierversuchen (ebenso wie bei Spontaninfektionen) die üblichen Vorsichtsmaßnahmen peinlichst zu beachten (s. S. 18—23).

Meerschweinchen. Das Meerschweinchen ist das klassische Versuchstier für Studien mit *T. mentagrophytes*. Meist wird ein kleinhandtellergroßer Bezirk des Meerschweinchenrückens rasiert und auf die mit Sandpapier oder dem Skalpell vorsichtig scarifizierte Haut etwas Kulturmaterial des Pilzstammes oder eine geringe Menge einer Aufschwemmung (Wenk, 1962) aufgebracht. Eine spezielle Vorrichtung für die Fixierung der Versuchstiere und die Tierhaltung gaben Kaplan und Georg (1957) an.

Mäuse. Bei Infektionsversuchen an Mäusen ist die Einzelhaltung der Tiere besonders wichtig (Kaplan und Georg, 1957). Mehrfach wurde die Vermutung geäußert, daß sich gemeinsam gehaltene Tiere durch Lecken von den auf die epilierten Hautstellen aufgebrachten Pilzen befreien.

Schmitt, Margard und Meier (1962) entfernten auf der linken Flanke der Mäuse in einem Bezirk von 2×3 mm mit kleinen Scheren die Haare. Mit einem in steriles Carborundpulver getauchten Wattetupfer wurde der epilierte Bezirk bis zur Rötung gerieben. Danach wurde das Carborundpulver mit steriler physiologischer Kochsalzlösung abgespült. Der vorbereitete Hautbezirk wurde anschließend 20 mal mit einem sporengetränkten Wattetupfer bestrichen. El-Fiki (1959) depilierte Hautbezirke bei Mäusen mit Bariumsulfhydrat und versuchte *T. mentagrophytes* durch Einreiben an diesen Stellen zu inokulieren.

Kaninchen. Die übliche Inoculationsmethode besteht darin, daß an den zur Impfung vorgesehenen Hautbezirken am Rücken und im Flankenbereich die Haare abgeschnitten und abrasiert werden, die Haut mit Schmirgelpapier oder ähnlichem aufgerauht und dann mit Pilzsporen und Pilzfäden beimpft wird (El-Fiki, 1959; vgl. z.B. auch Kuroda, 1953a, b, 1958a). Zur Reinoculation werden außer dem cutanen auch der i.v. (z.B. Ito, Kashima und Takeuchi, 1962) und intrakardiale Infektionsweg (z.B. Kuroda, 1959b, c) benutzt. Abe (1964) injizierte z.B. 2 ml einer *T. mentagrophytes*-Suspension i.v. bei Kaninchen, die 2 Wochen zuvor cutan infiziert worden waren.

Katzen. La Touche (1959) infizierte zwei weibliche Katzen im Alter von 3—4 Monaten, und zwar die eine mit Material vom Scutulum eines spontan (mit *T. quinckeanum*) infizierten Kätzchens, die andere mit Material von einer 17 Tage alten Sabouraud-Schrägagarkultur, die von dem gleichen Scutulum angelegt worden war. In der Gegend der Schultern wurde das Fell kurzgeschoren; die Haut der linken Schulter wurde vorsichtig mit Sandpapier gerieben, während die rechte Schulter ohne diese Behandlung blieb. Die Hautstellen wurden dann mit sterilem Wasser angefeuchtet und das Inoculum mit einer Öse eingerieben.

γ) Ergebnisse der Tierversuche

Meerschweinchen. Die Infektion mit *T. mentagrophytes* nimmt beim Meerschweinchen, dem klassischen Versuchstier, unbehandelt einen gesetzmäßigen

Verlauf (NEISSER und PLATO, 1902; BLOCH, 1920; JADASSOHN, 1927; BALLAGI und LAUBAL, 1933; DE LAMATER und BENHAM, 1938). Dies ist bei anderen Tierarten nicht der Fall.

Nach DE LAMATER (1941, 1942) verläuft die Erstinfektion über etwa 40 Tage in vier Phasen: die Inkubationszeit, 4—6 Tage post infectionem, die Periode der Ausbreitung des Pilzes, etwa 12.—15. Tag post infectionem, eine etwa dreitägige Periode, die der Wendung im Krankheitsverlauf entspricht, und die Zeit des Verschwindens der Pilze und der Heilung. WENK (1962), der die Inoculationsstelle an der Flanke der Tiere durch ein mit Elastoplast befestigtes Drahtgitter vor Kratzen usw. schützte, beobachtete während 6—10 Tagen nach der Inoculation lokal eine mäßige Rötung und leichte Schwellung. Nach 1—2 Wochen bildete sich eine harte Kruste, die aus verklebten, durch massige Hornhautschichten zusammengehaltenen Haaren bestand. Nach 4—5 Wochen löste sich die Kruste bei einigen Tieren von selbst ab und blieb nur noch an den Rändern mit der Haut in Verbindung.

Mikroskopisch beobachtete WENK (1962) an gezupften und nach HOTCHKISS gefärbten Haaren, daß nach 15 Tagen fast 100% der Haare von einem dicken Mantel peripilärer Sporen umgeben waren und intracorticale, juxtaradikuläre Hyphen und intramedulläre Oidien aufwiesen. Nach 30—40 Tagen waren zahlreiche pilzfreie Haare neben noch infizierten Haaren, mitunter sogar in den gleichen Follikeln, nachgewachsen. Etwa 50 Tage nach der Inoculation waren praktisch alle Haare mit lebenden Wurzeln pilzfrei. Im Stratum corneum traten nach 2—3 Wochen reichlich Hyphen auf, die ein dichtes Geflecht bildeten. Nach 30 Tagen erfolgte Arthrosporenbildung. Auf ungeschützten Mykoseherden kann diese Phase meist nicht beobachtet werden, weil die Hornschuppen von den Tieren abgekratzt werden. Nach Entfernung der Verbände und der Kruste wurde eine weiche, zartrosafarbene, feuchte Hautstelle sichtbar. Die übliche, durch das Kratzen bedingte Ulceration sowie die derbe Infiltration des Herdes fehlten. 7—8 Wochen nach der Inoculation setzte der Haarwuchs wieder ein.

Nach MITZE (1957) hat die cutane Infektion eine Ausbreitung der Pilze in die regionären Lymphknoten zur Folge. In seltenen Fällen werden die Pilze auch mit dem Blutstrom in die Milz getragen und sind dort kulturell nachweisbar, ohne daß die Milz makroskopisch sichtbare Veränderungen aufweist (CATANEI, 1945b).

Während der gesetzmäßig verlaufenden cutanen Erstinfektion führte DE LAMATER (1941) in bestimmten Abständen *Reinfektionsversuche* durch (vgl. auch REISS und LEONARD, 1955; FISCHER, 1956; WENK, 1962). Bei Reinfektion in der Inkubationszeit der Erstinfektion ergab sich eine Verkürzung der Krankheitsdauer auf etwa 26—28 Tage. Die Dauer der Sekundärinfektion wurde durch Impfung während des Höhepunkts der Primärinfektion sogar auf 12—13 Tage verkürzt. Bei 60% der infizierten Tiere ging die Sekundärinfektion gar nicht erst an. Der Erfolg einer Reinoculation am 34. und 40. Tag post infectionem war abhängig vom Ort der Impfung. Bei Impfung an der abgeheilten Erstinoculationsstelle ergab sich häufig eine vollkommene Immunität, zumindest aber eine starke Verkürzung der Krankheitsdauer. Der Reinfektion an bislang unversehrten Hautstellen folgte ein auffallend protrahierter Infektionsverlauf, oder die Pilze hafteten gar nicht erst bzw. nur kurzfristig. — Zu weitgehend analogen Befunden über Entwicklung und Dauer der experimentellen *T. mentagrophytes*-Infektion beim Meerschweinchen und das Auftreten von Sensibilisierung und Immunität kamen zahlreiche weitere Autoren (REISS und LEONARD, 1955; E. FISCHER, 1956; GOSS, JAMBOR, ACTOR und PAGANO, 1960; WENK, 1962; SALVIN, 1963). Nach CATANEI (1946) kann die nach experimenteller Infektion mit *T. mentagrophytes* auftretende Immunität durch eine einmalige Reinoculation verstärkt werden. Weitere Reinoculationen haben dagegen keine Wirkung mehr. Nach i.p. Verabfolgung führt *T. mentagrophytes* über hämatogene Aussaat ebenfalls zu einer teilweisen und vorübergehenden Immunität (Prämunität) bei cutaner Infektion (CATANEI, 1945a).

Die Selbstheilung der Trichophytie des Meerschweinchens erfolgt nach Wenk (1962) ausschließlich durch Hemmung der extrapilären Pilzelemente. Die intrapilären, juxtaradikulären Hyphen werden mit dem mechanischen (Kratzen) oder natürlichen Haarwechsel abgestoßen. Aphlegmatisch verlaufende experimentelle Infektionen hinterlassen nach dem gleichen Autor dieselbe Immunität wie typische Mykoseherde mit derber Infiltration, Ulcus- und Krustenbildung. Bei einer Zweitinfektion breiten sich die Pilzhyphen lediglich locker im Stratum corneum der Epidermis aus, dringen jedoch niemals in die Follikel oder Haare ein (Wenk, 1962).

Allergisierung und Erhöhung der Resistenz gegen cutane Infektion kann nach Keeney und Huppert (1959) auch durch cutane Applikation von *T. mentagrophytes*-Antigen erreicht werden. Dagegen sollen nach Reiss und Leonard (1956) Trichophytin (für Hautteste benutzte Extrakte aus *T. mentagrophytes* und teilweise auch anderen Dermatophyten; vgl Übersicht bei Seeliger, 1963) oder ultraschallbehandelte Kulturen von *T. mentagrophytes* keine immunisierende Wirkung haben. Noch monatelang nach Überstehen einer *T. mentagrophytes*-Infektion ist beim Meerschweinchen mit Hilfe des Trichophytin-Hauttestes eine Allergie nachweisbar. Die verschiedenen kommerziell erhältlichen Trichophytin-Präparationen entfalten dabei eine unterschiedliche Wirksamkeit (Reiss, Rosenbaum und Caroline, 1953).

Die nach *T. mentagrophytes*-Infektion auftretende Immunität ist spezifisch, aber nicht absolut und zudem zeitlich begrenzt wirksam. Zum Beispiel konnte Catanei (1943) durch vorhergehende Infektion mit *T. mentagrophytes* Meerschweinchen gegen die experimentelle subcutane Infektion mit *Nocardia madurae* nicht schützen.

Mäuse. Mäuse sind nur gelegentlich und meist ohne Erfolg zu Versuchen mit *T. mentagrophytes* benutzt worden. Evolceanu, Alteras, Debrescu und Kursky-Eremia (1960) konnten bei fünf weißen Mäusen keine Trichophytie erzeugen. Erfolglos verliefen auch die Versuche von El-Fiki (1959). Dagegen beobachteten Schmitt, Margard und Meier (1962) bei einer von sechs Mäusen (je zwei Tiere von zwei Inzuchtstämmen sowie der Kreuzung beider Stämme) nach Infektion in der oben (s. S. 178) geschilderten Weise einen Trichophytieherd. Dieses Tier, das 14 Tage post infectionem an einer interkurrenten *Salmonella typhimurium*-Infektion einging, gehörte zu einem der Inzuchtstämme. Die Autoren äußerten die Vermutung, daß bei Verwendung geeigneter Inzuchtstämme die experimentelle Mäuse-Trichophytie zu einem reproduzierbaren Versuchsmodell ausgebaut werden kann. In diese Richtung weist vielleicht auch ein Befund von Vanbreuseghem (1949), der mit einem *Ctenomyces persicolor*- (*T. mentagrophytes* var. *persicolor*-) Stamm bei einer von zwei Mäusen an der rasierten und scarifizierten Schwanzwurzel eine lokale Schuppung erzeugte, aus der am 13. Tag post infectionem einmalig die Retrokultur des Erregers gelang.

Kaninchen. Die cutane Infektion geht beim Kaninchen häufig, aber nicht regelmäßig an und kann einen ähnlichen Verlauf wie beim Meerschweinchen nehmen. Nach cutaner Infektion tritt meist eine Überempfindlichkeit auf, die im Hauttest mit Trichophytin nachweisbar ist. Kuroda (1953a, b) untersuchte bei experimentell cutan infizierten Kaninchen den Gehalt des Serums an agglutinierenden und komplementbindenden Antikörpern. Die Titer der beiden Antikörper liefen während des Krankheitsverlaufs nicht konform, woraus auf ihre unterschiedliche Natur geschlossen wurde. Auf der Höhe des Krankheitsgeschehens traten in der Regel die höchsten Antikörperspiegel auf.

Über i.v. Erstinfektionen liegen nur wenige Untersuchungen vor: Ito, Kashima und Takeuchi (1962) konnten durch i.v. Injektion von *T. mentagrophytes* var. *asteroides* bei Kaninchen eine *Trichophyton*-Epididymitis erzeugen. Die

Epididymitis wurde durch Einverleibung gereinigter Polysaccharid- und Protein-
fraktionen des Pilzes, von denen TAKEUCHI (1962) jeweils drei darstellte, verhindert (SHIMIZU, 1964).

Bei Inoculationsversuchen an Conjunctiva, Cornea, Vorderkammer und Glaskörper des Kaninchenauges mit *T. mentagrophytes*-Suspensionen wiesen GIAR-
DINI und SERRI (1948) keine echte Pathogenität des Pilzes nach. Das gleiche galt
für Tiere, bei denen zuvor eine Hautüberempfindlichkeit erzeugt worden war.

Bei zuvor cutan infizierten (sensibilisierten) Kaninchen wurde in neuerer Zeit
mehrfach die Reaktion auf cutan, i.v. und intrakardial gesetzte Zweitinfektionen
sowie auf intracutane und andere Applikation von Pilzfraktionen geprüft.

Durch experimentelle Reinfektion auf der Rückenhaut erzeugte KURODA
(1958a) bei Albinokaninchen Pilzgranulome an den Ohren. Diese Granulome,
denen häufig eine Phlebitis mit Pilznachweis in den Venen vorausging, hatten im
aktiven Stadium eine tuberkuloide Struktur mit einer zentralen, Pilzelemente
enthaltenden Nekrosezone. Nach KURODA (1958a) sind sie als Immunreaktion
auf die Pilze und ihre Toxine zu verstehen. Mit dem Auftreten von Ohrgranulomen nach dorsaler cutaner Reinfektion geht ein Anstieg der Serumantikörper
(Präcipitine und komplementbindende Antikörper) parallel (KURODA, 1958b).
Blieben die Serumtiter nach Reinoculation niedrig, traten auch keine Ohrgranulome auf.

Mit dem für die serologischen Untersuchungen benutzten ungereinigten Antigen führte
KURODA (1958c) nach dorsaler Reinfektion Trichophytin-Hautteste am Kaninchenohr durch.
Das Ausmaß der Reaktion stand offenbar in Beziehung zum Anstieg der Serumantikörper
und dem Auftreten der Ohrgranulome. — Bei Tieren, die nach cutaner dorsaler Reinfektion
Ohrgranulome bekamen, waren die Erreger noch am 7. und 10. Tag post reinoculationem im
Blut nachweisbar, während sie normalerweise nach 4 Std aus dem Blutstrom eliminiert waren
(KURODA, 1959c).

Ähnliche wie die oben geschilderten Phänomene beobachtete INABA (1960a, b)
nach i.v. Reinfektion. Das Auftreten von Lungengranulomen nach i.v. Reinjek-
tion einer *T. mentagrophytes*-Suspension wiesen ITO und OHASHI (1962) nach.
ABE (1964) fand, daß sich nach i.v. Injektion von 2 ml einer *T. mentagrophytes*-
Suspension bei Kaninchen, die 2 Wochen zuvor cutan infiziert worden waren,
generalisierte papulöse Hautveränderungen ausbildeten. Im Bereich der cutanen
Erstinfektion tritt nach i.v. Reinfektion eine hämorrhagische Entzündung mit
Leukocytoclasis und Beteiligung der Gefäße der Epidermis auf, die als allergische
Reaktion gedeutet wird (INABA, 1961a). Präcipitierende und komplementbindende
Antikörper werden bei Tieren mit generalisierter Trichophytie nach i.v. Reinocu-
lation reichlicher gebildet als bei nur einmalig infizierten oder reinfizierten Tieren
ohne allergische Hautreaktionen (INABA, 1961b).

Nach intrakardialer Reinoculation von zuvor cutan infizierten Tieren beob-
achtete KURODA (1959b, c), ähnlich wie nach cutaner Reinfektion (vgl. oben), die
Ausbildung von Ohrgranulomen. Während nach intrakardialer Erstinfektion nur
Leukocytenembolien in den Alveolarwänden und im Interstitium der Lungen auf-
traten, wurden nach intrakardialer Reinoculation in den Lungen und in den
Leberläppchen epitheloidzellige Granulome mit Pilzfragmenten in der zentralen
Nekrose nachweisbar (KURODA und OHASHI, 1962).

Durch intracutane Einbringung ungereinigter Protein- und Polysaccharidfraktionen von *T. mentagrophytes* konnte KASHIMA (1960) bei Kaninchen, bei
denen 40—50 Tage zuvor eine inzwischen ausgeheilte Hautinfektion gesetzt
worden war, eine entzündliche Reaktion mit fibrinoider Degeneration der Gefäße
und tuberkuloider Granulombildung erzeugen. Lipoidfraktionen hatten solche
Wirkung nicht.

Ratten. NEWCOMER, WRIGHT und STERNBERG (1954) untersuchten die Überlebenszeit von *T. mentagrophytes* im subcutanen Emphysem (granuloma pouch), das bei Ratten zwischen den Schulterblättern durch Injektion von Luft, z.T. auch gleichzeitig mit Krotonöl und Hydrocortison, erzeugt worden war.

Bei 2 von 40 Tieren wurde *T. mentagrophytes* noch nach 40 Tagen reisoliert, und bei 3 Tieren waren Absiedlungen in Leber und Milz entstanden. Durch histologische Untersuchungen wurde festgestellt, daß der größte Teil der Pilze kurz nach der Inoculation in das lokale subcutane Emphysem abstarb und daß hierbei vor allem polymorphonucleäre Leukocyten beteiligt waren. Die überlebenden Pilze proliferierten mit Hilfe von Hyphen sowie terminalen und interkalaren Sporen.

Katzen. Bei den Versuchen von LA TOUCHE (1959) an zwei Katzen mit einem *T. quinckeanum*-Stamm stellte sich heraus, daß das Scarifizieren der Infektionsstelle nicht unbedingt nötig ist, obwohl dadurch die Inkubationszeit abgekürzt wird. Bei der experimentellen Infektion waren die Scutula genauso groß und charakteristisch wie bei der spontanen Trichophytie. Andererseits schien die experimentelle Infektion im Gegensatz zur natürlichen sich nicht auszubreiten. Bei Reinoculationsversuchen 14 Tage nach Abklingen der makroskopisch sichtbaren Veränderungen wurden bei beiden Katzen nur Erythem und geringfügige Schuppung an der Infektionsstelle beobachtet; Scutula entstanden nur bei einer zum gleichen Zeitpunkt als Kontrolltier verwendeten (erstinfizierten) Katze.

Affen. VANBREUSEGHEM (1949) infizierte einen *Cercocebus*-Kleinaffen im Gesicht nach Scarifizieren der Haut und auf dem Rücken an rasierter und scarifizierter Hautstelle mit einer zermörserten, 6 Tage alten Kultur von *Ctenomyces persicolor* (*T. mentagrophytes* var. *persicolor*). Vom 9. Tag post infectionem ab traten im Gesicht Schuppung und am Rücken Rötung und Schuppung auf. In den Hautschuppen war der Erreger mikroskopisch und kulturell nachweisbar. Vom 17. Tag ab blieben mikroskopische und kulturelle Nachweisversuche negativ. Am 20. Tag erschien das Tier auch klinisch gesund. Die experimentelle Infektion war demnach als erythemato-squamöse selbstheilende Pilzdermatitis ohne Befall der Haare verlaufen.

Schweine. Bei 2—3 Monate alten Schweinen gingen experimentelle Infektionen mit *T. mentagrophytes*- und *T. quinckeanum*-Stämmen nur gelegentlich an (BISPING, EL-FIKI und RIETH, 1960).

δ) *Infektionsverlauf unter Zuhilfenahme zusätzlicher Schädlichkeiten*

Cortison hat nach JADASSOHN, NARDIN, MACH und NARDIN (1951) in Dosierung bis zu 15 mg pro Tag keinen Einfluß auf die experimentelle Meerschweincheninfektion mit *Trichophyton* (*Achorion*) *quinckeanum*, und zwar weder bei der Erstinfektion noch bei Reinfektionsversuchen. Das gleiche gilt nach MUSSO (1959) für Triamcinolon® (2 mg täglich oral bei Meerschweinchen mit experimenteller Infektion durch *T. quinckeanum*).

Nach KLIGMAN, BALDRIDGE, REBELL und PILLSBURY (1951) bildet sich die Infektionsallergie bei experimentell infizierten Meerschweinchen unter mehrwöchiger Behandlung mit 5 mg Cortison ohne Beeinträchtigung aus. Demgegenüber beobachteten SONCK und MIESCHER (1952) eine geringfügige Abschwächung der Trichophytinreaktion bei cortisonbehandelten (15—30 mg pro kg), experimentell infizierten Meerschweinchen. Weder unter ACTH noch unter Cortison (jeweils 4 mg pro die) sahen REISS und CAROLINE (1952) eine Veränderung in der Trichophytinempfindlichkeit *T.* (*Achorion*) *quinckeanum*-infizierter Meerschweinchen. Dagegen konnte bei kastrierten Kaninchen, die durch voraufgegangene *T. purpureum*- und *T. gypseum*-(= *T. mentagrophytes*-)Infektion sensibilisiert worden waren, durch 2 mg ACTH pro kg Körpergewicht die Trichophytinreaktion völlig unterdrückt werden (REISS, ROSENBAUM und CAROLINE, 1953).

Auf der mit 5% Dinitrochlorbenzol behandelten Meerschweinchenhaut geht nach ITO und KUHLMANN (1956) die intracutane Infektion (mit *T. interdigitale*) leichter an und bleibt länger bestehen als bei nicht vorbehandelten Kontrolltieren. Auch nach makroskopischer Ausheilung wurden in der Cutis noch vermehrungsfähige *Trichophyton*-Sporen gefunden. Umgekehrt setzt nach GRIMMER und RUST (1952) sowie GÖTZ und SCHULZ (1956) die tiefe experimentelle Trichophytie bei Meerschweinchen vorübergehend das Ausmaß der Hautreaktion gegen Dinitrochlorbenzol herab.

Infektionsverlauf unter medikamentöser Behandlung. Die große Menge der gegen Dermatophytosen empfohlenen Externa (vgl. z. B. GÖTZ, 1962) spiegelt die therapeutisch unbefriedigende Situation vor der Einführung des Griseofulvins wider. Der Tierversuch, vor allem die experimentelle Meerschweinchentrichophytie mit ihrem gesetzmäßigen Verlauf, diente dabei der Ermittlung von in vivo wirksamen Substanzen sowie der Prüfung der Nebenwirkungen. Da Meerschweinchen häufig ohne klinische Erscheinungen Träger von *T. mentagrophytes*-Sporen sind, wird zur kritischen Beurteilung eines therapeutischen Effekts nicht nur die Abheilung der Hautherde, sondern auch die Abwesenheit des Erregers gefordert (MENGES, GEORG und HABERMANN, 1957). FREY und Mitarb. (FREY, 1953; FREY, WENK und FUST, 1954; WENK und FREY, 1958a; WENK, FREY und FUST, 1958) wiesen wiederholt darauf hin, daß die Wirksamkeit eines Mittels nur durch kombinierte Anwendung der zur Verfügung stehenden Methoden bewiesen werden kann. Zu diesen gehören in vitro-Teste, die experimentelle Meerschweinchentrichophytie und der Haartest, bei dem infizierte Meerschweinchenhaare als Keimträger dienen. Analog zum Haartest verwendeten DOLAN, EBELHARD, KLIGMAN und BARD (1957) Hautschuppen von experimentell mit *T. mentagrophytes* infizierten Meerschweinchen. Als wirksam betrachten WENK, FREY und FUST (1958) Substanzen, die in vitro eine absolute fungistatische Wirkung bei einer Konzentration von 10^{-4} und weniger besitzen, im Haartest eine absolute fungicide Wirkung nach 4 Std Kontaktzeit bei einer Konzentration von 10^{-2} und weniger entfalten und bei der experimentellen Meerschweinchentrichophytie die pilzpositive Phase bei acht Mykoseherden unter prophylaktischer oder simultaner Gabe signifikant um 20% und mehr verkürzen. Zur Einsparung von Kontrolltieren empfehlen WENK und FREY (1958b) die Erzeugung von zwei Mykoseherden am gleichen Meerschweinchen. Von diesen über beiden Flanken gelegenen Hautherden kann der eine behandelt werden, der andere als Kontrolle dienen.

Aus der großen Zahl der am experimentell infizierten Meerschweinchen geprüften Präparationen kann nur eine Auswahl genannt werden: ORMEA (1949) demonstrierte die günstige Wirkung der Solutio Castellani, GRIMMER (1957) einer Steinkohlenteer (10%)- und Hexylresorcin (1%)-Präparation im Tierversuch. HOSOYA, SOEDA, IMAMURA, OKADA, NAKAZAWA und KOMATSU (1954) konnten mit einer Trichomycin-Salbe, die 28000 bzw. 70000 TU (= Trichomonas Units) enthielt, die experimentelle Meerschweinchentrichophytie kupieren. STEINBERG, JAMBOR und SUYDAM (1955/56) beschrieben die günstige Wirkung einer Amphotericin B-Salbe (2%ig). Auch nach Einführung des Griseofulvins wurde weiter nach wirksamen Externa gesucht (vgl. z. B. KONOPKA, LEWIS und BENCZE, 1963: aromatische substituierte tertiäre Amine).

Durch tägliche intrafokale Injektion von 0,2—0,3 ml Vitamin K bzw. tägliches Bestreichen der Hautherde mit der Vitamin K-Präparation wird die experimentelle Meerschweinchentrichophytie nur geringfügig verkürzt (GRIMMER, 1952). Die orale Verabfolgung von Spurenelementen erwies sich als praktisch wirkungslos (ZACKHEIM, SCHROEDER und KEY, 1959).

Eine neue Ära in der Behandlung der Dermatophytosen brach mit der Entdeckung der Wirksamkeit des Griseofulvins, eines bereits 1939 von OXFORD, RAISTRICK und SIMONART isolierten Stoffwechselprodukts von *Penicillium griseofulvum*, durch GENTLES (1958) an. GENTLES (1958) fand, daß Griseofulvin oral in einer Dosis von 60 mg pro kg Körpergewicht die experimentelle Meerschweincheninfektion mit *T. mentagrophytes* ausheilt. FREY und GELEICK (1959) bestätigten am gleichen Versuchsmodell die Beobachtungen von GENTLES. Bereits 4 Tage nach Beginn der Therapie (7 Tage nach der Inoculation) wurde ein 3—4fach geringerer Haarbefall festgestellt als bei den unbehandelten Kontrolltieren. Prophylaktische Gabe von Griseofulvin verhinderte die experimentelle Meerschweinchentrichophytie. Die mikroskopischen Befunde wurden von FREY und GELEICK (1959) in gleicher Weise wie von GENTLES so gedeutet, daß Griseofulvin in den Zellen der Haarmatrix, des Haarschaftes und der Haarwurzel abgelagert wird, dort auf die Pilzelemente einwirkt und zum Nachwachsen pilzfreier Haare führt. MARTIN (1959) verabfolgte Griseofulvin oral in Mengen von 25 bis 100 mg/kg oder lokal (1%ige Zubereitung in Erdnußöl) bei experimentell infizierten Meerschweinchen. Bereits bei niedrigster Dosierung führte die orale Medikation zu einer Herabsetzung der ödematös-entzündlichen Reaktion auf etwa ein Zehntel der bei den Kontrolltieren beobachteten Erscheinungen. Demgegenüber erwies sich die lokale Applikation als weniger wirksam. Nach GRECO, MOSS und FOLEY (1959/1960) ist die wirksame Griseofulvindosis bei der experimentellen Meerschweincheninfektion durch *T. mentagrophytes* abhängig vom Beginn der Medikation. Die günstigste Zeit für die Einleitung der Behandlung soll unmittelbar nach der Inoculation liegen.

Durch Griseofulvinbehandlung wird die normale immunbiologische Auseinandersetzung modifiziert. STAUBER (1965) beobachtete, daß die Reinfektion bei Meerschweinchen, deren erste experimentelle Trichophytie mit Griseofulvin behandelt worden war, einen intensiven Verlauf nahm. Bei nicht behandelten Kontrolltieren, die bei der experimentellen Erstinfektion vorübergehend ausgedehnte Entzündungserscheinungen geboten hatten, verlief die Reinfektion dagegen abortiv.

ε) *Wachstum im Hühnerembryo*

Nach SHOWALTER (1954) gleicht die mikroskopische Morphologie von *T. mentagrophytes* nach Wachstum auf der Chorioallantois des Hühnerembryos den in Trichophytie-Hautherden beobachteten Formen.

Anhang

Trichophyton simii. STOCKDALE, MACKENZIE und AUSTWICK (1965) beschrieben 31 von Trichophytieherden beim Menschen sowie bei Affen, Geflügel und einem Hund aus Indien stammende Isolate einer *T. mentagrophytes* nahestehenden Pilzart, die sie für identisch mit *Epidermophyton simii* (PINOY, 1912a, b) hielten. Da Cleistothecien beobachtet wurden, ist *T. simii* das imperfekte Stadium der *Arthroderma simii* benannten Askomyceten-Art.

Tierversuche. STOCKDALE, MACKENZIE und AUSTWICK (1965) infizierten drei *Cynomolgus*-Kleinaffen an der linken Temporalregion mit zwei *T. simii*-Stämmen. Die Hauterscheinungen entsprachen denen bei natürlichen Infektionen: Schuppung über erythematösen Hautbezirken ohne Haarverlust. Histologisch wurden Zeichen einer akuten bis subakuten Entzündung, besonders um die Haarfollikel, daneben subepidermale Blasenbildung und beginnende Nekrose, jedoch keine Hyperkeratose oder Absceßbildung beobachtet. Im Stratum corneum der Epidermis und den verhornten Schichten der Haarwurzel wurden Hyphen und Arthrosporen nachgewiesen.

Mit zehn *T. simii*-Isolaten führten die gleichen Autoren Versuche an Mäusen und Meerschweinchen durch. Zwei Tage nach Inoculation der depilierten Flanken mit Mycelien und Sporen 4—6 Tage alter Kulturen wurden an der Infektionsstelle unregelmäßig begrenzte, ödematöse, von einem Entzündungshof umgebene Bezirke sichtbar. Zwischen dem 4. und 6. Tag trat Haarausfall auf. Nach 7 Tagen hatten sich deutliche Entzündung und dicke, weißliche oder bräunliche Krusten ausgebildet. Hämatoxylin-Eosinschnitte zeigten eine intensive intrafollikuläre leukocytäre Infiltration um die endotrich befallenen Haare. Die infizierten Haare fluorescierten vom 6. Tag ab lebhaft unter Wood-Licht.

Fünf *T. simii*-Stämme wurden in scarifizierte Hahnenkämme inokuliert. Nach 6—7 Tagen erschienen leicht schuppende Flecke, die sich schnell verdickten und fächerartig über den Hahnenkamm ausbreiteten. Aus der verdickten Oberhaut entstanden bald weißliche Krusten. Hämatoxylin-Eosinschnitte 21 Tage post inoculationem zeigten Herde im Stratum corneum und entsprechende Veränderungen im Corium. Die Herde bestanden aus Anhäufungen von Plasmazellen und proliferierenden Hyphen inmitten akuter entzündlicher Gewebsreaktion. Das Stratum germinativum in diesem Bereich wies degenerative Veränderungen mit Schwellung und Pyknose der Zellen auf; das benachbarte Bindegewebe zeigte eine polymorphkernigeukocytäre Reaktion.

b) „Rubrum"-Gruppe

Trichophyton rubrum. Der Pilz, einer der häufigsten Erreger der Trichophytie des Menschen, befällt vornehmlich Haut und Nägel (Onychomykose). In Haut-

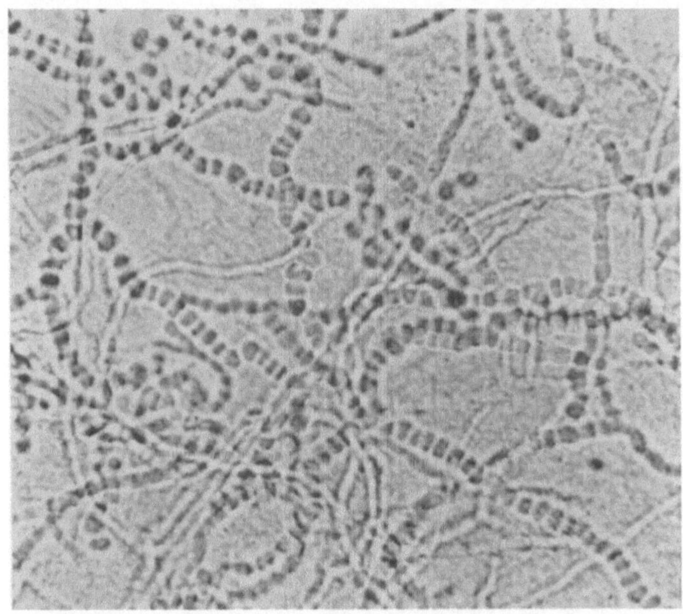

Abb. 171. Pilzmycel (parasitäre Phase mit kompakten Hyphen) bei menschlicher Nagelinfektion durch *T. rubrum*

schuppen und Nagelmaterial (s. Abb. 171) werden uncharakteristische, 1,5—4,5 µ breite Hyphen, die in kurze rechteckige Arthrosporen zerfallen können, beobachtet. Nach CONANT, SMITH, BAKER, CALLAWAY und MARTIN (1959) soll bei dem seltenen Haarbefall ektotriches, nach GÖTZ (1962) endotriches Pilzwachstum überwiegen. Im Haar wächst der Pilz unter Ausbildung 4—6 µ breiter, rundlicher Sporen, die häufig reihenartig angeordnet sind. Daneben kommt Pilzbefall in Form eines Hyphengeflechtes, gelegentlich auch in Form eines Sporenmantels auf der Haarcuticula vor. Da der Pilz das Haar nur selten befällt, wurde er lange Zeit für ein *Epidermophyton* (*E. rubrum*) gehalten. Auch dieser Pilz ist unter zahlreichen als Synonyma zu betrachtenden Artnamen beschrieben worden (*T. purpureum, Sabouraudites ruber* u.a.).

Kolonien von *T. rubrum* haben auf den üblichen Pilznährböden eine baumwollartige bis samtene Oberfläche. In seltenen Fällen hat die Kolonieoberfläche durch reichlichere Mikroconidienbildung auch eine pudrige Beschaffenheit. Auf der

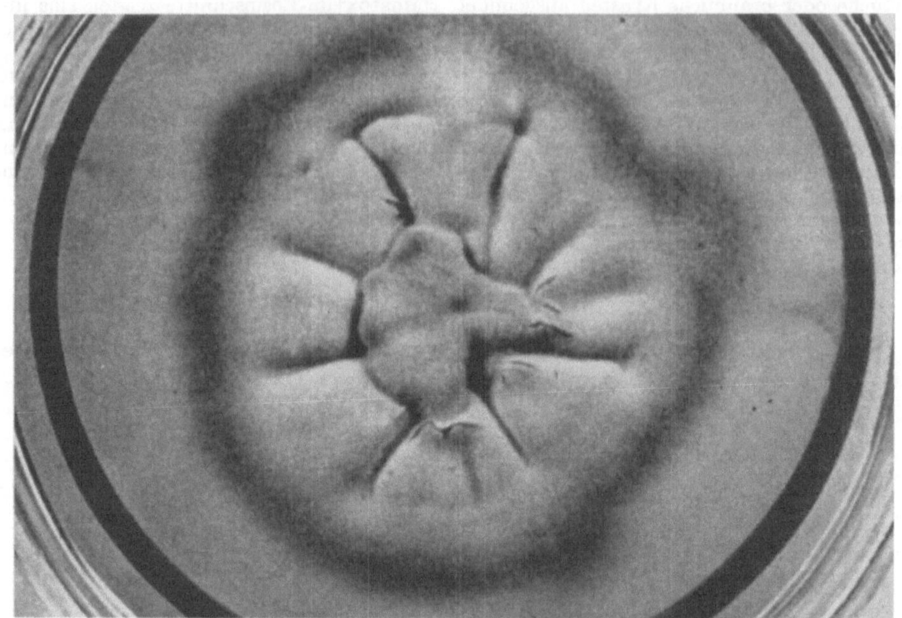

Abb. 172. *Trichophyton rubrum*-Riesenkolonie auf Sabouraud-Agar

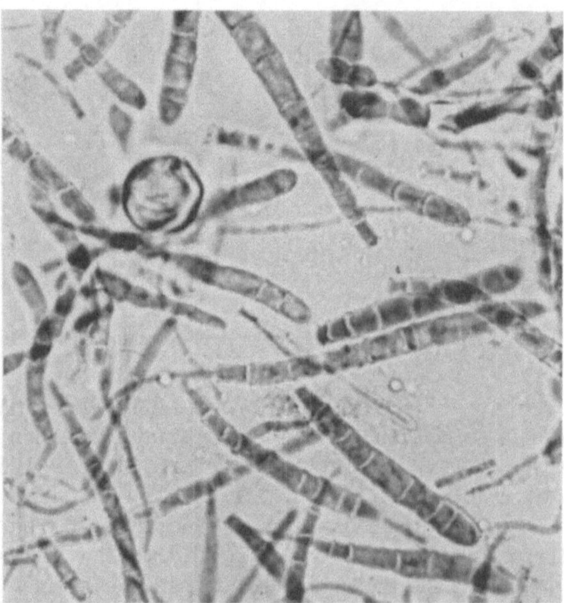

Abb. 173. *Trichophyton rubrum:* Makroconidien

Rückseite der Kultur wird (nach 1—3wöchiger Bebrütung) das charakteristische rötliche bis purpurfarbene Pigment sichtbar, das auch die randständigen Hyphen verfärben kann. Die Pigmentbildung ist auf zuckerhaltigen Nährböden (z.B. Maismehl-Glucoseagar) besonders ausgeprägt (Abb. 172).

Mikroskopisch werden in Kulturpräparaten septierte, verzweigte Hyphen mit zahlreichen, meist birnenförmigen, 3—8 μ langen Mikroconidien (Anordnung in Akladium- oder Botrytis-Form), dagegen nur wenige, dünnwandige, mehrkammerige, bisweilen keulenförmige Makroconidien (Abb. 173 und 174) sowie Chlamydosporen und Rakettformen beobachtet. Die Bildung von Makroconidien wird auf Hirn-Herzinfusionsagar und auch durch Zugabe von Hefeextrakt oder Blutserum zum Medium begünstigt.

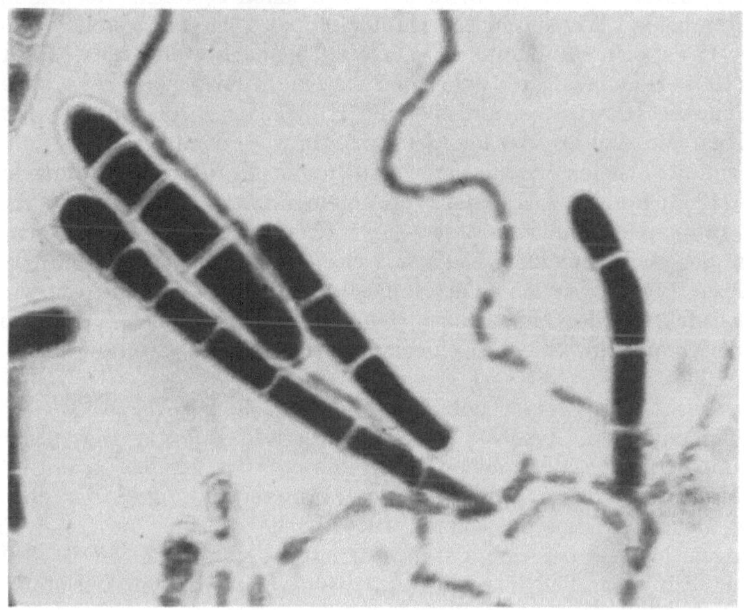

Abb. 174. *Trichophyton rubrum.* Makroconidien (gefärbt mit Lactophenol-Baumwollblau)

Fragestellung der Tierversuche. Der Tierversuch mit *T. rubrum* hat bisher vor allem der Klärung der Frage gegolten, ob es sich um ein *Epidermophyton* (ohne Haarbefall) oder um ein *Trichophyton* (mit Haarbefall) handelte (vgl. z. B. FISCHER, 1956).

α) Methodik der Tierversuche

Inoculum. Bei Tierversuchen mit *T. rubrum* werden grundsätzlich die gleichen Verfahren wie bei der experimentellen *T. mentagrophytes*-Infektion angewendet. Nach VANBREUSEGHEM und VAN BRUSSEL (1952b) soll sich zur Inoculumbereitung die Züchtung auf sterilem Erdboden ganz besonders eignen; *T. rubrum*-Kulturen sollen noch nach 66 Tagen Züchtung auf sterilem Erdboden infektionstüchtig sein.

Empfängliche Tiere. Das am häufigsten benutzte Laboratoriumstier ist wieder das Meerschweinchen (vgl. z. B. SILVA, KESTEN und BENHAM, 1955; FISCHER, 1956). *T. rubrum* kommt auch als Erreger spontaner Trichophytie beim Meerschweinchen vor, das dann nicht selten Infektionsquelle für den Menschen ist (KOCH und RIETH, 1958). An Kaninchen (REISS, 1944a, b, 1947; WHARTON, REISS und WHARTON, 1950), Mäusen (STERNBERG, TARBET, NEWCOMER und WINER, 1952) und Ratten (NEWCOMER, WRIGHT und STERNBERG, 1954) wurden ebenfalls Versuche durchgeführt.

β) Ergebnisse der Tierversuche

Meerschweinchen. Inoculationsversuche beim Meerschweinchen mit *T. rubrum*-Stämmen gehen häufig an; doch sind die Entzündungserscheinungen geringfügiger und flüchtiger als bei experimenteller *T. mentagrophytes*-Infektion (HASHIMOTO, IRIZAWA und OTA, 1930; MORIOKA, 1934; MILOCHEVITCH, 1935; MORIKAWA, 1937; VANBREUSEGHEM, 1949 b; GÖTZ, 1952/53; SILVA, KESTEN und BENHAM, 1955; FISCHER, 1956). Nach SILVA, KESTEN und BENHAM (1955) bestehen experimentell hervorgerufene *T. rubrum*-Hautherde beim Meerschweinchen aus erythematösen, schuppenden, geringfügig infiltrierten, rundlichen oder ovalen Bezirken mit einzelstehenden, krustenbedeckten Papeln, die nach Entfernung der Krusten bluten. Die Herde bleiben 1—4 Wochen bestehen; doch können nur in den ersten beiden Wochen in den Hautschuppen Pilze festgestellt werden. Nur bei 5 von 18 experimentell infizierten Tieren beobachteten SILVA, KESTEN und BENHAM (1955) Haarbefall, und zwar überwiegend in Form einer losen, aus Hyphen bestehenden, die Haarwurzel umgebenden Hülle. Nur in einem Fall trat im befallenen Haar ein dichtes Mosaik kleiner Arthrosporen auf.

Nicht selten verliefen Inoculationsversuche mit *T. rubrum*-Stämmen erfolglos. CONNOLE (1965) konnte z. B. einen von einem klinisch unauffälligen Hund isolierten *T. rubrum*-Stamm beim Meerschweinchen nicht zum Haften bringen.

Wegen der Antigengemeinschaften zwischen *Trichophyton*- und *Epidermophyton*-Pilzen (vgl. Übersicht bei SEELIGER, 1963) kann eine experimentelle *T. rubrum*-Infektion des Meerschweinchens nicht durch den Ausfall der intracutanen Trichophytin- bzw. Epidermophytinreaktion diagnostiziert werden (FISCHER, 1956).

Kaninchen. REISS (1944a) beobachtete, daß *T. purpureum* (= *T. rubrum*) bei kastrierten Kaninchen eine 6—8 Wochen dauernde Infektion hervorruft. Aber auch bei unbehandelten Kaninchen führte die cutane Inoculation mit 4 % Dextrose-Agarkulturen von *T. purpureum* zu Hauterscheinungen, die der Trichophytie des Menschen ähnelten (REISS, 1944b). Die zunächst progressiven Hauterscheinungen heilten bei den cutan infizierten Kaninchen in 6—8 Wochen spontan ab. Ein zusätzlich intracutan infiziertes Tier wies noch 9 Monate nach der letzten Injektion Krankheitsspuren auf.

Lokale Applikation von Methyltestosteron und Alpha-Oestradiol in Salbengrundlage beschleunigte die Abheilung der cutanen experimentellen *T. purpureum*-Infektion bei kastrierten Kaninchen. Injiziert blieben die Hormone wirkungslos. In vitro hatte nur Methyltestosteron fungistatische Wirkung gezeigt (REISS, 1947).

Völlige Immunität gegen die experimentelle cutane *T. purpureum*-Infektion kann nach WHARTON, REISS und WHARTON (1950) durch Injektion einer in Erdnußöl zusammen mit Falba (einer lanolinähnlichen Substanz) und Tuberkelbakterien emulgierten Kochsalzsuspension der abgetöteten, getrockneten Pilze sowie einer mit Rückständen aus Jojobaöl-(*Simmondsia californica*-)Extrakten des Pilzes hergestellten Emulsion erzielt werden. Reinfektionsversuche blieben nach dieser Behandlung 17 Monate lang erfolglos. Eine gewisse immunisierende Wirkung hat auch die experimentelle cutane Erstinfektion (WHARTON, REISS und WHARTON, 1950).

Mäuse. EL-FIKI (1959) infizierte Mäuse cutan mit *T. rubrum*. Klinische Erscheinungen traten nicht auf. In der Kultur wurde jedoch *T. mentagrophytes* nachgewiesen, mit dem die Mäuse offenbar vor Versuchsbeginn befallen waren, ohne sichtbare Haut- oder Haarveränderungen aufzuweisen.

STERNBERG, TARBET, NEWCOMER und WINER (1952) fanden nach i.p. Injektion einer *T. rubrum*-Suspension Monate später Granulombildungen, ähnlich wie bei Morbus Hodgkin, in Omentum, Leber, Milz und in der Muskulatur. Mit Hilfe der Hotchkiss-McManus-Färbung wurden in Gewebsschnitten zahlreiche Pilzelemente nachgewiesen, die im Hämatoxylin-Eosin-gefärbten Schnitt unauffindbar blieben. Der Nachweis von verzweigtem Mycel und einzelner einzelliger Formen sowie die gelungene Reisolation des Erregers bis zu 25 Tage nach der Inoculation wurden als Hinweis darauf aufgefaßt, daß *T. rubrum* kein obligater Oberflächenparasit sei, sondern sich auch an die Verhältnisse in tieferen Gewebsschichten adaptieren könne.

Ratten. NEWCOMER, WRIGHT und STERNBERG (1954) inokulierten *T. rubrum* in das subcutane Emphysem (granuloma pouch), das durch Injektion von Luft, z. T. gleichzeitig mit Krotonöl oder Hydrocortison, zwischen den Schulterblättern von Ratten angelegt worden war. Durch histologische Kontrolle wurde festgestellt, daß der größte Teil der Pilze kurz nach der Inoculation abstarb und in polymorphkernigen Leukocyten aufgenommen wurde. Eine Dissemination von diesen subcutanen Herden aus erfolgte nicht.

γ) Züchtung auf dem Hühnerembryo

Durch Passagen auf der Chorioallantois des Hühnerembryos erzeugte PARTRIDGE (1959) bei zwei *T. rubrum*-Stämmen eine teilweise Umwandlung, und zwar traten an Stelle flaumiger Kolonien granulöse Kulturen auf; außerdem wurden reichlicher Makroconidien gebildet.

c) „Crateriforme"-Gruppe

Innerhalb dieser Gruppe wird gegenwärtig nur noch eine Art anerkannt: *Trichophyton tonsurans* (vgl. z. B. CONANT, SMITH, BAKER, CALLAWAY und MARTIN, 1958; GÖTZ, 1962).

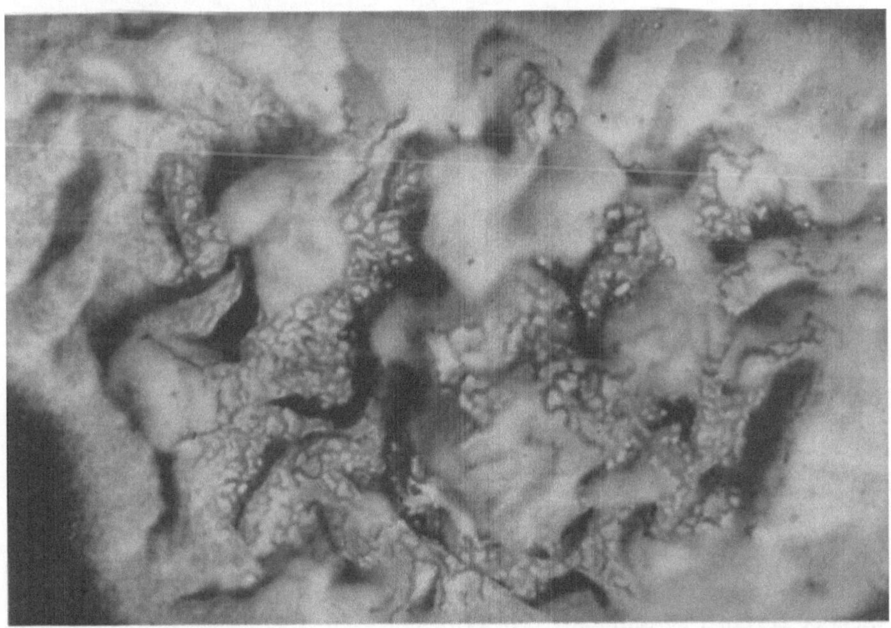

Abb. 175. Ausschnitt aus Riesenkolonie von *Trichophyton tonsurans* auf Sabouraud-Agar

T. tonsurans befällt Haut, Nägel und (endotrich) Haare. Mikroskopisch zeigen sich in den Schuppen verzweigte, zu Arthrosporen zerfallende Mycelfäden, im Haar Hyphen, die sich zu großen, ovalen bis rechteckigen, in Reihen angeordneten Sporen umwandeln. Charakteristisch für diese in zahlreichen Synonyma beschriebene Pilzart ist die stark gegliederte Kolonieoberfläche mit kraterförmiger Vertiefung oder zentraler Vorwölbung sowie konzentrischer oder radiärer Furchung (Abb. 175). Die samtene oder pudrige Oberfläche ist weiß, cremefarben, schwefelgelb, rosa, rot oder braun. Mikroskopisch werden bei allen Kolonieformen zahlreiche tiefgefärbte, keulenförmige, sessile oder an kurzen Stielen entspringende Mikroconidien nachgewiesen. Makroconidien sind selten oder fehlen.

Tierversuche. Nach GÖTZ (1962) können experimentelle Infektionen bei Meerschweinchen gelegentlich angehen. Die Krankheitsdauer sei meist auffallend kurz. Cutane Infektionsversuche bei Schweinen blieben ohne klinische Symptome (BISPING, EL-FIKI und RIETH, 1960). Nach ITO (1964) kann mit (Griseofulvinresistenten) *T. tonsurans*-Stämmen bei Kaninchen eine experimentelle Trichophytie erzeugt werden.

d) „Faviforme"-Gruppe

Zu dieser Gruppe rechnen CONANT, SMITH, BAKER, CALLAWAY und MARTIN (1958) die Arten *T. schoenleinii, T. concentricum, T. ferrugineum, T. violaceum* und *T. verrucosum.*

α) *Trichophyton schoenleinii*

Trichophyton schoenleinii ist der Erreger des Favus, des meist auf den behaarten Kopf beschränkten, durch peripiläre, gelbe, etwa linsengroße Scheiben

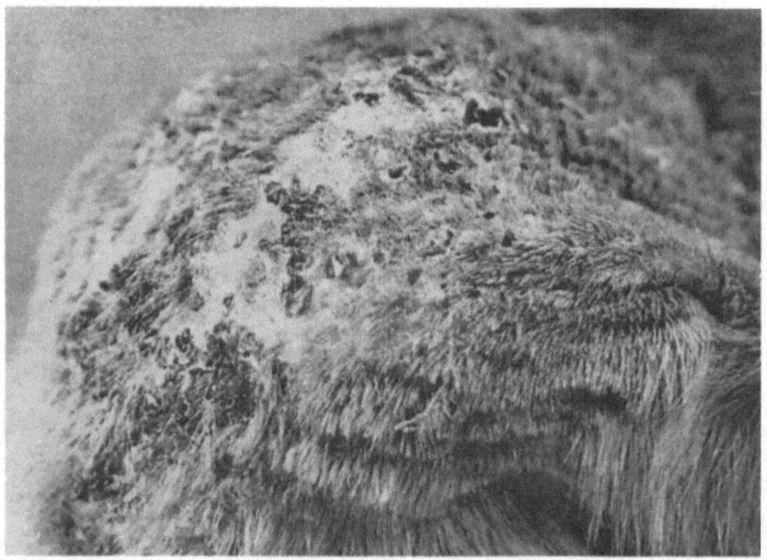

Abb. 176. Experimenteller Favus nach intrakardialer Injektion von *Trichophyton schoenleinii* beim Meerschweinchen (von JANKE freundlicherweise überlassener, bisher unveröffentlichter Befund)

oder Schildchen (Scutula) charakterisierten Pilzgrinds. Die Scutula setzen sich aus Geflechten verzweigter, in Arthrosporen unterschiedlicher Größe und Gestalt zerfallender Hyphen zusammen (Abb. 176). Die glanzlosen, aber weniger Bruchneigung als bei Mikrosporie zeigenden Haare sind endotrich befallen. Als charakteristisch gelten Luftbläschen im mit Kalilauge aufgehellten Haarschaft. Junge Kolonien sind gewölbt, von glatter, aber cerebriform gegliederter Oberfläche und gelbweißer bis bräunlicher Farbe. Weitere Abimpfungen sowie ältere Kulturen haben eine samtartige Oberfläche mit zahlreichen radiären Furchen (Abb. 177,178). Wie bei allen faviformen *Trichophyton*-Arten hat die Kolonie eine bienenwachs-

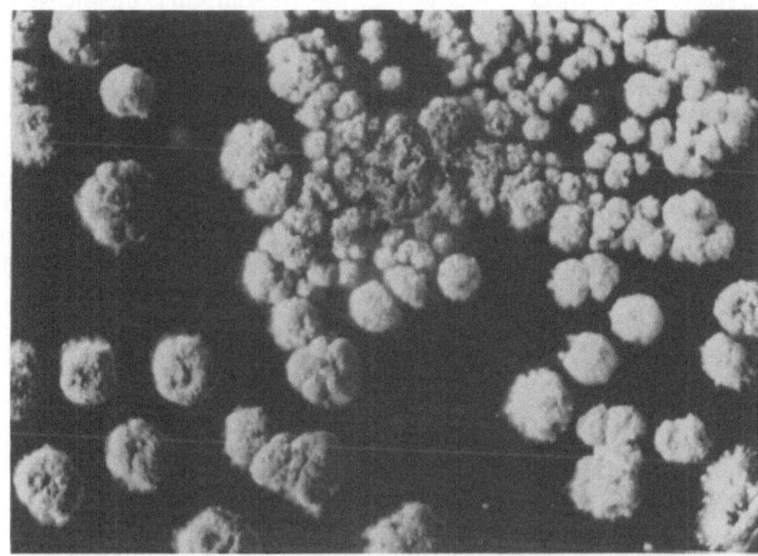

Abb. 177. Retrokultur von *Trichophyton schoenleinii* aus Schuppen und Haaren der Meerschweinchenhaut nach experimentellem Favus mittels intrakardialer Injektion. Die Hälfte der natürlichen Größe (JANKE, unveröffentlichte Befunde)

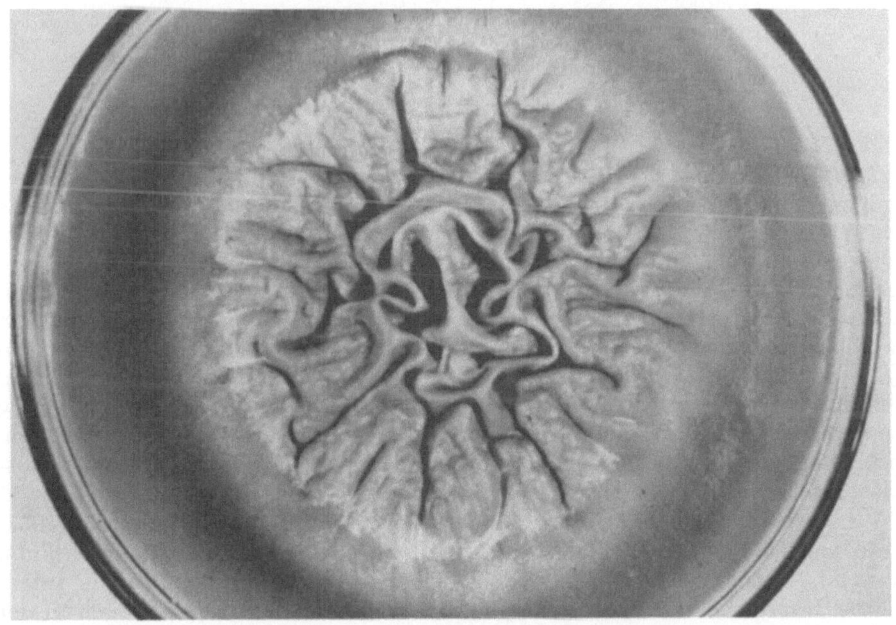

Abb. 178. Riesenkolonie von *Trichophyton (Achorion) schoenleinii* (Photographie nach einem Präparat aus der Medichrom-Slide-Series ® — New York)

artige Konsistenz. Mikroskopisch fallen die septierten, sich verzweigenden Hyphen wechselnder Breite auf. Interkalare Chlamydosporen, Knotenorgane, Kamm-zinken-, Kronleuchter- bzw. Hirschgeweihformen (Abb. 179) des Mycels sowie Mikroconidien vom Akladiumtyp vervollständigen das Bild. Makroconidien fehlen so gut wie stets.

Tierversuche. Nach GÖTZ (1962) gelingt die Überimpfung möglichst frischen virulenten Kulturmaterials auf Hunde, Katzen, Mäuse, Ratten, Kaninchen, Hühner und Meerschweinchen gelegentlich. Die Hauterscheinungen seien meist flüchtig; bisweilen würden Scutula gebildet. EL-FIKI (1959) sah bei Mäusen nach cutaner Inoculation von *T. schoenleinii* keine Wirkung. *T. schoenleinii*-Stämme, die beim Menschen schwere, z. T. tödliche Infektionen hervorgerufen hatten, zeigten im Meerschweinchenversuch gegenüber sonstigen Stämmen keine Virulenzunterschiede (CATANEI u. SCHOUSBÖE, 1958). CATANEI (1931) gelang die Infektion von Kleinaffen (*Macacus inuus*). Nach Injektion von *T. schoenleinii*-Sporen in die Linse von Meerschweinchen und Kaninchen beobachteten JADASSOHN und REHSTEINER (1931) in den tieferen Rindenschichten Pilzwachstum.

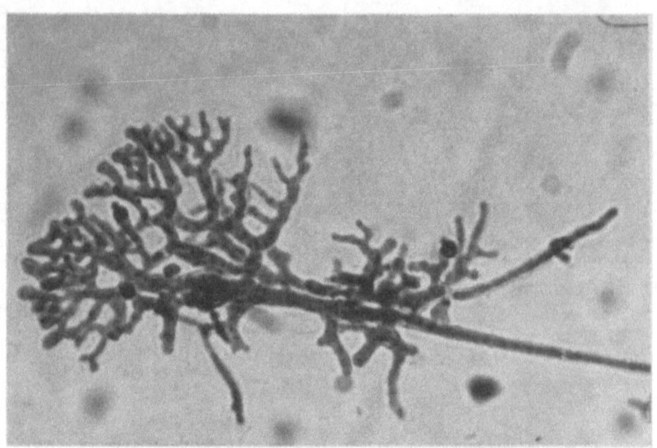

Abb. 179. Hirschgeweihformen (Übersichtspräparat)

β) *Trichophyton concentricum*

Trichophyton concentricum ist der Erreger der nur in den Tropen vorkommenden Tinea imbricata (Tokelau), einer durch konzentrisch angeordnete Ringe papulosquamöser Herde charakterisierten Hautkrankheit. In den Schuppen finden sich reichlich septierte, teils granulierte Pilzfäden, die teilweise in Arthrosporen zerfallen. Das menschliche Haar soll nicht erkranken. Die sehr langsam wachsende Kultur besteht zunächst aus einer kleinen, weißlichgelben, glatten, gewölbten Kolonie von wachsartiger Konsistenz, die unter starker Fältelung in etwa 4 Wochen einen Durchmesser von 3 cm erreicht. Ältere Kolonien sind zentral tiefbraun mit cremefarbener, mehr pudriger Peripherie. Der Agar weist häufig eine bernsteinfarbene Pigmentierung auf. Mikroskopisch werden im verzweigten, septierten Mycel, das gelegentlich Kronleuchter- oder Hirschgeweihformen ausbildet, interkalare oder terminale Chlamydosporen beobachtet.

Tierversuche. Bis zu den Untersuchungen von OTA und KAWATSURE (1930, 1931) wurde angenommen, *T. concentricum* befalle das Haar nicht. Die genannten Autoren impften Meerschweinchen und beobachteten mikroid-endotriche Infektion der Haare. Später wurde erkannt, daß sowohl in der Tiefe als auch in der Rinde des Haares und in der Epidermis Wachstum erfolgen kann (GÖTZ, 1962). CATANEI und GRENIERBOLEY (1939) gelang es, Meerschweinchen und Affen zu infizieren. Auffallend war die weit längere Krankheitsdauer bei Affen (10 Wochen) gegenüber 5 Wochen beim Meerschweinchen.

γ) *Trichophyton ferrugineum*

Trichophyton ferrugineum (Abb. 180). Nach GÖTZ (1962) blieben so gut wie alle bisherigen Tierversuche mit diesem Pilz erfolglos. TALICE, MORELLI und CAL-

ZADA (1931) brachten den Pilz beim Meerschweinchen erst nach Vereisung der Infektionsstelle zum Haften. — Nach neueren Untersuchungen gehört diese Pilzart nicht zur Gattung *Trichophyton*, sondern zu *Microsporum*.

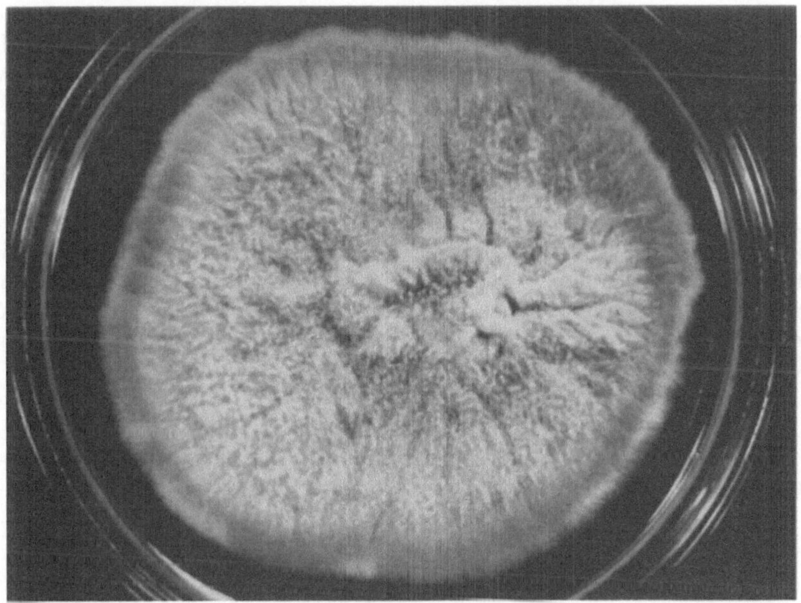

Abb. 180. Riesenkolonie von *Microsporum (Trichophyton) ferrugineum* auf Sabouraud-Agar

δ) *Trichophyton violaceum*

Trichophyton violaceum ist durch seine violette Kolonie mit zunächst wachsartig glatter, später samtartiger Oberfläche und radiärer Furchung gekennzeichnet

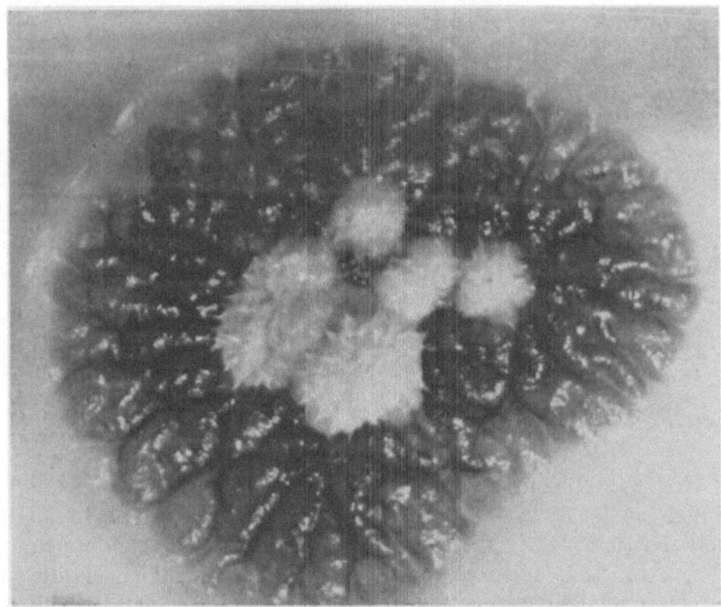

Abb. 181. Riesenkolonie von *Trichophyton violaceum* auf Sabouraud-Agar (im Zentrum Bildung weißer Varianten)

13*

(Abb. 181). Mikroskopisch zeigen sich neben septierten, das violette Pigment enthaltenden Hyphen zahlreiche interkaläre oder terminale Chlamydosporen. Mikroconidien und vor allem Makroconidien werden nur selten gebildet.

Tierversuche. Die Pathogenität von *T. violaceum* für Tiere ist nach Catanei (1928b) gering. Der Pilz haftete nur bei 1 von 15 inokulierten Meerschweinchen, bei 1 von 3 geimpften Katzen sowie bei 2 Hunden. Kaninchen, Mäuse und eine Taube erkrankten nicht. Bei Kleinaffen (*Macacus inuus*) erzielte Catanei (1928a) endotrichen Haarbefall. Pastorino (1933) konnte mit *T. violaceum*-Stämmen beim Meerschweinchen häufig Hautbefall hervorrufen; die Haare blieben dagegen verschont. Nach Cilli (1929) ist die intracutane Injektion von *T. violaceum*-Suspensionen bei Mäusen, Meerschweinchen und Kaninchen wirkungslos. Nach Injektion in den Koller des Hahnes bildeten sich hingegen Granuloma-Majocchi-artige Veränderungen aus. Die Pathogenität der pigmentlosen Variante („*T. glabrum*") von *T. violaceum* ist von der pigmentbildender Stämme nicht verschieden (Crosti, 1935). Dagegen führt die Passage über Reisnährböden zu einer Virulenzsteigerung, die auf der vermehrten Mikroconidienbildung beruhen soll (Catanei, 1937, 1938).

ε) *Trichophyton verrucosum*

Trichophyton verrucosum ist Erreger der Trichophytie des Rindes und anderer Haustiere, von denen die Infektion auch auf den Menschen übergehen

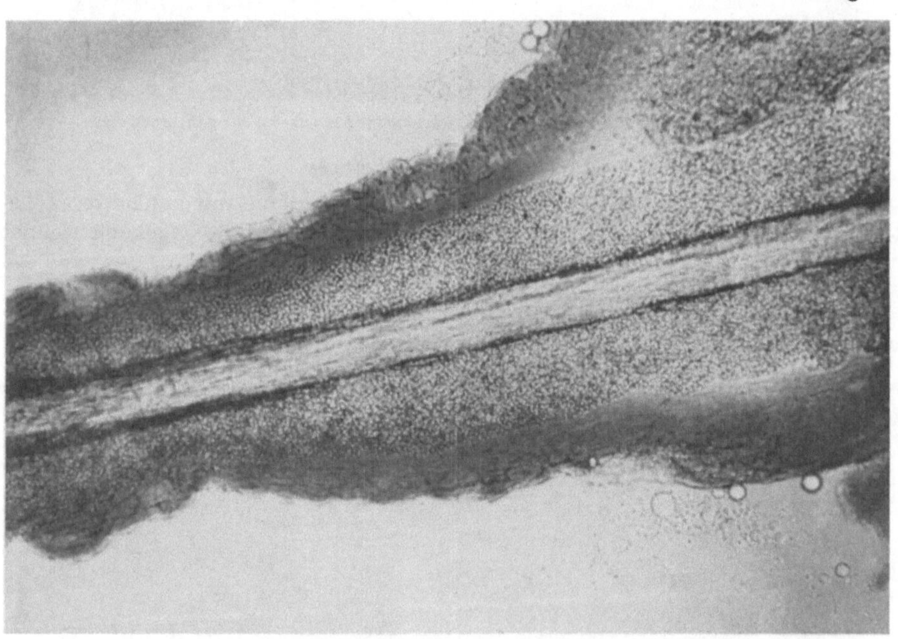

Abb. 182. Spontan infiziertes Haar mit Sporenmanschette bei Infektion mit *Trichophyton verrucosum*
(Übersichtspräparat)

kann. Nach Götz (1962) sind je nach Alter der Infektion Haarinneres und Rindenschicht befallen; nach Conant, Smith, Baker, Callaway und Martin (1958) liegt ektotriches Wachstum vor (Abb. 182, 183); doch wird auch endotriche Sporulation gefunden (Abb. 184). Mikroskopisch fallen im infizierten Haar die in Ketten gelagerten, relativ großen Arthrosporen auf. Mikroskopische Kontrolle der langsam wachsenden, cerebriformen, wachsartigen Kolonie (Abb. 185) zeigt in der

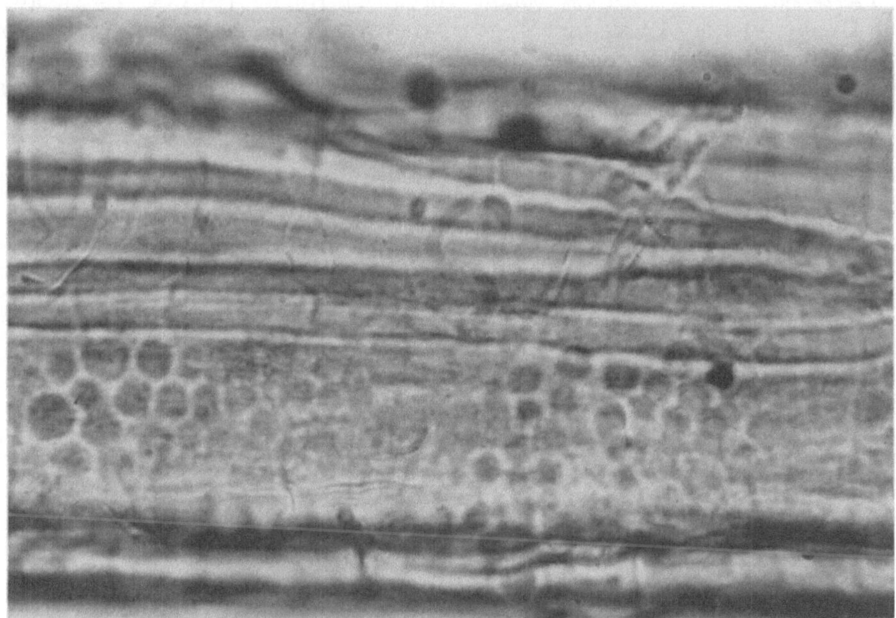

Abb. 183. Intrapiläre Hyphen und Fragmentationssporen bei *Trichophyton verrucosum*-Infektion des Haares (Ölimmersion, etwa 1000fache Vergrößerung)

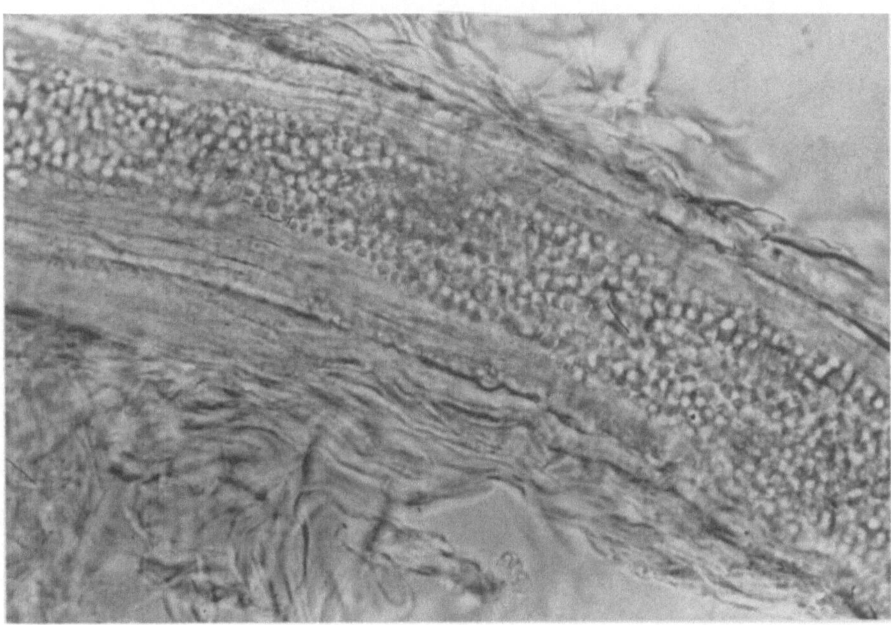

Abb. 184. Endothrix-Typ der Sporulation bei *Trichophyton verrucosum*-Infektion (zur Verfügung gestellt von Dr. L. Georg, CDC, Atlanta, Georgia)

Regel reichliche Chlamydosporenbildung. Mikroconidien und Makroconidien sind erst nach Züchtung auf Spezialnährböden (Anreicherung mit Hefeextrakt bzw. Thiamin) oder Getreidekörnern nachweisbar.

Tierversuche. *T. verrucosum* befällt vor allem Rinder (BLANK, 1953), aber auch Hunde, Pferde, Schafe und Ziegen (AINSWORTH und AUSTWICK, 1959). Am experimentellen Rinderfavus wies GENTLES (1958) die Wirksamkeit des Griseofulvins nach (vgl. auch LAUDER und SULLIVAN, 1958). BISPING, EL-FIKI und RIETH

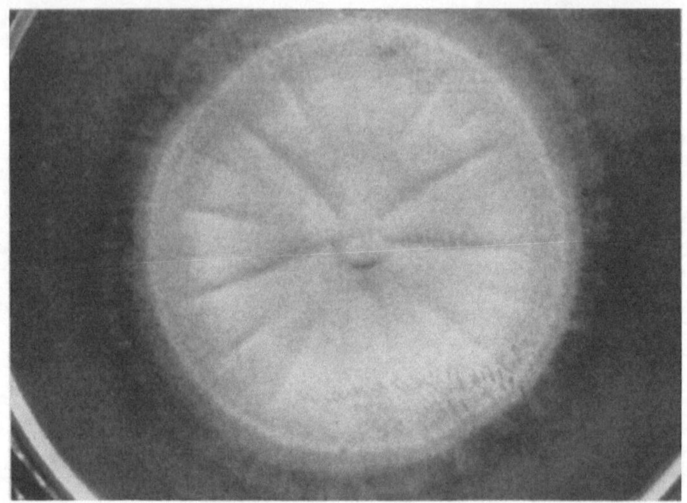

Abb. 185. Riesenkolonie von *Trichophyton verrucosum* nach 30 Tagen bei 30° C auf Sabouraud-Agar

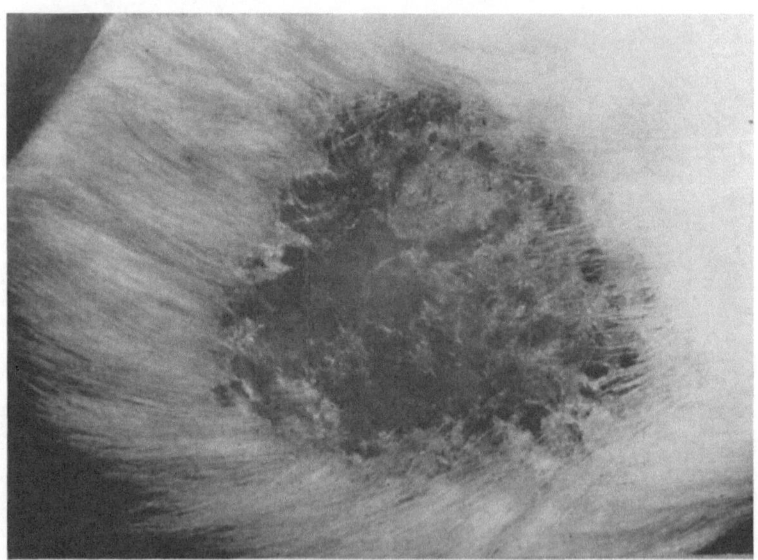

Abb. 186. Experimentelle Trichophytie des Meerschweinchens mit *Trichophyton verrucosum*
[nach JANKE, Mykosen 2, 75 (1959)]

(1960) konnten *T. verrucosum* beim Schwein nicht zum Haften bringen. Ein Angehen dieser Pilzinfektion ist beim Meerschweinchen dagegen leicht zu erreichen (GÖTZ, 1962). JANKE und NEWIG (1959) rieben z. B. bei Meerschweinchen mit Hilfe von Sandpapier das in physiologischer Kochsalzlösung mit Zusatz von Mucin suspendierte Kulturmaterial in die enthaarte Rückenhaut (Abb. 186). TALICE, MORELLI und CALZADA (1931) empfahlen, bei dem Versuchstier zunächst durch

Vereisung einen Kälteschorf zu erzeugen. Auf den so geschädigten Hautstellen soll die Infektion so gut wie immer angehen. MILOCHEVITCH und MILANOVITCH (1935) beschrieben beim Meerschweinchen Scutulabildung durch *T. faviforme album* (= *T. verrucosum*) (Abb. 187).

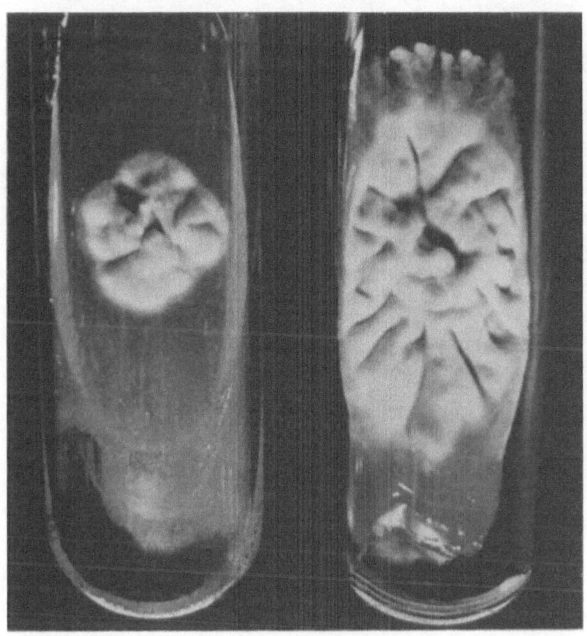

Abb. 187. Riesenkolonien von *Trichophyton faviforme* auf Sabouraud-Agar (links) und Vitamin-Agar (rechts) (zur Verfügung gestellt von Dr. T. GEORG und Dr. L. AJELLO, CDC, Atlanta/Georgia)

e) „Rosaceum"-Gruppe

Zu dieser Gruppe gehören nach CONANT, SMITH, BAKER, CALLAWAY und MARTIN (1958) *T. megninii* und *T. gallinae*. Das diesen nahestehende *T. sudanense* wird hier ebenfalls besprochen.

α) *Trichophyton megninii*

Trichophyton megninii befällt Haut und Haare, letztere endotrich und ektotrich. In der Makrokultur wird erst nach 2—3 Wochen Bebrütung ein rosafarbenes Pigment sichtbar, das später tief dunkelrot wird und auf die Pilzkolonien beschränkt bleibt.

Die experimentelle Infektion soll bei Meerschweinchen leicht haften (GÖTZ, 1962). Zwischen dem 8.—12. Tag post inoculationem ist der Pilz im Haarschaft und peripilär nachweisbar.

β) *Trichophyton gallinae*

Trichophyton gallinae ist der Erreger des Hühnerfavus. Humane Infektionen sind äußerst selten. In Schuppen finden sich septierte, zu kurzen Arthrosporen zerfallende Hyphen. In Federn dringt der Pilz nicht ein; er umwächst sie nur in Höhe der Follikelmündung. Die Scutula setzen sich aus verfilzten Mycelfäden zusammen. Von der flaumigen Kolonie diffundiert ein himbeerfarbenes Pigment in den Nährböden (Abb. 188). Mikroskopisch werden auffallend wenig ovale bis birnenförmige Mikroconidien in Akladiumform, dagegen relativ reichlich spindelförmige, dünnwandige Makroconidien mit 2—8 Kammern beobachtet.

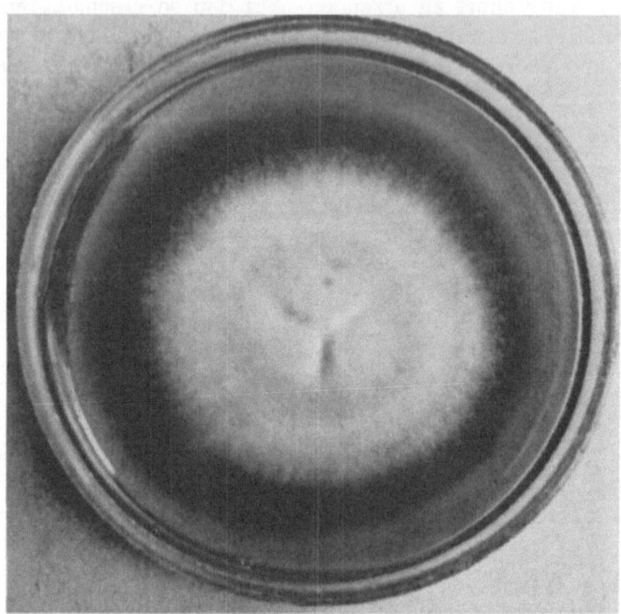

Abb. 188. Riesenkolonie von *Trichophyton gallinae* auf Sabouraud-Agar. (Beachte die starke Pigmentbildung im umgebenden Medium!)

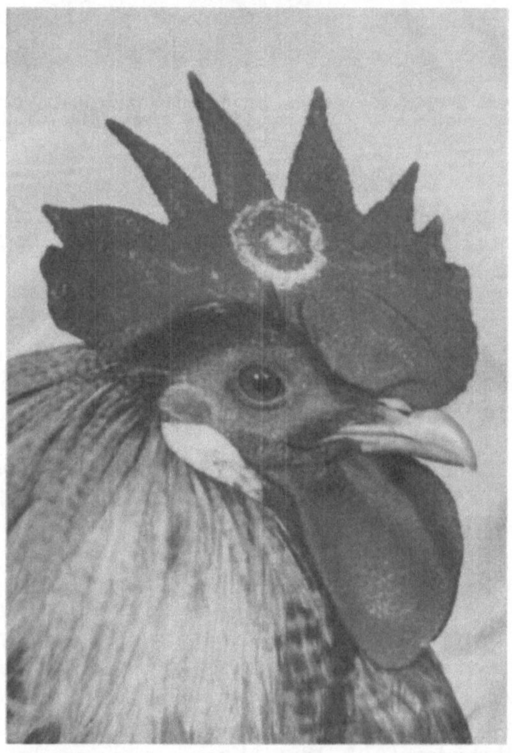

Abb. 189. Hahnenkamm-Test nach POLEMANN (vgl. Klinik u. Therapie der Pilzkrankheiten von POLEMANN, WEGMANN und STAMMLER, Thieme, Stuttgart, 1961). — Kokardenförmiger Trichophytieherd 40 Tage post infectionem

RIETH (1959) züchtete in einem Hühnerbestand, der experimentell mit *T. gallinae* infiziert war und in dem sich die Infektion laufend weiter ausbreitete, 1 Jahr nach Infektionsbeginn einen Ascomyceten mit Cleistothecien- und Ascosporenbildung. Es konnte nicht geklärt werden, ob es sich dabei um das perfekte Stadium von *T. gallinae* oder um einen anderen Ascomyceten handelte.

Tierversuche. Die meisten Versuche wurden am natürlichen Wirt durchgeführt. Aber auch experimentelle Infektionen von Kaninchen, Mäusen und Meerschweinchen mit Erkrankung der Epidermis und teils unter Scutulabildung sind bekanntgeworden (GÖTZ, 1962). TORRES und GEORG (1956) infizierten Meerschweinchen und fanden ektotrichen Haarbefall.

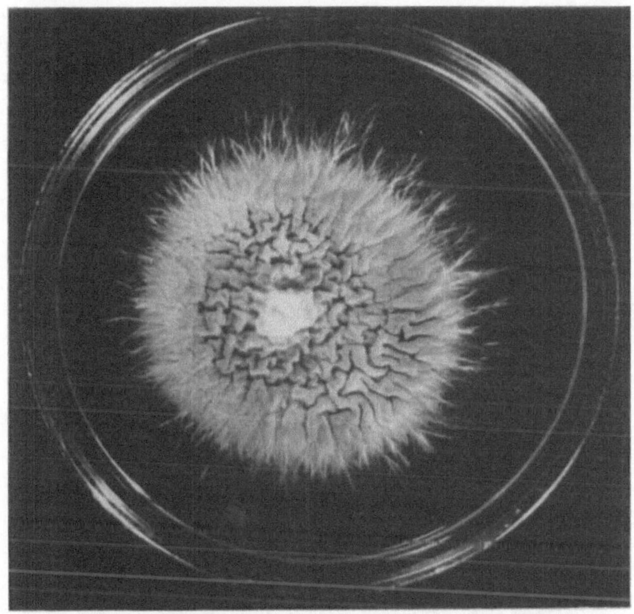

Abb. 190. Riesenkolonie von *Trichophyton sudanense* auf Sabouraud-Agar

POLEMANN und SCHARFENBERGER (1954) verrieben *T. gallinae*-Kulturpartikel mit Sandpapier in den Hahnenkamm. Die Infektion haftete mehrere Monate lang und erwies sich als brauchbares Objekt für die in vivo-Testung antimykotischer Substanzen (vgl. Abb. 189). Der Versuch hat sich allgemein unter der Bezeichnung Hahnenkammtest eingebürgert.

Zwischen dem 9. und 11. Tag post infectionem treten am Hahnenkamm punktförmige, später zu Scutula konfluierende Herde auf. Unter Bildung der typischen weißlichen, ringförmigen Trichophytieherde (= „Herpes tonsurans") breitet sich die Krankheit über Kamm, Kopf, Hals und Rücken der Tiere aus. Nach 8—9 Monaten setzt allmähliche Spontanheilung ein. Bei histologischen Untersuchungen stellte POLEMANN (1956) strenge Begrenzung der Hyphen auf das Stratum corneum der Epidermis fest.

Auf Grund vergleichender tierexperimenteller Untersuchungen an *T. gallinae*- und *T. quinckeanum*-Stämmen bei Meerschweinchen, Mäusen und Hühnern kamen ALTERAS und CONU (1962) zu der Schlußfolgerung, daß es sich hierbei um die gleiche *Trichophyton*-Art handelt (wogegen jedoch das kulturelle und morphologische Verhalten dieser Pilze spricht).

γ) *Trichophyton sudanense*

Trichophyton sudanense wurde von JOYEUX (1912) als Erreger von Kopftrichophytien im Sudan entdeckt. Der Pilz befällt das Haar endotrich. Pigmentbildung sowie makroskopische (Abb. 190) und mikroskopische Morphologie

variieren je nach dem verwendeten Nährboden (ausführliche Beschreibung bei
Vanbreuseghem, 1950 b; 1963).

Catanei (1933 a) gelang es, Meerschweinchen und Affen mit alten Kulturen
von *T. sudanense* zu infizieren. Vanbreuseghem (1950) hatte mit der gleichen
Methode Erfolg und konnte ebenfalls endotrichen Haarbefall nachweisen.

Anhang
Trichophyton terrestre

Trichophyton terrestre wurde von Durie und Frey (1957) aus Erdproben von
New South Wales in Australien mit Hilfe der Haarködermethode isoliert. Dawson
und Gentles (1961) fanden den Pilz in Bodenproben aus Schottland. Bei einem
Stamm wurden Cleistothecien beobachtet (das sexuelle Stadium von *T. terrestre*

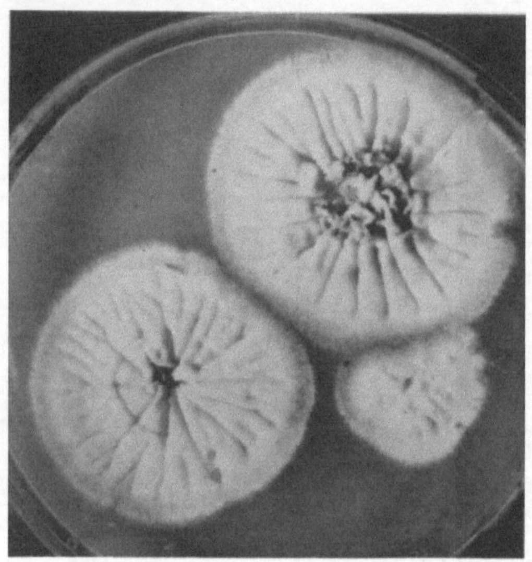

Abb. 191. Kolonien von *Trichophyton gourvilii* auf Sabouraud-Agar

erhielt den Namen *Arthroderma quadrifidum*). Otčenášek und Dvořák (1962)
isolierten den Pilz in Mähren bei 69 von 605 untersuchten gesunden kleinen Nagetieren (vor allem Mäusearten) aus dem Fell. Diese Befunde wurden auf eine Verunreinigung des Tierfells mit pilzhaltigem Erdboden zurückgeführt. Dagegen hielten
Marples und Smith (1962) ihre von den Hautanhangsgebilden des Igels isolierten
Stämme, die in sterilem Erdboden nicht anwuchsen, für echte Hautbewohner.

Nach Hejtmánková-Uhrová und Kunert (1964) verwertet ein im Boden
lebender Fadenwurm (*Diploscapter coronata*) die vegetativen Teile des im Erdreich wachsenden *T. terrestre* (und anderer keratinophiler Pilze, z.B. *Keratinomyces ajelloi*).

Tierversuche. Während *T. terrestre* sich bei Meerschweinchen (Marples und
Smith, 1962; Connole, 1965) sowie bei Igeln (Marples und Smith, 1962) auch
nach experimenteller Inoculation als apathogen erwies, beobachteten Evolceanu,
Alteras und Cojocaru (1962) mit einem von zehn Isolaten bei einer Maus Hauterscheinungen in Form schuppender Flecke sowie endotrichen Haarbefall. Bei
späteren Versuchen konnten diese Befunde jedoch von den Autoren mit keinem der
zehn Stämme reproduziert werden, so daß vorerst somit keine Anhaltspunkte
für eine Tierpathogenität dieser Art besteht.

Trichophyton gourvilii

Trichophyton gourvilii wurde von CATANEI (1933b) aus pilzinfizierten Haaren in Französisch-Westafrika isoliert. Der Pilz steht *T. violaceum* nahe (vgl. Abb. 191), soll sich nach CATANEI (1933b) jedoch von diesem durch die — nach Züchtung auf Getreidekörnern gut ausgebildeten — Fruktifikationsorgane unterscheiden.

Der Pilz haftete nach experimenteller Infektion beim Meerschweinchen. Infiziertes Haar zeigte endotriches Pilzwachstum.

2. Mikrosporie (Erkrankungen durch Dermatophyten der Gattung *Microsporum*)

a) Microsporum audouinii

Microsporum audouinii ist der Erreger der menschlichen Mikrosporie (Sitz meist die behaarte Kopfhaut bei Kindern; im Herdgebiet brechen die Haare kurz

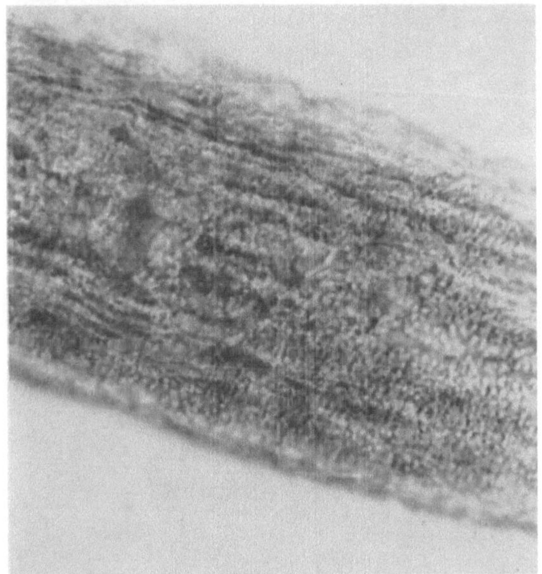

Abb. 192. Ektotriche Sporulation von *Microsporum audouinii:* infiziertes Haar mit Sporenmanschette (Photo von Dr. HEYMER, Bonn)

über der Kopfhaut ab, die kaum entzündete Haut ist mit weißlichen Schuppen belegt). Während in Hautschuppen lediglich verzweigte, teils zu Arthrosporen zerfallende Hyphen auftreten, wird das befallene Haar charakteristischerweise von einer dichten, aus runden Mikrosporen bestehenden Scheide umhüllt (s. Abb. 192) (Mikrosporie-Haar fluoresciert im Wood-Licht). Die langsam wachsende Kolonie weist ein flaumiges Luftmycel, radiäre Furchung (s. Abb. 193) und auf der Rückseite eine rötlichbraune Pigmentierung auf, die aber schwächer ist als bei *M. canis*. Im Gegensatz zu der letztgenannten Art wächst *M. audouinii* auf sterilen Reiskörnern nur sehr kümmerlich. Im mikroskopischen Kulturpräparat sind die spindelförmigen, dickwandigen, mehrkammerigen 70 µ langen Makroconidien meist nur in geringer Zahl zu finden (s. Abb. 194). Häufig treten nur Mikroconidien auf. Daneben werden Rakettmycel, Kammzinkenformen, Knotenorgane und Chlamydosporen beobachtet.

Tierversuche. Das anthropophile *M. audouinii* befällt Tiere nur selten, jedoch mehren sich in neuerer Zeit Berichte über Spontaninfektionen bei Hunden, Affen und Meerschweinchen (vgl. Übersichten bei RIETH, 1959; GÖTZ, 1962).

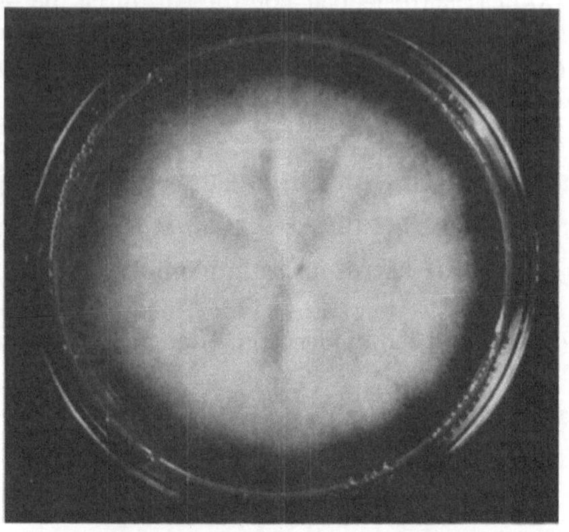

Abb. 193. Riesenkolonie von *Microsporum audouinii* auf Sabouraud-Agar

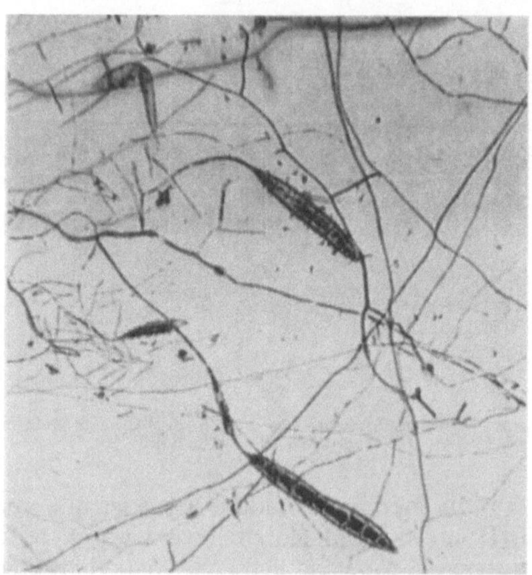

Abb. 194. *Microsporum audouinii.* Makro- und Mikroconidien bei nigerianischem Isolat
(Übersichtspräparat im schwachen Trockensystem)

Versuche, *M. audouinii* auf Affen (*Macacus inuus*) zu übertragen (CATANEI, 1931), schlugen ebenso wie Inoculationsversuche bei Schweinen fehl (BISPING, EL-FIKI und RIETH, 1960). Mehrfache Infektionsversuche an Kaninchen blieben erfolglos (EL-FIKI, 1959). Nur HARE (1952) brachte einen reichlich Spindelsporen bildenden Stamm bei einem Meerschweinchen zum Haften (wobei es offenbleiben möge, ob es sich tatsächlich um *M. audouinii* oder eine *M. canis*-Variante handelte) (s. SEELIGER, BISPING und BRANDT, 1963).

Sabouraudites (Microsporum) langeronii. VANBREUSEGHEM (1950) grenzte zahlreiche in Belgisch-Kongo von infizierter Kopfhaut isolierte Stämme (s. Abb. 195), die lange Zeit für identisch mit *M. audouinii* gehalten worden waren, als neue Art *Sabouraudites (Microsporum) langeronii* ab. Nach CATANEI (1939a, b) sind echte *M. audouinii*-Infektionen in Afrika sehr selten und stets nachweislich importiert. Das Hauptmerkmal zur Abgrenzung von *S. (M.) langeronii* gegen *M. audouinii* ist nach ROSENTHAL und VANBREUSEGHEM (1962) und VANBREU-SEGHEM (1963) die Überimpfbarkeit der erstgenannten Art auf Meerschweinchen. Die Hautherde sind mit Schuppen und Krusten bedeckt. Das befallene Meerschweinchenhaar zeigt bei mikroskopischer Kontrolle intrapiläre Hyphen und extrapilären Sporenmantel. Nach 7—8 Wochen tritt Spontanheilung ein.

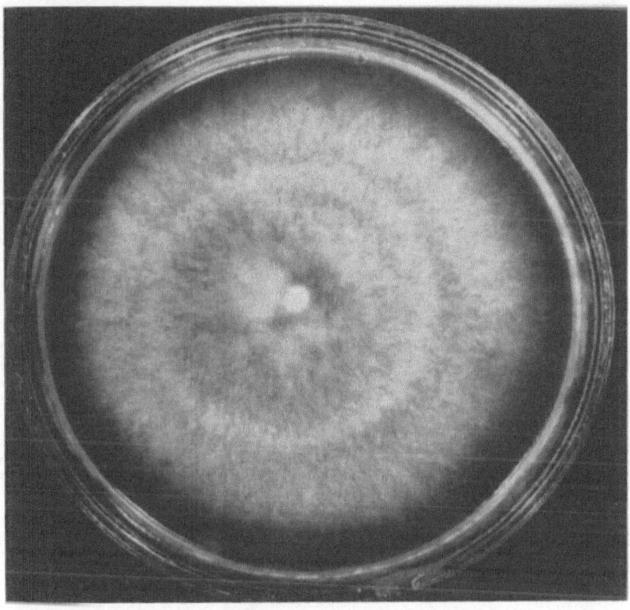

Abb. 195. Riesenkolonie von *Microsporum langeronii* auf Sabouraud-Agar

b) Microsporum canis

Microsporum canis ruft die Mikrosporie der Katzen und Hunde hervor, kommt aber auch als Dermatomykoseerreger bei Schafen, Affen (SEELIGER, BISPING und BRANDT, 1963), Zirkuslöwen (AVRAM, ALTERAS, CARJEWSCHI und ILESCU, 1958) und bei Chinchillas vor (vgl. Übersicht bei AINSWORTH und AUST-WICK, 1959). Die Morbidität bei Katzen und Hunden soll jahreszeitlichen Schwankungen unterliegen (KAPLAN und SUE IVENS, 1961).

Die mikroskopischen Befunde in befallenen Hautschuppen und Haaren entsprechen weitgehend denen bei Mikrosporie durch *M. audouinii.* Die sehr schnell wachsende Kolonie ist von einem dichten wolligen Mycel überzogen und im Zentrum bräunlichgelb verfärbt (s. Abb. 196). Die Rückseite zeigt meist ein orangebraunes Pigment. Bei der mikroskopischen Kontrolle fallen die sehr zahlreichen spindelförmigen, dickwandigen, mehrkammerigen, durchschnittlich 70—76 μ langen Makroconidien auf (s. Abb. 197). Daneben finden sich Mikroconidien, Chlamydosporen (s. Abb. 198), Kammzinkenformen, Knotenorgane und Weinrankenformen. Manche Abarten, z.B. die Varietät *obesum* wachsen schlecht auf Reiskörnern und sind leicht mit *M. audouinii* zu verwechseln (vgl. SEELIGER, BISPING und BRANDT, 1963).

Tierversuche. Die experimentelle Infektion von Katzen, Hunden, Meerschweinchen und Kaninchen dient häufig noch der Abgrenzung des *M. canis* gegen *M. audouinii* (DÖRING und JUNG, 1957).

Zur Inoculation werden entweder Kulturpartikel in die rasierte, scarifizierte Flankenhaut eingerieben oder pilzhaltige Haare appliziert (REISS, CAROLINE und LEONARD, 1954). LANGERON und TALICE (1930) führten auch mit einer pleomorphen Kultur (von *Sabouraudites felineus*) erfolgreich Infektionsversuche durch. Im

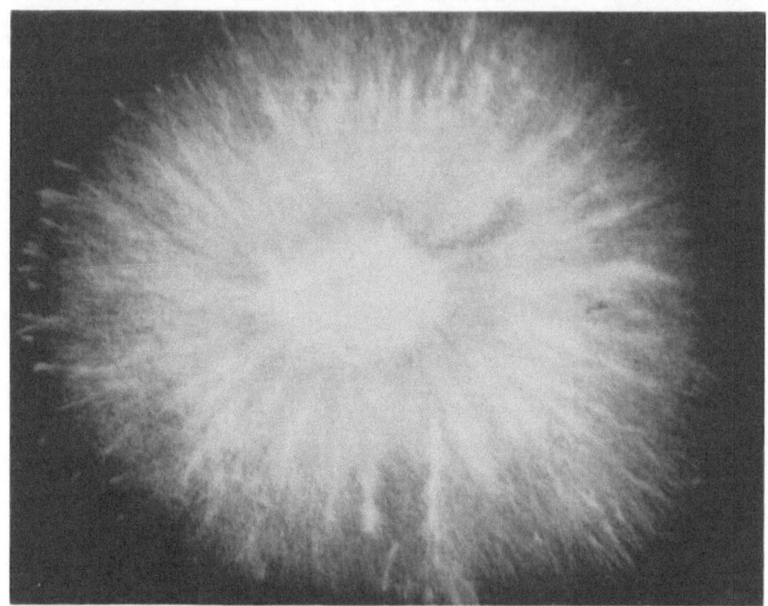

Abb. 196. Riesenkolonie von *Microsporum canis*

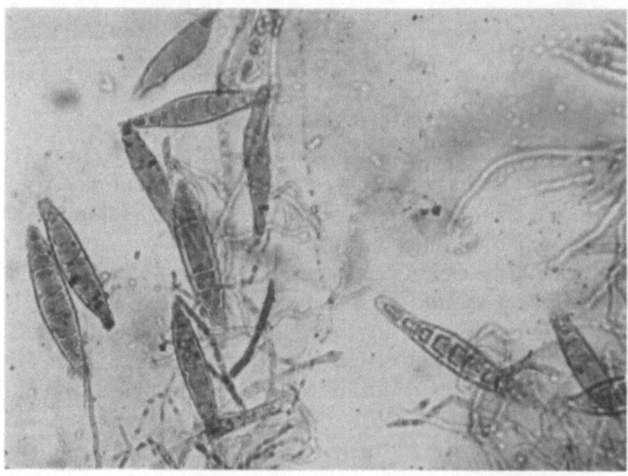

Abb. 197. Makroconidien von *Microsporum canis* (Übersichtspräparat)

befallenen Haar ließen sich ausschließlich Hyphen nachweisen, und die Retrokultur ergab wiederum nur steriles Mycel.

Katzen. REISS, CAROLINE und LEONARD (1954, 1955) beobachteten bei experimentell infizierten Katzen sehr langwierige Krankheitsverläufe. Bei einer siamesischen Katze wurde noch 251 Tage post inoculationem Fluorescenz der Haare festgestellt. Nach den Befunden von REBELL, TIMMONS, LAMB, HICKS, GROVES und

Coalson (1956) beginnt die Rückbildung der experimentell induzierten Hauterscheinungen schon nach 4 Wochen. Der Verlauf der Reinfektion ist verkürzt (Reiss und Leonard, 1955).

Hunde. Kulturpartikel sollen bei Hunden leichter zur Krankheit führen als die Applikation infizierter Haare (Reiss, Caroline und Leonard, 1954, 1955). Retrokulturen gelangen noch nach 112—133 Tagen. Bei Reinfektion 1—4 Monate nach der primären Inoculation treten die gleichen Krankheitserscheinungen auf bei abgekürzter Inkubations- und Rückbildungszeit (Reiss und Leonard, 1955).

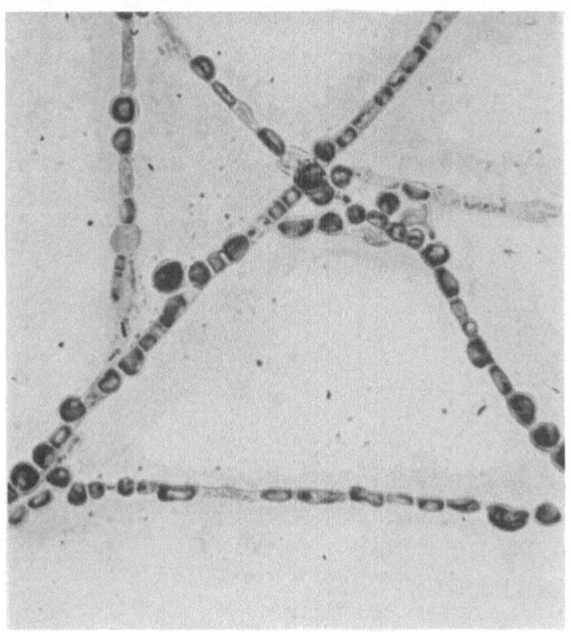

Abb. 198. Chlamydosporenbildung bei *Microsporum canis* (starkes Trockensystem)

Kaninchen. 9 Wochen alte Kaninchen zeigten deutliche individuelle Unterschiede im Krankheitsverlauf, während neugeborene Kaninchen einen fast gleichförmigen Ablauf boten (Reiss, Caroline und Leonard, 1954, 1955). Letztere wurden daher als Testobjekt antimykotischer Substanzen empfohlen. In der Rückbildungsphase der experimentellen *M. canis*-Infektion wanderte die Fluorescenz langsam vom Haarschaft zur Haarspitze. Durch Verkürzung der Inkubationszeit und der Rückbildungszeit verliefen Reinfektionsversuche abgekürzt (Reiss und Leonard, 1955). *M. canis*-Suspensionen erwiesen sich auf Conjunctiva und Cornea sowie nach Injektion in die Vorderkammer und den Glaskörper des Kaninchenauges als nicht pathogen (Giardini und Serri, 1948).

Meerschweinchen. Meerschweinchen können ebenfalls leicht infiziert werden (Götz, 1962). Schuppen und Haare werden zwischen dem 8.—12. Tag positiv. Ein pilzbefallenes Katzenhaar war nach 19 Tagen Züchtung auf sterilem Erdboden noch pathogen für Meerschweinchen (Vanbreuseghem und van Brussel, 1952). El-Fiki (1959) sah bei experimenteller *M. canis*-Infektion eine Doppelinfektion mit *T. mentagrophytes.*

Schweine. 2—3 Monate alte Schweine wurden von Bisping, El-Fiki und Rieth (1960) auf depilierten, mit Alkohol gesäuberten und mit Sandpapier bis zur Rötung geriebenen Hautstellen erfolgreich infiziert.

Affen. Über die Pathogenität beim Affen (Kappengibbon) berichten SEELIGER, BISPING und BRANDT (1963) (vgl. Abb. 199).

Einfluß medikamentöser Behandlung. Vor allem am experimentell mit *M. canis* infizierten Meerschweinchen wies GENTLES (1958, 1959) die Wirkung des Griseofulvins nach.

10 Tage post inoculationem, als deutliche, unter Wood-Licht fluorescierende Herde ausgebildet waren, wurde die Griseofulvintherapie (tägliche orale Gabe von 60 γ/kg) eingeleitet. Die Wirkung wurde vom 4. Tag nach Therapiebeginn ab sichtbar: die bei den Kontrolltieren aufgetretene hochentzündliche Reaktion wurde bei den behandelten Tieren unterdrückt. Histologische Kontrollen zeigten, daß von der vierten Griseofulvingabe ab nur noch

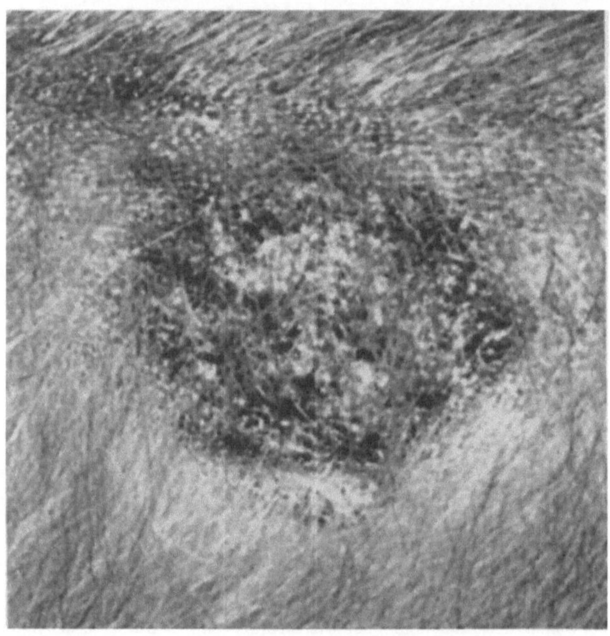

Abb. 199. Hautläsionen beim Affen (Kappen-Gibbon) nach Infektion mit *Microsporum canis* (var. *obesum*)

die Hälfte der Haarfollikel befallen waren. Nach dem 8. Behandlungstag waren die weitaus meisten Haarfollikel frei von Pilzen. Die Haare behandelter Tiere fluorescierten zu dieser Zeit nur noch an den Enden. Dementsprechend wurde Pilzbefall lediglich in den Haarspitzen festgestellt.

Zu ähnlichen Befunden kamen ROSENTHAL, GOLDFARB und BAER (1959). Durch eine zum Zeitpunkt der Inoculation beginnende Therapie mit einer wöchentlichen Dosis von 50 mg Griseofulvin/kg Körpergewicht konnten alle Krankheitserscheinungen unterdrückt werden.

O'SULLIVAN (1961) wies die Griseofulvinwirkung bei experimentell mit *M. canis* infizierten Katzen nach.

Sieben 5 Wochen alte Katzen wurden cutan mit *M. canis* infiziert. 12 Tage post inoculationem, als sich deutliche Hauterscheinungen ausgebildet hatten, wurden drei Katzen mit täglicher oraler Gabe von 60 mg Griseofulvin/kg Körpergewicht behandelt. 54 Tage post inoculationem erhielten drei weitere Tiere 5 Tage lang täglich 60 mg/kg. Außerdem wurden bei den letztgenannten Tieren die befallenen Hautbezirke mit einer 10%igen Griseofulvin-Paraffinsalbe bedeckt. Die nur oral behandelten Tiere waren nach 15 Tagen klinisch erscheinungsfrei. Die Fluorescenz der Haarspitzen blieb 78—113 Tage lang erhalten; die Kulturen waren 106—127 Tage lang positiv. Die oral und lokal behandelten Tiere waren nach 12 Tagen klinisch erscheinungsfrei; die Fluorescenz dauerte 19—29 Tage lang an, während der kulturelle Erregernachweis noch 43—64 Tage gelang. Bei dem nach 79 Tagen klinisch erscheinungsfreien Kontrolltier wurden bis zum Abschluß des Experiments (127 Tage) Fluorescenz und positive Kulturen beobachtet.

Den Verlauf der experimentellen *M. canis*-Infektion bei Meerschweinchen konnten VANBREUSEGHEM, BUU-HOI, XUONG und LAMBELIN (1962) durch 3,5-Dichlor-4'-fluorthiocarbanilid von 2 Monaten auf 22—25 Tage verkürzen.

ZACKHEIM, SCHROEDER und KEY (1959) versuchten, durch Anreicherung des Futters mit Kobalt, Kupfer, Chrom, Jod, Eisen, Zink u.a. sowie Cystein und Vitamin C die experimentelle *M. canis*-Infektion des Meerschweinchens zu beeinflussen. Lediglich nach hohen Molybdängaben zeigten die Meerschweinchen eine geringere Empfänglichkeit, allerdings nur gegenüber einem von sechs *M. canis*-Stämmen.

Züchtung in Gewebekulturen und auf Hühnerembryonen. Nach den Angaben von DUQUE (1946/47) ruft *M. lanosum* (= *M. canis*) in Gewebekulturen aus Ratten- und Hühnerfibroblasten die Bildung von Granulomen hervor.

SHOWALTER (1954) züchtete *M. canis* auf der Chorioallantois des Hühnerembryos und beobachtete bei dem Pilz die gleiche Mikromorphologie wie in menschlichen Läsionen.

c) Microsporum gypseum

Microsporum gypseum und *M. nanum* sind — wie *M. canis* — zoophil bzw. geophil. Bei Hunden und Katzen soll das Vorkommen dieses Pilzes jahreszeitlichen Schwankungen unterliegen (KAPLAN und SUE IVENS, 1961). Der Pilz ist außer bei den genannten Tieren als Dermatomykoseerreger bei Pferden (KAPLAN, HOPPING und GEORG, 1957), bei zahlreichen wildlebenden Tieren, z.B. Opossum, Waschbär u.a. (MENGES, LOVE, SMITH und GEORG, 1957), Schweinen (*Microsporum nanum:* GINTHER, BUBASH und AJELLO, 1964) sowie bei Meerschweinchen, Ratten, Affen, Tigern (vgl. Übersicht bei AINSWORTH und AUSTWICK, 1959) gefunden worden. Wild lebende Kleinsäugetiere (vor allem Mäusearten) beherbergen den Erreger häufig im Fell, ohne Hautläsionen aufzuweisen (McKEEVER, MENGES, KAPLAN und AJELLO, 1958). Der Pilz ist ubiquitär verbreitet und wiederholt aus dem Erdreich isoliert worden, z.B. in Ägypten, dem Sudan und Äthiopien (TAYLOR, RADCLIFFE und VAN PEENEN, 1964) sowie Indien (MOHAPATRA und GUGNANI, 1964).

In Hautschuppen werden Hyphen und Arthrosporenketten, im befallenen Haar endotriches und ektotriches Wachstum beobachtet. Die Makrokultur hat nach etwa 2 Wochen Bebrütung die charakteristische trockene, körnelige, gelbbräunliche bis zimtfarbene Oberfläche (Abb. 200). Die Rückseite der Kultur ist rotbraun. An der Peripherie treten flaumige strahlige Ausläufer auf. Mikroskopisch sind septierte Hyphen mit Kammzinkenformen, Knotenorganen und Chlamydosporen nachweisbar. Die 34—54 μ langen spindelförmigen Makroconidien (Abb. 201) treten schon nach 3 Tagen reichlich auf und sind meist zahlreicher vorhanden als die ovalen bis birnenförmigen Mikroconidien.

M. gypseum-ähnliche Stämme mit relativ kleinen Spindeln (12—18 μ lang) (Abb. 202) wurden von FUENTES, ABOULAFIA und VIDAL (1954) zunächst als varietas *nana*, später von FUENTES (1956) als neue Dermatophytenart (*Microsporum nanum*) beschrieben (Abb. 203). Für die Eigenständigkeit des M. *nanum* treten auch einige andere Untersucher ein, z.B. EVOLCEANU, ALTERAS und STOIAN (1963).

Die perfekte Form von *M. gypseum* wurde erstmalig von NANNIZZI (1926, 1927), später von SZATHMARY und HERPAY (1960) sowie von STOCKDALE (1961) gefunden und von der Letzgenannten mit der Bezeichnung *Nannizzia incurvata* belegt. DAWSON und GENTLES (1961) stellten auch bei *M. nanum*-Stämmen Cleistothecien fest; sie schlugen für die perfekte Form des Pilzes die Artbezeichnung *Nannizzia obtusa* vor.

Tierversuche. Nach GÖTZ (1962) haftet *M. gypseum* bei Meerschweinchen, aber auch bei Ratten und Mäusen leicht. Entzündliche Veränderungen zeigen sich bereits am 4.—5. Tag; nach 2—3 Wochen folgt rasche Abheilung. Das Haar ist endo- und ektotrich befallen. MOHAPATRA und GUGNANI (1964), die 17 aus dem Erd-

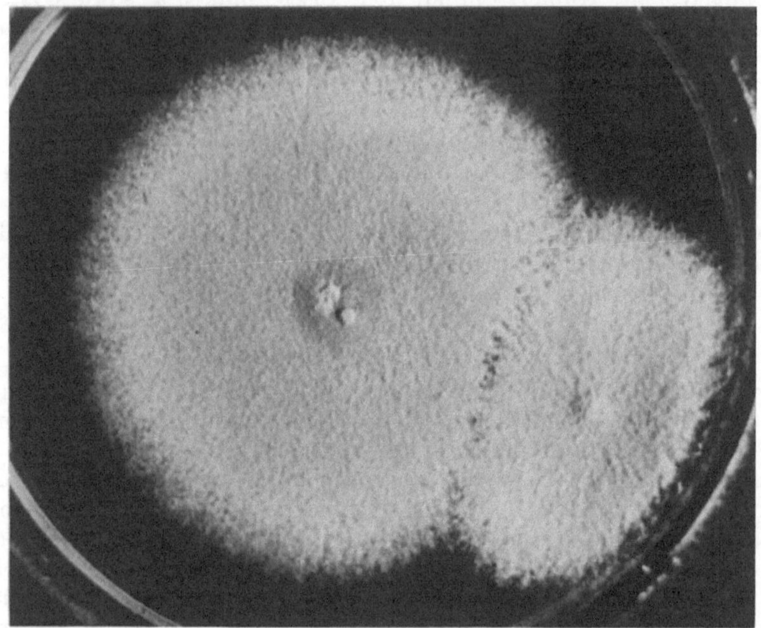

Abb. 200. Riesenkolonie von *Microsporum gypseum* auf Sabouraud-Agar

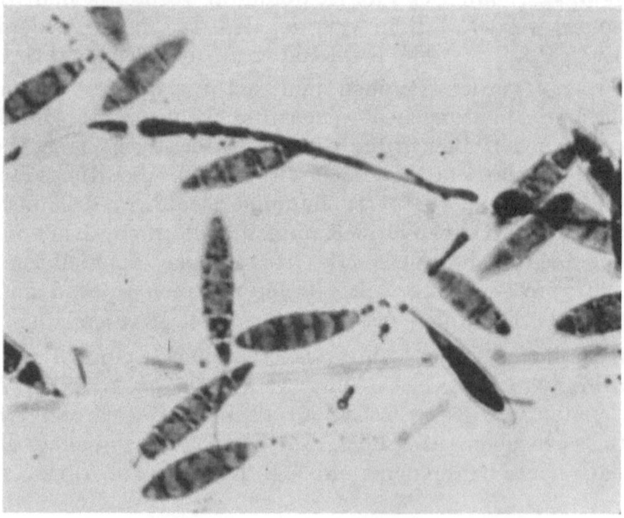

Abb. 201. Makroconidien von *Microsporum gypseum*

reich isolierte Stämme mittels cutaner Inoculation beim Meerschweinchen prüften, konnten dagegen nur mit einem *M. gypseum*-Stamm eine leicht schuppende Dermatitis 10 Tage post inoculationem hervorrufen. In KOH-behandelten Hautschuppen wurden segmentierte Hyphen, in der Kultur *M. gypseum* nachgewiesen.

El-Fiki (1959) erzielte mit *M. gypseum* beim Kaninchen eine experimentelle Dermatomykose. Das gleiche gelang Ginther, Bubash und Ajello (1964) mit Kulturmaterial eines vom Schwein gezüchteten *M. nanum*-Stammes (vgl. auch

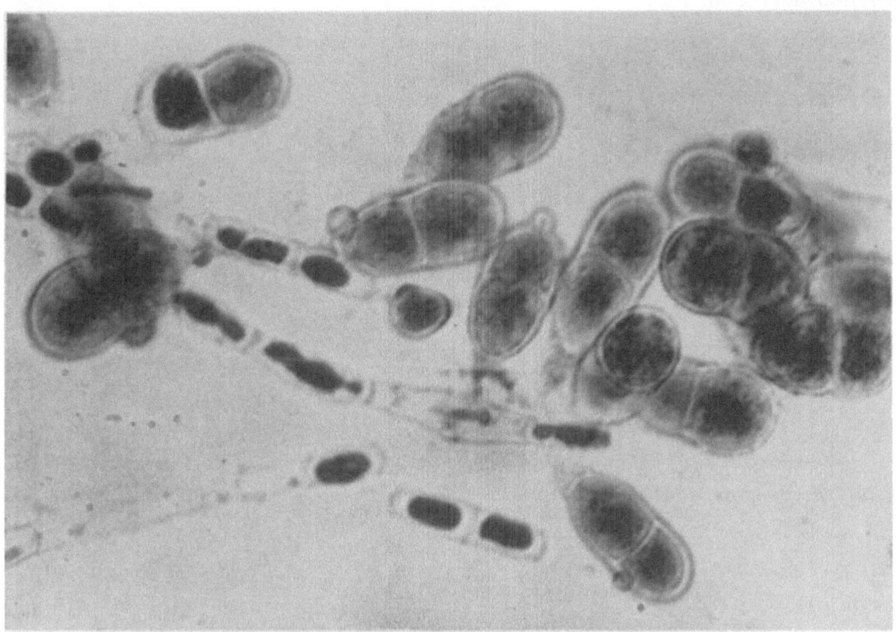

Abb. 202. Makroconidien von *Microsporum nanum* (starke Vergrößerung)

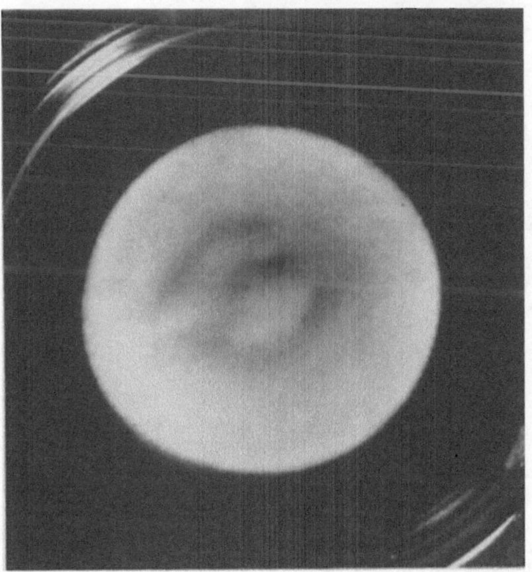

Abb. 203. Riesenkolonie von *Microsporum nanum* auf Sabouraud-Agar

Abb. 204 und 205). Erfolgreiche Versuche mit *M. gypseum* führten Bisping, El-Fiki und Rieth (1960) an 2—3 Monate alten Schweinen durch, bei denen Hautbezirke von etwa 7 cm Durchmesser von Haaren befreit, mit Alkohol gesäubert, mit Sandpapier bis zur Rötung gerieben und inokuliert wurden.

14*

Nach EVOLCEANU, ALTERAS und STOIAN (1963) hat *M. nanum* eine sehr geringe Pathogenität für Mäuse und Meerschweinchen. Erst nach Impfung auf der Innenseite der Ohrmuschel gelang es, beim Meerschweinchen erythemato-squamöse Läsionen hervorzurufen.

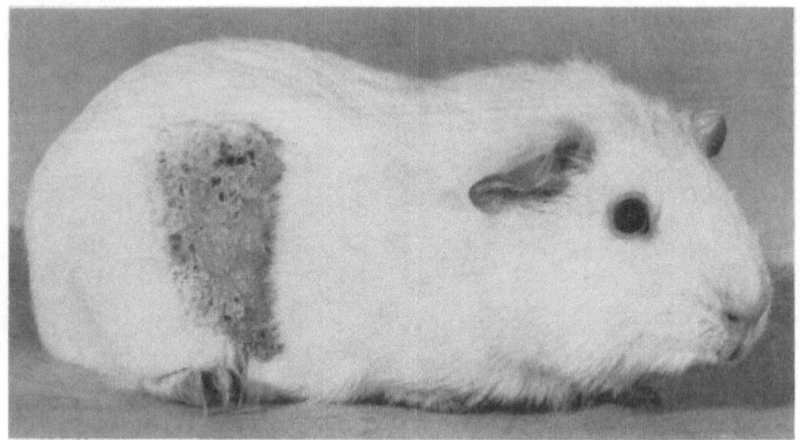

Abb. 204. Experimentelle Infektion der Meerschweinchenhaut mit *Microsporum nanum* (Photo freundlicherweise überlassen von Dr. AJELLO, CDC, Atlanta, Georgia, USA)

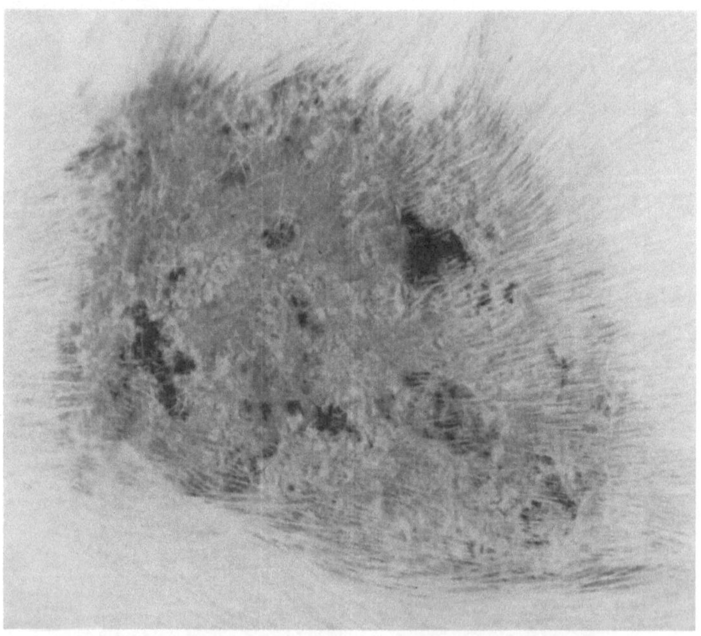

Abb. 205. Experimentelle Infektion der Meerschweinchenhaut mit *Microsporum nanum*, 13 Tage post infectionem (Photo freundlicherweise überlassen von Dr. AJELLO, CDC, Atlanta, Georgia, USA)

d) Microsporum vanbreuseghemii (= Keratinomyces ajelloi)

Der Pilz wurde von VANBREUSEGHEM (1952b) mit Hilfe der Haarködermethode aus Erdproben in Belgien isoliert und von ihm zunächst *Keratinomyces ajelloi* genannt. Er zeichnet sich unter anderem durch die Bildung charakteristi-

scher länglicher, mehrkammeriger Makroconidien mit abgerundeten Enden aus
(Abb. 206). Seine Kolonien zeigen das in Abb. 207 dargestellte Bild. DAWSON und
GENTLES (1961) wiesen das perfekte Stadium des Pilzes nach (*Arthroderma*

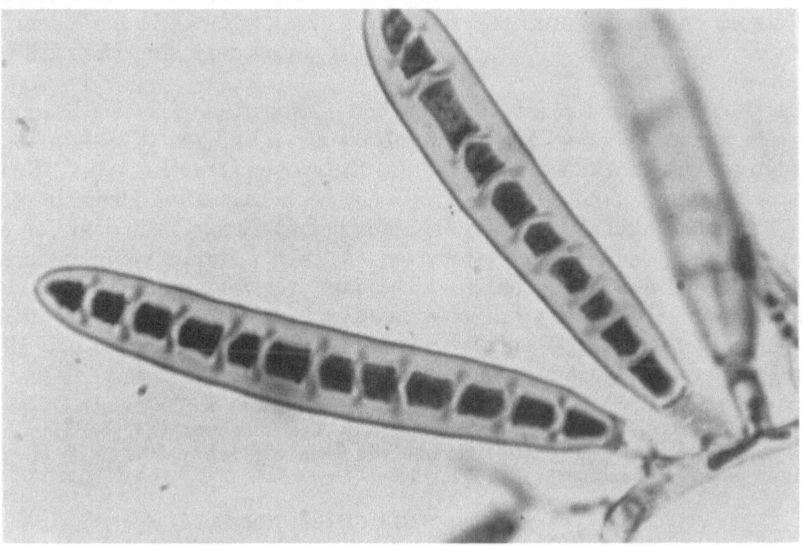

Abb. 206. Makroconidien von *Keratinomyces ajelloi*, ca. 500fach

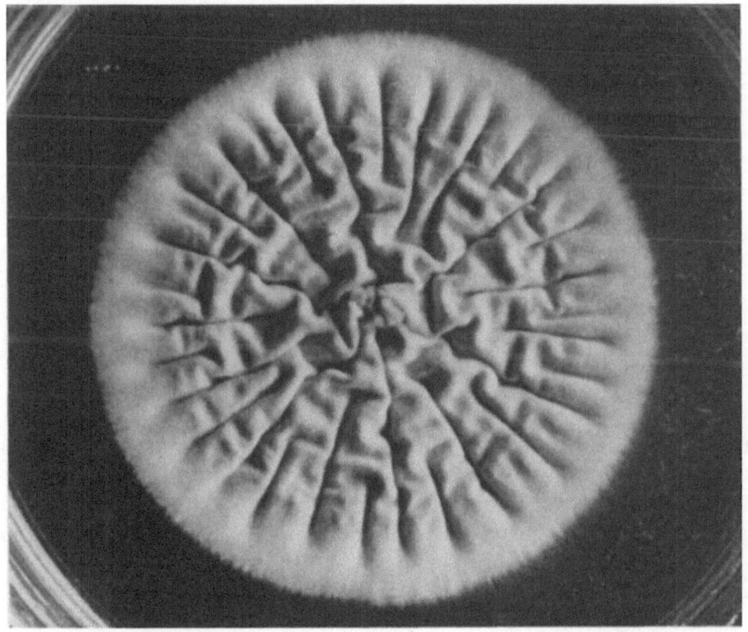

Abb. 207. Riesenkolonie von *Keratinomyces ajelloi* auf Sabouraud-Agar

uncinatum) [Bestätigung dieser Befunde durch RIETH (1961)]. Auf Grund der
inzwischen nachgewiesenen Tier- (GEORG, KAPLAN, AJELLO, WILLIAMSON und
TILDEN, 1959) und Menschenpathogenität (EHRMANN und THURNER, 1962) wurde
der Pilz von GEORG, AJELLO, FRIEDMAN und BRINKMAN (1962) in die Gattung

Microsporum eingereiht und *M. vanbreuseghemii* genannt. Die Autoren schlugen vor, das perfekte Stadium zur Gattung *Nannizzia* (als Species *N. grubyia*) zu stellen.

M. vanbreuseghemii (*K. ajelloi*) erzeugte bei Malabar-Eichhörnchen und einem Hund (GEORG, AJELLO, FRIEDMAN und BRINKMAN, 1962) sowie bei einem Pferd (RIETH und EL-FIKI, 1959) Hauterscheinungen unter dem klinischen Bild einer Trichophytie.

Tierversuche. Die ersten aus dem Erdboden isolierten *K. ajelloi*-Stämme erwiesen sich am inokulierten Meerschweinchen als apathogen (VANBREUSEGHEM, 1952b; KOMINAMI, 1957). Mit Stämmen aus Erdproben erzielten GEORG, KAPLAN, AJELLO, WILLIAMSON und TILDEN (1959) bei 1—3 Tage alten Meerschweinchen und bei 3 Wochen alten Kaninchen ebenfalls keinen Erfolg. Mit dem von einem kranken Malabar-Eichhörnchen isolierten *K. ajelloi*-Stamm ging jedoch die Meerschweincheninfektion regelmäßig an. Haare und Schuppen enthielten reichlich Pilzelemente. Dagegen konnten EVOLCEANU und ALTERAS (1959) auch mit einem aus rumänischer Erde isolierten Stamm bei Meerschweinchen und Mäusen abortive entzündliche Veränderungen hervorrufen.

HEJTMÁNEK und KUNERT (1965) züchteten aus Erdboden in der ČSR einen keratinolytischen Pilz, der mit der Zwergform von *K. ajelloi* große Ähnlichkeit aufwies, aber nicht mit ihr identisch war. Experimentelle cutane Infektion von sechs Meerschweinchen, vier Hamstern, drei Mäusen und zwei Kaninchen blieb erfolglos.

e) Microsporum distortum

Microsporum distortum wurde von DIMENNA und MARPLES (1954) in Neuseeland bei zwölf Patienten mit Dermatomykosen entdeckt. KAPLAN, GEORG, HENDRICKS und LEEPER (1957) fanden den Pilz auch bei Tieren (Kapuzineräffchen,

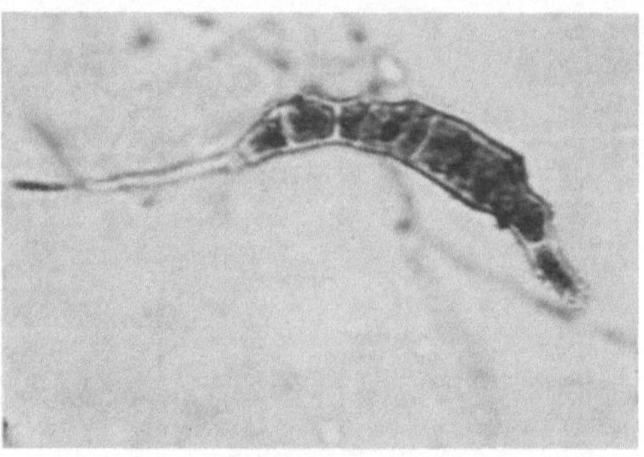

Abb. 208. Typisches gekammertes Makroconidium von *Microsporum distortum*

Hund) in den USA. Er ist mikroskopisch in Kulturpräparaten vor allem durch seine gewundenen asymmetrischen Makroconidien charakterisiert, deren Wände Protuberanzen und deren Kammern Ausbuchtungen und Einschnürungen aufweisen (Abb. 208). Möglicherweise handelt es sich bei *M. distortum* um eine Variante (Mutante?) von *M. canis*.

Mit Kulturmaterial oder durch Überimpfung infizierter Haare können experimentelle Dermatomykosen bei Ratten, Meerschweinchen, Kaninchen und Katzen gesetzt werden (GÖTZ, 1962). BISPING, EL-FIKI und RIETH (1960) inokulierten *M. distortum* ohne Erfolg bei Schweinen.

f) Microsporum cookei

Microsporum cookei, eine geophile Art, wurde von AJELLO (1959) in 219 von insgesamt 221 Fällen aus dem Pelz lebender Tiere gezüchtet, die keine Hautläsionen aufwiesen. Der Pilz wurde auch aus dem Erdreich isoliert. Als charakteristische, den Pilz gegen *M. gypseum* abgrenzende Merkmale wurde die Bildung eines purpurroten Pigmentes und dickwandigerer Makroconidien betrachtet (Abb. 209). Das perfekte Stadium des inzwischen auch in anderen Erdteilen aufgefundenen, also ubiquitären Pilzes (vgl. für Deutschland BLASCHKE-HELLMESSEN, 1964) beschrieb AJELLO (1961) unter dem Namen *Nannizzia cajetana*.

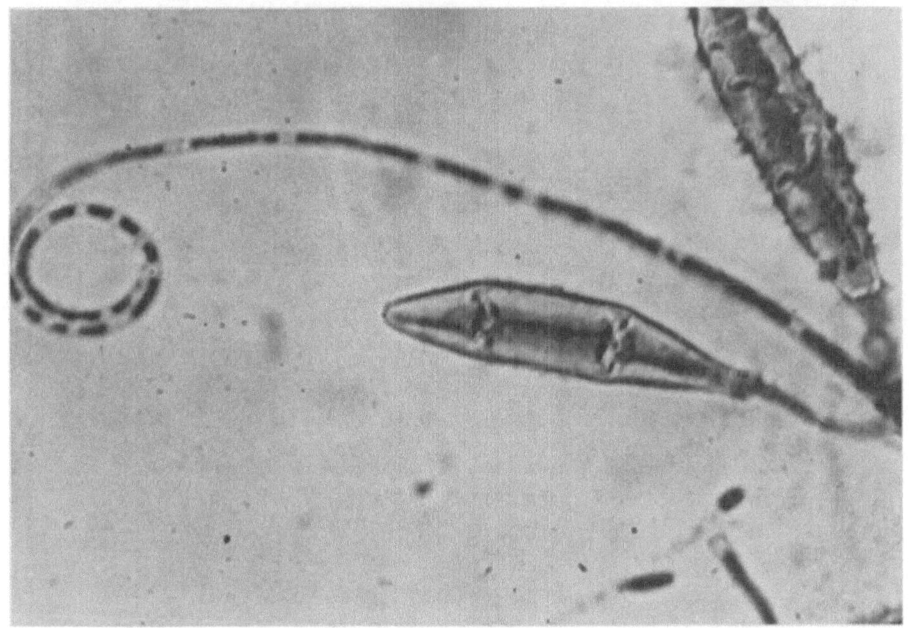

Abb. 209. Makroconidien und Spirale bei *Microsporum cookei*

AJELLO (1959) gelang es nicht, Mäuse, Kaninchen und Meerschweinchen zu infizieren. BLASCHKE-HELLMESSEN (1964) prüfte ergebnislos die Pathogenität von 15 *M. cookei*-Stämmen (7 perfekte und 8 imperfekte Formen) bei 30 cutan infizierten Meerschweinchen.

g) Microsporum ferrugineum

Microsporum ferrugineum, eine streng anthropophile Art, wurde früher zur Gattung *Trichophyton* gerechnet und ist dort kurz abgehandelt (vgl. S. 194ff.).

3. Epidermophytie (Erkrankung durch Dermatophyten der Gattung *Epidermophyton*)

Epidermophyton floccosum, die einzige Art der Gattung *Epidermophyton*, befällt nur die oberen Schichten der Epidermis sowie Nägel und ist in der Kultur durch seine keulenförmigen, mehrkammerigen Makroconidien (Abb. 210 und 211) und durch das Fehlen von Mikroconidien gekennzeichnet.

Tierversuche. Der Pilz haftet normalerweise bei den üblichen Laboratoriumstieren nicht. Offenbar gelang es bisher nur MAPLESTONE (1942), eine experimentelle Infektion bei jungen Affen zu setzen. Über erfolglose Versuche an Meerschweinchen, Mäusen und am Hahnenkamm berichtet z.B. EL-FIKI (1959).

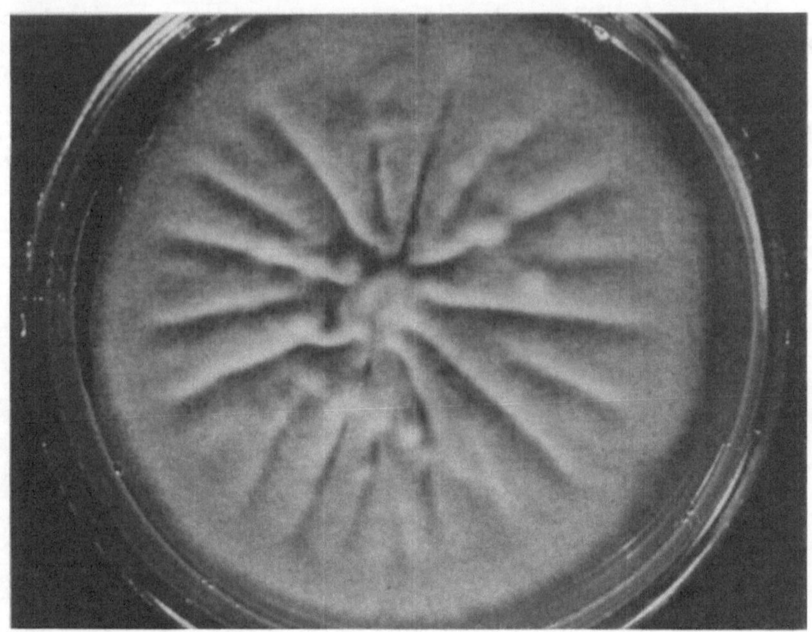

Abb. 210. Riesenkolonie von *Epidermophyton floccosum* auf Sabouraud-Agar

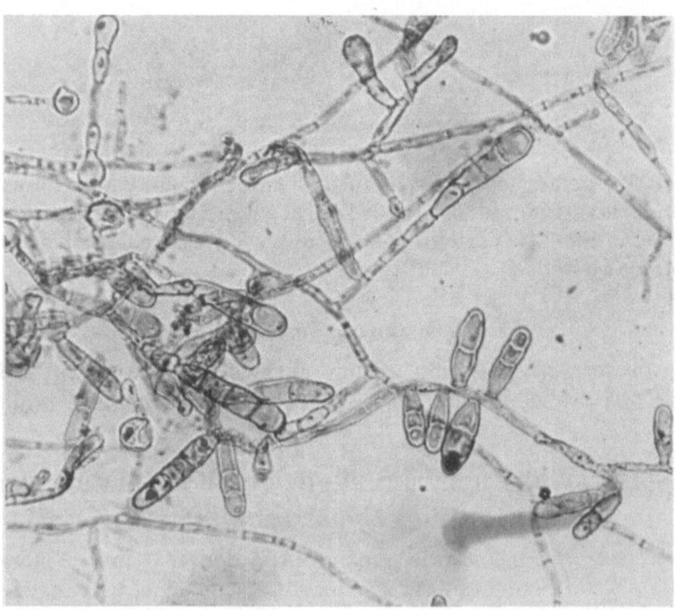

Abb. 211. Makroconidien von *Epidermophyton floccosum*

SHOWALTER (1954) überimpfte *E. floccosum* auf die Chorioallantois des Hühnerembryos und beobachtete eine Mikromorphologie, die dem parasitären Stadium
in menschlichen Läsionen weitgehend ähnelte.

L. Aspergillose

1. Erreger und Geschichte
der experimentellen Aspergillose-Forschung

Als gelegentliche Infektionserreger kommen nur einige der vielen saprophytisch lebenden *Aspergillus*-Arten (vgl. Thom und Raper, 1945) in Betracht. Menschliche Infektionen werden ganz überwiegend durch *Aspergillus fumigatus* hervorgerufen. In der Regel handelt es sich um chronisch bis subchronisch verlaufende Pfropfmykosen bei konsumierenden Grundleiden, z. B. Neoplasma, Morbus Boeck, Leukämie, Diabetes usw., die nich tselten in Zusammenhang mit massiven Antibiotica- und Corticosteroidgaben auftreten (vgl. Skobel und Seeliger, 1963). Gelegentlich gibt es aber auch primäre, akute, recht bösartige Lungen-Aspergillosen, die therapeutisch kaum zu beeinflussen sind (vgl. Höer, Horbach und Schweisfurth, 1964). Neben dem häufigen *A. fumigatus* kommen auch *A. niger. A. nidulans* und *A. flavus* als fakultativ pathogene Erreger vor, letztere meist bei Otomykose. Natürliche Infektionen finden sich vermehrt bei Vögeln (Arêa Leão und Cury, 1948; Ainsworth und Austwick, 1959). Auch mit infektiösen Aborten bei Tieren wird *A. fumigatus* in Zusammenhang gebracht (Hensel, Bisping und Schimmelpfennig, 1961).

A. fumigatus ist ein typischer Schimmelpilz, der sich bei verschiedenen Temperaturen, besonders gut aber bei 37⁰ C und 45⁰ C (letztere Temperatur ist differentialdiagnostisch gut nutzbar) auf den üblichen Pilznährböden rasch vermehrt. Die Kolonien bilden nur ein geringes Luftmycel aus, das oft schon nach wenigen Tagen mit Sporangien so überzogen ist, daß sie eine graugrüne bis bräunlichgraue Oberflächenfarbe annehmen. Hinsichtlich der Koloniestruktur und Oberflächenzeichnung wie Färbung gibt es bei dieser Pilzart zahlreiche Variationsmöglichkeiten (s. Thom und Raper, 1945; Raper und Fennell, 1965; daselbst auch Einzelheiten über andere *Aspergillus*-Pilze, die hier nicht näher erörtert werden) (vgl. Abb. 212). Mikroskopisch finden sich Sporangien auf typischen Fußzellen (Abb. 213*A*), die zur Abgrenzung gegen morphologisch ähnliche Pilzarten anderer Gattungen (z. B. *Penicillium*) wertvolle Hilfe leisten. Die Sporophoren enden in einer bläschenförmig aufgetriebenen, birnenartigen (pyriformen) Zelle, aus deren einreihigen Phialiden lange Ketten ungeschlechtlicher Conidien (Sporen) entspringen, die meist eine bündelähnliche Parallellagerung annehmen (Abb. 213*B*).

Im Gewebe hält der Pilz diese Eigenschaften bei. Er vermehrt sich unter dichotomer Verzweigung und Bildung von septiertem Mycel (Abb. 214*B* und 215). Manchmal entstehen pleomorphe Blähformen (Abb. 215*B*), und in belüfteten Partien entwickeln sich auch die typischen Köpfchen (Abb. 214*A*). Gelegentlich entdeckt man einzelne Pilzfragmente intracellulär, z. B. bei akuter *Aspergillus*-Pneumonie (Abb. 214*C*). Echte Gewebsformen mit Sproßzellen wurden nur ganz ausnahmsweise, z. B. bei einer chronisch disseminierten *Aspergillus restrictus*-Mykose in der ČSR (Maršálek, Žižka, Řiha, Dušek und Dvořáček, 1960), beobachtet. In anderen Fällen entsteht ein typischer Fungus-Ball (Abb. 215*A*).

Tierversuche mit *Aspergillus*-Stämmen, die noch heute grundlegend sind, gehen auf Grawitz (1880) zurück, nachdem die mykotische Ätiologie bestimmter Lungenprozesse bereits 1842 von Bennet und 1856 von Virchow klargelegt worden war. Renon (1883) wies auf Tauben als geeignete Versuchstiere hin. Der gleiche Autor (1895) prüfte z. B. die Wirkung von Kaliumjodid am Kaninchen bei der experimentellen Aspergillose, Lucet (1896) die von Fowlerscher Lösung und Jodtinktur. Saxer (1900) stellte bei Tierversuchen bereits einen Antagonismus zwischen *Aspergillus*-Pilzen und Bakterien fest. Ballin (1908) führte Inhalationsversuche mit *A. fumigatus*-Sporen an Meerschweinchen durch.

Tierexperimentelle Untersuchungen zur Pathogenität von *Aspergillus*-Pilzen wurden seitdem von vielen Autoren vorgenommen, von denen eine Auswahl in chronologischer Folge genannt sei:

BALLAGI und LAUBAL, 1933; SARTORY und SARTORY, 1943; SHARP und JOHN, 1946; NORDÉN, 1948; DRAKE, 1948; GERSTL, TAGER und SZCZEPANIAK, 1949; RUSSO und GRAZIOSI, 1950; HALEY, 1950; BOCOBO, CURTIS, BLOCK und STUBBART, 1954; EGER und KÜHRT, 1954; VANBREUSEGHEM, 1957; MORQUER und ENJALBERT, 1957; O'MEARA und CHUTE, 1959;

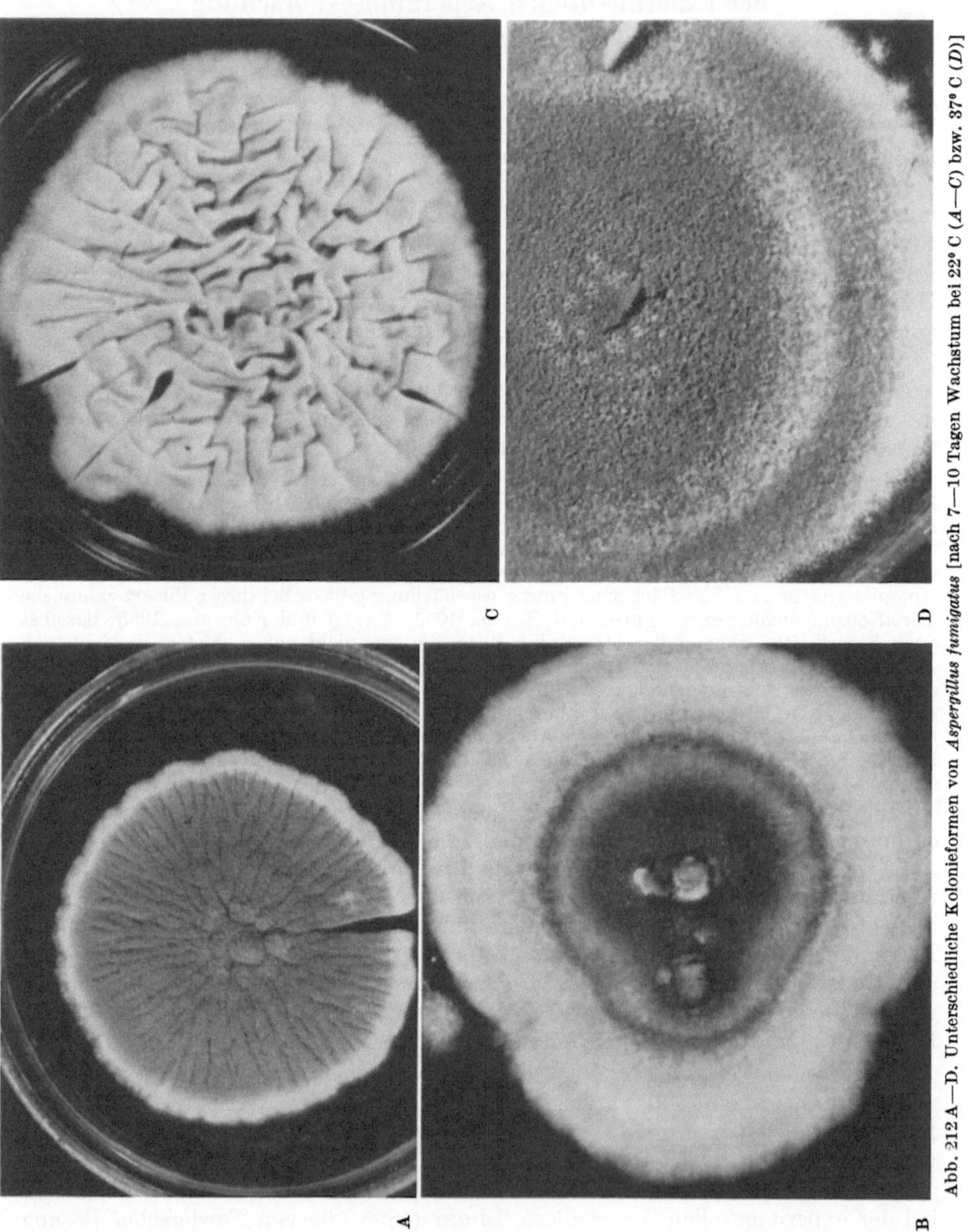

Abb. 212 A—D. Unterschiedliche Kolonieformen von *Aspergillus fumigatus* [nach 7—10 Tagen Wachstum bei 22° C (*A—C*) bzw. 37° C (*D*)]

SCHUMAIER, PANDA, DE VOLT, LAFFER und CREEK, 1961; HÖER und SCHWEISFURTH, 1961; TANAKA, 1963; SAWASAKI, HORIE, YAMADA, MAKITA, NAITO, WATABE, TAJIMA, MURABAYASHI, KATSURA, SUMIDA, YO und YAMANAKA, 1963.

WADA (1960a, b) studierte das *serologische* Verhalten der Tiere bei der experimentellen Aspergillose. Mit den therapeutischen Möglichkeiten setzten sich EVANS und BAKER (1959) sowie OSSWALD und SEELIGER (1960) unter Verwendung des Amphotericin B und SAUBER-

MANN und SCHOLER (1959), SCHOLER (1959) und FINE und ZIMMERMANN (1960) unter Verwendung des Mycostatins auseinander.

Seit den dreißiger Jahren rückten die *Toxine* der pathogenen *Aspergillus*-Arten in den Blickpunkt des Interesses (HENRICI, 1939; FORGÁCS, CARLL, HERRING und MAHLANDT, 1945; CARLL, FORGÁCS, HERRING und MAHLANDT, 1955; FORGÁCS, KOCH, CARLL und WHITE-STEVENS, 1958; OEHLERT und DÜFFEL, 1958). In der jüngsten Vergangenheit wurden von einigen Arbeitskreisen erfolgreiche Versuche zur Trennung, Reindarstellung und Charakteri-

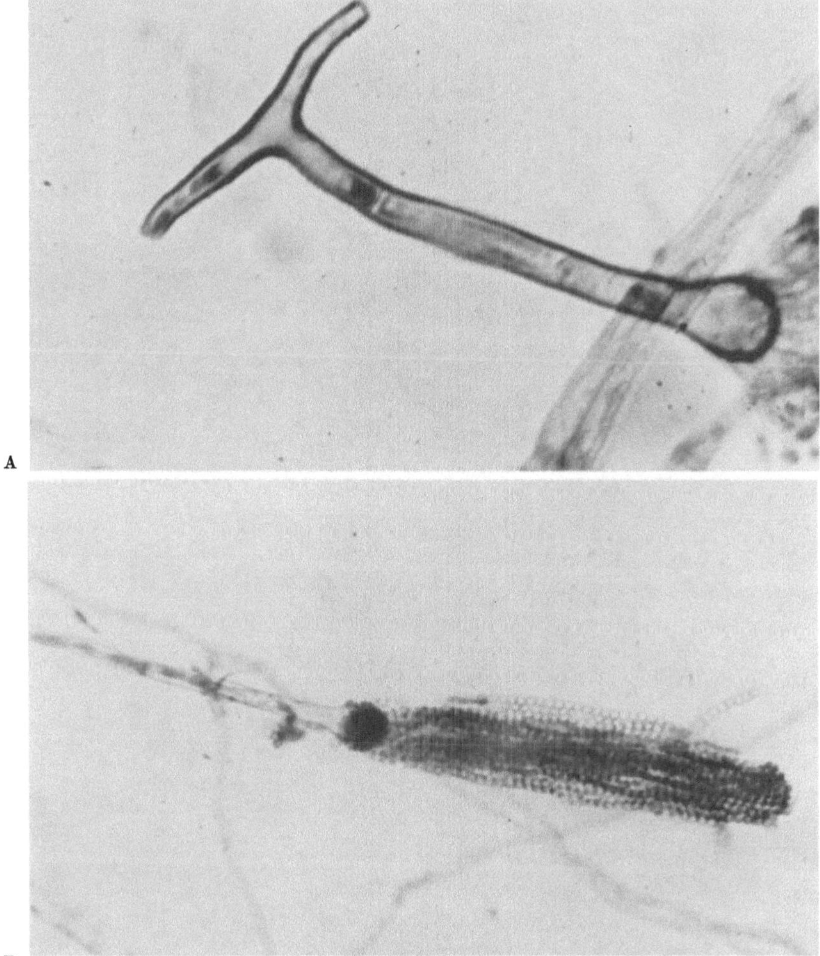

Abb. 213 A u. B. Mikromorphologie von *Aspergillus*-Arten. *A*. Fußzelle von *Aspergillus nidulans* (starkes Trockensystem). *B*. Sporangium von *Aspergillus fumigatus* (schwaches Trockensystem)

sierung der von *A. fumigatus* und *A. flavus* gebildeten Gifte vorgenommen (TILDEN, WILLIAMSON und KOENIG, 1960; TILDEN, HATTON, FREEMAN, WILLIAMSON und KOENIG, 1961; RAU, TILDEN und KOENIG, 1961; NESBITT, O'KELLY, SARGEANT und SHERIDAN, 1962; SMITH und MCKERNAN, 1962; VAN DER ZIJDEN, BLANCHE KOELENSMID, BOLDINGH, BARRETT, ORD und PHILP, 1962; HARTLEY, NESBITT und O'KELLY, 1963).

Ähnlich wie bei anderen Mykosen wurde auch bei der experimentellen Aspergillose der Einfluß des Cortisons, des ACTH und antibiotischer Substanzen untersucht (MANKOWSKI und LITTLETON, 1954; BURDA und FISHER, 1959; SIDRANSKY und FRIEDMAN, 1959; YONEKURA, 1960; WRIGHT, ANDERSON, EPPS und MCCONACHIE, 1962). Im gleichen Zusammenhang fanden auch der Alloxan-Diabetes (SIDRANSKY und VERNEY, 1962) und die Sexualhormone (MANKOWSKI, 1954, 1955) Beachtung.

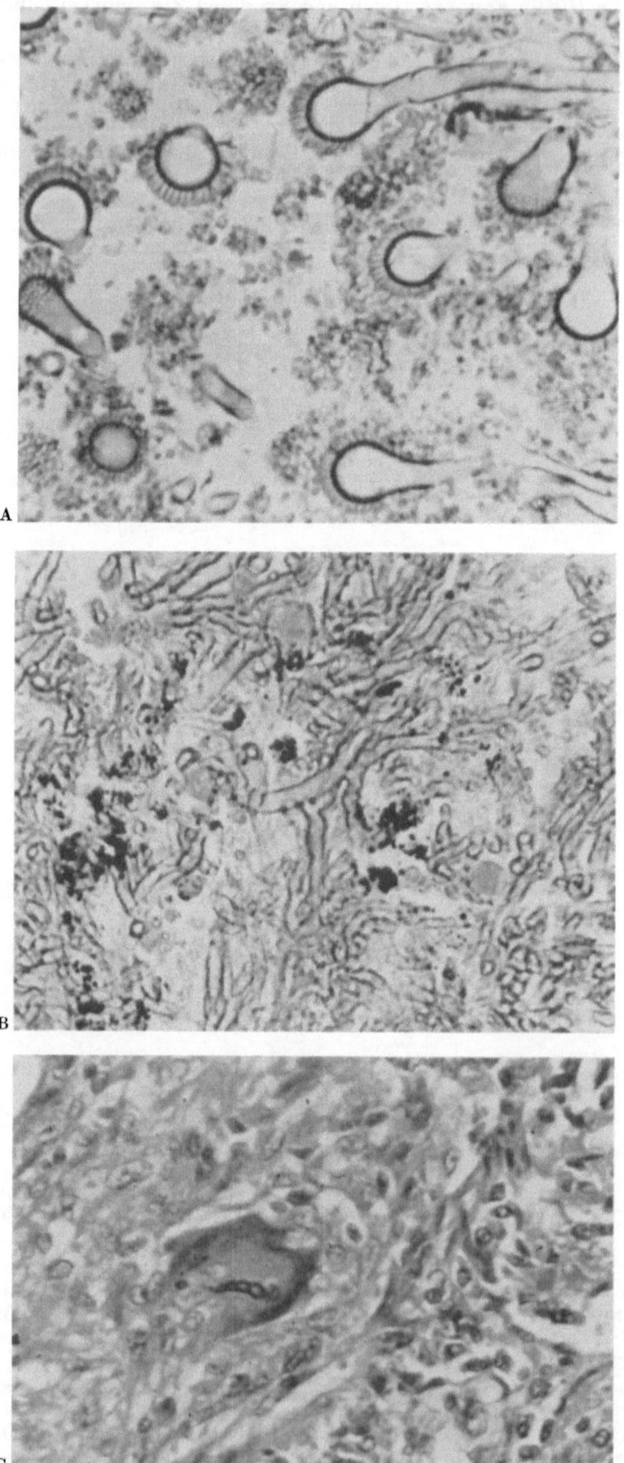

Abb. 214 A—C. Histologische Befunde bei menschlicher Aspergillose. *A*. Sporangienbildung im belüfteten Infektionsgebiet. *B*. Mycelbildung in infiziertem Gewebe. *C*. *Aspergillus*-Partikel in Riesenzelle bei akuter Aspergillose der Lunge

Von OEHLERT (1959) liegen autoradiographische Untersuchungen über das Ausmaß des S³⁵-Thioaminosäure-Einbaus bei experimentell mit *A. fumigatus* infizierten Ratten vor.

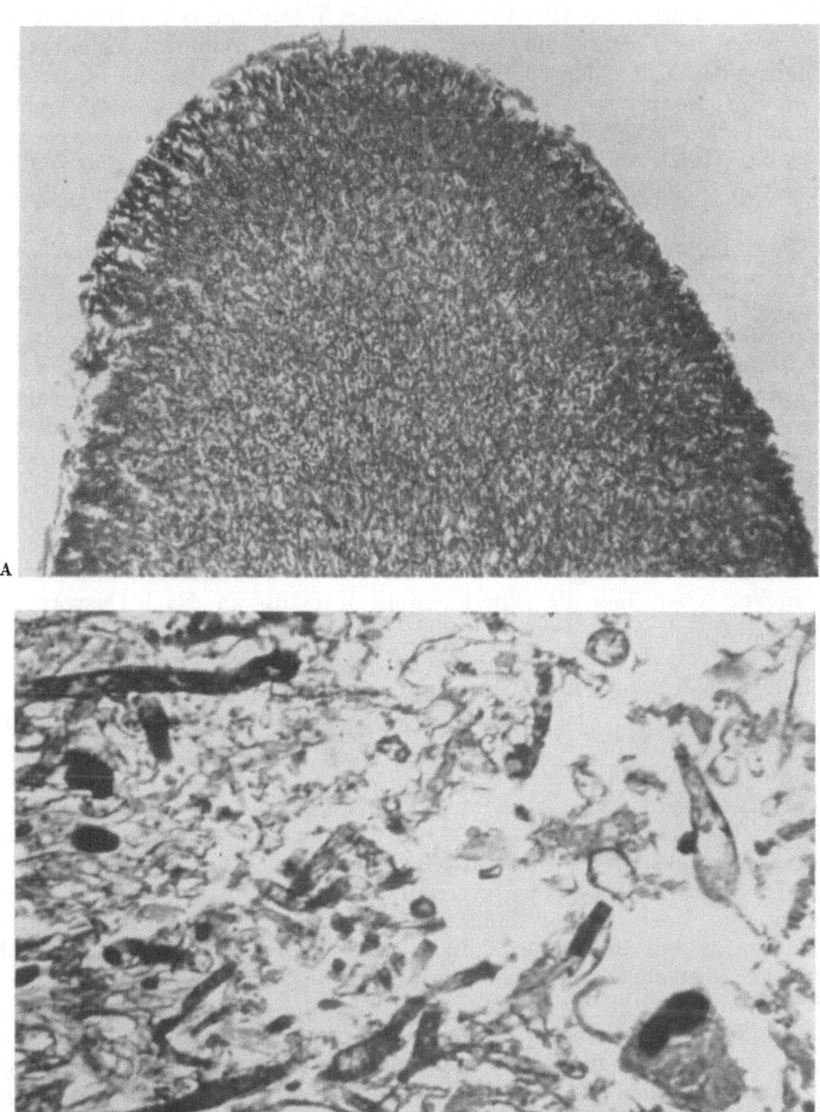

Abb. 215 A u. B. Histologische Befunde bei menschlicher Aspergillose. *A.* Teil eines Pilzballs in einer Aspergillom-Höhle. *B.* Vom Pilzball aus in das umliegende Gewebe eindringende pleomorphe Mycelschläuche

2. Methodik der Tierversuche

Inoculum und Infektionsdosis. GRAWITZ (1880) war der Ansicht, daß die normalerweise saprophytisch lebenden *Aspergillus*-Pilze vor der Inoculation über mehrere Kulturpassagen an ein flüssiges alkalisches Milieu und an die Temperatur von 39⁰ C adaptiert werden müßten. Bis heute liegen jedoch keine systematischen Untersuchungen darüber vor, ob es sich hierbei tatsächlich um eine *conditio sine qua non* — wenigstens für einzelne *Aspergillus*-Arten — handelt. Vielmehr ist erwiesen, daß vor allem der fakultativ menschenpathogene *A. fumigatus* bei Züchtung aus pathologischem Material so gut wie immer bei 37° C wächst oder erst bei Temperaturen von 40—45° C optimales Wachstum zeigt. Da viele Tierversuche unter der Fragestellung eines ätiologischen Zusammenhanges bei fraglichen Aspergillosen des Menschen unternommen werden, liegen ja in der Regel bereits an Körpertemperatur adaptierte Pilze vor. — In diesem Zusammenhang sei auch auf die Verhältnisse bei der experimentellen Hemisporose verwiesen. Nach JANKE (1950) ist auch mit einem bei Zimmertemperatur gezüchteten Inoculum von *H. stellata* eine experimentelle Hemisporose bei Warmblütern zu erzielen.

Zur *Bereitung des Inoculums* und zur Frage der Infektionsdosis können angesichts der umfangreichen Literatur nur einige ausgewählte Angaben gebracht werden.

Die meisten Autoren verwendeten eine Kulturaufschwemmung der *Aspergillus*-Pilze (*A. fumigatus*) in physiologischer Kochsalzlösung (vgl. z. B. EGER und KÜHRT, 1954; HÖER und SCHWEISFURTH, 1961). SCHOLER (1959) schwemmte 6 Tage bei 37° C bewachsene Sabouraud-Schrägagarkulturen von sechs *A. fumigatus*-Stämmen mit Tween 80 enthaltender Dubosscher Nährlösung ab, wodurch homogene Sporensuspensionen erzielt werden. Nach Bestimmung der Sporenzahl in der Blutkörperchenzählkammer wurden die gewünschten Impfmengen durch Verdünnung eingestellt. Als Infektionsdosis wurden 0,2 ml der Conidienaufschwemmung benutzt. Das gleiche Verfahren wandten SAUBERMANN und SCHOLER (1959) bei Versuchen über die experimentelle Keratitis an. Nach OSSWALD und SEELIGER (1960) ist es zur Erzielung gleichmäßiger Ergebnisse erforderlich, das Sporenmaterial von *A. fumigatus* in einer 10%igen Lösung von Tween 80 zu verreiben und anschließend eine Suspension in 5%iger Glucoselösung, der 0,2% Celluloseglykolat zugesetzt ist, herzustellen. Als Infektionsdosis wurden auch hier 0,2 ml verwendet.

Für Infektionsversuche *per os* ließen MORQUER und ENJALBERT (1957) einen aus bronchitischem Auswurf gezüchteten *Aspergillus carneus*-Stamm zunächst auf aufgeweichten Hirsekörnern 48—72 Std wachsen. Die verpilzten Hirsekörner wurden den Versuchstieren (Wellensittichen) in abgewogenen Mengen angeboten und das Inoculum nachträglich durch Gewichtsbestimmung des verbliebenen Rests gemessen. Infektion per inhalationem wurde von den gleichen Autoren dadurch erreicht, daß die Atmungsluft für die Wellensittiche in einem geschlossenen System über eine Kulturschale mit *A. carneus* geleitet wurde.

Durch entsprechende Vorzüchtung je eines aus Sputum isolierten Stammes von *Aspergillus sydowi* und *Penicillium lilacinum* in ansteigenden Cysteinkonzentrationen bei 37° C ließen sich zunächst dickwandige Sproßformen erzeugen, die im experimentellen Mäuseversuch eine verstärkte Pathogenität zeigten (RIPPON, CONWAY und DOMES, 1965).

Empfängliche Tiere und Infektionsweg. Nach den Angaben von MOHR (1952) ist die Taube das am besten geeignete Versuchstier bei i.v., i.p. und intratrachealer Infektion (vgl. hierzu SARTORY und SARTORY, 1943; ROSSO und GRAZIOSI, 1950). Erfolgreiche Inhalationsversuche sind auch bei Küken (O'MEARA und CHUTE, 1959) und Wellensittichen erfolgt (MORQUER und ENJALBERT, 1957). Nicht weniger gut eignen sich Mäuse (SCHOLER, 1959; OSSWALD und SEELIGER, 1960), Ratten (HÖER und SCHWEISFURTH, 1961), Meerschweinchen (BALLAGI und LAUBAL, 1933; EGER und KÜHRT, 1954) und Kaninchen (SHARP und JOHN, 1946; DRAKE, 1948; NORDÉN, 1948; GERSTL, TAGER und SZCZEPANIAK, 1949; HALEY, 1950). Da bei i.v. Injektion häufig ein beschleunigter, rasch letal endender Infektionsverlauf beobachtet wird (EGER und KÜHRT, 1954), werden gelegentlich andere

Infektionswege bevorzugt, die zu einer lokalen Aspergillose oder zu einem protrahierten Verlauf der generalisierten Aspergillose führen. Dazu gehören vor allem die subcutane und i.p. Applikationsart. Ist die Infektion der Atemwege beabsichtigt, bietet sich die Inhalation von sporenhaltigen Aerosolen (vgl. MORQUER und ENJALBERT, 1957) sowie die intratracheale Verabfolgung dosierter Pilzmengen als Möglichkeiten an. HÖER und SCHWEISFURTH (1961) injizierten z.B. 0,5 ml einer *A. fumigatus*-Aufschwemmung in die in Äthernarkose frei präparierte Trachea von Albinoratten.

SAUBERMANN und SCHOLER (1959) versuchten, eine *A. fumigatus*-Keratitis bei Kaninchen durch Instillation in den Conjunctivalsack nach zentraler oberflächlicher Scarifikation der Hornhaut zu erreichen. Erfolgreich war die intracorneale Injektion von ca. 10^7 Sporen.

Ausgewählte Angaben zur Methodik der Tierversuche sind in Tabelle 10 zusammengefaßt.

3. Ergebnisse der Tierversuche

Infektionsverlauf und pathologisch-anatomische Veränderungen. Infolge der leichten Züchtbarkeit von Aspergillen sind Tierversuche mit erregerhaltigem Untersuchungsmaterial aus diagnostischen Gründen fast stets entbehrlich.

Die Ergebnisse der zahlreichen Untersuchungen über den Infektionsverlauf und den Organbefall bei der tierexperimentellen Aspergillose sind nicht einheitlich. Nach MOHR (1952) soll sich *A. fumigatus* nach i. p. Infektion bei der Taube vor allem in der Leber, bei Ratten und Meerschweinchen vorwiegend in den Nieren ansiedeln. Doch läßt sich dies nicht mit Sicherheit reproduzieren. Dies dürfte nicht zuletzt an der Herkunft der zur experimentellen Infektion verwendeten *Aspergillus*-Stämme liegen (Organotropie).

EGER und KÜHRT (1954) konnten z.B. mit einem von einer akuten menschlichen *Aspergillus*-Encephalitis gezüchteten *A. fumigatus*-Stamm bei Ratten nach i.p. Verimpfung eine schwere Meningoencephalitis erzeugen. Der Exitus erfolgte in $1^1/_2$—6 Tagen. Der Erreger war histologisch und kulturell in den encephalitischen Einschmelzungsherden nachweisbar. Außerdem fanden sich verschiedentlich Leber-, Peritoneal- und Milzabscesse sowie eine Nephrose. Nach mehreren Tierpassagen nahm die Virulenz des betreffenden *A. fumigatus*-Stammes deutlich ab.

Histologisch fanden sich die Krankheitsherde unregelmäßig verteilt in Mark und Rinde von Groß- und Kleinhirn. Die streifen- oder strichförmigen Zellinfiltrate bestanden vorwiegend aus Leukocyten und Kerntrümmern mit kleinen zentralen Einschmelzungen. Innerhalb dieser Bereiche waren zum Teil reichlich, zum Teil keine Pilzfäden nachweisbar. Die Zellinfiltration war häufig um Gefäße gruppiert, deren Gefäßwand zellig leukocytär durchsetzt war. Einzelne Fäden liegen im Gefäßlumen, durchstoßen die Gefäßwand und dringen in die Umgebung ein (s. Abb. 217). Es kann sich aber auch ein ganzes Mycelgeflecht um das Gefäß herum bilden (s. Abb. 216).

Im Verlauf der Tierpassagen zeigte sich, daß das Ausmaß der encephalitischen Veränderungen nicht von den anwesenden Mycelmassen abhängt. Die massenhaft vorhandenen Krankheitsherde ohne Pilzfäden sollen z.B. auf der Basis toxischer Gefäßschädigung entstanden sein (EGER und KÜHRT, 1954). Als toxisch bedingt werden von den Autoren auch die Nierenveränderungen, vor allem an den Tubulusepithelien, angesehen.

Makroskopisch sichtbarer Nierenbefall wurde bereits von SCHOLER (1959) an i.v. mit *A. fumigatus* infizierten Mäusen beschrieben (Abb. 218). Hierbei handelte es sich um echte Pilzgranulome und nicht um eine toxische Schädigung (Abb. 219). Histologisch zeigten neben den Nieren auch Gehirn und Herz die stärkste Pilzinvasion. Die Gehirnbeteiligung hatte sich intra vitam in Krämpfen und Läh-

Tabelle 10. *Methodik der experimentellen Aspergillose (auszugsweise)*

Inoculum	Dosis	Tierart	Infektionsmodus	Autoren
A. fumigatus (gezüchtet bei 37⁰ C)	1—3 ml der Kulturabschwemmung	Meerschweinchen, Ratte	subcutan i.p.	EGER und KÜHRT (1954)
Sechs Stämme von *A. fumigatus;* Suspension in Dubosscher Nährflüssigkeit mit Zusatz von Tween 80	0,2 ml einer Suspension, deren Sporengehalt in der Zählkammer bestimmt wurde	Maus, ♂ (18—20 g)	i.v.	SCHOLER (1959)
Suspension von *A. fumigatus*-Sporen in Dubosscher Nährflüssigkeit	1. einige Tropfen einer Suspension, enthaltend etwa 25×10^7 Sporen/ml 2. 0,03—0,05 ml ($=$ etwa 10^7 Sporen)	Kaninchen	1. Instillation in den Conjunctivalsack nach zentraler oberflächlicher Scarifikation der Hornhaut 2. intracorneale Injektion	SAUBERMANN und SCHOLER (1959)
Sporensuspension in 5% Glucose-0,2% Celluloseglykolat-Lösung von *A. fumigatus*	0,2 ml der Suspension	Maus, ♀ (19—22 g)	i.v.	OSSWALD und SEELIGER (1961)
A. fumigatus	0,5 ml der Aufschwemmung	Albinoratte	intratracheal unter Äthernarkose	HÖER und SCHWEISFURTH (1961)
A. fumigatus	0,2 ml einer Sporensuspension (pro Tropfen etwa 40 Sporen in 10 Gesichtsfeldern)	Eintagsküken	intratracheal	WEIDENMÜLLER (1964)
A. carneus (gezüchtet bei 37⁰ C)	1. 5,5—6,5 g infizierte Hirsekörner 2. sporenhaltige Aerosole	Wellensittich (*Melopsittacus undulatus*)	1. oral 2. Inhalation	MORQUER und ENJALBERT (1957)

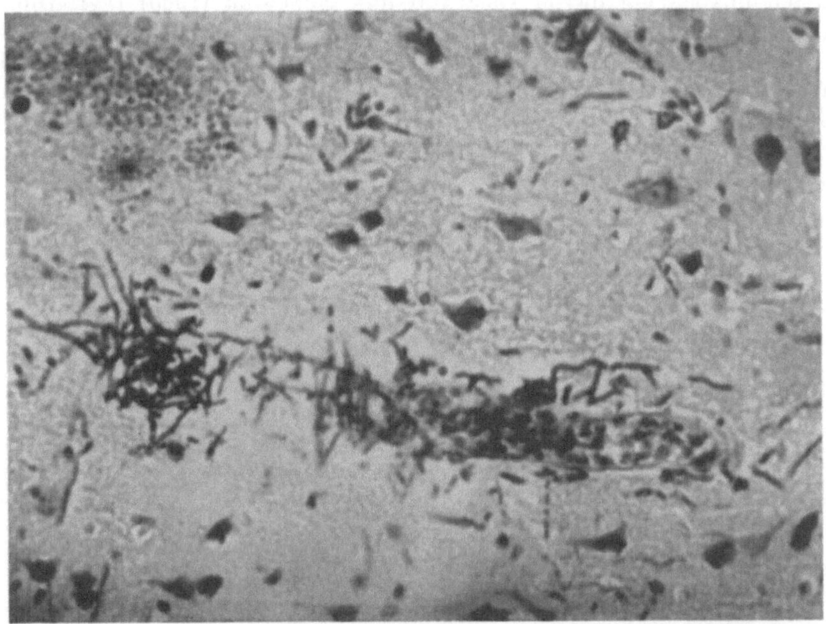

Abb. 216. Experimentelle *Aspergillus*-Encephalitis bei der Ratte. Dichtes Pilzwachstum um ein Blutgefäß. Blutungen in der Hirnsubstanz. Nisslfärbung [nach EGER und KÜHRT, Dtsch. Z. Nervenheilk. **171**, 370 (1954)]

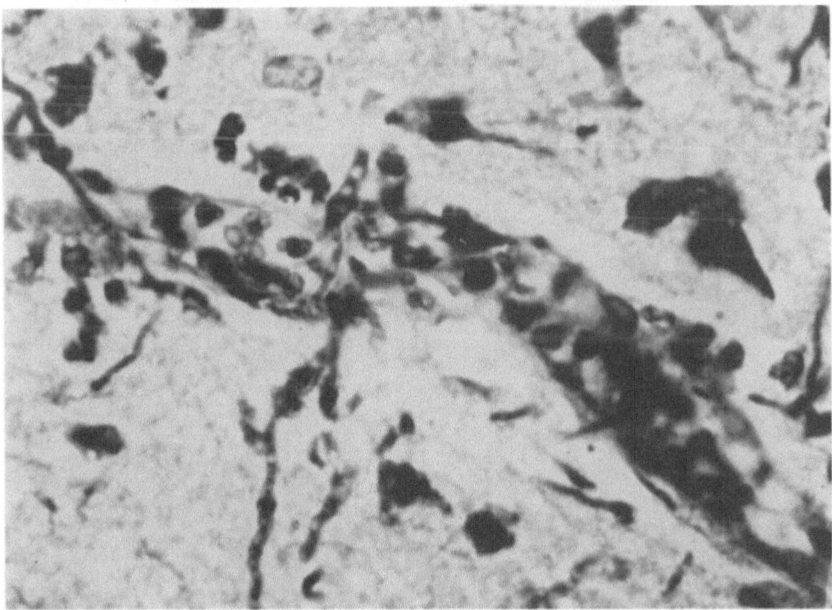

Abb. 217. Experimentelle *Aspergillus*-Encephalitis bei der Ratte. Blutgefäß, dessen Wand von Pilzfäden durchstoßen wird. Nisslfärbung [nach EGER und KÜHRT, Dtsch. Z. Nervenheilk. **171**, 370 (1954)]

mungen manifestiert. Die Überlebenszeit der infizierten Mäuse war von der Infektionsdosis (20, 4, 0,8 und $0,16 \times 10^6$ Sporen) abhängig und betrug zwischen 2 und 20 Tagen. Zu ähnlichen Befunden über den vorwiegenden Befall der Nieren gelangten unabhängig davon Osswald und Seeliger (1960) (vgl. Abb. 220). Im Prinzip ähnliche Läsionen entstehen nach Janke (1962) bei der i.v. Infektion von Kaninchen, wobei neben Nieren- und Leberbefall (vgl. Abb. 221—223) herdförmige, hämorrhagische Pneumonien auftreten (Abb. 224).

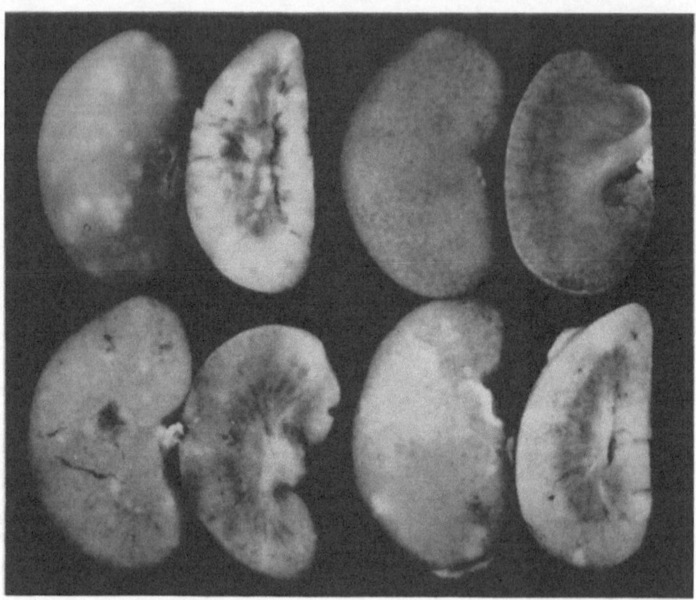

Abb. 218. Experimentelle Aspergillose der Maus. Nieren von drei 5—7 Tage nach der Infektion verendeten Tieren (Oberfläche und Medianschnitt) im Vergleich zu einem normalen Organ (rechts unten) [nach Scholer, Schweiz. Z. Path. **22**, 564 (1959)]

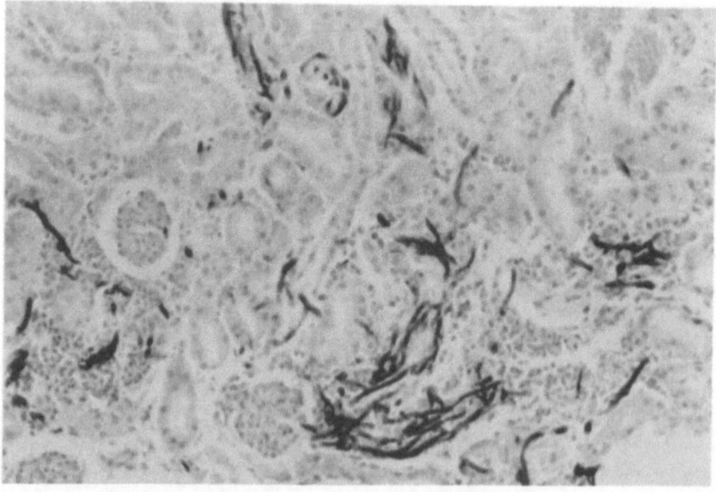

Abb. 219. Experimentelle Aspergillose der Maus. Nierenrinde 3 Tage nach Infektion. Methenamin-Silber-Kernechtrot, 170mal [nach Scholer, Schweiz. Z. Path. **22**, 564 (1959)]

Oehlert (1959) löste bei Albinoratten durch i.p. Injektion mit *A. fumigatus* generalisierte Aspergillosen mit Nekrosen und Granulombildungen in praktisch allen Organen aus. Zum Zeitpunkt der Generalisation der Infektion (d.h. nach 6—10 Tagen) wurde per os Hefeeiweiß gegeben, das S^{35}-markiertes Methionin und Cystein enthielt. Bei den nach 3 Std getöteten Tieren konnte autoradiographisch in nekrotischen Gewebsbezirken und in den Pilzbestandteilen praktisch keine Eiweißneubildung nachgewiesen werden. Ein nennenswerter Einstrom von Bluteiweißkörpern in nekrotisches Gewebe lag ebenfalls nicht vor.

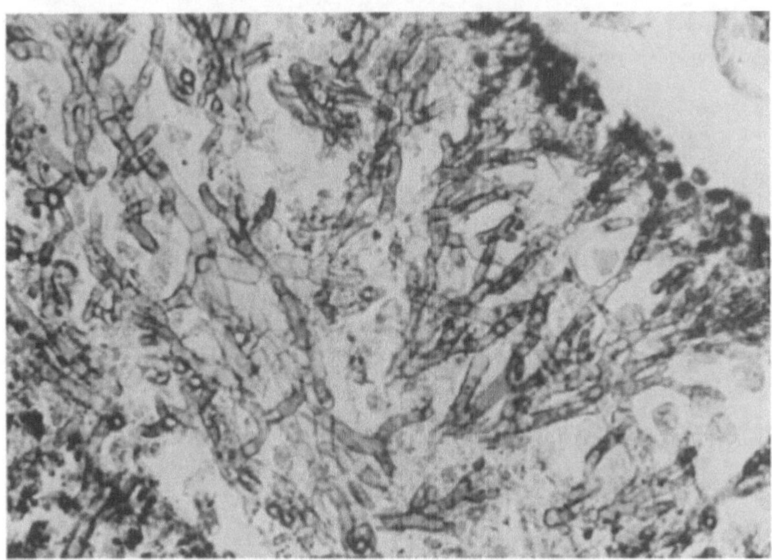

Abb. 220. Dichotome Verzweigung des septierten Mycels bei experimenteller Aspergillose der weißen Maus (Nierenbefall), etwa 500fach (photographiert nach einem histologischen Präparat aus den Untersuchungen von OSSWALD und SEELIGER, unveröffentlicht)

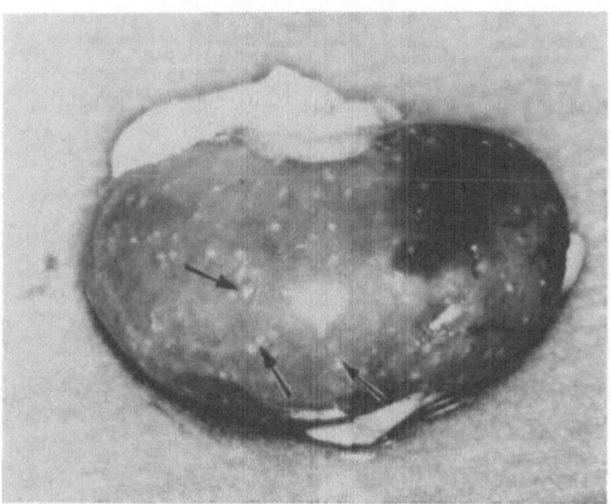

Abb. 221. Generalisierte Aspergillose beim Kaninchen 3 Tage nach i.v. Verabreichung einer Sporensuspension von *Aspergillus fumigatus*. Mykotische Infiltrate der Niere [nach JANKE, Hautarzt **13**, 145 (1962)]

Auf den primären Befall der Lunge zielten die Versuche von HÖER und SCHWEISFURTH (1961) an Albinoratten, welche intratracheal in Äthernarkose mit einem aus einer Lungenkaverne gezüchteten *A. fumigatus*-Stamm infiziert wurden. Die Versuchstiere zeigten 8 Tage lang geringe Freßunlust und ein struppiges Fell, erholten sich dann aber schnell und unterschieden sich nicht von den Kontrolltieren. Es hatte sich also keine generalisierte Infektion entwickelt. Vielmehr

15*

zeigten histologische Untersuchungen an getöteten Tieren, daß es dem Wirtsorganismus durch epitheloidzellige Reaktion und Fremdkörperriesenzellen, die
Pilzfäden und Pilzreste phagocytieren, gelang, die Pilzwucherungen völlig zu unter-

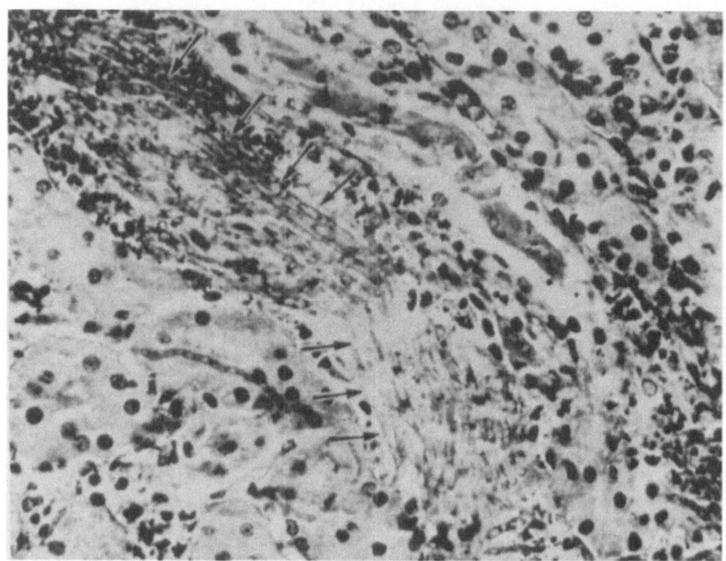

Abb. 222. Generalisierte Aspergillose beim Kaninchen 3 Tage nach i.v. Verabreichung einer Sporensuspension von
Aspergillus fumigatus. Kabelartige Verbände von *Aspergillus*-Mycel innerhalb lymphoidzelliger Infiltration der
Nierenrinde. PAS-Färbung, 400fach [nach Janke, Hautarzt **13**, 145 (1962)]

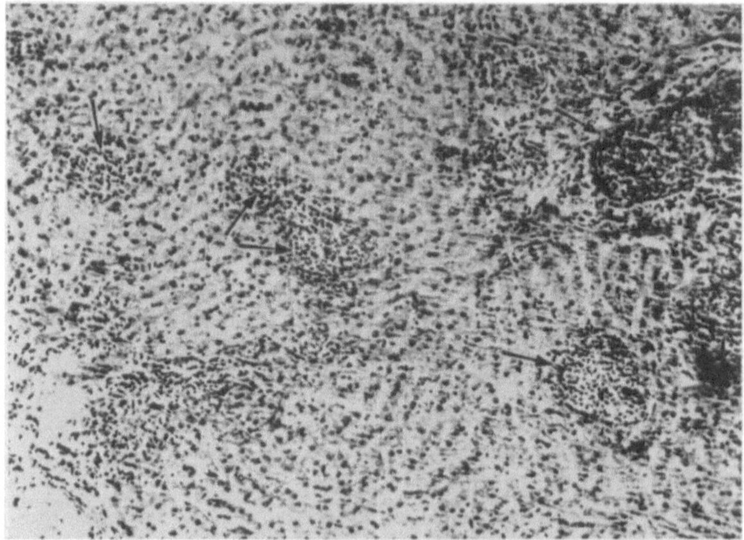

Abb. 223. Generalisierte Aspergillose beim Kaninchen 3 Tage nach i.v. Verabreichung einer Sporensuspension von
Aspergillus fumigatus. Herdförmige Lymphocyteninfiltrate der Leber mit mycelialen Formen von *Aspergillus;*
PAS-Färbung, 100fach [nach Janke, Hautarzt **13**, 145 (1962)]

binden und die Pilzherde gegen das nichtbefallene Lungengewebe abzukapseln.
Die zentralen Pilzmassen waren nach 60 Tagen völlig resorbiert, und es fanden
sich keinerlei Anzeichen für eine toxische Schädigung, auch nicht an den Nieren.

SAUBERMANN und SCHOLER (1959) erzielten durch conjunctivale Instillation von *A. fumigatus*-Sporen nach oberflächlicher Scarifizierung der Hornhaut bei vier Kaninchen nur eine vorübergehende conjunctivale Reizung, die innerhalb von 2 Tagen abheilte. Durch intracorneale Infektion wurde dagegen bei den sechs verwendeten Kaninchen eine Keratomykose ausgelöst. Meistens war schon nach 3 Tagen das Bild einer schweren Hypopyon-Keratitis ausgebildet, das der tiefen Form der Hornhautaspergillose des Menschen ähnlich war. Oft kam es nicht zur vollständigen Demarkation und Sequestrierung; tiefe Infiltrate waren daher häufiger als eigentliche Ulcera (vgl. Abb. 225). Der Höhepunkt des Prozesses war

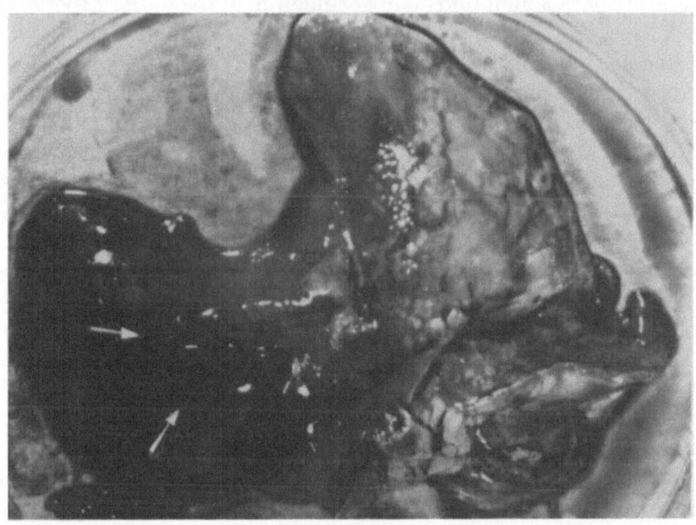

Abb. 224. Generalisierte Aspergillose beim Kaninchen 3 Tage nach i.v. Infektion mit *Aspergillus fumigatus*-Sporen. Hämorrhagische Pneumonie [nach JANKE, Hautarzt **13**, 145 (1962)]

jeweils nach etwa 10—14 Tagen erreicht, worauf fast bei allen Tieren Heilung erfolgte (s. Abb. 226). Als Endzustände resultierten dichte Leukome, z.T. mit vorderen Synechien.

Bei Versuchen mit einer anderen *Aspergillus*-Art (*A. carneus*) fanden MORQUER und ENJALBERT (1957), daß der 34—70 Std nach oraler Applikation infizierter Hirsekörner eingetretene Tod der Wellensittiche (*Melopsittacus undulatus*) durch eine akute hämorrhagische Entzündung des Darmes und der Lungen bedingt war. Histologisch konnten in den pathologisch veränderten Organen keine Pilzelemente festgestellt werden. Retrokulturen aus dem Herzblut und aus dem Intestinaltrakt waren jedoch positiv. Der schnelle Tod der Versuchstiere wurde mit toxischen Stoffwechselprodukten des *A. carneus* in Verbindung gebracht.

Die per inhalationem infizierten Wellensittiche starben am 5. Tage, nachdem vom 2. Tag an Tachykardie, Tachypnoe, Diarrhoe, Somnolenz und Krämpfe aufgetreten waren. Pathologisch-anatomisch und histologisch erwiesen sich Kropf, Lungen, Luftsäcke, Leber und Darmschleimhaut als akut entzündet, ohne daß invasive Pilzelemente nachweisbar waren. Retrokulturen waren wiederum positiv. Auch hier wurde ursächlich eine toxische Wirkung des *A. carneus* angenommen.

Die intratracheale Infektion mit *A. fumigatus*-Sporen führt bei 1 Tag alten Küken zu folgenden Erscheinungen: Innerhalb von 8 Std entsteht eine exsudative Pneumonie; nach mindestens 48 Std bilden sich in den knötchenförmigen Herden Fruktifikationsorgane des Pilzes, und nach frühestens 4 Tagen beginnt die bindegewebige Abkapselung der befallenen Gebiete (WEIDENMÜLLER, 1964). Spontantodesfälle traten frühestens nach 8 Tagen auf. Insgesamt zeigte die experimentelle Infektion weitgehende Ähnlichkeit mit der natürlichen Aspergilloseinfektion bei Eintagsküken und Straußenküken.

Für das Verständnis der Pathogenese von Aspergillosen sind noch die Versuche von HALEY (1950) von besonderem Wert. Bei Kaninchen konnte nämlich nur dann eine *Aspergillus niger*-Otomykose ausgelöst werden, wenn die Tiere vorher mit *A. niger*-Antigen sensibilisiert und die Sporen in eine artifizielle Scarifikation des Gehörganges eingebracht worden waren. Bahnend für eine nachfolgende intrapulmonale Infektion mit *A. fumigatus* erwies sich nach TAKAHASHI und IWATA (1963) bei Kaninchen die wiederholte i.m. Injektion von Zellhomogenisaten, Zellwandpräparationen und — in geringerem Maße — der Lipopolysaccharidfraktion des Pilzes.

Toxine. Endotoxine sind bislang vor allem bei *A. fumigatus* und *A. flavus* festgestellt worden. Diese Endotoxine sind in der Regel vermehrt in den Mycelien, weniger aber in den Kulturfiltraten enthalten. Nach HENRICI (1939) (bestätigt durch CLAYTON, 1960) steht das Endotoxin von *A. fumigatus* durch seine Thermolabilität und seine hämolytischen und nekrotisierenden Eigenschaften den Toxalbuminen nahe; nach RAU, TILDEN und KOENIG (1961) besitzt es Protein-Natur. Für Mäuse ist es tödlich.

Während das *A. flavus*-Toxin ebenfalls nephrotoxische Eigenschaften besitzt, fehlt ihm die Fähigkeit zur Hämolyse (TILDEN, WILLIAMSON und KOENIG, 1960). Dagegen besitzt der toxische *A. flavus*-Extrakt ein gegen Kaninchenerythrocyten wirksames Hämagglutinin. Zum Unterschied gegen das *A. fumigatus*-Toxin hat das *A. flavus*-Toxin auf der Kaninchenhaut nur schwache dermonekrotische Wirkung. Das *A. fumigatus*-Toxin konnte durch Acetonfällung und Dialyse in fast gereinigtem Zustand dargestellt werden (TILDEN, HATTON, FREEMAN, WILLIAMSON und KOENIG, 1961). Das *A. flavus*-Toxin muß dagegen durch Säurebehandlung und Sättigung mit Ammoniumsulfat von Begleitsubstanzen gereinigt werden. Kaninchenimmunseren sind in der Lage, alle bekannten Wirkungen der beiden Toxine zu neutralisieren (TILDEN, WILLIAMSON und KOENIG, 1960).

Besonderes Interesse fand in jüngster Zeit das für die Truthahn-X-Krankheit verantwortliche *A. flavus*-Toxin (Aflatoxin), dessen Darstellung in kristalliner Form VAN DER ZIJDEN, BLANCHE KOELENSMID, BOLDINGH, BARRET, ORD und PHILP (1962) gelang. Die LD_{50} bei eintägigen Entenküken von 55 g Gewicht betrug 30—50 γ. SMITH und MCKERNAN (1962) trennten chromatographisch in dünnen Schichten von Kieselgel zwölf fluorescierende Komponenten, von denen fünf in Entenküken Lebernekrosen hervorriefen. NESBITT, O'KELLY, SARGEANT und SHERIDAN (1962) reinigten Aflatoxine B und G. HARTLEY, NESBITT und O'KELLY (1963) gelang die weitere Auftrennung, Reindarstellung und Charakterisierung der Komponenten B_1, B_2, G_1 und G_2.

Von diesen Substanzen besitzt B_1 die stärkste hepatotoxische Wirkung (LD_{50} für eintägige Entenküken 30 γ); aber auch die G_1-Komponente ist ein starkes Toxin (LD_{50} für die gleichen Versuchstiere 60 γ). Die LD_{50} von B_2 und G_2 liegt höher als 200 γ.

Ein weiteres, Tremor bewirkendes *A. flavus*-Toxin wurde von WILSON und WILSON (1964) gefunden. Die toxische Substanz war vorwiegend in Extrakten aus Sklerotien, aber nur andeutungsweise in solchen aus Conidien enthalten. Das auf Mais, Reis, Hirse und Kartoffeln, nicht aber auf Heu oder Erdnußmehl gebildete, teilweise gereinigte Toxin verursacht in Mengen von 0,5 mg per os bei Mäusen zunächst eine völlige Inaktivität, die nach 15—30 min von einem Zittern gefolgt wird, das Stunden bis 2 Tage anhalten kann. Etwa 2 mg verursachen schweren Tremor und nach 1—2 Std eine deutliche Hyperaktivität mit intermittierenden Krämpfen, die manchmal im tetanischen Anfall zum Tode führen.

Das Aflatoxin soll nach BARNES und BUTLER (1964) auch für den Leberkrebs bei Ratten verantwortlich sein, der nach Verfütterung von Erdnußmehl beobachtet wurde. Bei Ratten, die über 89 Tage lang 1,75 p.p.m. Aflatoxin erhielten, entwickelte sich ebenfalls Leberkrebs. Die Dosis carcinogenica soll $< 2,5$ mg pro Ratte betragen.

Eine endotoxinähnliche Substanz aus dem Mycel und aus Filtraten von *A. fumigatus* war trotz geringer Toxicität in hoher Dosierung tödlich für Mäuse. Sie bewirkte nach IWATA, MATSUDA, WAKABAYASHI und FUKUNAGA (1962) in den inneren Organen granulomatöse Veränderungen sowie Hämolyse und Hautblutungen.

Ein anderes Aspergillus-Toxin wurde durch Verfütterung von Weizen, der mit *Aspergillus clavatus* infiziert war, an Mäusen, Ratten und Kaninchen nachgewiesen (JACQUET, BOUTIBONNES und CICILE, 1963).

Die meisten von 100 gefütterten Mäusen starben rasch unter dem Bild zentralnervöser Störungen mit Gleichgewichtsverlust und Lähmung der hinteren Extremitäten. Ratten zeigten nach 3—4 Tagen Appetitsverlust und Durchfälle; sie starben in 5—8 Tagen. Kaninchen überlebten trotz zentralnervöser Symptome. Über die chemische Natur des Toxins liegen noch keine Berichte vor.

Im Zusammenhang mit den Toxinen seien auch die Untersuchungen von STANLEY (1950) über die pathogenen Eigenschaften von Polysaccharid- und Lipoidextrakten von *A. fumigatus* angeführt. Der benutzte *A. fumigatus*-Stamm war von einem erkrankten Pinguin isoliert worden, der als hauptsächliche Erscheinungen Ataxie, Monocytose und Adhäsionen mit Tuberkelbildung in der Peritonealhöhle geboten hatte. Weder der Mycelextrakt noch die Polysaccharidfraktion oder die Aceton-Äther-lösliche Lipoidfraktion riefen Ataxie, Entzündung oder Adhäsionen hervor. Der Lipoidextrakt führte jedoch zur Tuberkelbildung, und es trat eine Monocytose auf. Die Polysaccharidfraktion war antigen und von geringer Toxicität. In ihrer monocytogenen Wirkung sollen die *A. fumigatus*-Lipoide denen von *Listeria monocytogenes* nahestehen (vgl. SEELIGER, 1961).

Infektionsverlauf unter medikamentöser Behandlung. Erfolgreiche Versuche zur medikamentösen Beeinflussung experimenteller Aspergillosen wurden mit Nystatin (Mycostatin), Hydroxystilbamidin und Amphotericin B (Fungizone) durchgeführt. EVANS und BAKER (1959) erhielten i.v. mit *A. fumigatus* infizierte Kaninchen durch Amphotericin B am Leben und erzielten damit den wohl ersten sicheren chemotherapeutischen Erfolg gegen eine experimentelle Aspergillose. SCHOLER (1959) prüfte Nystatin, Hydroxystilbamidin und Amphotericin B bei der durch i.v. Injektion von $1—2 \times 10^6$ Sporen erzeugten *A. fumigatus*-Infektion der Maus.

Die Präparate wurden jeweils in drei Gaben, und zwar 1—2 Std vor sowie 6—24 Std nach der Infektion, subcutan verabfolgt. Die Einzelgaben betrugen bei Nystatin 6 und 12 mg/kg, bei Hydroxystilbamidin 50 und 100 mg/kg und bei Amphotericin B 100 mg/kg. Als Wirkungskriterien dienten Verlängerung der Überlebenszeit und Sanierung der makroskopischen und kulturellen Nierenbefunde. Die beste Wirkung zeigte Amphotericin B; es folgten Nystatin und, mit Abstand, Hydroxystilbamidin.

Eine gewisse Wirksamkeit des Nystatins bei der generalisierten Aspergillose der Maus wurde von SAUBERMANN und SCHOLER (1959) beobachtet. OSSWALD und SEELIGER (1960) fanden bei der generalisierten *A. fumigatus*-Infektion der weißen Maus, daß die orale Verabfolgung von Amphotericin B der subcutanen bei gleicher Dosierung (0,2 mg über 6 Tage) therapeutisch überlegen war. Als Grund wird die auf enteralem Wege verbesserte Resorption des schwerlöslichen Amphotericin B angenommen. Bei gleichzeitiger Cortisonbehandlung war Amphotericin B bei der experimentellen *A. flavus*-Pneumonie der Maus unwirksam (SIDRANSKY und VERNEY, 1962).

Mit der Therapie der experimentellen Aspergillose des Auges setzten sich SAUBERMANN und SCHOLER (1959) (Abb. 225 und 226) und FINE und ZIMMERMAN (1960) auseinander. Erstere injizierten bei einem Kaninchen, das 3 Tage nach intracornealer Infektion eine schwere Keratitis mit Hypopyon zeigte, am 3., 4., 5. und 7. postinfektiösen Tag subconjunctival je 0,5 ml einer einprozentigen

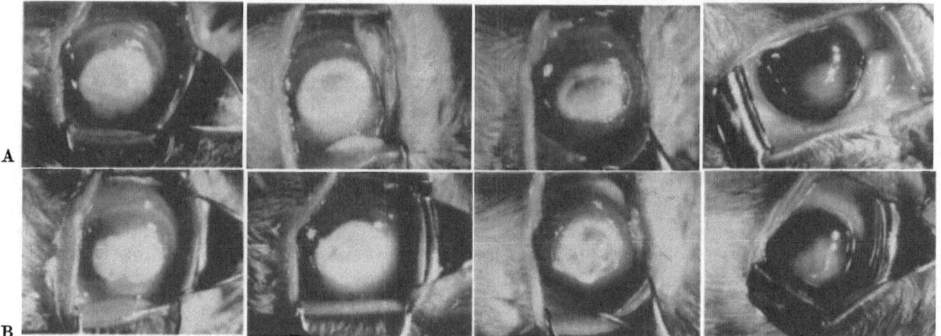

Abb. 225. Experimentelle Aspergillose der Kaninchenhornhaut in verschiedenen Entwicklungsstadien. 7 und 12 Tage nach Infektion Teile einer Demarkationsfurche sichtbar; 12 Tage nach Infektion bei Tier *B* Descemetocelen; 29 Tage nach Infektion Entzündung abgeschlossen; dichte Leukome (nach SAUBERMANN und SCHOLER, Bibliotheca ophthalmol., Fasc. 54. Basel: Karger 1959)

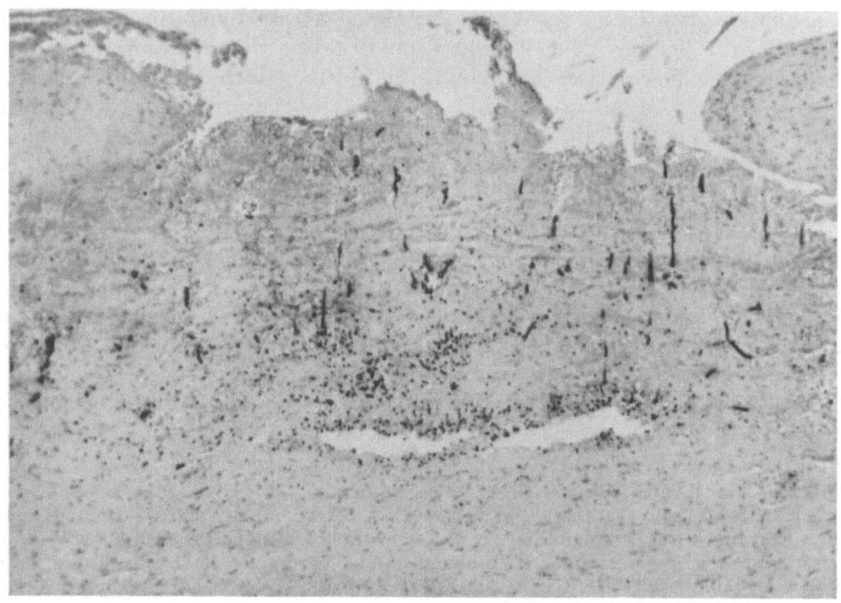

Abb. 226. Experimentelle Aspergillose der Kaninchenhornhaut; 7 Tage nach Infektion: Ulcus, Stichkanal von intracornealer Injektion mit Sporen und nach außen strebenden Hyphen. Methenamin-Silberimprägnation nach GOMORI, 110mal [nach SAUBERMANN und SCHOLER, Bibliotheca ophthalmol., Fasc. 54. Basel: Karger (1959)]

Suspension aus feinstem Nystatinpulver. Kulturen von der Hornhaut blieben vom 6. Tag nach der Infektion an steril. Bei einem Kontrolltier mit gleich schwerem Befund gelang der kulturelle Nachweis von *A. fumigatus* noch bis zum 12. Tag nach der Infektion. Nach FINE und ZIMMERMAN (1960) reagieren Kaninchenaugen, deren Glaskörper mit *A. fumigatus*-Sporen infiziert wurden, auf eine Lokalbehandlung mit Nystatin in einer Konzentration von 2000 E pro 0,1 ml (1 mg =

2500 E). — Der Erfolg der Behandlung ist weitgehend vom Therapiebeginn abhängig, der am besten 2 Std nach der Inoculation liegen sollte.

Infektionsverlauf unter zusätzlichen Schädlichkeiten. Als wichtigster Schrittmacher kommt auch bei der experimentellen Aspergillose das Cortison, gegebenenfalls in Kombination mit antibiotischen Mitteln in Frage. MANKOWSKI und LITTLETON (1954) verkürzten bei Mäusen, die i.p. mit einer nicht näher bestimmten *Aspergillus*-Art infiziert waren, durch hohe Dosen Cortison und ACTH die Überlebenszeit, während dieselbe durch Testosteron verlängert wurde. Zu ähnlichen Ergebnissen kam MANKOWSKI (1954/1955). LEY (1956) beobachtete bei Untersuchungen mit *Aspergillus terreus*, daß Cortison und Oxytetracyclin bei 80% der Kaninchen das Angehen einer Keratomykose fördern. BURDA und FISHER (1959) konnten bei Ratten nach intracornealer Injektion von *Aspergillus*-Arten nur dann Pilzgeschwüre erzeugen, wenn gleichzeitig lokal Cortison gegeben wurde.

Nach SIDRANSKY und FRIEDMAN (1959) entstehen bei Mäusen, die *A. flavus*-Aerosolen ausgesetzt werden, spontan heilende Bronchitiden und Pneumonien, ohne daß die inhalierten Sporen auskeimen. Auf zusätzliche Behandlung mit Cortison und Antibiotica entwickeln sich jedoch massive Verpilzungen der Lungen mit hoher Letalität.

Auch Antibiotica allein werden als Schrittmacher der *Aspergillus*-Infektion empfohlen. OSSWALD und SEELIGER (1960) verwendeten bei der experimentellen Aspergillose der Maus mit gutem Erfolg Tetracyclin (0,4 mg i.p.). Dagegen fanden z.B. WRIGHT, ANDERSON, EPPS und MCCONACHIE (1962) keine wesentliche Beeinflussung der *A. fumigatus*-Infektion bei Küken durch Chlortetracyclin.

Einen anderen Weg beschritten OEHLERT und DÜFFEL (1958) durch Einbringung eines Hyaluronidasepräparates (Kinetin) in die Infektionsstelle. Die durch die Hyaluronidase erreichte Ausbreitungssteigerung soll zur Verschleppung von Pilzbestandteilen in die Organe und zur Entstehung von Pilzherden mit echter Mycelbildung führen.

Über den Zusammenhang zwischen Alloxan-Diabetes und experimenteller Aspergillose haben SIDRANSKY und VERNEY (1962) gearbeitet. Alloxandiabetische Mäuse entwickelten nach Exposition gegen *A. flavus*-haltige Aerosole in einem hohen Prozentsatz eine tödliche Pilzpneumonie. Im akuten Stadium des Alloxan-Diabetes war dieser Effekt deutlicher als im chronischen.

Aus den Untersuchungen von SIDRANSKY, VERNEY und BEEDE (1965) war zu folgern, daß Mäuse nach Röntgenbestrahlung, nach Gabe cytotoxischer Substanzen, nach dem Angehen transplantierbarer lymphoider Leukämie oder nach Mangelernährung einer Inhalation von *A. flavus*-Sporen schneller erlagen als die unbehandelten Kontrolltiere.

Küken, bei denen vor der experimentellen Pilzinfektion durch Inoculation des Myeloblastosevirus eine Leukämie hervorgerufen worden war, zeigten nach i.p. Infektion mit *A. fumigatus* ausgedehnteren Organbefall als die nicht leukämischen Kontrolltiere (CHICK, 1963).

M. Penicilliose und andere Schimmelmykosen

Die ubiquitär verbreiteten Schimmelpilzarten der Gattungen *Penicillium, Scopulariopsis, Paecilomyces, Fusarium, Alternaria* u.a. verursachen nur sehr selten Erkrankungen bei Mensch und Tier. Einige wenige, gesicherte Beobachtungen liegen über die pathogene Bedeutung von *Penicillium*-Pilzen bei menschlichen Fällen von Pneumo- und Otomykose sowie mykotischen Infektionen der ableitenden Harnwege vor (vgl. Übersichten bei CONANT, SMITH, BAKER, CALLAWAY und MARTIN, 1958; SKOBEL und SEELIGER, 1964). Tierexperimentelle Studien

wurden wegen der zweifelhaften und seltenen pathogenen Bedeutung dieser
Schimmelpilzgattungen kaum unternommen. Daher erscheint es gerechtfertigt, im
folgenden — mehr als bei der Besprechung der Systemmykosen — auch Beobachtungen über natürliche Infektionen bei Tieren heranzuziehen. Diese Befunde
können auf dem wenig bearbeiteten Gebiet gegebenenfalls als Ausgangspunkt für
tierexperimentelle Untersuchungen dienen. Die in Frage kommenden Schimmelpilze werden nachfolgend einzeln besprochen.

1. Schimmelpilze der Gattung *Penicillium*

Die Pilze dieser Gattung wachsen auf der Oberfläche der üblichen Nährböden
bei Laboratoriumstemperatur, bei 30⁰ und bei 37⁰ C. Die Oberfläche der Kolonie

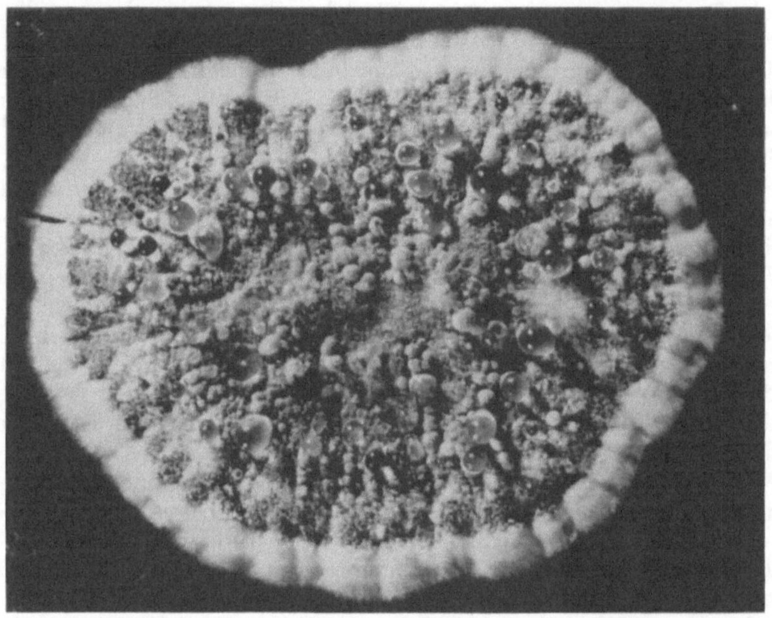

Abb. 227. *Penicillium chrysogenum*, Kultur auf Sabouraud-Agar, 3 Wochen bei 22⁰ C

zeigt eine Fältelung bei zunächst weißem, später graugrünem, gelblichem oder
bräunlichem Aussehen mit weißen Randzonen (Abb. 227). Bei der mikroskopischen Untersuchung der Kultur sind septierte, sich verzweigende Hyphen und
pinselähnliche Fruchtstände charakteristisch (Abb. 228). Genaue Angaben über
die Differentialdiagnose der einzelnen Arten finden sich in der Monographie von
RAPER und THOM (1949).

CAPPONI, SUREAU und SEGRÉTAIN beschrieben 1956 eine neue *Penicillium*-
Art: *Penicillium marneffei*, die bei kleinen Nagetieren (*Rhizomys sinensis* =
Bambusratte) in Zentral-Vietnam isoliert worden war. Die Tiere erkrankten in
der Gefangenschaft an einer reticulo-endothelialen Systemmykose, die pathologisch-anatomisch der Histoplasmose täuschend ähnelte. An klinischen Zeichen
wurden Inappetenz, Somnolenz und zunehmende Kachexie beobachtet. Autoptisch
wurden geschwollenes Abdomen mit Ascites, Milzhypertrophie und Knötchen im
Netz sowie histologisch eine Makrophagenreticulose mit Leukocyteninfiltrationen
in Milz, Leber, Netz und Lungen festgestellt (SEGRÉTAIN, 1959). In den Makrophagen
traten runde, 3 µ große sowie ovale und einzelne längliche, septierte pilzähnliche

Strukturen auf. Auf Sabouraud-Agar wuchs eine grünbläuliche, den Nährboden rot färbende Kolonie, die als *P. marneffei* identifiziert wurde. SEGRÉTAIN (1959) führte mit diesem Pilz Pathogenitätsversuche an Kaninchen, Meerschweinchen, Mäusen, Ratten und Hamstern durch. Kaninchen reagierten auf die i.p., Meerschweinchen auf die intradermale, i.m. und i.p. Applikation einer Arthrosporenaufschwemmung einer bei 37° C auf Bierwürzeagar gewachsenen Kultur nicht. Bei i.p. infizierten Mäusen wurden uneinheitliche Resultate erzielt, während bei elf i.p. infizierten Hamstern und bei zwei i.v. und einer i.p. infizierten Ratte eine in 14—50 Tagen tödlich verlaufende Systemmykose auftrat.

Autoptisch und histologisch wurde vor allem Befall von Milz und Leber festgestellt. Durch 18tägige Behandlung mit Nystatin (zweimal täglich 0,5 mg subcutan injiziert) wurden

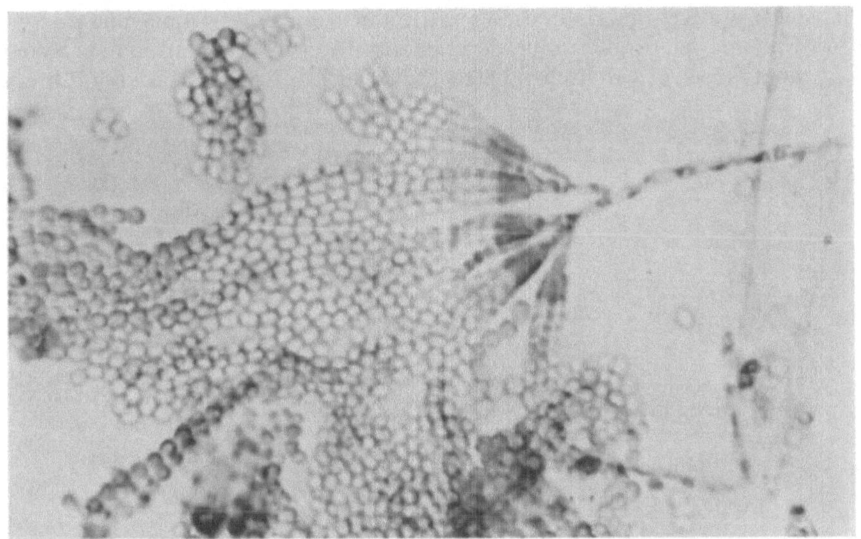

Abb. 228. *Penicillium* spec., Conidiophor mit Sporangium (starkes Trockensystem)

infizierte Hamster am Leben erhalten. Nach Tötung und Sektion fiel nur eine geringe Hypertrophie der Leber auf, während die von den inneren Organen angelegten Kulturen steril blieben (SEGRÉTAIN, 1959). Das in vitro gegen *P. marneffei* ebenfalls wirksame Actidion erwies sich im Tierexperiment als nahezu wertlos.

Einen anderen Weg der tierexperimentellen Untersuchung beschritt WÜNSCHE (1952). Ausgehend von der Beobachtung, daß auf der Genitalschleimhaut von sonst gesunden, aber schwach fertilen Bullen und Kühen in einem hohen Prozentsatz *Penicillium*-Sporen nachweisbar sind, wurden diese Pilzsporen einer gesunden Kuh intracervical injiziert. Da die Kuh daraufhin die Pilzsporen im Cervicalsekret ausschied, wurde von dem Autor ein Zusammenhang zwischen Pilzbefall und Sterilität beim Rind für möglich gehalten.

BOCOBO, CURTIS, BLOCK und STUBBART (1954) trugen einen Ätherextrakt von Sporen und Mycel einer nicht näher bestimmten *Penicillium*-Art 3—4 Wochen lang täglich auf die epilierte Rückenhaut von acht Albinomeerschweinchen auf. Die ersten Hautveränderungen in Form von Erythem und Schuppung traten vom 12.—22. Tag auf. Ekzematöse Veränderungen in Gestalt von Schwellungen, Erythem und Erosionen folgten bei 6 der 8 Tiere vom 14.—26. Tag. Gleichzeitig durchgeführte Hauttestungen zum Nachweis einer Allergisierung blieben negativ. In den rohen *Penicillium*-Ätherextrakten wurde daher eine primäre ekzemerregende Noxe ohne allergisierende Wirkung vermutet.

Uraguchi u. Mitarb. (1961a, b) wiesen bei vier Stämmen von *Penicillium islandicum*, die aus kalifornischem Reis gezüchtet worden waren, in Versuchen an Mäusen und Ratten zwei lebertoxische Komponenten nach. Die langsam wirkende lipophile Komponente enthielt unter anderem Sterine und verschiedene Pigmente aus der Polyoxyanthrochinon-Gruppe, darunter das bislang unbekannte Luteoskyrin (gelbe hexagonale Kristalle, Schmelzpunkt 278° C, Summenformel $C_{30}H_{12}O_{12}$). Die zweite, hydrophile Komponente tötete die Versuchstiere in 24 Std. Hauptbestandteil war ein Peptid, das unter anderem die Aminosäuren Serin, α-Aminobuttersäure und β-Phenyl-β-Aminopropionsäure enthielt.

2. Schimmelpilze der Gattung *Scopulariopsis*

Die wichtigste Art innerhalb dieser den *Penicillium*-Pilzen morphologisch verwandten Gattung ist *Scopulariopsis brevicaulis*. Sie wird gelegentlich als Erreger von Onychomykosen des Menschen betrachtet. Der Pilz wächst bei Laboratoriums-

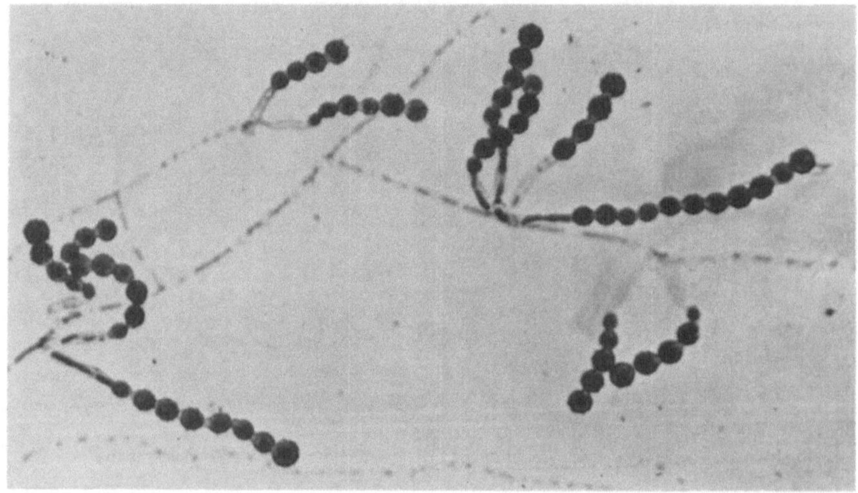

Abb. 229. *Scopulariopsis*-Art: Sporangium mit Conidien

temperatur auf den üblichen Nährböden unter Bildung einer hellbraunen, von feinem Conidienstaub überzogenen Kolonie. Mikroskopisch zeigen die Nebenfruchtformen typische Merkmale (Abb. 229), die eine Bestimmung der Gattungszugehörigkeit relativ leicht machen. An der Tierpathogenität dieses Pilzes besteht nach den Ergebnissen experimenteller Untersuchungen kein Zweifel.

González-Ochoa und Dallal y Castillo (1960) benutzten i.p. geimpfte Mäuse zum Nachweis von *S. brevicaulis* in Erd- und Dungproben. Auf diese Weise wurde der Pilz in Mexico in 14 von 25 Proben festgestellt. Insgesamt 32 von 200 inokulierten Mäusen enthielten den Pilz in Leber und (oder) Milz. Im infizierten Gewebe fanden sich außer filamentösen Pilzelementen auch hefeähnliche Gebilde mit doppelt konturierter Zellwand.

Mankowski (1962b) injizierte je $1,5\times10^7$ Sporen von *S. brevicaulis* nach Laparotomie unter Nembutal-Äthernarkose in die Milz von 40 erwachsenen Wistarratten. Bei einem Tier bildete sich im Verlauf von mehreren Monaten ein großer subcutaner Knoten aus, der reichlich Calciumsalze enthielt. Diese tierexperimentell erzeugte subcutane Verkalkung ist pathologisch-anatomisch und histologisch der menschlichen Calcinose vergleichbar. Von dem Autor wurde eine direkte Erregerwirkung (an der Injektionsstelle in der Milz fanden sich stets Verkalkungen) oder eine Aktivierung z.B. von Mykobakterien (*M. tuberculosis* u.a.) durch bestimmte Pilzpolysaccharide diskutiert.

HOFFMANN (1963) übertrug *S. brevicaulis* cutan, intracutan und subcutan auf 14 Meerschweinchen, 10 Kaninchen, 12 Hunde, 24 Schafe, 26 Schweine und 14 Hühner. Die Injektion einer Conidiensuspension verursachte in der Cutis und Subcutis gummöse knotige Herde, die sich in 2—3 Wochen wieder zurückbildeten. Bei Meerschweinchen und Schafen trat häufig Abszeßbildung auf. In histologischen Schnitten konnten Conidien und einige kurze Hyphen des Pilzes festgestellt werden. Scarifizierte, mit einer Conidienhonigmischung bedeckte Hautflächen wiesen lediglich 2 Wochen lang Krusten auf, in denen der Pilz kulturell nachweisbar war. Auf Grund dieser Ergebnisse zog der Autor den Schluß, daß *S. brevicaulis* zumindest für gesunde Labor- und Haustiere nicht pathogen ist.

3. Schimmelpilze der Gattung *Paecilomyces*

Bei diesen Pilzen handelt es sich um nahe Verwandte der *Penicillium*-Arten (vgl. Abb. 230 und 231). Es gelten daher die gleichen Regeln über Züchtung usw. RAPER und THOM (1949) ordneten diese Pilze in die vierte Untergattung der

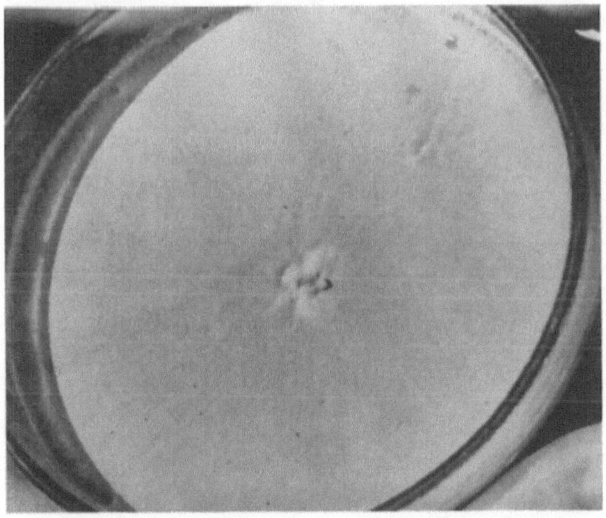

Abb. 230. *Paecilomyces* spec., Sabouraud-Agarkultur

Gattung *Penicillium* ein. Eine klinische Bedeutung kommt diesen häufig im Laboratoriumsstaub vorhandenen Schimmelpilzen kaum zu. GEORG, WILLIAMSON, TILDEN und GETTY (1962) wiesen *Paecilomyces fumoso-roseus* als Pneumonieerreger bei einer Riesenschildkröte (*Testudo gigantea elephantina*) nach; und SEGRÉTAIN, FROMENTIN, DESTOMBES, BRYGOO und DODIN (1964) konnten eine neue Art — *Paecilomyces viridis* — als mutmaßlichen Erreger einer Mykose des Chamäleons bei Tieren, die aus Madagaskar nach Frankreich verschickt worden waren, identifizieren.

4. Schimmelpilze der Gattung *Fusarium*

Diese schnell wachsenden, rote bis violettfarbene Pigmente bildenden Schimmelpilze mit charakteristischen Fruchtständen (Abb. 232) finden erst seit der Benutzung von Corticosteroiden zur Lokalbehandlung z.B. des Auges das Inter esse der medizinischen Mykologen. Dudley und Chick (1964) verwendeten einen *Fusarium moniliforme*-Stamm, isoliert von einer Mycokeratitis des Menschen, zu Versuchen an der Kaninchencornea.

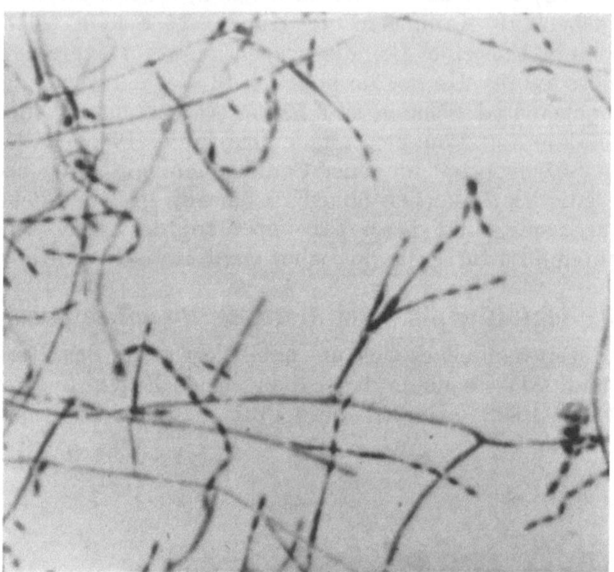

Abb. 231. *Paecilomyces*-Art, Sporangien

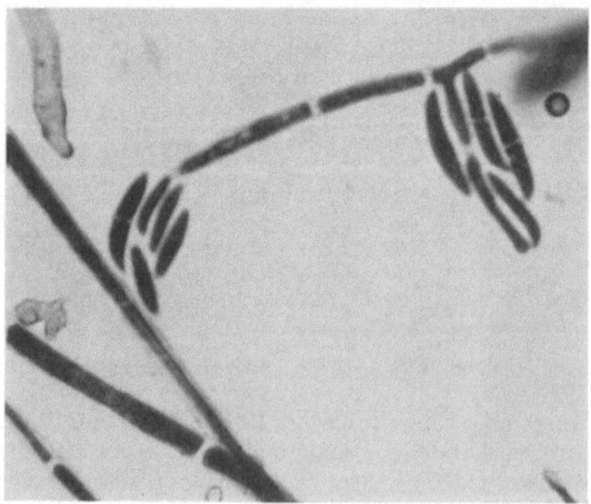

Abb. 232. *Fusarium* spec., Objektglaskultur mit sichelförmigen Makroconidien

Halbliterflaschen mit 150 ml Sabouraud-Bouillon wurden mit dem Pilz beimpft und in einem Schüttelapparat 14 Tage bei Zimmertemperatur bebrütet. Das gereinigte Mycel wurde durch Filtration über acht Gazelagen gewonnen. Durch Zermahlen des Mycels mit sterilem Sand in einem mit 50 ml physiologischer Kochsalzlösung angefüllten Mixgerät wurde ein Extrakt hergestellt. Zur Vermeidung einer zu starken Erwärmung wurde das Zermahlen mit mehrstündigen Pausen durchgeführt. Das Homogenisat wurde durch Dekantieren von dem sedimentierten Sand getrennt und 30 min bei 15000 rpm in der Kälte zentrifugiert. Bei Benutzung innerhalb 1 Std wurde der Extrakt im Kühlschrank aufbewahrt, sonst bei $-60°$ C eingefroren.

Zu den Tierversuchen wurden 30 erwachsene männliche Albinokaninchen benutzt. Nach schwacher i.v. Nembutalnarkose und lokaler Anaesthesie mit Ophthain wurden jeweils

0,05 ml des frisch bereiteten oder bei —60° C gehaltenen Kochsalzextrakts von *F. moniliforme* intracorneal gespritzt. Nach 24 Std trat in der Regel eine intracorneale Nekrose (vgl. Abb. 233) mit Leukocytenauswanderung auf, die nach 48 Std ihr Maximum erreichte und danach

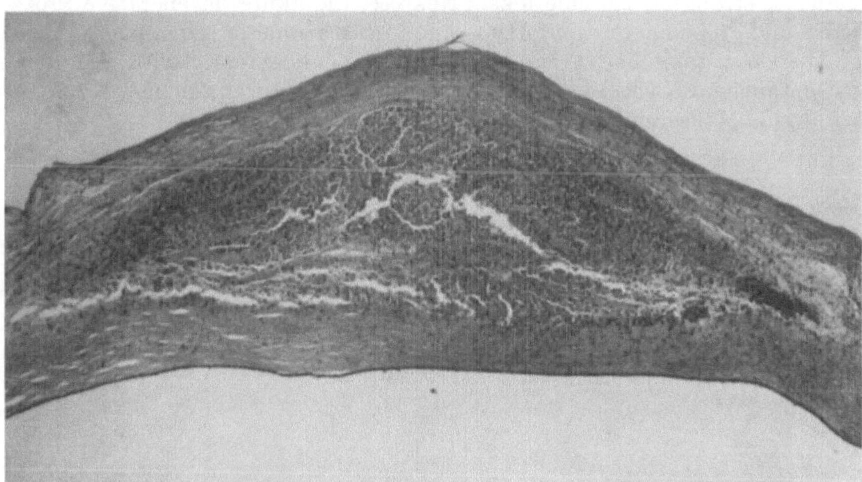

Abb. 233. Nekrotisierende Veränderung der Kaninchencornea mit ausgedehnter Zerstörung des Stromas zwei Tage nach intracornealer Injektion eines *Fusarium moniliforme*-Extrakts. Perjodsäure-Schiff-Färbung. 50mal [nach DUDLEY und CHICK, Arch. Ophthal. **72**, 346 (1964)]

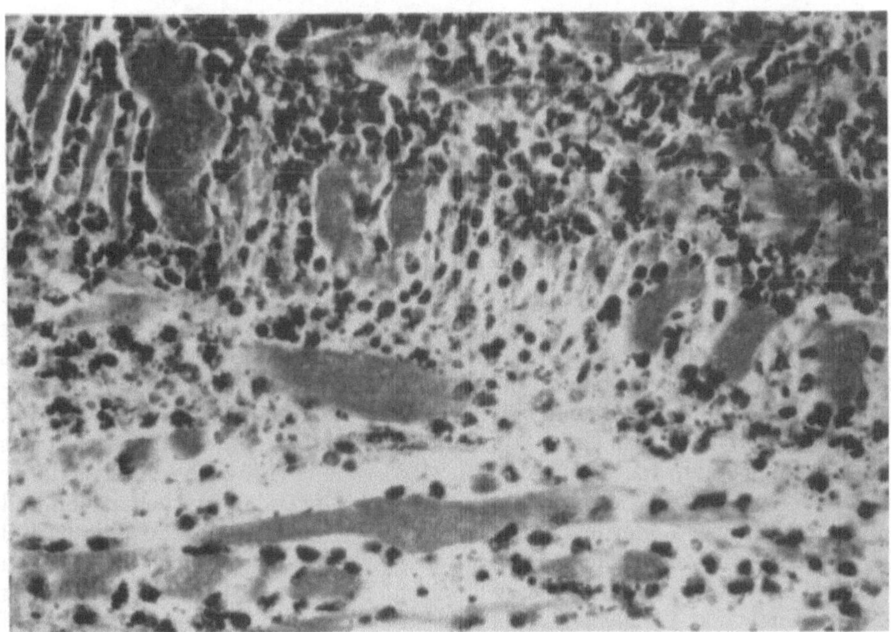

Abb. 234. Aufgequollene und fragmentierte Kollagenbündel in dem Nekroseherd der Kaninchencornea. Masson-Trichromat. 500mal [nach DUDLEY und CHICK, Arch. Ophthal. **72**, 346 (1964)]

geringfügig zurückging. Durch histologische Stufenkontrollen unter Zuhilfenahme geeigneter Färbemethoden (van Gieson-Färbung u.a.) konnten Fragmentation und Zerstörung der kollagenen Fibrillen nachgewiesen werden (vgl. Abb. 234). Auch aus in vitro-Versuchen wurde geschlossen, daß das wirksame Prinzip des *F. moniliforme*-Extrakts Proteinasenatur besitzt,

Eine toxische Wirkung von *Fusarium*-Arten (vor allem *Fusarium poae* und *Fusarium sporotrichoides*) wies auch JOFFE (1960) bei insgesamt 179 von 501 Stämmen aus dem Distrikt um Orenburg, UdSSR, nach. Auf die Kaninchenhaut aufgebracht, erzeugten sie eine lokale Nekrose, die akute degenerative Prozesse in Nieren und Nebennieren und Hyperämie in den inneren Organen im Gefolge hatte. Die stark toxischen Stämme bewirkten Leukocytenaustritt und hämorrhagische Ödeme. Nach Verfütterung toxischer Kulturen gingen Kaninchen, Katzen, weiße Mäuse und Pferde ein.

5. Schimmelpilze der Gattung *Alternaria*

Diese schnellwachsenden Pilze mit charakteristischen Fruchtständen (Abb. 235) sind ubiquitär verbreitet und in der Regel ohne klinische Bedeutung, wenn man

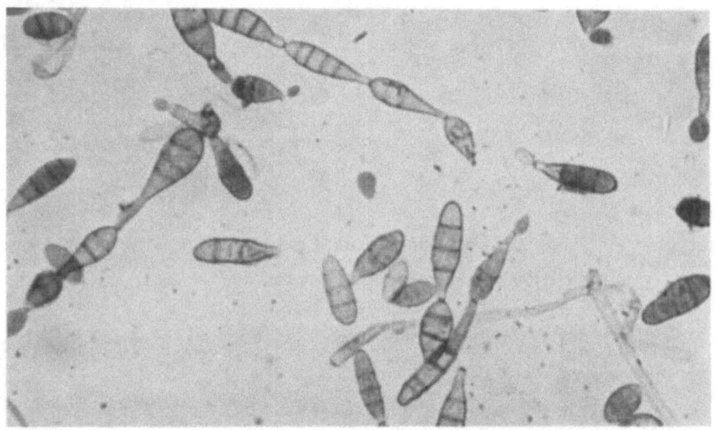

Abb. 235. Gekammerte Makroconidien einer *Alternaria*-Art

von der noch wenig geklärten Rolle als mögliches Asthma-Allergen absieht. Von OHASHI (1960) wurden mikroskopisch im Urin eines 11jährigen Jungen mit Cystopyelitis septierte Conidien beobachtet und anschließend *Alternaria tenuis* gezüchtet. Von sieben i.p. mit diesem Stamm infizierten Meerschweinchen starben fünf. Im Urin dieser Tiere wurden *A. tenuis*-Conidien nachgewiesen. Der Pilznachweis gelang auch aus den entzündeten Organen, z.B. den Lungen. Durch Verabreichung von Trichomycin vor der experimentellen Infektion wurden die Tiere geschützt. Das gleiche Mittel erwies sich auch bei 37 weiteren, im Verlaufe von 30 Monaten beobachteten menschlichen Fällen in der Gegend von Hamanaki, Japan, als wirksam.

BOCOBO, CURTIS, BLOCK und STUBBART (1954) trugen einen Ätherextrakt aus Sporen und Mycel von *Alternaria*-Arten 3—4 Wochen lang täglich auf die epilierte Rückenhaut von acht Albinomeerschweinchen auf. Die ersten erythematösen und schuppenden Hautveränderungen traten bei allen Tieren zwischen dem 6. und 9. Tag auf. Ekzematöse Veränderungen mit Schwellungen, Erythem und Erosionen wurden bei 5 von 8 Tieren zwischen dem 8. und 11. Tag sichtbar. Die am 10. Tag und nach Ende der Versuche durchgeführten Hautteste wurden bei den fünf ekzematösen Tieren positiv. Extrakte von *Penicillium-*, *Aspergillus-* und *Hormodendrum-* (*Cladosporium-*)Arten zeigten weder bei den mit den homologen Extrakten noch bei den mit *Alternaria*-Extrakten behandelten Tieren dieselbe allergisierende Wirkung. Umgekehrt blieb bei unbehandelten Tieren und bei den mit den übrigen erwähnten Pilzen behandelten Tieren die Hauttestung mit *Alternaria*-Extrakt negativ. Die Tierversuche sprachen demnach für die Anwesenheit eines Kontaktallergens in dem *Alternaria*-Extrakt.

6. Sonstige Schimmelpilze

Der Vollständigkeit halber seien nachfolgend einzelne Beobachtungen an seltenen oder in der medizinischen Mykologie wenig beachteten Pilzen angeführt.

GEORG, WILLIAMSON, TILDEN und GETTY (1962) wiesen als Erreger tödlicher Pneumonie bei zwei Riesenschildkröten (*Testudo elephantopus* und *Testudo gigantea elephantina*) im Zoo von Chicago *Beauvaria bassiana* (früher zur Gattung *Botrytis* gerechnet) nach. Daraufhin wurden zwei kleine Schildkröten (*Terrapene carolina*) mit 0,5 ml der Pilzsuspension, entsprechend 10^6 Sporen, in die Pars anterior der linken Lunge infiziert. Ein Tier wurde bei 40°, das andere bei 28° C gehalten. Das bei niedriger Temperatur gehaltene Tier ging 4 Tage nach der Inoculation zugrunde. Autoptisch zeigten die Lungen eine geringe Hyperämie. Kulturell war *Beauvaria bassiana* im Lungengewebe nachweisbar. Histologisch war das Lungengewebe weitgehend normal, nur an der Injektionsstelle hatte sich ein mykotischer Absceß mit verzweigten Mycelien und einem aus mononucleären Zellen bestehenden Entzündungswall gebildet.

Einen septierten Fadenpilz, dessen systematische Zuordnung infolge Fehlens von Fruchtformen unklar blieb, stellten DHALIWAL und GRIFFITHS (1963, 1964) in Hautulcerationen und in tumorähnlichen Knötchen in der Bauchwand und auf den inneren Organen bei bestimmten Kröten (*Bufo melanostictus*) in der Nähe von Kuala Lumpur, Malaya, fest. Durch subcutane und i.p. Inoculation von 1 ml einer bei 27° C gezüchteten Mycelsuspension konnten bei gesunden Kröten die gleichen Krankheitserscheinungen ausgelöst werden. Im Verlaufe von 3 Wochen breiteten sich die lokalen Erscheinungen von der Haut und der Bauchwand auf Leber, Nieren, Milz, Herz und Mesenterium aus. Nach 2 Monaten waren die 36 subcutan und die 26 i.p. geimpften Tiere zugrunde gegangen. Histologisch waren in den Knötchen der Haut und der inneren Organe dunkelbraune septierte Pilzhyphen mit interkalaren kugeligen Segmenten nachweisbar, die von einem dichten Wall aus Fibrocyten, Monocyten und Fremdkörperriesenzellen umgeben waren. 2—3 Monate alte, subcutan mit 0,5 ml Pilzsuspension infizierte Mäuse zeigten 6 Tage nach der Inoculation kleine lokale Knötchen und Lymphknotenvergrößerung. Die Knötchen erreichten nach 10 Tagen ihre maximale Größe und bildeten sich dann zurück.

Zellfreie Kulturfiltrate des gleichen Pilzes erzeugten bei den Kröten nach subcutaner Verabfolgung entzündliche Reaktionen an der Bauchwand. Wäßrige Mycelextrakte riefen außerdem eine Hyperplasie der Epidermis hervor.

Kulturfiltrate von *Stachybotrys atra* wurde nvon FORGÁCS, CARLL, HERRING und HINSHAW (1958) im Tierversuch geprüft. 26 von 40 Stämmen riefen bei Kaninchen eine intradermale Reaktion hervor. Ätherextrakte von zwei Stämmen verursachten bei Kaninchen, Rindern und Pferden Hyperämie, Ödeme und anschließend Nekrose der Haut. Die dermotoxische Substanz wurde von dem einen dieser Stämme (Nr. 1002) nach 10tägigem Wachstum auf Weizenstroh gebildet und blieb 414 Tage lang nachweisbar. Erst 3stündige Extraktion mit Äther entfernte die toxische Substanz aus dem Stroh. Der Giftstoff war an aktiviertes Aluminium absorbierbar; er war in einer Konzentration von $0{,}00175\,\gamma/0{,}125$ ml wirksam. Die orale Verabfolgung im Olivenöl blieb wirkungslos.

RICH und STERN (1957) wiesen bei 3 von 4 geprüften *Dematium nigrum*-Stämmen im Tierversuch eine neurotrope Wirkung nach. I.v. Injektion der Pilzsuspension führte bei Mäusen zu einer Hemiparese der rechten Körperhälfte. Der Tod trat zwischen dem 6. und 10. Tag ein. Nur aus dem Gehirn war der Pilz wieder züchtbar. Die Autoren hielten daher eine pathogene Bedeutung des Pilzes auch beim Menschen für möglich und Vorsicht im Umgang mit diesem häufigen, schwarz wachsenden Schimmelpilz für angezeigt.

Einen ebenfalls schwarz wachsenden (= *Dematium*-)Pilz beschrieben GEORG, BIERER und COOKE (1964) als Erreger einer Encephalitis-Enzootie bei jungen Truthennen. 600 der 4000 Tiere wurden befallen. Bei neun Tieren konnten *Dematium*-ähnliche Pilzfäden im Gehirngewebe nachgewiesen werden. In der Kultur war ein bislang unbekannter Pilz, *Diplorrhinotrichum gallopavum* züchtbar. Als Infektionsquelle wurde das zur Streu verwendete Sägemehl vermutet. Versuche, die Krankheit experimentell bei Hühner- und Trutküken zu reproduzieren — zu diesem Zweck wurden Hühner- und Truteier kurz vor dem Schlüpfen in ein Mäuseglas mit sporulierter *D. gallopavum*-Kultur gebracht — schlugen fehl.

N. Mucormykose
1. Erreger und Geschichte
der tierexperimentellen Mucormykose-Forschung

Zu den Erregern der Mucormykose gehören verschiedene, zu den Phykomyceten oder Algenpilzen gerechnete Arten der Gattungen *Mucor*, *Rhizopus*,

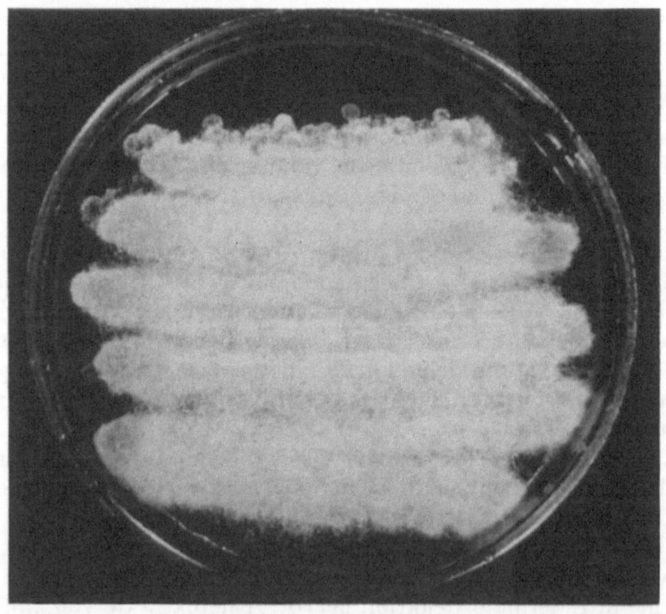

Abb. 236. Oberflächenkultur von *Mucor* spec. auf Sabouraud-Agar nach 48 Std bei 25° C.
Klinischer Fall von Mucormykose

Absidia, Lichtheimia, Mortierella usw. Es handelt sich dabei um unseptierte Fadenpilze mit typischen Sporangien. Über Phykomykosen (zusammenfassender Begriff für Mucormykosen, *Rhizopus*-Mykose usw.) beim Menschen wird mit zunehmender Häufigkeit berichtet. Man beobachtet solche Infektionen vor allem bei Diabetes mellitus als prädisponierendem Grundleiden, ferner bei mykotischen Gehörgangs- und Nebenhöhlenaffektionen (vgl. Abb. 236). Bei Tieren werden außer den genannten nicht selten auch noch andere Algenpilzarten als Erreger beobachtet, so z. B. *Entomophthora coronata* (EMMONS und BRIDGES, 1961). Als wesentliche Formelemente dieser Mucorazeen seien das unseptierte Mycel, die

typischen Sporangien (Abb. 237 *A*, *B*) und bei *Rhizopus*-Arten die sog. Rhizoide
(Abb. 238) erwähnt. Die Kulturen wachsen auf den üblichen Medien meist in
Form graubrauner Schimmelgeflechte (Abb. 239), z. T. mit schwarzen Köpfchen
(*Rhizopus nigricans* usw.), die in wenigen Tagen die Kulturschalen ausfüllen
(Abb. 240). Unter besonderen Kulturbedingungen kann auch bei den *Mucor-*
Arten die Transformation von der Schimmelphase in das Sproßpilzwachstum

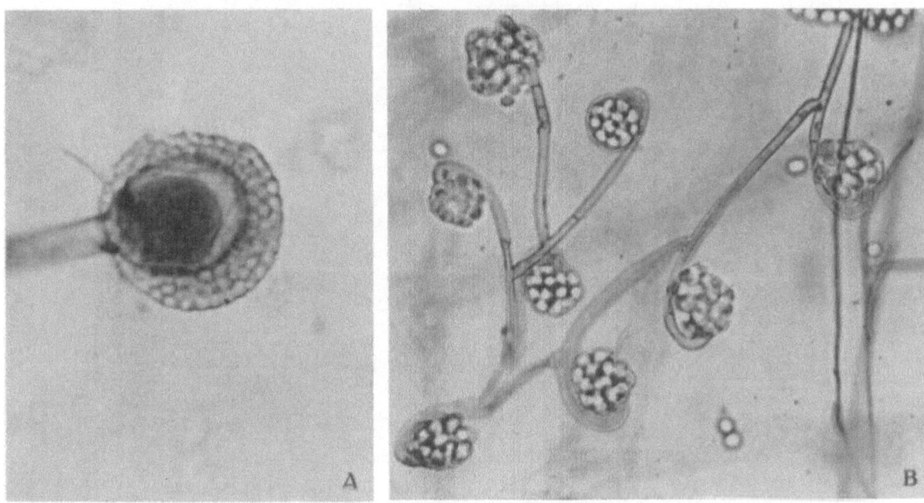

Abb. 237 A u. B. Sporangien von zwei *Mucor*-Arten bei verschiedener Vergrößerung

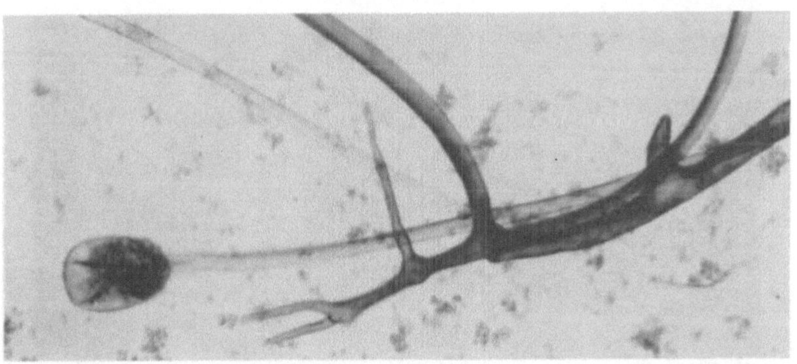

Abb. 238. Rhizoid von *Rhizopus arrhizus*

erzwungen werden (vgl. BARTNICKI-GARCIA und NICKERSON, 1962a, b; BART-
NICKI-GARCIA, 1963).

LICHTHEIM (1884) erzeugte als erster eine experimentelle Mucormykose. Er
benutzte zu seinen Kaninchenversuchen einen von altem Brot isolierten Pilz
(*Mucor rhizopodiformis* = *Rhizopus cohnii*). LINDT (1886) stellte fest, daß zwei
weitere Arten (*Mucor pusillus* und *Absidia ramosa*) ebenfalls Läsionen beim
Kaninchen erzeugen. Bei vielen älteren Arbeiten (ref. bei PLAUT und GRÜTZ, 1928)
sind die benutzten Schimmelpilze botanisch nicht sicher eingeordnet. BARTHELAT
(1903) nennt bereits eine Anzahl von *Rhizopus, Absidia-* und *Mucor*-Arten, mit
denen bei Laboratoriumstieren tödliche Allgemeininfektionen erzeugt werden
können.

16*

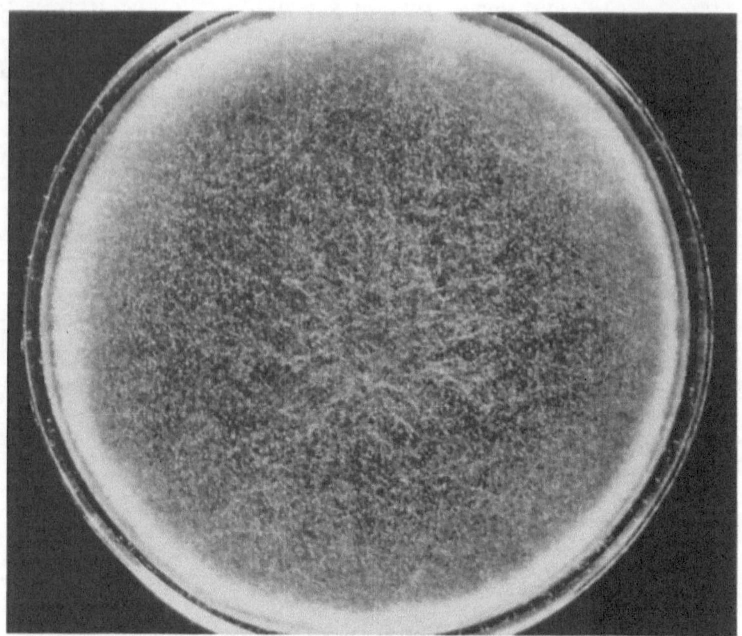

Abb. 239. Kulturschale mit *Mucor*-Kultur nach 3 Tagen bei 28° C

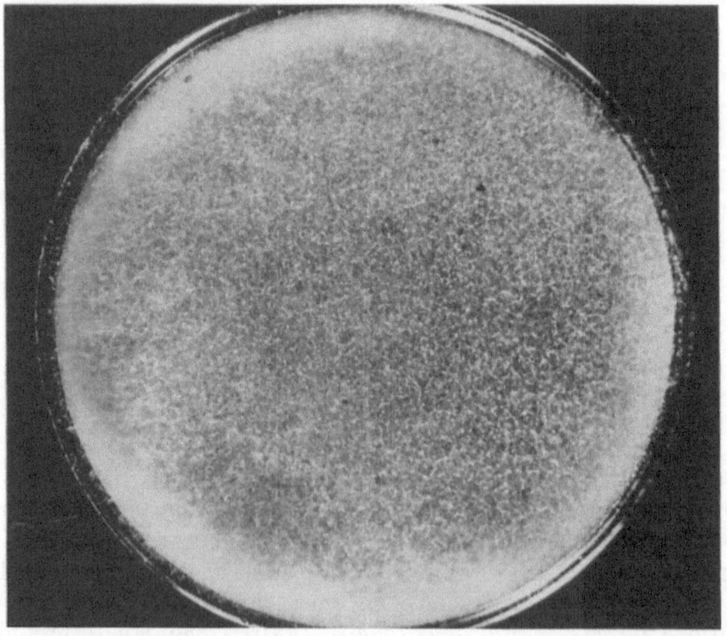

Abb. 240. Kulturschale mit *Rhizopus nigricans*-Kultur nach 3 Tagen bei 28° C

Den ersten gesicherten Fall einer spontanen Mucormykose beim Tier (Schwein) beschrieb CHRISTIANSEN (1922). Durch subcutane Inoculation von *Absidia ramosa*-Sporen erzeugte der gleiche Autor (CHRISTIANSEN, 1929) beim Meerschweinchen Knötchen, während die i.v. Inoculation bei einer trächtigen Sau wirkungslos blieb.

Im Gefolge gehäufter einschlägiger Beobachtungen beim Menschen wurde der Einfluß des Diabetes (Alloxan-Diabetes) und der künstlichen Hyperglykämie auf die experimentelle Mucormykose untersucht (BAUER, FLANAGAN und SHELDON, 1955, 1956; BAKER, SCHOFIELD, ELDER und SPOTO, 1956; ELDER und BAKER, 1956; SCHOFIELD und BAKER, 1956; SHELDON und BAUER, 1958, 1959). Ferner wurde der Einfluß des Cortisons überprüft (BAUER, WALLACE und SHELDON, 1957).

Eine toxische Wirkung von i.v. verabfolgten Sporen der Genera *Cunninghamiella, Mucor* und *Absidia* bei Kaninchen wurde von GORTNER und BLAKESLEE (1914) und BLAKESLEE und GORTNER (1915) nachgewiesen. GORLENKO (1948) bezog auch *Mucor-* und *Rhizopus*-Arten in die tierexperimentelle Erforschung der Mycotoxikosen ein.

Von den fungistatischen Substanzen hat das Amphotericin B besonderes Interesse gefunden. Es wurde bei experimentellen Infektionen mit *Rhizopus oryzae* (CHICK, EVANS und BAKER, 1958a, b) und *Mucor pusillus* (OSSWALD und SEELIGER, 1958, 1960; GLOOR, LÖFFLER und SCHOLER, 1961) an Kaninchen, Ratten und Mäusen auf seine Wirksamkeit geprüft. Aus den bereits bei Besprechung der Aspergillose erwähnten Gründen hat der diagnostische Tierversuch bei der Mucormykose und verwandten Krankheiten keine Bedeutung, da die eventuelle Tierpathogenität eines gezüchteten Pilzes nichts über seine Erregernatur im Einzelfalle aussagt. Die Verimpfung von pathologischem Untersuchungsmaterial auf Tiere zum Zwecke der Erregerisolierung ist unnötig.

2. Methodik der Tierversuche

Inoculum und Infektionsdosis. Bei der Züchtung von Mucorazeen ist das Temperaturoptimum besonders zu beachten, das meistens die 30⁰ C-Grenze nicht übersteigt.

BLAKESLEE und GORTNER (1915) filtrierten abgeschwemmte Oberflächenkulturen von *Mucor*-Stämmen durch Leinenfilter, wobei das Mycel zurückgehalten wurde. Das sporenhaltige Filtrat wurde zentrifugiert und das Sediment in 0,9%iger Kochsalzlösung aufgenommen. Das Inoculum wurde durch Auszählungen auf eine ungefähre Dichte von 5×10^8 Sporen pro ml eingestellt.

OSSWALD und SEELIGER (1958, 1960) impften mittels einer 10%igen Tween 80-Lösung Sporen von einer 5 Tage bei 36⁰ C gehaltenen *Mucor pusillus*-Agarkultur ab. Anschließend wurden die Sporen in einer 5%igen Glucoselösung, die 0,2% Celluloseglykolat enthielt, aufgeschwemmt und als Infektionsmaterial verwendet. Das Celluloseglykolat („van Baern", gereinigt, hochviscös) vereinigt gute Löslichkeit mit Hitzestabilität und eignet sich besser als Mucin zur Herstellung homogener Pilzsuspensionen. Die Zuhilfenahme von Suspensionsstabilisatoren ist notwendig, weil sonst infolge der schnell vonstatten gehenden Sedimentation der Pilzpartikel unerwünschte Zwischenfälle auftreten können. Die Anzahl der Zellen wurde in der Zählkammer nach THOMA bestimmt.

Empfängliche Tiere und Infektionsmodus. BLAKESLEE und GORTNER (1915) und CHICK, EVANS und BAKER (1958a) injizierten die Sporensuspensionen Kaninchen in die Ohrvenen. CHICK, EVANS und BAKER (1958b) sowie JOSEFIAK und FOUSHEE (1958) brachten *Rhizopus oryzae*-Sporen bei Ratten in ein artifiziell erzeugtes subcutanes Emphysem (pneumoderma pouch) ein. GLOOR, LÖFFLER und SCHOLER (1960) applizierten *R. oryzae*, OSSWALD und SEELIGER (1958, 1960) 0,2 ml der oben beschriebenen *M. pusillus*-Suspension in Glucose-Celluloseglykolatlösung i.v. bei Mäusen. SYMEONIDIS und EMMONS (1955) injizierten 50—100 Sporen von *Absidia corymbifera* (= *Mucor corymbifer*) enthaltende

Suspensionen subcutan in die Dorsoscapularregion von Mäusen. Die subcutane Infektion bei Kaninchen wurde von SHELDON und BAUER (1958) angewandt. BIANCHI und DELLA TORRE (1953) inokulierten Kaninchen und Ratten i.p. wie intratesticulär mit einem von einer tödlichen Phykomykose des Menschen isolierten, allerdings nicht genau eingeordneten Stamm. ELDER und BAKER (1956) infizierten alloxandiabetische Kaninchen intratracheal mit Sporensuspensionen von *Rhizopus arrhizus*. SCHOFIELD und BAKER (1956) inokulierten den gleichen Pilz i.p. und intracerebral bei Mäusen. Mykotischer Abort bei Kühen kann mit *Absidia corymbifera, Absidia ramosa, M. pusillus* und *R. cohnii* erzeugt werden (AINSWORTH und AUSTWICK, 1959); GILMAN und BIRCH (1925) injizierten bei einer trächtigen Kuh Sporen einer *Mucor*-Art i.v., BENDIXEN und PLUM (1929) benutzten für den gleichen Infektionsweg *A. ramosa*. Die Angaben zur Methodik experimenteller Mucormykosen sind auswahlweise in Tabelle 11 zusammengefaßt.

Tabelle 11. *Methodik experimenteller Mucormykosen (auszugsweise)*

Inoculum	Dosis	Tierart	Infektions-modus	Autoren
Sporensuspen-sionen von *Mucor hiemalis*-Stämmen	3—4 ml (5 × 10⁸ Sporen pro ml)	Kaninchen	i.v.	BLAKESLEE und GORTNER (1915)
Sporensuspen-sionen von *Rhizopus arrhizus*	?	Kaninchen	intra-tracheal	ELDER und BAKER (1956)
		Mäuse	i.p. und intracerebral	SCHOFIELD und BAKER (1956)
nicht sicher defi-nierter Phyko-myceten-Stamm	?	Kaninchen und Ratten	i.p und intra-testiculär	BIANCHI und DELLA TORRE (1963)
Glucose-Cellulose-glykolat-Suspen-sionen von *M. pusillus*-Sporen	in der Zellkammer bestimmte Mengen, z.B. 10⁶ Sporen	weiße Mäuse	i.v.	OSSWALD und SEELIGER (1958, 1960)
Sporensuspen-sionen von *A. corymbifera* (= *M.corymbifer*)	50—100 Sporen	Mäuse	subcutan	SYMEONIDIS und EMMONS (1955)

3. Ergebnisse der Tierversuche

Infektionsverlauf. BLAKESLEE und GORTNER (1915) konnten selbst nach 28maliger Injektion von Sporen eines *Mucor*-Stammes bei zwei Kaninchen keine Mykose erzeugen. Durch kulturelle Bestimmung der Pilzsporen in strömendem Blut wurde festgestellt, daß diese 10 Std nach der Injektion in strömendem Blut langsam abnehmen und nach 43 Std gänzlich verschwunden sind. Der Mechanismus der Ausmerzung wurde nicht aufgedeckt. Die Kaninchen entwickelten keine Cytolysine gegen die *Mucor*-Sporen; dagegen wurden Agglutinine nachgewiesen.

Nach OSSWALD und SEELIGER (1958) ist die Entwicklung der Erkrankung dosisabhängig. Die i.v. Injektion von *M. pusillus*-Sporen in kleinen Mengen führt bei der Maus zu einem ausschließlichen Befall der Nieren und einem protrahierten Verlauf, welcher sich über 4—6 Wochen erstrecken kann. Mit steigender Dosis verkürzt sich die Überlebenszeit, und es kommt zu einer Ausbreitung der Erreger in andere Organe.

Pathologisch-anatomische Veränderungen. Nach allen einschlägigen Untersuchern ist bei experimenteller Mucormykose die Niere das am regelmäßigsten und

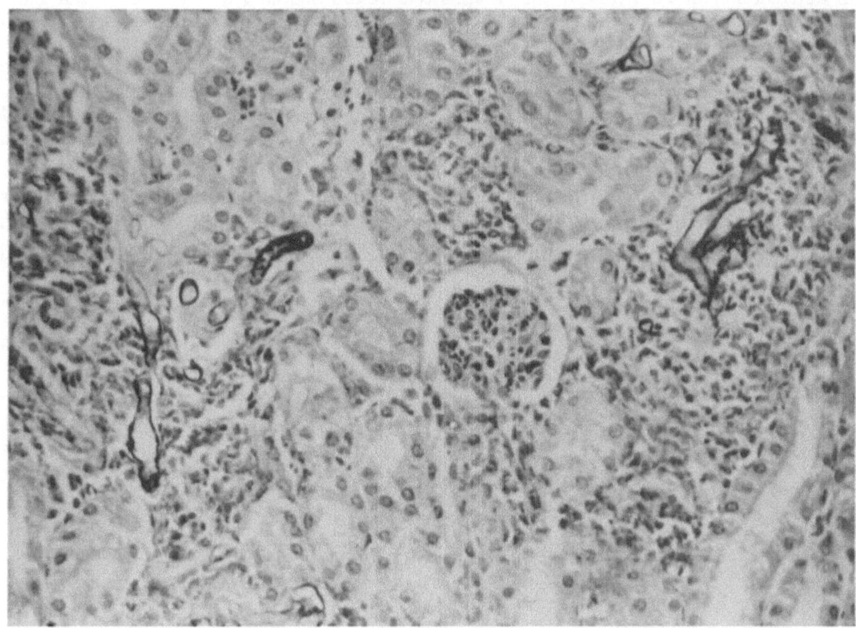

Abb. 241. Nierenbefall bei experimenteller *Rhizopus oryzae*-Infektion der Maus. Methenamin-Silberimprägnation, 280mal [nach GLOOR, LÖFFLER und SCHOLER, Path. et Microbiol. (Basel) **24**, 1043—1064 (1961)]

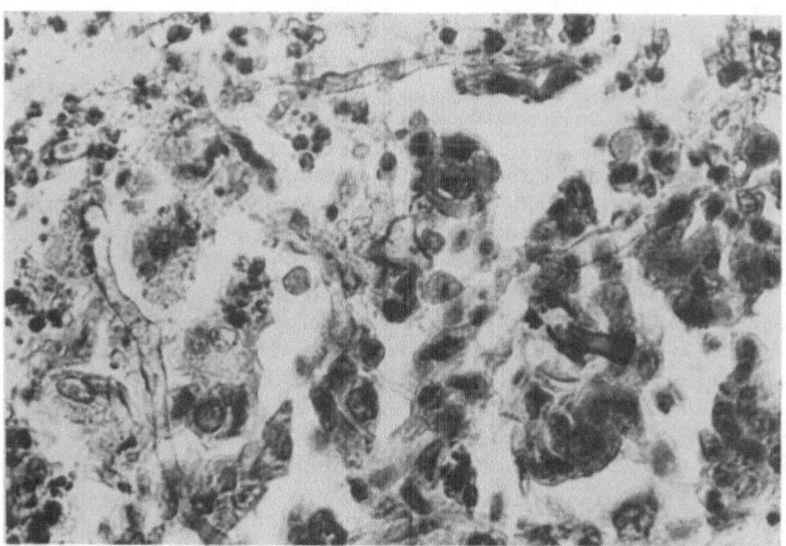

Abb. 242. Meist unseptierte Mycelfäden im Nierengewebe bei experimenteller Mucormykose der weißen Maus durch *Mucor pusillus*, ca. 500fach (nach OSSWALD und SEELIGER, unveröffentlichte Befunde)

auffälligsten veränderte Organ. Die Nieren sind mit Abscessen übersät, in denen die Pilze auch kulturell nachgewiesen werden können (GLOOR, LÖFFLER und SCHOLER, 1961; vgl. Abb. 241); diagnostisch wichtig ist das unseptierte Mycel (Abb. 242).

Nach OSSWALD und SEELIGER (1958) treten ausgedehnte Pilzkolonien besonders im Bereich der Nierenpapillen auf. Außerdem lassen sich Pilzherde in der Nierenrinde, gelegentlich auch in den Glomeruli nachweisen. In verstärktem Maße beobachtet man sie in den großen Blutgefäßen, besonders in den Nierenvenen an der Mark-Rindengrenze. Kleinere Arterien können völlig von ihnen verlegt sein.

In der Leber sind die Blutgefäße durch Pilzthromben ausgefüllt. Die Milz ist von Pilzfäden durchsetzt; auch hier finden sich, ebenso wie in der Leber, kleine Nekrosen. Die Lunge weist an einigen Stellen kleine *Mucor*-Kolonien auf, die manchmal in der Nachbarschaft von Gefäßen liegen. Im Gehirn sind gefäßnahe vereinzelte Pilzherde nachweisbar, ähnlich denen bei menschlichen Erkrankungen (vgl. Abb. 243).

Die *Mucor*-Pilze entfalten nach Ansicht der meisten Autoren ihre deletäre Wirkung bei experimentellen Infektionen vorwiegend mechanisch, und zwar vor allem in den venösen Blutgefäßen. Toxine wurden bisher nicht isoliert dargestellt.

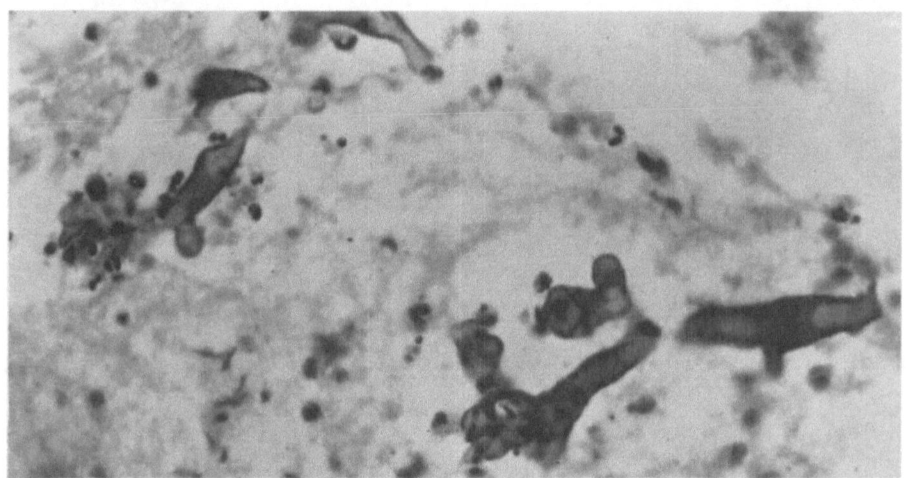

Abb. 243. Mucormykose des Hirns. Unseptierte Pilzhyphen im nekrotischen Material (etwa 700fach) (Photographie eines histologischen Schnitts von Dr. MARIAT, Pasteur-Institut, Paris)

Über eine lokale Entwicklung von tumorähnlichen Granulomen berichteten SYMEONIDIS und EMMONS (1955) nach Injektion von 50—100 Sporen von *Absidia corymbifera* bei Mäusen. Das Granulom ähnelte mit seinem expansiven Wachstum in das umgebende Gewebe und die Peritonealhöhle einem echten Neoplasma und ließ sich durch subcutane Inoculation von Gewebsteilchen auf andere Mäuse übertragen. Die Infektion breitete sich aber nicht hämatogen aus. Ebensowenig fanden JOSEFIAK und FOUSHEE (1958) eine Ausbreitung der *Rhizopus oryzae*-Infektion nach Einbringung von Pilzsporen in das artifizielle subcutane Emphysem (Pneumoderm) der Ratte. Die Pilze verursachten lediglich eine unspezifische entzündliche Reaktion, die nach 6 Tagen granulomatös wurde. 4—6 Wochen nach der Infektion waren die Granulomknötchen von einer Bindegewebshülle umgeben.

Bei Studien an Ratten mit cutaner *Rhizopus oryzae*-Infektion gingen Entgranulation und Wiederauftreten der Granula in den Gewebemastzellen mit dem Eintritt und Aufhören der exsudativen Entzündung parallel. Nach Entfernung der Nebennieren war die Beendigung der Entzündungsphase zwar verlangsamt, doch zeigte sich keine verstärkte Pilzproliferation (PAPLANUS und SHELDON, 1963). Durch intravenöse Infektion lassen sich beim Kaninchen typische Infarzierungen in den verschiedensten Organen hervorrufen (vgl. Abb. 244 und 245). Im weiteren Verlauf kommt es dann zu eitrigen Einschmelzungen (Abb. 246).

GILMAN und BIRCH (1925) erzeugten durch i.v. Verabfolgung von *Mucor*-Sporen bei einer trächtigen Kuh mykotischen Abort. BENDIXEN und PLUM (1929) gelang das gleiche mit *A. ramosa*. Die Verfütterung des Pilzes blieb ohne Wirkung.

Infektionsverlauf unter medikamentöser Behandlung. Versuche zur medikamentösen Beeinflussung experimenteller Mucormykosen wurden mit Nystatin und Amphotericin B unternommen. Nach OSSWALD und SEELIGER (1958) sind diese Substanzen nach subcutaner Applikation von täglich 0,2 mg bei der *M. pusillus*-Infektion der weißen Maus etwa gleich gut wirksam.

Von jeweils 20 Tieren überlebten bei Mycostatinbehandlung 18, bei Amphotericin B-Behandlung 19 noch nach 10 Wochen. Bei der Sektion der überlebenden Tiere zeigten noch zwei Mäuse trotz Nystatin- und vier unter Amphotericin B-Behandlung Nierenabscesse. Bei

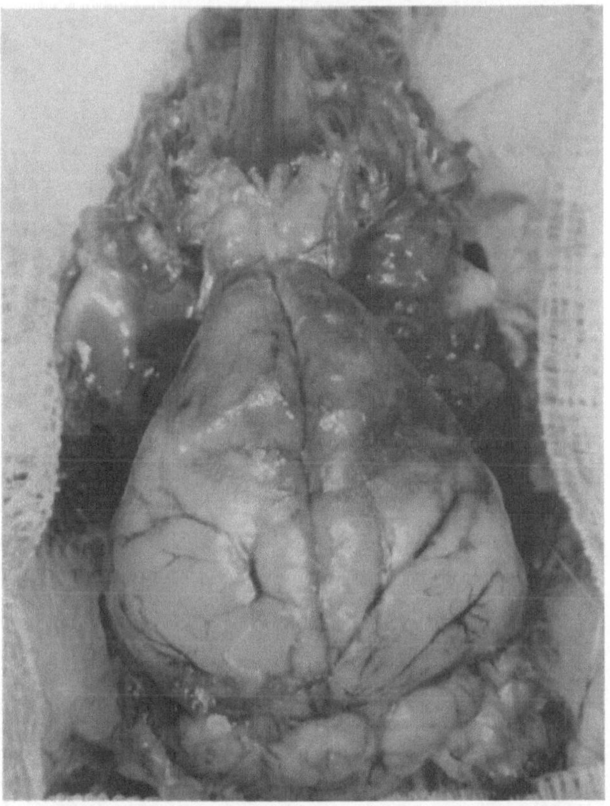

Abb. 244. Mucormykose: Kaninchenhirn nach experimenteller Infektion (zur Verfügung gestellt von Dr. KAPLAN, Communicable Disease Center, Atlanta, Georgia)

den übrigen Tieren fanden sich kraterförmige Vertiefungen in der Nierenrinde und zum Teil in der Leber. Die Schutzwirkung der genannten Polyene erhöht sich noch bei oraler Applikation (OSSWALD und SEELIGER, 1960). Als Grund wird eine bessere Resorption auf enteralem Wege angenommen; denn nach subcutaner Injektion sind größere Partikel der Polyensuspensionen noch lange Zeit lokal nachweisbar.

Die günstige Wirkung des Amphotericin B wurde von GLOOR, LÖFFLER und SCHOLER (1961) bei der Maus nach i.v. Infektion, selbst mit einem Inoculum von 10^6 *R. oryzae*-Sporen, bestätigt. Nach CHICK, EVANS und BAKER (1958a) schützt die i.v. Gabe von Amphotericin B auch Kaninchen gegen eine experimentelle *R. oryzae*-Infektion. Amphotericin B verhindert auch die Auskeimung von *R. oryzae*-Sporen im artifiziellen subcutanen Emphysem (Pneumoderm) der Ratte (CHICK, EVANS und BAKER, 1958b). Allerdings erwiesen sich die Pilzsporen noch 14 Tage nach der Inoculation als lebensfähig.

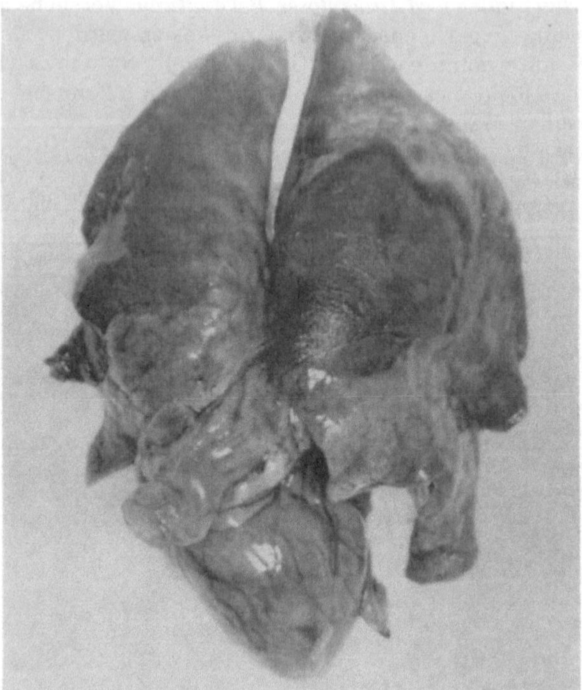

Abb. 245. Mucormykose: Kaninchenlunge nach experimenteller Infektion (zur Verfügung gestellt von Dr. KAPLAN, Communicable Disease Center, Atlanta, Georgia)

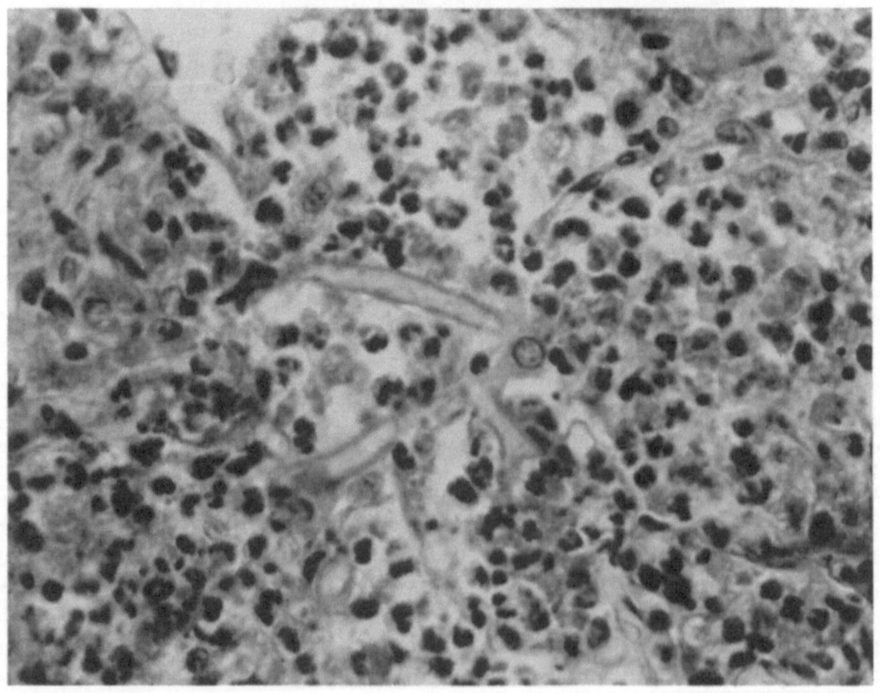

Abb. 246. Mucormykose: Unseptierte *Mucor*-Hyphen in Absceß bei experimenteller Mucormykose (zur Verfügung gestellt von Dr. KAPLAN, Communicable Disease Center, Atlanta, Georgia)

Infektionsverlauf unter zusätzlichen Schädlichkeiten. Entsprechend den Beobachtungen beim Menschen hat sich auch bei der experimentellen *Mucor*-Mykose der Diabetes als das wichtigste prädisponierende Moment beim Zustandekommen einer tödlichen Infektion erwiesen.

BAUER, FLANAGAN und SHELDON (1958a, b) infizierten neun alloxandiabetische Kaninchen mit Sporensuspensionen von *R. oryzae.*

18—21 Std nach der Inoculation wurde bei sieben Tieren ein ausgedehnter Befall der Nasenschleimhaut, der Blutgefäße und der Knochen mit ausgedehnten Nekrosen und akuter Entzündung festgestellt. Bei vier Tieren entwickelte sich im gleichen Zeitraum eine Meningoencephalitis, die pathologisch-anatomisch der cerebralen Mucormykose des Menschen ähnelte, und zwei hatten auch Nierenaffektionen. Bei den neun Kontrolltieren wurden an Gehirn, Lungen und Nieren keine Läsionen beobachtet. Nur bei fünf dieser Tiere zeigten sich geringe Ulcerationen der Nasenschleimhaut mit akuter entzündlicher Reaktion und einigen degenerierenden Hyphen.

KAPLAN, GOSS, AJELLO und SUE IVENS (1960) erzielten mit einem *M. pusillus*-Stamm, der aus der Lunge eines an akuter Pilzpneumonie gestorbenen Seehundes (*Phoca groenlandica*) isoliert worden war, nur bei alloxandiabetischen Kaninchen nach intranasaler Instillation einer Sporensuspension eine akute, tödliche Pneumonie.

Bei alloxandiabetischen Mäusen unterschied sich dagegen die *R. arrhizus*-Infektion nach i.p. und intracerebraler Inoculation nicht von der normaler Tiere (SCHOFIELD und BAKER, 1956). Bei Kaninchen hingegen wird auch das subcutane *R. oryzae*-Granulom durch Alloxan-Diabetes aktiviert (SHELDON und BAUER, 1958, 1959). In der akuten Phase des Alloxan-Diabetes erliegen Kaninchen der intratrachealen Infektion mit *R. arrhizus* in 1—3 Tagen, während Tiere in der chronischen Phase des Diabetes und normale Tiere nur eine milde Pneumonie mit Riesenzellreaktion ohne Proliferation der Hyphen zeigen (ELDER und BAKER, 1956). Nach BAUER, FLANAGAN und SHELDON (1956) reagieren Kaninchen, die durch Glucoseinfusionen künstlich hyperglykämisch gemacht wurden, stärker auf eine *R. oryzae*-Infektion als stoffwechselgesunde Kontrolltiere, aber weniger heftig als Tiere mit Alloxan-Diabetes.

Eine Cortisonbehandlung 1—23 Tage vor der experimentellen Infektion mit *R. oryzae* führt dagegen nur zu einer geringfügigen Resistenzminderung. Eine Allgemeininfektion tritt hierbei nicht auf (BAKER, SCHOFIELD, ELDER und SPOTO, 1956; BAUER, WALLACE und SHELDON, 1957).

OSSWALD und SEELIGER (1958, 1960) verwendeten als Schrittmacher bei der experimentellen *M. pusillus*-Infektion der weißen Maus Tetracycline in einer Dosis von zweimal 0,2 mg in einem Intervall von 12 Std mit gutem Erfolg.

Anhang. 1963 berichtete DELLA TORRE über Ratten- und Kaninchenversuche mit *Conidiobolus utriculosus* BREF. aus der Ordnung *Entomophthorales*, in der sich z.B. insektenpathogene Arten finden. Die i.p., intratesticulär und subcutan mit Conidienaufschwemmungen geimpften Tiere erkrankten bevorzugt an der Impfstelle und deren Nachbarschaft, ohne daß es zu einer Generalisierung kam. Demgegenüber trat nach i.v. und intrakardialer Infektion vorwiegend Befall der Lungen, Pleura und des Perikards auf. Histologisch fanden sich Riesenzellgranulome und Einschmelzungsherde mit dem gleichen Zellbild wie bei spontaner und experimenteller Phykomykose. Ratten scheinen empfänglicher als Kaninchen zu sein (DELLA TORRE und MOSCA, 1965).

Literatur

ABE, T.: Experimental study of mycotic epidermal reaction. II. Epidermal feature of experimental dermatophytid as seen from comparative exanthematology. Bull. pharm. Res. Inst. **49**, 12—22 (1964).

ABRAHAMS, I.: Active protection against experimental cryptococcosis. Bact. Proc. **1960**, 137

—, and T. G. GILLERAN: Studies on actively acquired resistance to experimental cryptococcosis in mice. J. Immunol. **85**, 629—635 (1960).

— —, and C. B. WEISS: Quantitative studies on reverse cutaneous anaphylaxis in mice with progressive cryptococcosis. J. Immunol. **89**, 684—690 (1962).

ADRIANO, S. M., and J. SCHWARZ: Experimental moniliasis in mice. Amer. J. Path. 31, 859—873 (1955).
AHLFELDT, F. E.: Studies in coccidioidal granuloma: mode of infection. Arch. Path. 2, 206—216 (1926).
AINSWORTH, G. C., and P. K. C. AUSTWICK: A survey of animal mycoses in Britain: mycological aspects. Trans. Brit. mycol. Soc. 38, 369—386 (1955).
— — Fungal diseases of animals. Farnham Royal Bucks, England (1959).
AJELLO, L.: A new Microsporum and its occurrence in soil and on animals. Mycologia, 51, 69—76 (1959).
— Subkutane und System-Mykosen. Überblick über ihre globale Verbreitung bis 1958. In: Weltseuchenatlas herausgeg. von E. RODENWALDT u. H. JUSATZ, Bd. III, S. 131. Hamburg: Falk 1959.
— Histoplasma capsulatum soil studies. Mykosen 3, 43—48 (1960).
— The ascigerous state of Microsporum cookei. Sabouraudia 1, 173—177 (1961).
— Present day concepts of the dermatophytes. Mycopathologia (Den Haag) 17, 315—324 (1962).
— T. BRICEÑO-MAAZ, H. CAMPINS, and J. C. MOORE: Isolation of Histoplasma capsulatum from the oil bird (Steatornis caripensis) cave in Venezuela. Mycopathologia (Den Haag) 12, 199—206 (1959).
— L. K. GEORG, W. KAPLAN, and L. KAUFMAN: Laboratory manual for medical mycology. U.S. Dept. of Health, Education and Welfare, Public Health Service, Monograph, 2. ed. 1962.
— R. E. REED, K. T. MADDY, A. A. BUDURIN, and J. C. MOORE: Ecological and epizootiological studies on canine coccidioidomycosis. J. Amer. vet. med. Ass. 129, 485—490 (1956).
—, and L. C. RUNYON:: Infection of mice with single spores of Histoplasma capsulatum. J. Bact. 66, 34—40 (1953).
AKBARIAN, M., K. SALFELDER, and J. SCHWARZ: Experimental histoplasmic endocarditis, Arch. intern. Med. 114, 784—791 (1964).
AKÜN, R.: Eine chromoblastomykosisähnliche Pilzkrankheit beim Pferde. Zbl. allg. Path. path. Anat. 90, 294—297 (1953).
ALLEN, R.: Experimental histoplasmosis: portal of entry of the fungus. Amer. J. trop. Med. 28, 857—861 (1948).
ALMEIDA, F. P.: Lesões cutâneas da blastomycose em cobayos experimentalmente infectados. An. Fac. Med. S. Paulo 3, 3—8 (1928a).
— Sôbre a localização cutânea da blastomycose em uma cobaya inoculada experimentalmente no testículo. Sc. Méd. 6, 173—174 (1928b).
— Cromoblastomicose experimental em sapos. Rev. Biol. Hyg. (Brasil.) 5, 95 (1934).
ALTERAS, J., et M. CONU: Un nouveau cas de dermatomycose humaine dû à Trichophyton gallinae. Considération sur la position de cette espèce dans la classification des dermatophytes. Mycopathologia (Den Haag) 16, 249—254 (1962).
AMBROSIONI, P., e S. MASONI: Ricerche sperimentali su conigli sani ed infettati con Candida albicans sottoposti a trattamento con clorotetraciclina (aureomicina). Nota I. Sensibilità del coniglio alla clorotetraciclina ed azione di questa sull'andamento di una micosi sperimentale. Nota II. Tentavi di profilassi mediante somministrazione di vari gruppi di vitamine e di germi del gruppo enterico. Boll. Ist. sieroter. milan. 34, 408—417, 418—424 (1955).
ANDREONI, G., E. CERVINI e D. CURATOLO: Influenza di alcuni antibiotici sulla patogenicità della Candida albicans nel topino. G. Mal. infett. 10, 722—723 (1958).
ANDRIOLE, V. T., and H. F. HASENCLEVER: Factors influencing experimental candidiasis in mice. I. Alloxan diabetes. Yale J. Biol. Med. 35, 96—112 (1962).
ANSEL, M., et C. GAUTHIER: Candidose expérimentale chez la souris par injection intrapéritonéale avec mucine. Influence du sexe. Ann. Parasit. hum. comp. 30, 312—317 (1955).
ARÊA LEÃO, A. E. DE, e A. CURY: Observações sobre aspergilose de passaros. Mem. Inst. Osw. Cruz 46, 653 (1948).
— — e M. T. DE MELLO: Cromoblastomicose experimental. Formação no pús e no tecido de grãos com clavas (nota previa). Brasil.-méd. 59, 393—394 (1945).
— M. T. DE MELLO e A. CURY: Cromoblastomicose experimental. Rev. bras. Biol. 7, 5—24 (1947).
ARTIS, D., and G. L. BAUM: The influence of propylene glycol on the growth of Histoplasma capsulatum in vitro and in experimental infection. Mycopathologia (Den Haag) 22, 225—227 (1964).
ASGARI, M., and N. F. CONANT: A preliminary note on inter-reaction of skin test sensitivity between histoplasmin and chrysosporin in experimental animals. Mycopathologia (Den Haag) 23, 321—327 (1964).

ATA, S., u. F. STAIB: Experimentelle Untersuchungen zur Therapie der Torulose. Arznei-mittel-Forsch. 8, 159—160 (1958).

AVRAM, A., I. ALTERAS, M. CARJEWSCHI et M. ILESCU: Microsporie observée chez un groupe de lions en captivité. Mycopathologia (Den Haag) 9, 288—298 (1958).

AZULAY, R. D.: Chromoblastomicose. Clin. Lab. Rio de Janeiro 69 pp. (1944).

— Experimental studies on chromoblastomycosis. J. invest. Derm. 6, 281—292 (1945).

— Die Südamerikanische Blastomykose (= Lutz-Mykose). In: Handbuch der Haut- und Geschlechtskrankheiten von J. JADASSOHN, Erg.-Werk, Bd. 4, Teil 4, S. 120—174. Berlin-Göttingen-Heidelberg: Springer 1963.

BAENA-CAGNANI, C., y N. GALLINO: Moniliasis experimental en animales de laboratorio. Rev. méd. Córdoba 45, 131—148 (1957).

BAKER, E. D., and L. P. CADMAN: Candidiasis in pigs in northwestern Wisconsin. J. Amer. vet. med. Ass. 142, 763—767 (1963).

BAKER, R. D.: Experimental blastomycosis in mice. Amer. J. Path. 18, 463—478 (1942).

— Experimental sporotrichosis in mice. Amer. J. trop. Med. 27, 749—757 (1947).

— A. SCHOFIELD, T. D. ELDER, and A. P. SPOTO: Alloxan diabetes and cortisone as modifying factors in experimental mucormosis (Rhizopus infection). Fed. Proc. 15, 506—507 (1956).

BALLAGI, S., u. S. LAUBAL: Über Meerschweinchenimpfungen mit Schimmelpilzen und Dermatophytonarten. Arch. Derm. Syph. (Berl.) 167, 394 (1933).

BALLIN: Das Schicksal inhalierter Schimmelpilzsporen. Ein Beitrag zur Kenntnis des Infektionsweges durch Inhalation. Z. ges. Hyg. 60, 479—489 (1908).

BARNES, J. M., and W. H. BUTLER: Carcinogenic activity of aflatoxin to rats. Nature (Lond.) 202, 1016 (1964).

BARTHELAT, G. J.: Les mucorinées pathogènes et les mucormycoses chez les animaux et chez l'homme. Arch. parasit. (Paris) 7, 1—116 (1903).

BARTNICKI-GARCIA, S.: Symposium on biochemical bases of morphogenesis in fungi. III. Mold-yeast dimorphism of Mucor. Bact. Rev. 27, 293—304 (1963).

—, and W. J. NICKERSON: Induction of yeastlike developement in Mucor by carbon dioxide. J. Bact. 84, 829—840 (1962a).

— — Nutrition, growth and morphogenesis of Mucor rouxii. J. Bact. 84, 841—858 (1962b).

BATISTA, A. C., H. DA S. MAIA, D. DE OLIVEIRA e S. K. SHOME: Coccidioides roseum n.sp. e sua patogenicidade experimental. Rev. Fac. Med. Univ. Ceará 3, 66—73 (1963).

— S. K. SHOME, and F. MARQUES DOS SANTOS: Pathogenicity of Paracoccidioides brasiliensis isolated from soil. Publ. Inst. Micol. Univ. Recife No 373, 27 p. (1962).

BAUER, H., J. F. FLANAGAN, and W. H. SHELDON: Experimental cerebral mucormycosis in diabetic rabbits. Amer. J. Path. 31, 600 (1955a).

— — — Experimental cerebral mucormycosis in rabbits with alloxan diabetes. Yale J. Biol. Med. 28, 29—36 (1955/56).

— — — The effects of metabolic alterations on experimental Rhizopus oryzae (mucormycosis) infection. Yale J. Biol. Med. 29, 23—32 (1956).

—, and W. H. SHELDON: Leukopenia with granulocytopenia in experimental mucormycosis (Rhizopus oryzae infection). J. exp. Med. 106, 501 (1957).

—, G. L. WALLACE, and W. H. SHELDON: The effects of cortisone and chemical inflammation on experimental mucormycosis (Rhizopus oryzae infection). Yale J. Biol. Med. 29, 389—395 (1957).

BAUM, G. L., J. SCHWARZ, and C. J. K. WANG: Treatment of experimental histoplasmosis with amphotericin B. Arch. intern. Med. 101, 84—90 (1958).

— S. M. ADRIANO, and J. SCHWARZ: Effect of cortisone on experimental histoplasmosis in mice. Amer. J. clin. Path. 24, 903 (1954).

— H. RUBEL, and J. SCHWARZ: Treatment of experimental histoplasmosis. Antibiot. and Chemother. 7, 477—482 (1956).

BAYLET, R., C. QUENUM, M. BA et P. HOCQUET: Histoplasmose experimentale du singe. Bull. Soc. Path. exot. 55, 31—35 (1962).

BEAMER, P. R., E. B. SMITH, and H. L. BARNETT: Histoplasmosis. Report of a case in an infant and experimental observations. J. Pediat. 24, 270—280 (1944).

BECK, E. M., and H. H. MUNTZ: Experimental therapy of generalized torulosis in rats with streptomycin. J. Lab. clin. Med. 33, 1159—1160 (1948).

—, and G. Q. VOYLES: Systemic infection due to Torula histolytica (Cryptococcus hominis). II. Effect of chemotherapeutic agents in experimentally produced infections. Arch. intern. Med. 77, 516—525 (1946).

BENDIXEN, H. C., u. N. PLUM: Schimmelpilze (Aspergillus fumigatus und Absidia ramosa) als Abortusursache beim Rinde. Acta path. microbiol. scand. 6, 252—322 (1929).

BENEDEK, T.: Critical survey of the present stand of the production of perfect stage of organs of fructification in dermatophytes. Mycopathologia (Den Haag) 13, 287—301 (1960).

Benedek, T.: Some historical remarks on the development of "hairbaiting" of Toma-Karling-Vanbreuseghem. (The ToKaVa-hairbaiting method.) Mycopathologia (Den Haag) 16, 104—106 (1962).
Benham, R. W.: Certain monilias parasitic on man. Their identification by morphology and by agglutination. J. infect. Dis. 49, 183—215 (1931).
— The fungi of blastomycosis and coccidioidal granuloma. Arch. Derm. Syph. (Chic.) 30, 385 (1934).
—, and B. Kesten: Sporotrichosis, its transmission to plants and animals. J. infect. Dis. 50, 437 (1932).
Bennet, J. E., and H. F. Hasenclever: Cryptococcus neoformans polysaccharide: studies of serologic properties and role in infection. J. Immunol. 94, 916—920 (1965).
Bennett, J. H.: On the parasitic vegetable structures found growing in living animals. Trans. roy. Soc. Edinb. 15, 277 (1842).
Bergman, F.: Reproduction and pathogenicity of Cryptococcus neoformans. Sabouraudia 1, 34—40 (1961).
— Effect of temperature on intratesticular cryptococcal infection in rabbits. Sabouraudia 5, 54—58 (1966).
—, and K. Stromby: A study of white blood cell and antibody response in mice infected subcutaneously with Cryptococcus neoformans. Sabouraudia 4, 106—111 (1965).
Beurmann, L. de, et H. Gougerot: Les sporotrichoses. Paris: Librairie F. Alcan 1912.
Bianchi, L., and B. Della Torre: A fatal case of human phycomycosis. Mycopathologia (Den Haag) 19, 145—148 (1963).
Bichel, J., and A. Stenderup: Experimental investigations on the effect of Monilia (Candida albicans) on lymphopoiesis in mice. Acta path. microbiol. scand. 37, 157—162 (1955).
Biddle, M., E. M. Butt, G. Jacobson, and J. F. Kessel: Pathogenesis of coccidioidomycosis in Macaca mulatta. Riassunti delle comunicazioni VI. Congr. Internat. Microbiol. Roma 2, 436—437 (1953).
Bisping, W.: Über das Vorkommen von Sproßpilzen bei einigen Haustieren und deren Bedeutung als Infektionsquelle für den Menschen. Mykosen 4, 137—143 (1961).
— A. Y. El-Fiki u. H. Rieth: Infektionsversuche mit Dermatophyten beim Schwein. Zbl. Vet.-Med. 7, 498—508 (1960).
Blakeslee, A. F., and R. A. Gortner: Reaction of rabbits to intravenous injections of mould spores. Biochem. Bull. 4, 45—51 (1915).
Bland, P. B., A. E. Rakoff, and I. J. Pincus: Experimental vaginal and cutaneous candidiasis. Arch. Derm. Syph. (Chic.) 36, 760 (1937).
Blank, F.: Ringworm of cattle due to Trichophyton discoides and its transmission to man. Canad. J. comp. Med. 17, 277—281 (1953).
— Favus of mice. Canad. J. Microbiol. 3, 885—896 (1957).
— J. L. Byrne, P. J. G. Plummer, and R. J. Avery: Isolation of Trichophyton granulosum Sabouraud, 1909, from chinchillas showing "fur-slipping". Canad. J. comp. Med. 17, 396—402 (1953).
Blaschke-Hellmessen, R.: Über das Vorkommen von Mikrosporum cookei Ajello 1959 in Bodenproben Deutschlands. Mykosen 7, 31—40 (1964).
Blaxland, J. D.: The causes of epidemic outbreaks of moniliasis in turkeys. Official Rep. 9th Wld. Poultry Congr. (Paris) 3, 21—27 (1951).
—, and J. H. Fingham: Mycosis of the crop (moniliasis) in poultry, with particular reference to serious mortality occurring in young turkeys. Brit. vet. J. 106, 221—231 (1950).
—, and L. M. Markson: Observations on the transmissibility and pathogenesis of moniliasis in turkey poults. Brit. vet. J. 110, 139—145 (1954).
Bloch, B.: Allgemeine und experimentelle Biologie der durch Hyphomyzeten erzeugten Dermatomykosen. In: Handbuch der Haut- und Geschlechtskrankheiten, herausgeg. von Jadassohn, Bd. 11, S. 300. Berlin: Springer 1928.
Blundell, G. P., M. W. Castleberry, E. P. Lowe, and J. L. Converse: Pathology of Coccidioides immitis in the Macaca mulatta. Amer. J. Path. 39, 613—630 (1961).
Blyth, W.: The influence of antibiotics on experimental moniliasis. I. Penicillin, streptomycin, chloramphenicol and viomycin. Mycopathologia (Den Haag) 10, 91—112 (1958).
— Host/parasite relationships in experimental moniliasis. I. Candida albicans. Mycopathologia (Den Haag) 10, 269 (1959).
— The influence of antibiotics on experimental moniliasis. II. Oxytetracycline and chlortetracycline. Mycopathologia (Den Haag) 16, 55—69 (1962).
Bocobo, F. C., A. C. Curtis, W. P. Block, and F. J. Stubbart: Studies on fungi encountered in the atmosphere. II. Production of dermatitis in guinea pigs by crude ether-soluble extracts of Alternaria, Hormodendrum, Penicillium and Aspergillus. J. invest. Derm. 23, 489—496 (1954).

Bonk, A. F., L. Friedman, and V. J. Derbes: Experimental dermatophytosis. J. invest. Derm. **39**, 281—286 (1962).

Borelli, D.: Sporotrichum gougeroti, Hormiscium dermatitidis, Phialophora jeanselmei: Phialophora gougeroti (Matruchot, 1910) comb. nov. Mem. VI. Congr. Venezolano de Ciencias Med. **5**, 2945—2971 (1955).

— Madurella mycetomi: fialides, fialosporas. Inoculación al ratón. Bol. Lab. clin., Carácas, **2**, 1—15 (1957).

Box, E. D., and N. T. Briggs: Endotoxin susceptibility and delayed hypersensitivity in experimental histoplasmosis. J. Immunol. **87**, 485—491 (1961).

—, and O. B. McShan: Chemotherapy of experimental histoplasmosis. Tex. Rep. Biol. Med. **18**, 379—394 (1960).

Brandt, F. A.: Experimental histoplasmosis and X-rays. S. Afr. J. med. Sci. **15**, 1—4 (1950).

— Early tissue reactions to a South African strain of Histoplasma capsulatum in laboratory animals. J. Path. Bact. **62**, 259—269 (1950).

Braude, A. I., J. McConnell, and H. Douglas: Fever from pathogenic fungi. J. clin. Invest. **39**, 1266—1276 (1960).

Breslau, A. M., and M. Y. Kubota: Continuous in vitro cultivation of spherules of Coccidioides immitis. J. Bact. **87**, 468—472 (1964).

Brooksbank, N. H., and P. K. C. Austwick: Susceptibility of inbred and outbred chicks to aspergillosis. Brit. vet. J. **111**, 64—67 (1955).

Brosbe, E. A., J. N. Kietzman, and N. B. Kurnick: Complement fixation titers in experimental coccidioidomycosis in rabbits. J. Bact. **88**, 233—241 (1964).

— N. B. Kurnick, and J. N. Kietzman: Complement fixation tests in experimental coccidioidomycosis in rabbits. Bact. Proc. **1960**, 138.

Brown, G. W., and G. F. Donald: Equine ringworm due to Trichophyton mentagrophytes var. quinckeanum. Mycopathologia (Den Haag) **23**, 269—276 (1964).

Brown, R., E. L. Hazen, and A. Mason: Effect of fungicidin (nystatin) in mice injected with lethal mixtures of aureomycin and Candida albicans. Science **117**, 609—610 (1953).

Brueck, J. W., and G. J. Buddingh: Propagation of pathogenic fungi in the yolk sac of the embryonated hen's egg. Proc. Soc. exp. Biol. (N.Y.) **76**, 258—262 (1951).

Bruhns, C., u. A. Alexander: Allgemeine Mykologie. In: Jadassohns Handbuch der Haut- und Geschlechtskrankheiten, Bd. XI. Berlin: Springer 1928.

Brumpt, E.: Précis de Parasitologie. Paris: Masson & Cie. 1949.

Burda, C. D., and E. Fisher Jr.: The use of cortisone in establishing experimental fungal keratitis in rats: a preliminary report. Amer. J. Ophthal. **48**, 330 (1959).

Burke, R. C.: Coccidioidomycosis. Trans. N.Y. Acad. Sci. **12**, 188—194 (1950).

— S. B. Salvin, and R. K. Gerloff: Cultivation of Coccidioides immitis in the developing hen's egg. Proc. Soc. exp. Biol. (N.Y.) **81**, 91—94 (1952).

Busailah, L., and A. E. Evenson: The use of cortisone-treated mice in the screening of soil for pathogenic fungi. Mycopathologia (Den Haag) **17**, 293—298 (1962).

Buschke, A.: Über eine durch Coccidien hervorgerufene Krankheit des Menschen. Dtsch. med. Wschr. **1895**, 14.

—, u. A. Joseph: Die Sproßpilze. In: Handbuch der pathogenen Mikroorganismen von W. Kolle, R. Kraus u. P. Uhlenhuth, 3. Aufl. Bd. V, S. 321—400. Jena: Gustav Fischer, u. Berlin: Urban & Schwarzenberg 1928.

—, u. E. Langer: Die Sporotrichose. In: Handbuch der pathogenen Mikroorganismen von W. Kolle, R. Kraus u. P. Uhlenhuth, 3. Aufl. Bd. V, S. 401—450. Jena: Gustav Fischer, u. Berlin: Urban & Schwarzenberg 1928.

Busse, O.: Über parasitäre Zelleinschlüsse und ihre Züchtung. Zbl. Bakt., I. Abt. Orig. **16**, 175—180 (1894).

Butler, E. E.: Pathogenicity and taxonomy of Geotrichum candidum. Phytopathology **50**, 665—672 (1960).

Camain, R., M. Berte, F. Klefstad-Sillonville, J. Mafart et J. A. Vilasco: Sept nouveaux cas d'histoplasmose observés en A.O.F. Bull. Soc. Path. exot. **51**, 83—107 (1958).

Campbell, C. C.: Use of Francis' glucose cystine blood agar in the isolation and cultivation of Sporotrichum schenckii. J. Bact. **50**, 233 (1945).

— Preliminary results with a new antibiotic, 1968 (Nepera), in mice with experimental histoplasmosis, sporotrichosis, and candidiasis. In: Therapy of fungus diseases, edit. by T. H. Sternberg and V. D. Newcomer, p. 160—163. Boston: Little, Brown & Co. 1955a.

— Therapeutic activity of mycostatin in mice infected with Histoplasma capsulatum, Coccidioides immitis, Cryptococcus neoformans, Candida albicans, or Sporotrichum schenckii. In: Therapy of fungus diseases, edit. by T. H. Sternberg and V. D. Newcomer, p. 255—259. Boston: Little, Brown & Co. 1955b.

CAMPBELL, C. C., and G. B. HILL: Beneficial therapeutic effects of solubilized amphotericin B after oral administration in experimental coccidioidomycosis, histoplasmosis, and cryptococcosis in mice. Antibiot. Ann. 1959/60, 622—630.

— E. P. HODGES, and G. B. HILL: Therapeutic effect of nystatin (fungicidin) in mice experimentally infected with Histoplasma capsulatum. Antibiot. Ann. 1953/54, 221.

— — — Therapeutic effect of nystatin (fungicidin) in mice experimentally infected with Histoplasma capsulatum. Antibiot. and Chemother. 4, 406—410 (1954).

—, and S. SASLAW: Use of mucin in experimental infections with Histoplasma capsulatum. Proc. Soc. exp. Biol. (N.Y.) 73, 469—472 (1950)

— — Failure of streptomycin to enhance the infectivity of Histoplasma capsulatum in mice. Publ. Hlth Rep. (Wash.) 66, 16 (1951a).

— — Atabrine therapy of Histoplasma infections in mice. Publ. Hlth Rep. (Wash.) 66, 570—577 (1951b).

CAMPOURCY, A.: Chromoblastomycose en Cameroun. Bull. Soc. Path. exot. 40, 252—253 (1947).

CANTRELL, H. F., and A. WIDRA: Experimental candidiasis in cortisone-treated mice. J. Bact. 87, 1532 (1964).

CAPPONI, M., P. SUREAU et G. SEGRÉTAIN: Penicillose de Rhizomys sinensis. Bull. Soc. Path. exot. 49, 418 (1956).

CAPRETTI, C., K. SALFELDER y A. ROMERO: Histoplasma capsulatum en el suelo de nuestro ambiente. I. Exámenes micológicos. Mycopathologia (Den Haag) 17, 55 (1962).

CARETTA, G.: Isolamento comparativo da escreti umani del Geotrichum candidum e saggi di patogenicità. Atti Ist. bot. Univ. Pavia., Ser. V, 17, 293—300 (1960).

CARLL, W. T., J. FORGÁCS, A. S. HERRING, and B. G. MAHLANDT: Toxicity of Aspergillus fumigatus substrates to animals. Vet. Med. 50, 210—212 (1955).

CASTELLANI, A.: Fungi and fungous diseases. Monograph. Amer. med. Ass. 1927/28.

— A capsulated yeast producing black pigment: Cryptococcus ater n.sp. J. trop. Med. Hyg. 63, 1—4 (1960).

CASTLEBERRY, M. W., J. L. CONVERSE, J. T. SINSKI, E. P. LOWE, S. P. PAKES, and J. E. DEL FAVERO: Coccidioidomycosis: studies of canine vaccination and therapy. J. infect. Dis. 115, 41—48 (1965).

— —, and P. J. SOTO jr.: Antibiotic control of tissue reactions in dogs vaccinated with viable cells of Coccidioides immitis. J. Bact. 87, 1216—1220 (1964).

CATANEI, A.: Trichophytie expérimentale, à Trichophyton violaceum, du singe d'Algérie. C. R. Soc. Biol. (Paris) 99, 292 (1928a).

— Résultats des inoculations de souches algériennes de Trichophyton violaceum aux animaux. C. R. Soc. Biol. (Paris) 99, 1552 (1928b).

— Etude des modifications des caractères culturaux d'un Trichophyton gypseum. Arch. Inst. Pasteur Algér. 7, 287 (1929).

— Les teignes expérimentales du singe. Arch. Inst. Pasteur Algér. 9, 1 (1931).

— Etude sur les teignes. Arch. Inst. Pasteur Algér. 11, 267 (1933a).

— Description du Trichophyton gourvili n.sp., agent d'une teigne de l'homme. Bull. Soc. Path. exot. 26, 377 (1933b).

— Nouvelles recherches sur l'appareil conidien des Trichophyton violaceum et glabrum. C. R. Soc. Biol. (Paris) 126, 759 (1937).

— Sur les rapports entre les caractéres des cultures des Trichophyton violaceum et glabrum et leur pouvoir pathogène pour les animaux. C. R. Soc. Biol. (Paris) 128, 255 (1938).

— Les teignes dans les colonies françaises. Arch. Inst. Pasteur Algér. 17, 47—57 (1939a).

— Les teignes de l'homme en Afrique. Arch. Inst. Pasteur Algér. 17, 613—621 (1939b).

— Étude de l'allergie (par l'intradermo-réaction) et de la résistance acquises dans les mycoses expérimentales du cobaye. Arch. Inst. Pasteur Algér. 21, 255—262 (1943).

— Les effets de l'inoculation intrapéritonéale d'un dermatophyte au cobaye. Existence d'une prémunition d'origine mycosique. Arch. Inst. Pasteur Algér. 23, 21—44 (1945a).

— Sur le passage dans le sang des champignons parasites des teignes. Étude expérimentale. Arch. Inst. Pasteur Algér. 23, 173—175 (1945b).

— Nouvelles recherches expérimentales sur la résistance aux réinfections dans les teignes. Effets des réinoculations successives. Arch. Inst. Pasteur Algér. 24, 32—43 (1946).

— Du choix des animaux de laboratoire pour l'étude du pouvoir pathogène des champignons parasites de l'homme. Arch. Inst. Pasteur Algér. 25, 90—93 (1947).

— Résultats de l'étude du pouvoir pathogène d'une souche soudanaise d'Histoplasma capsulatum. Arch. Inst. Pasteur Algér. 23, 260—268 (1956).

—, et J. GRENIERBOLEY: Étude de teignes de la peau observées au Tonkin. Arch. Inst. Pasteur Algér. 17, 282 (1939).

—, et P. KERVRAN: Nouvelle mycose humaine observée au Soudan français. Arch. Inst. Pasteur Algér. 23, 169—172 (1945).

CATANEI, A., et A. SCHOUSBÖE: Étude morphologique et expérimentale de deux souches algériennes d'Achorion schönleinii, ayant provoqué du favus généralisé et mortel. Arch. Inst. Pasteur Algér. **36**, 153—158 (1958).

CHATIGNY, M. A.: Protection against infection in the microbiological laboratory: devices and procedures. Advanc. appl. Microbiol. **3**, 131—192 (1961).

CHICK, E. W.: Enhancement of aspergillosis in leukemic chicken. Arch. Path. **75**, 81—84 (1963).

— J. EVANS, and R. D. BAKER: Treatment of experimental mucormycosis (Rhizopus oryzae infection) in rabbits with amphotericin B. Antibiot. and Chemother. **8**, 394—399 (1958a).

— — — The inhibitory effect of amphotericin B on localized Rhizopus oryzae infection (mucormycosis) utilizing the pneumoderma pouch of the rat. Antibiot. and Chemother. **8**, 506—510 (1958b).

CHRISTIANSEN, M.: Generel mukormykose hos svin. K. Vet Hojsk. Aarsskr. **80**, 133—190 (1922).

— Mucormykose beim Schwein. I. Mitt. Virchows Arch. path. Anat. **273**, 829—858 (1929).

CILLI, V.: Sul granuloma tricofitico Majocchi. Contributo alla sua riproduzione sperimentale. Boll. Ist. sieroter. milan. **8**, 361 (1929).

CLAYTON, Y. M.: A study of the factors which determine the pathogenicity of Aspergillus fumigatus for animals, and an appraisal of the histological changes in animal tissue infected with this fungus. Ph. D. Thesis London 1960.

COLE, C. R.: Experimentally induced histoplasmosis in a dog. J. Amer. vet. med. Ass. **127**, 526—528 (1955).

— R. L. FARREL, D. M. CHAMBERLAIN, J. A. PRIOR, and S. SASLAW: Histoplasmosis in animals. J. Amer. vet. med. Ass. **122**, 471—473 (1953).

COLLIER, W. A., u. W. E. F. WINCKEL: Beiträge zur geographischen Pathologie von Suriname. 6. Histoplasmose bei Säugetieren in Suriname. Leeuwenhoek J. Microbiol. a. Serol. **18**, 349—356 (1952).

COLONNELLO, F.: Il Geotrichum candidum quale ospite dell'organismo umano. Atti Ist. Bot. Pavia, Ser. V, **3**, 197—224 (1944).

CONANT, N. F.: Studies in the genus Microsporum. I. Cultural studies. Arch. Derm. Syph. (Chic.) **33**, 665 (1936a).

— II. Biometric studies. Arch. Derm. Syph. (Chic.) **34**, 79 (1936b).

— III. Taxonomic studies. Arch. Derm. Syph. (Chic.) **36**, 781 (1937).

— D. T. SMITH, R. D. BAKER, J. L. CALLAWAY, and D. S. MARTIN: Manual of clinical mycology. Philadelphia and London: W. B. Saunders Co. 1. ed. 1944, 2. ed. 1058.

CONNOLE, M. D.: Keratinophilic fungi on cats and dogs. Sabouraudia **4**, 45—48 (1965).

CONTI-DIAZ, I. A.: Criptococcosis generalizada del ratón por instilación nasal. Arch. Soc. Biol. Montevideo **23**, 63—67 (1958).

—, y J. E. MACKINNON: Infección evolutiva e infección latente del cobayo por Blastomyces dermatitidis condicionadas a la temperatura del ambiente. An. Fac. Med. Montevideo **46**, 280—282 (1961).

— L. A. YARZABAL y J. E. MACKINNON: Lesiones cutáneas, orofaríngeas, rectales y musculares por inoculación intracardíaca de Paracoccidioides brasiliensis al cobayo y al conejo. An. Fac. Med. Montevideo **44**, 601—607 (1959).

CONVERSE, J. L.: Growth of spherules of Coccidioides immitis in a chemically defined liquid medium. Proc. Soc. exp. Biol. (N.Y.) **90**, 709—711 (1955).

— M. W. CASTLEBERRY, A. R. BESEMER, and E. M. SNYDER: Immunization of mice against coccidioidomycosis. J. Bact. **84**, 46—52 (1962).

— —, and E. M. SNYDER: Experimental viable vaccine against pulmonary coccidioidomycosis in monkeys. J. Bact. **86**, 1041—1051 (1963).

— E. P. LOWE, M. W. CASTLEBERRY, G. P. BLUNDELL, and A. R. BESEMER: Pathogenesis of Coccidioides immitis in monkeys. J. Bact. **83**, 871—878 (1962).

— S. P. PAKES, E. M. SNYDER, and M. W. CASTLEBERRY: Experimental primary cutaneous coccidioidomycosis in the monkey. J. Bact. **87**, 81—85 (1964).

COOKE, W. B., and P. KABLER: Isolation of potentially pathogenic fungi from polluted water and sewage. Publ. Hlth Rep. (Wash.) **70**, 689 (1955).

COOPER, T., A. G. MORROW, W. C. ROBERTS, and L. G. HERMAN: Postoperative endocarditis due to Candida: clinical observations and the experimental production of the lesion. Surgery **50**, 341 (1961).

CORDY, D. R., and J. D. HOOP: Coccidioidomycosis of the skeleton in a dog. N. Amer. Vet. **34**, 44—46 (1953).

CORSICO, G.: Istopatologia della mastite sperimentale da Debaryomyces neoformans. Atti. Soc. ital. Sci. vet. (Rimini-Ravenna) **11**, 525—530 (1958).

Cours de mycologie médicale 1960. Institut Pasteur-Service de Mycologie, Paris 1960.

COUTELEN, F., et G. COCHET: Étude biologique d'un Cephalosporium agent pathogène d'une gomme mycosique cervico-maxillaire de l'homme. C. R. Soc. Biol. (Paris) **139**, 392—393 (1945).

COX, L. B., and J. C. TOLHURST: Human torulosis; a clinical, pathological and microbiological study with a report of thirteen cases. Monographie, Melbourne University Press, Melbourne, Australien, 149 p. 1946.

COZAD, G. C.: A study of the whole yeast cell agglutination test in rabbits experimentally infected with Histoplasma capsulatum. J. Immun. **81**, 368—375 (1958).

CRONKITE, A. E., and A. R. LACK: Primary pulmonary coccidioidomycosis. Experimental infection with Coccidioides immitis. J. exp. Med. **72**, 167—173 (1940).

CROSTI, A.: Osservazioni e ricerche sui rapporti biologici e patogeni che intercorrono tra Trichophyton violaceum e glabrum. Bull. Sez. region. Soc. ital. Derm. **4**, 351 (1935).

CSILLAG, A., and L. BRANDSTEIN: The role of a Blastomyces species in the genesis of intestinal pneumonia of the premature infant. A preliminary report. Acta microbiol. Acad. Sci. hung. **1**, 525—529 (1954).

DALLDORF, G. (Ed.): Fungi and fungous diseases. Springfield (Ill.): Ch. C. Thomas 1962.

DAMODARAN, V. N., and S. C. CHAKRAVARTY: Experimental candidiasis in mice — the effect of hyaluronidase on the production of lesions, with particular reference to lungs. Indian J. Chest. Dis. **6**, 19—23 (1964).

DAVIS, B. F.: The immunological reactions of oidiomycosis (blastomycosis) in the guinea pig. J. infect. Dis. **8**, 190 (1911).

DAWSON, C. O., and J. C. GENTLES: The perfect states of Keratinomyces ajelloi Vanbreuseghem, Trichophyton terrestre Durie & Frey and Microsporum nanum Fuentes. Sabouraudia **1**, 49—57 (1961).

DAY, R.: Experimental ocular histoplasmosis. Amer. J. Ophthal. **32**, 1317 (1949).

DEBRÉ, R., M. LAMY, C. LEBLOIS, J. NICK, M. GRUMBACH et E. NORMAND: Sur la torulose. Étude clinique et expérimentale. Ann. paediat. (Basel) **168**, 1—33 (1947).

DELLA TORRE, B.: Ficomicosi sperimentale da Conidiobolus utriculosus BREF. Boll. Soc. ital. Biol. sper. **39**, 518—521 (1963).

— Disseminazione pluriviscerale nella candidosi sperimentale del coniglio. Boll. Soc. ital. Biol. sper. **39**, 1090—1092 (1963).

—, and L. MOSCA: Experimental phycomycosis in rodents. Mycopathologia (Den Haag) **26**, 417—452 (1965).

DEL NEGRO, G., and T. DE BRITO: Adrenal lesions in mice due to experimental infection by Paracoccidioides (Blastomyces) brasiliensis. Proc. of the Seventh Intern. Congr. on trop. Med. and Malaria **3**, 118—138 (1964).

DENTON, F. J., E. S. MCDONOUGH, L. AJELLO, and R. J. AUSHERMAN: Isolation of Blastomyces dermatitidis from soil. Science **133**, 1126—1127 (1961).

DHALIWAL, S. S., and D. A. GRIFFITHS: Fungal disease in Malayan toads: An acute lethal inflammatory reaction. Nature (Lond.) **197**, 467—469 (1963).

— — Fungal disease of Malayan toads (Bufo melanostictus). Sabouraudia **3**, 279—287 (1964).

DHOM, G., F. STAIB u. J. STRÖDER: Zur Frage der Pathogenität der Candida tropicalis im Kindesalter. Arch. Kinderheilk. **170**, 2—12, 221—233 (1964).

DIVEN, R. H., and R. E. REED: Serum protein patterns in experimental coccidioidomycosis. Proc. Soc. exp. Biol. (N.Y.) **111**, 503—505 (1962).

DOBIAS, B.: Specific and nonspecific immunity in Candida infections. Experimental studies of the role of Candida cell constituents and review of literature. Acta. med. scand., Suppl. 421, TO (1964).

DÖRING, H., u. H. D. JUNG: Microsporon canis-Familienepidemie in Mecklenburg. Mykosen **1**, 74—77 (1957).

DOLAN, M. M., J. J. EBELHARD, A. M. KLIGMAN, and R. C. BARD: A semi- in vivo procedure for testing antifungal agents for topical use. J. invest. Derm. **28**, 359—362 (1957).

— A. M. KLIGMAN, P. G. KOBYLINSKI, and M. A. MOTSAVAGE: Ringworm epizooties in laboratory mice and rats: experimental and accidental transmission of infection. J. invest. Derm. **33**, 23 (1958).

DONOMAE, J., E. TSUBURA, M. KURODA, and H. TAKAHASHI: Experimental studies on treatment of candidiasis. In: Studies on candidiasis in Japan, ed. by Research Committee of Candidiasis, Japan, 122—144 (1961).

DRAKE, C. H.: The pathogenicity of Aspergillus nidulans. Mycopathologia (Den Haag) **4**, 103—119 (1948).

DROUHET, E.: Action de la nystatine (fungicidine) in vitro et in vivo sur Candida albicans et autres champignons levuriformes. Ann. Inst. Pasteur 88, 298—314 (1955).

— Action de l'amphotéricine B dans l'histoplasmose africaine à grandes formes. Bull. Soc. Path. exot. **51**, 76—82 (1958).

Drouhet, E., et M. Couteau: Sur la détermination des Candida. Études des caractères morphologiques et physiologiques de 78 souches isolées de prélèvements pathologiques. Ann. Inst. Pasteur 86, 602—617 (1954).
—, and J. Schwarz: Evaluation of the action of nystatin (mycostatin) on Histoplasma capsulatum in vitro and in hamsters and mice. In: Therapy of fungus diseases, ed. by T. H. Sternberg and V. D. Newcomer, p. 238—248. Boston: Little, Brown & Co. 1955.
— — Comparative studies with 18 strains of Histoplasma. J. Lab. clin. Med. 47, 128—139 (1956).
— — Croissance et morphogenèse des Histoplasma. I. Etude comparative des phases mycélienne et levure de 16 souches d'Histoplasma capsulatum d'origine américaine et africaine. Ann. Inst. Pasteur 90, 144 (1956).
— —, and E. Bingham: Evaluation of the action of nystatin on Histoplasma capsulatum in vitro and in hamsters and mice. Antibiot. and Chemother. 6, 23—35 (1956).
—, et G. Segrétain: Sur l'action de la lactoflavine à l'égard de Torulopsis histolytica (= T. neoformans) et d'autres champignons pathogenès. C. R. Soc. Biol. (Paris) 142, 316—318 (1948).
— — Biologie et pouvoir pathogène de Torulopsis neoformans (= Torula histolytica). Rev. Path. comp. 50, 37 (1950a).
— — Histoplasmose expérimentale chez le hamster doré. Ann. Inst. Pasteur 83, 381 (1952).
— — Actions réciproques entre phagocytes et Torulopsis neoformans. Bull. sci. roum. Sect. Sci. méd. 1, 40—44 (1952).
— — et J.-P. Aubert: Polyoside capsulaire d'un champignon pathogène Torulopsis neoformans. Relation avec la virulence. Ann. Inst. Pasteur 79, 891 (1950b).
—, et G. Simonnet: Candidose digestif chez le lapin. Ann. Inst. Pasteur 93, 237—245 (1957).
—, et M. Vieu: Biologie des infections à Candida. 1. Diagnostic de laboratoire (Étude de 342 souches de Candida isolées de prélèvements pathologiques). Sem. Hôp. Paris 33, 13 (1957).
—, et R. Wilkinson: Activité thérapeutique de l'amphotéricine B dans la blastomycose expérimentale. Ann. Inst. Pasteur 93, 631—646 (1957).
Drouhet, M. E.: Étude expérimentale d'un nouvel antibiotique antifongique la pimaricine. Bull. Soc. franç. Derm. Syph. 72, 249—253 (1965).
Dubois, A., et R. Vanbreuseghem: Inoculation au hamster, Cricetus auratus, des cultures d'Histoplasma duboisii Vanbreuseghem 1952. Ann. Soc. belge Méd. trop. 33, 383—388 (1953).
— — Étude expérimentale d'une souche Belge d'Histoplasma capsulatum. Comparaison avec d'autres souches et avec H. duboisii. Leeuwenhoek J. Microbiol. a. Serol. 22, 103—112 (1956).
Dudley, M. A., and E. W. Chick: Corneal lesions produced in rabbits by an extract of Fusarium moniliforme. Arch. Ophthal. 72, 346—350 (1964).
Duff, G. L., and E. G. D. Murray: Dermatophytes of animal origin transmissible to man. Amer. J. med. Sci. 229, 302—316 (1955).
Duque, H. O.: Cultivo de tejidos y producción de granulomas experimentales micósicos sobre fibroblastos cultivados in vitro. Bol. Clin. Fac. Med. Univ. Antioquia (Kolumbien) 9, 392—395 (1946/47).
Durie, E. B., and D. Frey: A new species of Trichophyton from New South Wales. Mycologia 49, 401 (1957).
Duval, R., et R. Monier-Vinard: Contribution à l'étude expérimentale et microbiologique de la sporotrichose. Bull. Soc. méd. Hôp. Paris 24, 1074 (1907).
Dvořák, J., and Otčenášek M.: Geophilic, zoophilic and anthropophilic dermatophytes. Mycopathologia (Den Haag) 23, 294—296 (1964).
Dyson, J. E.: A study of yeast phase antigens in the delayed skin reactions of experimental histoplasmosis and blastomycosis. Dissertation Abstr. 15, 487—488 (1955).
—, and E. E. Evans: Delayed hypersensitivity in experimental fungus infections. The skin reactivity of antigens from the yeast phase of Histoplasma capsulatum. J. Lab. clin. Med. 45, 449—454 (1955a).
— — Delayed hypersensitivity in experimental fungus infections. The skin reactivity of antigens from the yeast phase of Blastomyces dermatitidis. J. invest. Derm. 24, 447—454 (1955b).
Edwards, G. A., M. R. Edwards, and E. L. Hazen: Electronic microscopic study of Histoplasma in mouse spleen. J. Bact. 77, 429—438 (1959).
Edwards, P. Q., and J. H. Klaer: World-wide geographic distribution of histoplasmosis and histoplasmin sensitivity. Amer. J. trop. Med. Hyg. 5, 235—257 (1956).
Edwards, R. W., and F. A. Barkley: Egg culture studies of fungi. Lloydia 15, 34—36 (1952).
Eger, W., u. P. Kührt: Über akute Pilzencephalitis (Aspergillose) beim Menschen und im Tierexperiment. Dtsch. Z. Nervenheilk. 171, 370—387 (1954).

Ehrmann, G., u. J. Thurner: Humaninfektion mit Keratinomyces ajelloi. Mykosen 5, 63—66 (1962).
—, u. A. Wiedmann: Tierexperimentelle Untersuchungen über Candida albicans-Infektion der Nägel. Hautarzt 3, 207—211 (1952).
Eismann, P. C., S. G. Geftic, and R. L. Mayer: Virulence in mice of colonial variants of Candida albicans. Proc. Soc. exp. Biol. (N.Y.) 82, 263—264 (1953).
Elder, T. D., and R. D. Baker: Pulmonary mucormycosis in rabbits with alloxan diabetes. Increased invasiveness of fungus during acute toxic phase of diabetes. Arch. Path. 61, 159—168 (1956).
El-Fiki, A. Y.: Pilzerkrankungen bei Haustieren und ihre Bedeutung als Infektionsquelle für den Menschen. Zbl. Vet.-Med. 6, 505—537 (1959).
Elinow, N. P., u. V. V. Bistrowa: Die mögliche Todesursache bei Kaninchen unter Immunisierung mit Hefepilzen (übersetzt aus dem Russischen). J. Microbiol. Epidem. Immunobiol. 32, 68—73 (1961).
Emmons, C. W.: Histoplasmosis: animal reservoirs and other sources in nature of the pathogenic fungus Histoplasma. Amer. J. publ. Hlth 40, No 4 (1950).
— Dermatophytes. Natural grouping based on the form of the spores and accessory organs. Arch. Derm. Syph. (Chic.) 30, 337—362 (1934).
— Coccidioidomycosis in wild rodents. A method of determining the extent of endemic areas. Publ. Hlth Rep. (Wash.) 58, 1—5 (1943).
— Biology of Coccidioides. In: Biology of pathogenic fungi, ed. by W. J. Nickerson (Ann. cryptogamici et phytopathologici, vol. 6). Mass. (USA) 1947.
— Isolation of Histoplasma capsulatum from soil. Publ. Hlth Rep. (Wash.) 64, 892—896 (1949a).
— Histoplasmosis in animals. Trans. N.Y. Acad. Sci. Ser. II, 2, 248—254 (1949b).
— Cryptococcus neoformans strains from a severe outbreak of bovine mastitis. Mycopathologia (Den Haag) 6, 231—234 (1952).
— Saprophytic sources of Cryptococcus neoformans associated with the pigeon (Columba livia). Amer. J. Hyg. 62, 227—232 (1955).
— Silver in the treatment of experimental cryptococcosis. Antibiot. and Chemother. 6, 598—602 (1956).
— Failure of griseofulvin to control experimental systemic mycoses in mice. Arch. Derm. 81, 700—702 (1960a).
— Prevalence of Cryptococcus neoformans in pigeon habitats. Publ. Hlth Rep. (Wash.) 75, 362—364 (1960b).
— Chemotherapeutic and toxic activity of the antifugal agent X-5079 C in experimental mycoses. Amer. Rev. resp. Dis. 84, 507—513 (1961).
—, and L. L. Ashburn: Histoplasmosis in wild rats. Occurrence and histopathology. Publ. Hlth Rep. (Wash.) 63, 1416—1422 (1948).
— J. A. Bell, and B. J. Olson: Naturally occurring histoplasmosis in Mus musculus and Rattus norvegicus. Publ. Hlth Rep. (Wash.) 62, 1642—1646 (1947).
— C. H. Binford, and J. P. Utz: Medical mycology. Philadelphia: Lea & Febiger 1963.
—, and C. H. Bridges: Entomophthora coronata the etiologic agent of a phycomycosis of horses. Mycologia 53, 307—312 (1961).
—, and A. M. Greenhall: Histoplasma capsulatum and house bats in Trinidad, W. J. Sabouraudia 2, 18—20 (1962).
—, and R. T. Haberman: Ascosin in the treatment of experimental histoplasmosis in mice. Antibiot. and Chemother. 3, 1204—1210 (1953).
— H. B. Morlan, and E. L. Hill: The occurrence in Georgia of histoplasmosis in rats and skunks. Publ. Hlth Rep. (Wash.) 64, 1423—1430 (1939).
— — — Histoplasmosis in rats and skunks in Georgia. Publ. Hlth Rep. (Wash.) 64, 1423—1430 (1949).
—, and W. R. Piggott: Amphotericin B and griseofulvin in the treatment of experimental systemic mycosis. Antibiot. and Chemother. 9, 550—556 (1959).
— — Combined therapy of experimental coccidioidomycosis with X-5079C and amphotericin B. Antibiot. and Chemother. 12, 371—376 (1962).
—, and D. A. Rowley: Isolation of Histoplasma capsulatum from fresh and deep-frozen peribronchial lymph nodes of dogs by mouse inoculation. J. Lab. clin. Med. 45, 303—307 (1955).
— —, B. J. Olson, C. F. T. Mattern, J. A. Bell, E. Powell, and E. A. Marcey: Histoplasmosis. Proved occurrence of inapparent infection in dogs, cats and other animals. Amer. J. Hyg. 61, 40—44 (1955).
Epstein, S.: Presentation of the hypothesis that Trichophyton interdigitale is a degenerated Trichophyton gypseum. J. invest. Derm. 1, 141 (1938).

EVANS, E. D., and H. J. WINNER: The histogenesis of lesions in experimental moniliasis in rabbits. J. Bact. Path. 67, 531—536 (1954).

EVANS, E. E., R. F. HAINES, A. C. CURTIS, F. C. BOCOBO, W. D. BLOCK, and E. R. HARRELL: Evaluation of nitrostyrenes as antifungal agents. II. In vivo experiments. J. invest. Derm. 27, 43—48 (1956).

EVANS, J. H., and R. D. BAKER: Treatment of experimental aspergillosis with amphotericin B. Chemotherapy 9, 209—213 (1959).

EVOLCEANU, R., et J. ALTERAS: Considérations à propos des caractères mycologiques et pathogéniques du Keratinomyces ajelloi Vanbreuseghem (1952), saprophyte du sol. Mycopathologia (Den Haag) 11, 196 (1959).

— —, et J. COJOCARU: Considération sur l'ubiquité du Trichophyton terrestre Durie & Frey 1957 — saprophyte du sol. Son inoculabilité. Mycopathologia (Den Haag) 16, 35—46 (1962).

— — A. DEBRESCU et K. KURSKY-EREMIA: Sur l'origine tellurique du Ctenomyces interdigitalis (Epidermophyton Kaufmann-Wolf). Dysidrose palmaire par contact avec la terre. Mycopathologia (Den Haag) 13, 15—21 (1960).

— —, et M. STOIAN: Considérations sur la morphologie, le pouvoir pathogène et la «geophilie» du Microsporon nanum Fuentes 1956. Mycopathologia (Den Haag) 19, 24—36 (1963).

FARID, Z., and W. R. BARCLAY: Histoplasmosis. In vivo studies in the rabbit ear chamber. Arch. Path. 68, 413—418 (1959).

FARNESS, O. J.: Coccidioidal infection in a dog. J. Amer. vet. med. Ass. 97, 263—264 (1940).

FARREL, R. L.: Experimental canine histoplasmosis. Dissertation Abstr. 20, 2233—2235 (1959).

— C. R. COLE, J. A. PRIOR, and S. SASLAW: Experimental histoplasmosis. I. Methods for production of histoplasmosis in dogs. Proc. Soc. exp. Biol. (N.Y.) 84, 51—54 (1953).

FAVA NETTO, C., T. DE BRITO, and C. S. LACAZ: Experimental South American blastomycosis of the guinea pig. An immunologic and pathologic study. Path. et Microbiol. (Basel) 24, 102—206 (1961).

— — — Blastomicose sul-americana experimental no cobaio: estudo imuno-alérgico o anátomo-patológico. Rev. Fac. Med. Univ. Ceará 3, 89 (1963).

FAZEKAS, G., and J. SCHWARZ: Histology of experimental murine cryptococcosis. Amer. J. Path. 34, 517—529 (1958).

FEGELER, F.: Untersuchungen zu aktuellen Fragen der medizinischen Mykologie. Mykosen 1, 147 (1958).

FIALHO, F., e A. PADILHA GONÇALVES: Contribuição do estudo da blastomicose brasileira. Estudo experimental desta micose no cobaio. Hospital (Rio de J.) 30, 397—408 (1946).

FIESE, M. J.: Coccidioidomycosis. Springfield (Ill.): Ch. C. Thomas 1958.

FINE, B. S., and L. E. ZIMMERMAN: Therapy of experimental intraocular Aspergillus infection. Arch. Ophthal. 64, 849—861 (1960).

FISCHER, E.: Antigenanalytische und tierexperimentelle Untersuchungen zur Mykologie der Erreger der Interdigitalmykosen. Arch. klin. exp. Derm. 203, 270—310 (1956).

FISCHER, G. W.: Über den Einfluß von Aureomycin auf die experimentelle Soorinfektion. Zbl. Bakt., I. Abt. Orig. 160, 275 (1953).

— Die Soorkomplikation der Aureomycintherapie im Lichte tierexperimenteller Untersuchungen. Ann. Univ. Sarav. Med. 3, 105 (1955).

— Therapieversuche bei der experimentellen aureomycinaktivierten Soorinfektion. Z. Hyg. Infekt.-Kr. 143, 140—150 (1956).

—, u. HORBACH, L.: Untersuchungen über Promunität und Infektionsimmunität bei der experimentellen Soorinfektion. Arch. Hyg. (Berl.) 142, 14—25 (1958).

FISCHER-GALATI: Beitrag zur experimentellen Sporotrichose des Auges. Albrecht v. Graefes Arch. Ophthal. 87, 122 (1914).

FLAMM, H., W. KOVAC u. C. KUNZ: Experimentelle Pilzinfektion der weißen Maus während der Gravidität. Zbl. Bakt. I. Abt. Orig. 172, 449—457 (1958).

FLEURY, C.: Quelques observations sur la mycose expérimentale du lapin à Candida albicans. Arch. sci. (Geneva) 10, 96—99 (1057).

FOLEY, G. E., and W. O. WINTER: Increased mortality following penicillin therapy of chick embryos infected with Candida albicans var. stellatoidea. J. infect. Dis. 85, 26 (1949).

FONTOYNANT, M., et H. BOUCHER: Contribution à l'étude des mycoses. Ann. Derm. Syph. (Paris) 4, 209 (1923).

FORGÁCS, J., W. T. CARLL, A. S. HERRING, and B. G. MAHLANDT: A toxic Aspergillus clavatus isolated from feed pellets. Amer. J. Hyg. 60, 15—26 (1954).

— — —, and W. R. HINSHAW: Toxicity of Stachybotrys atra for animals. Trans. N.Y. Acad. Sci., Ser. II, 20, 787—808 (1958).

FORGÁCS, J., H. KOCH, W. T. CARLL, and R. H. WHITE-STEVENS: Additional studies on the relationship of mycotoxicoses to the poultry hemorrhagic syndrome. Amer. J. vet. Res. 19, 744—753 (1958).

FORNEY, C. E., and L. R. HEDRICK: Effects of chlortetracycline and Candida krusei on embryonated eggs. Appl. Microbiol. 9, 52—55 (1961).

FORNI, P. V.: Micosi sperimentali da Candida. Nota I. Patogenicità e ripartizione della C. albicans nell'infezione sperimentale del topo albino. Med. sper. 23, 593—605 (1952).

— Antistaminici e micosi sperimentale da Candida albicans. Boll. Soc. ital. Pat. 3, 14—16 (1953).

— Micosi sperimentali da Candida. II. Influenza di alcuni fattori organismici (età, sesso, equilibrio acido-basico, stato idrico). Med. Sper. 24, 481—490 (1953).

— Sulla patogenesi del fenomeno di Seligmann nel problema delle micosi secondarie ad anti-biotici. G. Mal. infett. 12, 47 p. (1960).

FOX, L. E., T. D. MALEWITZ, R. SHOWERMAN, and R. E. ROSS: On the mechanisms of action of hormones on experimental infections of Histoplasma capsulatum Darling. Antibiot. and Chemother. 10, 231—235 (1960).

FRÁGNER, P.: Parasitische Pilze beim Menschen. Prag: Tschech. Akad. Wiss. 1958.

FRÉOUR, P., et CLAVELEAU: Note sur la transmission expérimentale de l'histoplasmose par voie pulmonaire. J. franç. Méd. Chir. thor. 5, 578—583 (1951).

FREY, J. R.: Prüfung von Antimykotica am Meerschweinchen. Dermatologica (Basel) 107, 69—87 (1953).

—, u. H. GELEICK: Zur Wirkung von Griseofulvin auf die experimentelle Trichophytie des Meerschweinchens. Dermatologica (Basel) 119, 132—148 (1959).

— P. WENK y B. FUST: Nuevos métodos para el ensayo de antimycóticos in vitro e in vivo. Rev. argent. Dermatosif. 38, 93—112 (1954).

FRIEDHOFF, F. W., and S. A. ROSENTHAL: A simple method for preparing homogeneous suspensions of dermatophytes and for estimating the number of viable particles in these suspensions. J. invest. Derm. 23, 155—162 (1954).

FRIEDMAN, J., J. ROTH, A. A. WERDER, and J. T. SYVERTON: Fulminant experimental blastomycosis produced by employment of roentgen radiation and cortisone. Fed. Proc. 11, 415 (1952).

FRIEDMAN, L., and N. F. CONANT: Immunologic studies on the etiologic agents of North and South American blastomycosis. I. Comparison of hypersensitivity reactions. II. Comparison of serologic reactions. Mycopathologia (Den Haag) 6, 310—324 (1953).

—, and C. E. SMITH: Vaccination of mice against Coccidioides immitis. Amer. Rev. Tbc. 74, 245—248 (1956).

— The comparison of four strains of Coccidioides immitis with diverse histories. Myco-pathologia (Den Haag) 8, 47—53 (1957).

— —, and L. E. GORDON: The assay of virulence of Coccidioides in white mice. J. infect. Dis. 97, 311—316 (1955).

— — W. G. ROESSLER, and R. J. BERMAN: The virulence and infectivity of twenty-seven strains of Coccidioides immitis. Amer. J. Hyg. 64, 198—210 (1956).

FRIEDRICH, E., u. H. UMLAUF: Die Kontrastfärbung nach SCHWARTZ und COOLIDGE, ein wertvolles Hilfsmittel bei mykologischen Untersuchungen. Mykosen 4, 1—6 (1961).

FUENTES, C. A.: A new species of Microsporum. Mycologia 48, 613 (1956).

— R. ABOULAFIA, and R. J. VIDAL: A dwarf form of Microsporum gypseum. J. invest. Derm. 23, 51 (1954).

— J. SCHWARZ, and R. ABOULAFIA: Some aspects of the pathogenicity of Candida albicans in laboratory animals. Mycopathologia (Den Haag) 6, 176—181 (1951).

FUJINO, T., T. MIWATANI, S. TAKAGI, and K. KIMURA: Effect of trichomycin on experimental cryptococcosis in mice. Med. J. Osaka Univ. 8, 579—584 (1958).

FURCOLOW, M. L.: Airborne histoplasmosis. Bact. Rev. 25, 301—309 (1961).

—, and J. S. RUHE: Histoplasmin sensitivity among cattle. Amer. J. Publ. Hlth 39, 719—721 (1949).

GADEBUSCH, H. H.: Active immunization against Cryptococcus neoformans. J. infect. Dis. 102, 219—226 (1958a).

— Passive immunization against Cryptococcus neoformans. Proc. Soc. exp. Biol. (N.Y.) 98, 611—614 (1958b).

— Phagocytosis of Cryptococcus neoformans in anemic mice. J. Bact. 78, 259—262 (1959).

— Natural host resistance to infection with Cryptococcus neoformans. I. The effect of the properdin system on the experimental disease. J. infect. Dis. 109, 147—153 (1961).

— P. A. WARD, and E. P. FRENKEL: Natural host resistance to infection with Cryptococcus neoformans. III. The effect of cryptococcal polysaccharide upon the physiology of the reticuloendothelial system of laboratory animals. J. infect. Dis. 114, 95—106 (1964).

GALE, D., and G. DEVESTRY: Response of mice to the inoculations of both Candida albicans and Escherichia coli. II. The effect of the strain of mice. J. infect. Dis. 101, 48—50 (1957).

GALE, D., and B. SANDOVAL: Response of mice to the inoculation of both Candida albicans and Escherichia coli. I. The enhancement phenomenon. J. Bact. **73**, 616 (1957).

GELLI, G., e J. NIERI: Il quadro proteico ematico nelle micosi umane e sperimentale. Minerva pediat. **7**, 32—36 (1955).

GEMEINHARDT, H.: Lungenpathogenität von Trichosporon capitatum beim Menschen. Zbl. Bakt., I. Abt. Orig. **196**, 121—133 (1965)

GENTLES, J. C.: Experimental ringworm in guinea pigs: oral treatment with griseofulvin. Nature (Lond.) **182**, 476—477 (1958).

— The treatment of ringworm with griseofulvin. Brit. J. Derm. **71**, 427—433 (1959).

— Perfect stages of dermatophytes. Sondersitz. der Soc. Française de Mycologie, 3. 12. 1965, Paris.

GEORG, L. K.: The relationship between the downy and granular forms of Trichophyton mentagrophytes. J. invest. Derm. **23**, 123 (1954).

— Dermatophytes. New methods in classification. Atlanta: U. S. Public Health Service 1957a.

— Use of morphological and physiological characteristics in the classification of the dermatophytes. Acta derm.-venereol. Proc. 11th Internat. Congr. Derm. **3**, 1152 (1957b).

— L. AJELLO, L. FRIEDMAN, and S. A. BRINKMAN: A new species of Microsporum pathogenic to man and animals. Sabouraudia **1**, 189—196 (1962).

— B. W. BIERER, and W. B. COOKE: Encephalitis in turkey poults due to a new fungus species. Sabouraudia **3**, 239—244 (1964).

— W. KAPLAN, L. AJELLO, W. M. WILLIAMSON, and E. B. TILDEN: The parasitic nature of the soil fungus Keratinomyces ajelloi. J. invest. Derm. **32**, 539 (1959).

— —, and L. B. CAMP: Equine ringworm with special reference to Trichophyton equinum. Amer. J. vet. Res. **18**, 798—810 (1957).

— C. S. ROBERTS, R. W. MENGES, and W. KAPLAN: Trichophyton mentagrophytes infections in dogs and cats. J. Amer. vet. med. Ass. **130**, 427—432 (1957).

— W. M. WILLIAMSON, E. B. TILDEN, and R. E. GETTY: Mycotic pulmonary disease of captive giant tortoises due to Beauvaria bassiana and Paecilomyces fumoso-roseus. Sabouraudia **2**, 80—86 (1962).

GERSTL, B., M. TAGER, and L. W. SZCZEPANIAK: The pathogenicity of bagasse. II. Effect on rabbits of prolonged exposure to bagasse. Proc. Soc. exp. Brit. (N.Y.) **70**, 697—702 (1949).

GIARDINI, A., e F. SERRI: Potere patogeno dei dermatomiceti sull'occhio. Mycopathologia (Den Haag) **4**, 172—186 (1948).

GIESE, W.: Pathogenese und Ätiologie der interstitiellen plasmacellulären Säuglingspneumonie. Verh. dtsch. path. Ges. **36**, 284—289 (1953).

GILBERT, W. R., and B. F. FETTER: Experimental infection in the rabbit with Trichosporon capitatum. J. Bact. **84**, 961—966 (1962).

GILMAN, H. L., and R. R. BIRCH: A mould associated with abortion in cattle. Cornell Vet. **15**, 81—89 (1925).

GINTHER, O. J., L. AJELLO, G. R. BUBASH, and E. VARSAVSKY: First American isolations of Trichophyton mentagrophytes in swine. Vet. Med. **59**, 1038—1042 (1964).

— G. R. BUBASH, and L. AJELLO: Microsporum nanum infection in swine. Vet. Med. **59**, 79—84 (1964).

GIUNCHI, G., L. ORTONA, F. SORICE e G. VISCO: Ricerche sperimentali sui rapporti tra antibiotici e infezione da Candidae. Nota I. Effetti della somministrazione di tetraciclina o di altri antibiotici sul decorso della infezione da Candidae nel topino. Riv. Ist. sieroter. ital. **34**, 343—361 (1959).

GLOOR, F., A. LÖFFLER u. H. J. SCHOLER: Mucormykosen. Path. et Microbiol. (Basel) **24**, 1043—1064 (1961).

GÖTZ, H.: Klinische und experimentelle Untersuchungen über die Hautpilzkrankheiten im Gebiet von Hamburg 1948—1950. Arch. Derm. Syph. (Berl.) **195**, 1 (1952/53).

— Klinische und experimentelle Studien über das Granuloma paracoccidioides (Morbus Lutz-Splendore-de Almeida). Arch. Derm. Syph. (Berl.) **198**, 507—528 (1954).

— Die Pilzkrankheiten der Haut durch Dermatophyten. In: Handbuch der Haut- und Geschlechtskrankheiten, Erg.-Werk, Bd. IV/3. Berlin-Göttingen-Heidelberg: Springer 1962.

—, u. D. HANTSCHKE: Zur Frage der Pathogenität des Trichosporon cutaneum. Verh. deutschsprachige mykologische Gesellschaft, 17.—18. 7. 1965, München.

—, u. T. NASEMANN: Über den Einfluß der Candida albicans auf den Hühnerembryo. Derm. Wschr. **130**, 774—778 (1954).

—, u. J. SCHULZ: Zur Frage der Beziehungen zwischen Pilzinfektion und epidermaler Sensibilisierung gegen Dinitrochlorbenzol beim Meerschweinchen. Arch. klin. exp. Derm. **203**, 577—581 (1956).

Goldstein, E., M. H. Grieco, G. Finkel, and D. B. Louria: Studies on the pathogenesis of experimental Candida parapsilosis and Candida guilliermondii infections in mice. J. infect. Dis. 115, 293—302 (1965).

González-Ochoa, A., y E. Dallal y Castillo: Frecuencia de Scopulariopsis brevicaulis en muestras de suelos en cuevas y minas del país. Rev. Inst. Salubr. Enferm. trop. (Méx.) 20, 247—252 (1960).

—, y F. Navarrete.: Susceptibilidad comparada entre el hamster y el ratón a la infección por H. capsulatum. Rev. Inst. Salubr. Enferm. trop. (Méx.) 16, 9—15 (1956).

Goodman, J. R., J. Fountaine, and J. Vincent: Cooling of embryonated eggs to produce an LD_{50} for Coccidioides immitis. Proc. Soc. exp. Biol. (N.Y.) 83, 360—362 (1953).

Gorczyca, L. R., and R. T. McCarty: Effects of prolonged low dosage antibiotic administration and superimposed Candida albicans infection on goat serum proteins. Antibiot. and Chemother. 9, 587—595 (1959).

Gordon, L. E., and C. E. Smith: Mycostatin and aminostilbamidine treatment of experimental coccidioidomycosis. In: Therapy of fungus diseases, ed. by T. H. Sternberg and V. D. Newcomer, p. 249—254. Boston: Little, Brown & Co. 1955.

— — M. Tompkins, and M. T. Saito: Sensitivity of Coccidioides immitis to 2-hydroxystilbamidine and the failure of the drug in the treatment of experimental coccidioidomycosis. J. Lab. clin. Med. 43, 942—945 (1954).

— —, and D. S. Wedin: Nystatin (Mycostatin) therapy in experimental coccidioidomycosis. Amer. Rev. Tbc. 72, 64—70 (1955).

Gordon, M. A., and H. B. Cupp: Detection of Histoplasma capsulatum and other fungus spores in the environment by means of the membrane filter. Mycologia 45, 241—252 (1953).

—, and H. Gruft: Synergism between specific immune globulin and antibiotics in therapy of experimental blastomycosis. Sabouraudia 2, 23—30 (1962).

—, and E. Lapa: Serum protein enhancement of antibiotic therapy in cryptococcosis. J. infect. Dis. 114, 373—377 (1964).

Gorlenko, M. V.: The toxins of moulds. Amer. Rev. Soviet Med. 5, 163—164 (1948).

Gortner, R. A., and A. F. Blakeslee: Observations on the toxin of Rhizopus nigricans. Amer. J. Physiol. 34, 353 (1914).

Goss, W. A., W. P. Jambor, P. Actor, and J. F. Pagano: Quantitation of the Trichophyton mentagrophytes infection on the guinea pig and the development of a chronic infection. Bact. Proc. 1960, 135.

Goto, Y., K. Ogawa, M. Ito, and S. Tsumagari: Changes in d-amino acid oxydase activity in the liver and brain of rats with experimental cryptococcosis. Shinkin to Shinkinsho 1, 30—34 (1960.)

Gougerot, H., et Caraven: Hemisporose humaine (nouvelle mycose). Rev. chir. (Paris) 1909, 896.

Graf, K.: Zur Frage der Hornhautimmunität des Kaninchenauges gegenüber Candida albicans. Albrecht v. Graefes Arch. Ophthal. 166, 331—334 (1963).

Grawitz, P.: Über Schimmelvegetationen im tierischen Organismus. Virchows Arch. path. Anat. 81, 355 (1880).

Grayston, J. T., and P. Altman: Pathogenesis and pathology of experimental histoplasmosis infections in mice; J. Lab. clin. Med. 44, 804 (1954).

— —, and G. C. Cozad: Experimental histoplasmosis in mice, a preliminary report. U.S. Publ. Hlth Monograph No 39, 99—105 (1956).

—, and S. B. Salvin: Experimental histoplasmosis in immunized and nonimmunized mice. Arch. Path. 61, 422—433 (1956).

Greco, G. A., E. C. Moss, and E. J. Foley: Observations on treatment of fungus infections of animals with griseofulvine. Antibiot. Ann. 1959/60, 663—669.

Gresham, G. A., and C. H. Whittle: Studies on the invasive mycelial form of Candida albicans. Sabouraudia 1, 30—33 (1961).

Gridley, M. F.: A stain for fungi in tissue sections. Amer. J. clin. Path. 23, 303 (1953).

Grimmer, H.: Die tiefe Trichophytie des Meerschweinchens als Testobjekt für externe fungistatische Substanzen. Arch. klin. exp. Derm. 204, 288—296 (1957).

—, u. S. Rust: Tierexperimentelle Untersuchungen über die Wirkung von Vitamin K auf die tiefe Trichophytie des Meerschweinchens. Z. Haut- u. Geschl.-Kr. 12, 102—106 (1952).

— — Tierexperimentelle Untersuchungen über den Einfluß der tiefen Trichophytie auf die epidermale Sensibilisierung durch Dinitrochlorbenzol. Arch. Derm. Syph. (Berl.) 194, 663—670 (1952).

Grütz, O.: Beitrag zu den seltenen Mykosen: Über eine durch Acremonium verursachte Pilzerkrankung. Derm. Wschr. 1925, 765.

— Sporotrichosen und verwandte Krankheiten. In: Handbuch der Haut- und Geschlechtskrankheiten, herausgeg. von J. Jadassohn, Bd. XI, S. 722—824. Berlin: Springer 1928.

Grunberg, E., and R. J. Schnitzer: A chemotherapeutic study of antimonials in the experimental infection of mice with Cryptococcus neoformans. Yale J. Biol. Med. **26**, 132—139 (1953).

Guiart, J., et L. Grigorakis: La classification botanique des champignons des teignes. Lyon méd. **141**, 369 (1928).

Guidry, D. J., and A. J. Bujard: Comparison of the pathogenicity of the yeast and mycelial phase of Blastomyces dermatitidis. Amer. J. trop. Med. Hyg. **13**, 319—326 (1964).

Gurri, J.: Reconocimiento de Tórula histolytica (Torulopsis neoformans) en los cortes histológicos. An. Fac. Med. Montevideo **35**, 1—8 (1950).

Hage, T. J.: Saccharomycopsis guttulatus. I. Pathogenicity for young rabbits. Amer. J. vet. Res. **6**, 117—119 (1946).

Halde, C., E. G. McNall, V. D. Newcomer, and T. H. Sternberg: Properdin levels in mice and man with coccidioidomycosis during soluble amphotericin B administration. Antibiot. Ann. 1957/58, 598—601.

— V. D. Newcomer, E. T. Wright, and T. H. Sternberg: An evaluation of amphotericin B in vitro and in vivo in mice against Coccidioides immitis and Candida albicans, and preliminary observations concerning the administration of amphotericin B to man. J. invest. Derm. **28**, 217—232 (1957).

Hale, J. M., and R. Lomanitz: Enhanced dissemination of experimental murine cryptococcosis with Hodgkin's serum. J. Oklahoma med. Ass. **57**, 104—108 (1964).

Haley, L. D.: Etiology of otomycosis. III. Observations on attempts to induce otomycosis in rabbits. Arch. Otolaryng. **52**, 220 (1950).

Hammer, J. M., J. A. Pearson, K. E. Corrigan, H. S. Hayden, and W. L. Mallmann: Use of radioactive isotopes in study of fungi and bacteria. Amer. J. clin. Path. **20**, 282—286 (1950).

Harant, P., et Huttel: Trichosporium pedrosoi, agent d'une mycose végétante d'origine malgache. Bull. Soc. Path. exot. **37**, 188—190 (1944).

Hare, P. J.: Über Spindelsporen und Pathogenität des Mikrosporon audouini. Hautarzt **3**, 497 (1952).

Harter, A., at Gruyer: Formes actinomycosiques dans la sporotrichose expérimentale. C. R. Soc. Med. (Nancy) No 9, 399 (1909). Zit. von H. Gougerot, Die Sporotrichosen. In: Handbuch der pathogenen Mikroorganismen, herausgeg. von W. Kolle u. A. v. Wassermann. Jena: Gustav Fischer 1912.

Hartley, R. D., B. F. Nesbitt, and J. O'Kelly: Toxic metabolites of Aspergillus flavus. Nature (Lond.) **198**, 1056—1058 (1963).

Hasenclever, H. F.: Comparative pathogenicity of Candida albicans for mice and rabbits. J. Bact. **78**, 105—109 (1959).

—, and C. W. Emmons: The prevalence and mouse virulence of Cryptococcus neoformans strains isolated from urban areas. Amer. J. Hyg. **78**, 227—231 (1963).

—, and W. O. Mitchell: Attempts to immunize mice against sporotrichosis. J. invest. Derm. **33**, 145—149 (1959).

— — Virulence and growth rates of Cryptococcus neoformans in mice. Ann. N.Y. Acad. Sci. **89**, 156—162 (1960).

— — Pathogenicity of C. albicans and C. tropicalis. Sabouraudia **1**, 16—21 (1961a).

— — Antigenic studies of Candida. III. Comparative pathogenicity of Candida albicans group A, group B, and Candida stellatoidea. J. Bact. **82**, 578—581 (1961b).

— — Production in mice of tolerance to the toxic manifestations of Candida albicans. J. Bact. **84**, 402—409 (1962a).

— — Production of tolerance to the toxicity of Candida albicans by nonfungal materials. J. Bact. **84**, 1325—1329 (1962b).

— — Pathogenesis of Torulopsis glabrata in physiologically altered mice. Sabouraudia **2**, 87—95 (1962c).

— — Studies on immunity in mice to chronic candidiasis. Mycopathologia (Den Haag) **19**, 155—156 (1963a).

— — Endotoxin-induced tolerance to toxic manifestations of Candida albicans. J. Bact **85**, 1088—1093 (1963b).

— — Acquired immunity to candidiasis in mice. J. Bact. **86**, 401—406 (1963c).

Hashimoto, T., T. Irizawa et M. Ota: Une variété blanche du Sabouraudites ruber Ota et Langeron, 1923. (Epidermophyton rubrum Castellani, 1909.) Jap. J. Derm. **30**, 243 (1930).

Haufe, U., u. F. Haufe: Der Nachweis von Pilzelementen in ungefärbten histologischen Präparaten durch das Phasenkontrastverfahren. Derm. Wschr. **138**, 1217—1220 (1958).

Hazen, E., R. Brown, and G. N. Little: Moniliasis in experimental animals: prophylaxis and therapy with nystatin (mycostatin). In: Therapy of fungus diseases, ed. by T. Sternberg and V. D. Newcomer, p. 199—204. Boston: Little, Brown & Co. 1955.

HAZEN, E. L., R. BROWN, and A. MASON: Protective action of fungicidin (nystatin) in mice against virulence enhancing activity of oxytetracycline on Candida albicans. Antibiot. and Chemother. 3, 1126—1128 (1953).
—, and E. D. TAHLER: Complement-fixation tests in histoplasmosis, blastomycosis, and coccidioidomycosis. Rep. N.Y. St. Dep. Hlth 1948, 79—81.
— — Experimental histoplasmosis of skin and mucous membranes in rabbits. J. invest. Derm. 15, 205—213 (1950).
HEILMAN, F. R.: Experimental production of rapidly fatal blastomycosis in mice for testing chemotherapeutic agents. J. invest. Derm. 9, 87—90 (1947).
— Effect of stilbamidine on blastomycosis in mice. Proc. Mayo Clin. 27, 455—458 (1952).
HEJTMÁNEK, M., and J. KUNERT: A dwarf form of Keratinomyces ajelloi. Sabouraudia 4, 3—5 (1965).
HEJTMÁNKOVÁ-UHROVA, N., u. J. KUNERT: Untersuchungen zur Frage der biologischen Regulation des Wachstums und der Verbreitung der geophilen Dermatophyten im Erdboden. Mycopathologia (Den Haag) 23, 256—262 (1964).
HELD, J. E., and L. FRIEDMAN: The infectivity of spores and of hyphae of Trichophyton mentagrophytes. Amer. J. vet. Res. 23, 906—909 (1962).
HENRICI, A. T.: An endotoxin from Aspergillus fumigatus. J. Immunol. 36, 319—338 (1939).
HENRY, B., and W. J. FAHLBERG: The potentiating effect of hydrocortisone acetate and tetracycline on monilial infection in mice. Antibiot. and Chemother. 10, 114—120 (1960).
HENSEL, L., W. BISPING u. H. SCHIMMELPFENNIG: Aspergillusabort beim Pferde. Berl. Münch. tierärztl. Wschr. 74, 290—293 (1961).
HICKS, J. D., and E. MATTHAEI: A selective fluorescence stain for mucin. J. Path. Bact. 75, 473—476 (1958).
HILL, D. W.: Studies on the pathogenesis of experimental candidiasis. Diss. Abstr. 20, 3019 (1960).
—, and L. P. GEBHARDT: Morphological transformation of Candida albicans in tissues of mice. Proc. Soc. exp. Biol. (N.Y.) 92, 640—644 (1956).
— — Studies on the virulence of Candida albicans for mice. Bact. Proc. 1960, 136.
HILL, G. A., and S. MARCUS: Nature of resistance in mouse histoplasmosis. Bac. Proc. 1957, 81.
— — Challenge of Macacus irus with Histoplasma capsulatum. Amer. Rev. Tuberc. 75, 849 (1957).
— — Resistance induced against Histoplasma capsulatum: quantitative aspects. J. infect. Dis. 105, 26—30 (1959a).
— — Nature of resistance in mouse histoplasmosis. Tuberculology 18, 33—35 (1959b).
— — Study of cellular mechanisms in resistance to systemic Histoplasma capsulatum infection. J. Immunol. 85, 6—13 (1960).
HINSHAW, W. R.: Moniliasis (thrush) in turkeys and chickens. Proc. 5th Wld. Poult. Congr. 3, 190—197 (1934).
HINTON, A., H. W. LARSH, and S. L. SILBERG: Direct exposure of mice to soils known to contain Histoplasma capsulatum. Proc. Soc. exp. Biol. (N.Y.) 94, 176—179 (1957).
—, and S. L. SILBERG: Use of Hela tissue-culture medium in the laboratory identification of pathogenic fungi. Amer. J. clin. Path. 28, 618—621 (1957).
HIROSE, K., H. YOSHIOKA, S. ABE, J. KANEMITSU, and K. KIYA: The effect of cortisone on the experimental keratomycosis. Acta Soc. ophthal. jap. 61, 1106 (1957).
HIRSCH, E. F., and D. D'ANDREA: Sensitization of guinea pigs with broth culture filtrates and with killed mycelium of Coccidioides immitis. J. infect. Dis. 40, 638 (1927).
HITCH, J. M.: Experimental blastomycosis in mice. J. invest. Derm. 5, 41—45 (1942).
HÖER, P. W., L. HORBACH u. R. SCHWEISFURTH: Das Krankheitsbild der Farmerlunge und seine Beziehung zu den Pilzinfektionen. Z. klin. Med. 158, 1—21 (1964).
—, u. R. SCHWEISFURTH: Chronische granulomatöse Form der generalisierten Aspergillose bei Menschen und ihre Identifizierung im Tierversuch. Frankfurt. Z. Path. 71, 56—81 (1961).
HÖRTER, R.: Über eine enterale Candida albicans-Infektion bei einem Eichhörnchen. Dtsch. tierärztl. Wschr. 70, 245—246 (1963).
HOFF, C. L.: Immunity studies of Cryptococcus hominis (Torula histolytica) in mice. J. Lab. clin. Med. 27, 751—754 (1942).
HOFFMANN, D. H.: Beitrag zur metastatischen Ansiedlung von Mikroorganismen im Augeninneren sowie zur Frage ihres intravasalen Einbruchweges. Albrecht v. Graefes Arch. Ophthal. 168, 53—60 (1965).
— Pilzinfektionen des Auges. Systematik, Klinik, Erkennung und Behandlung. Fortschr. Augenheilk. 16, 63—217 (1965).
— Die experimentelle endogene Entzündung des Augeninneren durch Candida albicans. Ophthalmoskopische, histologische und mikrobiologische Studien zum Ablauf der Infektion beim Kaninchen. (In Vorbereitung.)

HOFFMANN, D. H., u. R. SCHMITZ: Die experimentelle Keratomykose als Beitrag zur Frage des Cortisonschadens am Auge. Ein vorläufiger Bericht. Mykosen 6, 12—20 (1963).
— — Untersuchungen zum Einfluß des Cortisons auf die experimentelle Candidamykose der Kaninchenhornhaut. Albrecht v. Graefes Arch. Ophthal. 166, 260—276 (1963).
—, u. T. WAUBKE: Experimentelle Untersuchungen zur metastatischen Ophthalmie mit der Candida albicans. Albrecht v. Graefes Arch. Ophthal. 164, 174—196 (1961).
HOFFMANN, G.: Untersuchungen an künstlich mit Scopulariopsis brevicaulis (Sacc.) Bainier infizierten Tieren. Diss. Berlin 1963.
HOFFMEISTER, W., F. DICKGIESSER u. H. GÖTTING: Tierexperimentelle und serologische Untersuchungen zur Diagnostik und Therapie der Infektion mit Candida albicans. Dtsch. Arch. klin. Med. 198, 499—508 (1951).
HONORATO, A., and H. APABLAZA: Cryptococcosis pulmonar. II. Sección: estudio experimental. Rev. méd. Valparaíso 3, 53—59 (1950).
HOSOYA, S., M. SOEDA, S. IMAMURA, K. OKADA, S. NAKAZAWA, and N. KOMATSU: Antimycotic activities of trichomycin, with special reference to the experimental and clinical studies of trichomycin ointment. G. ital. Chemioter. 1, 217—230 (1954).
HOWARD, D. H.: Observations on tissue cultures of mouse peritoneal exudates inoculated with Histoplasma capsulatum. J. Bact. 78, 69—78 (1959a).
— Effect of mycostatin and fungizone on the growth of Histoplasma capsulatum in tissue culture. J. Bact. 79, 442—449 (1959b).
— The morphogenesis of the parasitic forms of dimorphic fungi. A review. Mycopathologia (Den Haag) 18, 127—139 (1962).
— Intracellular growth of Histoplasma capsulatum. J. Bact. 89, 518—523 (1965).
—, and R. L. HERNDON: Tissue cultures of mouse peritoneal exudates inoculated with Blastomyces dermatitidis. J. Bact. 80, 522—527 (1960).
—, and G. F. ORR: Comparison of strains of Sporotrichum schenckii isolated from nature. J. Bact. 85, 816—821 (1963).
HOWELL, A.: Studies of fungus antigens. I. Quantitative studies of cross-reactions between histoplasmin and blastomycin in guinea pigs. Publ. Hlth Rep. 62, 631—651 (1947).
— Studies of fungus antigens. III. Sensitization of normal animals with skin test antigens. Publ. Hlth Rep. 63, 595—601 (1948a).
— Isolation of pathogenic fungi from experimentally inoculated guinea pigs. Publ. Hlth Rep. 63, 602—616 (1948b).
—, and G. F. KIPKIE: Experimental histoplasmosis. Susceptibility of male DBA line 1 mice by various routes of injection. Proc. Soc. exp. Biol. (N.Y.) 75, 121—123 (1950a).
— — Studies in experimental histoplasmosis. IV. A comparison of the virulence of five strains of Histoplasma capsulatum by intracerebral inoculation of male DBA line 1 mice. J. Lab. clin. Med. 36, 547—554 (1950b).
— — A comparison of the susceptibility by intracerebral inoculation of six strains of mice with male DBA line 1 mice. Amer. J. trop. Med. 31, 33—41 (1951).
— —, and P. T. BRUYERE: Studies on experimental histoplasmosis. I. A report on intracerebral inoculation of male DBA line 1 mice. Publ. Hlth Rep. 65, 722 (1950).
HUGENHOLTZ, P. G., R. E. REED, K. T. MADDY, R. J. TRAUTMAN, and J. D. BARGER: Experimental coccidioidomycosis in dogs. Amer. J. vet. Res. 19, 433—439 (1958).
HUPPERT, M., J. CAZIN jr., and H. SMITH jr.: Pathogenesis of Candida albicans infections following antibiotic therapy. III. The effect of antibiotics on the incidence of C. albicans in the intestinal tract of mice. J. Bact. 70, 440—447 (1955).
HURD, R. C., and C. H. DRAKE: Candida albicans infections in actively and passively immunised animals. Mycopathologia (Den Haag) 6, 290 (1953).
HURLEY, R., and H. J. WINNER: The pathogenicity of Candida tropicalis. J. Path. Bact. 84, 33—38 (1962).
— — Experimental renal moniliasis in the mouse. J. Path. Bact. 86, 75—82 (1963).
— — Pathogenicity in the genus Candida. Mycopathologia (Den Haag) 24, 337—346 (1964).
INABA, K.: Experimental study on hematogenous reinfection with Trichophyton mentagrophytes var. asteroides. I. Necrotic eruption artificially produced at the ears of test rabbit immunized by Trichophyton mentagrophytes var. asteroides following intravenous injection with its suspension. Bull. pharm. Res. Inst. No 27, 8—23 (1960a).
— Experimental study on hematogenous reinfection with Trichophyton mentagrophytes var. asteroides. II. Experimental papulonecrotic trichophytid. Bull. pharm. Res. Inst. No 28, 9—18 (1960b).
— Experimental study on hematogenous reinfection with Trichophyton mentagrophytes var. asteroides. III. Provoked flave up of "healed" lesion due to previous skin inoculation with Trichophyton mentagrophytes var. asteroides, following intravenous reinfection with the Trichophyton. Bull. pharm. Res. Inst. No 30, 1—10 (1961a).

Inaba, K.: Experimental study on hematogenous reinfection with Trichophyton mentagrophytes var. asteroides. IV. Serological follow up of experimental trichophytid caused by hematogenous reinfection with Trichophyton mentagrophytes var. asteroides, using crude polysaccharide (from the Trichophyton mechanically disintegrated) as antigen. Bull. pharm. Res. Inst. No 30, 11—19 (1961 b).

Isenberg, H. D., J. Allerhand, J. I. Berkman, and D. Goldberg: Immunological and toxic differences between mouse-virulent and mouse-avirulent Candida albicans. J. Bact. 86, 1010—1018 (1963).

Ito, K.: Dermatophytes résistants à la griseofulvine. Rapport préliminaire. Maroc méd. 43, 69—74 (1964).

— R. Kashima, and H. Takeuchi: Artificial production of Trichophyton-epididymitis. Bull. pharm. Res. Inst. No 38, 8—13 (1962).

—, u. H. Kuhlmann: Infektionen mit Epidermophyton Kaufmann-Wolf und Candida albicans bei mit Chlordinitrobenzol und Benzol sensibilisierten Meerschweinchen. Z. Haut- u. Geschl.-Kr. 20, 291—296 (1956).

—, and C. Ohashi: Experimental study of Trichophyton-granuloma of the visceral organs. II. Artificial production of mycotic granuloma in lungs of test-rabbits sensitized by Trichophyton mentagrophytes var. asteroides, following intravenous reinjection of the Trichophyton-suspension. Bull. pharm. Res. Inst. No 39, 5—26 (1962).

— H. Rieth u. C. Schirren: Beziehungen zwischen humanen und animalen Dermatomykosen. I. Mitt. Trichophytie durch Infektion von Kühen bei geburtshilflicher Tätigkeit. Bull. pharm. Res. Inst. No 17, 18—22 (1958).

Iwata, K., A. Matsuda, K. Kawai, and S. Shimomura: Studies on pathogenicity of Cryptococcus neoformans. Nippon Saikingaku Zasshi (Jap. J. Bact.) 15, 895—901 (1960).

— — K. Wakabayashi, and N. Fukunaga: Endotoxin-like substance from Aspergillus fumigatus. Jap. J. Med. Mycol. 3, 66—72 (1962).

Jackson, G. G., and S. C. Axelrood: The influence of antibiotics upon host-susceptibility to infections with antibiotic-resistant microorganisms. Antibiot. and Chemother. 4, 277—288 (1954).

Jacquet, J., P. Boutibonnes et J. P. Cicile: Observations sur la toxicité d'Aspergillus clavatus pour les animaux. Bull. Acad. vét. Fr. 36, 199—208 (1963).

Jadassohn, J.: Beitrag zur Genese der Allergie bei Impfmykosen. Der Übertritt von Sporen aus dem cutanen Impfherd ins Blut mit Entwicklung von hämatogenen Hautmetastasen. Arch. Derm. Syph. (Berl.) 153, 476 (1927).

Jadassohn, W., R. Nardin, S. Mach et J. Nardin: Effet de la cortisone sur la mycose expérimentale du cobaye. Acta endocr. (Kbh.) 6, 351 (1951).

—, u. K. Rehsteiner: Experimentelle Hyphomyzeteninfektion am Auge. Klin. Wschr. 1931, 308

Janke, D.: Zur systematischen Einordnung des Sporotrichon gougeroti. Eine vergleichende mykologische, tierexperimentelle und serologische Studie. Arch. Derm. Syph. (Berl.) 187, 686—710 (1949).

— Zur Klinik und Mykologie der Cephalosporiose. Ein Beitrag zur Kenntnis seltener Mykosen. Arch. Derm. Syph. (Berl.) 188, 357—373 (1949).

— Zur Kenntnis der Hemisporose. Arch. Derm. Syph. (Berl.) 190, 95—113 (1950).

— Zum fluorescenzmikroskopischen Nachweis von Pilzen in der menschlichen Hornschicht. Klin. Wschr. 29, 326—327 (1951).

—, u. H. Newig: Trichophyton verrucosum als Erreger von Trichophytien bei Mensch und Tier in Oberhessen. Mykosen 2, 75—89 (1959).

Jensen, V. P. H.: Histiogenesis of the nodules produced by subcutaneous injection of Saccharomyces neoformans Sanf. Festskrift ved Indvielsen af Statens Serum Institut, Kopenhagen 1902.

Jeoffery, S. M. S., and S. G. Kenzy: Effect of mycostatin on candidiasis in chickens on a high-glucose diet. Avian Dis. 6, 238—247 (1962).

— — Nutritional factors influencing experimental Candida albicans infection in chickens. I. Effect of vitamin A deficiency. Avian Dis. 4, 138—151 (1960).

Jessner, M.: Experimentelle und histologische Studien über Rattensporotrichose. Klin. Wschr. 1, 2428 (1922).

Joffe, A. Z.: Toxicity and antibiotic properties of some Fusaria. Bull. Res. Coun. Israel D 8, 81—95 (1960).

John, C., J. Schindler u. M. Vorreith: Experimentální infekce Kandidou albicans. Kandidy jako antigeny. In: Onemocnění vyvolaná kvasinkovitými mikroorganismy, herausgegeb. von J. Obrtel, p. 61—69. Prag 1956.

Johnson, R. W., and M. Scherago: The effect of histoplasmin in vitro on the migration of leucocytes from guinea-pigs experimentally infected with Histoplasma capsulatum. Amer. Rev. resp. Dis. 81, 96—99 (1960).

JOSEFIAK, E. J., and J. H. S. FOUSHEE: Experimental mucormycosis in the healthy rat. Science 127, 1442 (1958).

JOYEUX, C.: Sur le Trichophyton soudanense n.sp. Note préliminaire. C. R. Soc. Biol. (Paris) 73, 15 (1912).

KADEN, R.: Die Sporotrichose. In: Handbuch der Haut- und Geschlechtskrankheiten, Erg.-Werk, Bd. 4, Teil 4. Die Pilzkrankheiten der Haut durch Hefen, Schimmel, Aktinomyzeten und verwandte Erreger, hrsg. von A. MARCHIONINI u. H. GÖTZ, S. 240—284, Berlin-Göttingen-Heidelberg: Springer 1963.

— Die Coccidioidomykose. In: Handbuch der Haut- und Geschlechtskrankheiten, Erg.-Werk, Bd. 4, Teil 4, Die Pilzkrankheiten der Haut durch Hefen, Schimmel, Aktinomyzeten und verwandte Erreger, hrsg. von A. MARCHIONINI u. H. GÖTZ, S. 285—316. Berlin-Göttingen-Heidelberg: Springer 1963.

— Die Schimmelpilzdermatosen. In: Handbuch der Haut- und Geschlechtskrankheiten, Erg.-Werk, Bd. 4, Teil 4. Die Pilzkrankheiten der Haut durch Hefen, Schimmel, Aktinomyzeten und verwandte Erreger, hrsg. von A. MARCHIONINI u. H. GÖTZ, S. 332—366. Berlin-Göttingen-Heidelberg: Springer 1963.

KÄRCHER, K. H.: Experimentelle Untersuchungen zur Pathogenität und biologischen Wirkung der Candida albicans an Mensch und Tier. Arch. klin. exp. Derm. 202, 424—448 (1956).

KAHN, S. G., and H. WEISBLATT: Use of amphotericin for the prevention of moniliasis (crop mycosis) in chick and turkey. Poultry Sci. 42, 732—735 (1963a).

— — A comparison of nystatin and copper sulfate in experimental moniliasis of chickens and turkeys. Avian Dis. 7, 304—309 (1963b).

KALKOFF, K. W., u. D. JANKE: Zur Kenntnis der durch Sporotrichon gougeroti hervorgerufenen Sporotrichose. Derm. Wschr. 119, 321—329 (1948).

— — Mykosen der Haut. In: Dermatologie und Venerologie, hrsg. von H. A. GOTTRON u. W. SCHÖNFELD, Bd. II, Teil 2, S. 991—1153. Stuttgart: Georg Thieme 1958.

KAMMER, H., and S. G. KNIGHT: Studies on the infectivity of nutritional mutants of Trichophyton mentagrophytes. J. invest. Derm. 32, 621 (1959).

KAO, C. J., and J. SCHWARZ: The isolation of Cryptococcus neoformans from pigeon nests with remarks on the identification of virulent cryptococci. Amer. J. clin. Path. 27, 652 (1957).

KAPLAN, W., and L. K. GEORG: A device to aid in the developement of mycotic and other skin infections in laboratory animals. Mycologia 49, 604—605 (1957).

— — S. L. HENDRICKS, and R. A. LEEPER: Isolation of Microsporum distortum from animals in the United States. J. invest. Derm. 28, 449 (1957).

— L. J. GOSS, L. AJELLO, and M. SUE IVENS: Pulmonary mucormycosis in a harp seal caused by Mucor pusillus. Mycopathologia (Den Haag) 12, 101—110 (1960).

— J. L. HOPPING, and L. K. GEORG: Ringworm in horses caused by the dermatophyte Microsporum gypseum. J. Amer. vet. med. Ass. 131, 329—332 (1957).

—, and M. SUE IVENS: Fluorescent antibody staining of Sporotrichum schenckii in cultures and clinical materials. J. invest. Derm. 35, 151—159 (1960).

— — Observations on the seasonal variations in incidence of ringworm in dogs and cats in the United States. Sabouraudia 1, 91—102 (1961).

KARASAKI, T.: Blood concentration of trichomycin. VI. Therapeutic blood concentration for experimental candidiasis in the rabbit. Antibiot. and Chemother. 9, 337—348 (1959).

KARRER, H. E.: Virulence of Coccidioides immitis determined by intracerebral inoculation in mice. Proc. Soc. exp. Biol. (N.Y.) 82, 766—768 (1953).

KASHIMA, R.: Experimental tuberculoid tubercle evoked by Trichophyton crude fractions. Bull. pharm. Res. Inst. No 25, 19—27 (1960).

KAWAMURA, Y.: Experimental studies on double infection by Candida albicans and tubercle bacillus. Osaka Daigaka Igaten Zasshi (Med. J. Osaka Univ.) 11, 645 (1959).

KAWATSURE, S.: Tierexperimentelle Untersuchungen über die Erreger von sog. amerikanischen Blastomykosen: Scopulariopsis americana, Aleurisma tularensis und Coccidioides immitis. Arch. Derm. Syph. (Berl.) 169, 173—199 (1934).

KEENEY, E. L., and M. HUPPERT: Immunization against superficial fungous infection. I. Studies on experimental animals. J. invest. Derm. 32, 7—13 (1959).

KELEMEN, S.: Die medikamentöse Beeinflussung der intraperitonealen Persistenz und haematogenen Generalisation der Candida albicans in der experimentellen Candidiasis. Mykosen 6, 68 (1963).

KEMENES, F.: Über einen Fall von Coccidioidomykose bei einem Kaninchen in Ungarn. Acta microbiol. Acad. Sci. hung. 2, 191—194 (1954).

KEMP, G. A.: Antigenicity and pathogenicity of Candida albicans infections in mice. Diss. Abstr. 22, 1354—1355 (1961).

—, and M. SOLOTOROVSKY: Fluorescent antibody studies of Candida albicans infections in mice. Bact. Proc. 1960, 136.

Kesten, B., and H. Martenstein: Experimental sporotrichosis: Cutaneous and intracardial inoculation. A preliminary report. Arch. Derm. Syph. 20, 441 (1929).

Keymer, J. F., and P. K. C. Austwick: Moniliasis in partridges (Perdix perdix). Sabouraudia 1, 22—29 (1961).

Kipkie, G. F., and A. Howell: Histopathology of experimental histoplasmosis. Arch. Path. 51, 312—318 (1951).

Kligman, A. M., G. D. Baldridge, G. Rebell, and D. M. Pillsbury: The effect of cortisone on the pathologic responses of guinea pigs infected cutaneously with fungi, viruses and bacteria. J. Lab. clin. Med. 37, 615—620 (1951).

— A. P. Crane, and R. F. Norris: Effect of temperature on survival of chick embryos infected intravenously with Cryptococcus neoformans (Torula histolytica). Amer. J. med. Sci. 221, 273—278 (1951).

—, and F. S. Lewis: In vitro and in vivo activity of candicidin on pathogenic fungi. Proc. Soc. exp. Biol. (N.Y.) 82, 399—404 (1953).

—, and H. Mescon: The periodic-acid-Schiff stain for demonstration of fungi in animal tissue. J. Bact. 60, 415—421 (1950).

— —, and E. D. de Lamater: The Hotchkiss-McManus stain for the histopathologic diagnosis of fungus diseases. Amer. J. clin. Path. 21, 86—91 (1951).

—, and F. D. Weidman: Experimental studies on treatment of human torulosis. Arch. Derm. Syph. (Chic.) 60, 726—741 (1949).

Klose, F., u. R. Schürmann: Experimentelle Untersuchungen über Soormykose. (Gleichzeitig ein Beitrag zu der von Castelli und Gaggini angegebenen serologischen Krebsdiagnose mit Oidium albicans.) Z. ges. Hyg. 134, 63—77 (1952).

Knight, R. A., G. Hill, and S. Marcus: Immunization of mice with polysaccharides of Histoplasma capsulatum. Proc. Soc. exp. Biol. (N.Y.) 100, 356—358 (1959).

Knoth, W., S. Krause u. K. H. Knoll: Tumorförmige Pilzerkrankung durch eine anaskosporogene Hefe. Dermatologica (Basel) 111, 357—366 (1955).

Kobayashi, G. S., and L. Friedman: Characterization of the pyrogenicity of Candida albicans, Saccharomyces cerevisiae, and Cryptococcus neoformans. J. Bact. 88, 660—666 (1964).

— —, and J. Kofroth: Some cytological and pathogenic properties of spheroplasts of Candida albicans. J. Bact. 88, 775—801 (1964).

Koch, H., u. H. Rieth: Endemische Trichophytie bei Meerschweinchen. Arch. klin. exp. Derm. 205, 577—585 (1958).

Königsbauer, H.: Über die Wirkung von ACTH und Corton auf die experimentelle Histoplasmose der Ratte. Zbl. Bakt., I. Abt. Orig. 159, 473—476 (1953).

— Über die Wirkung von Corton auf die experimentelle Torulose und Chromoblastomykose. Zbl. Bakt., I. Abt. Orig. 160, 637—643 (1954).

— Experimenteller Beitrag zur Behandlung der Torulose mit D25 (2,2'-dioxy-5,5'-dichlordiphenylsulfid). Zbl. Bakt., I. Abt. Orig. 164, 466—471 (1955).

— Über die Wirkung der chronischen Colchicinvergiftung auf experimentelle Mykosen. Experientia (Basel) 14, 146—147 (1955).

Kominami, M.: A survey on keratinolytic or keratinophilic molds from soil in Japan. Tôhoku J. exp. Med. 66, 233 (1957).

Kong, Yi-Chi, M., H. B. Levine, S. H. Madin, and C. E. Smith: Fungal multiplication and histopathologic changes in vaccinated mice infected with Coccidioides immitis. J. Immunol. 92, 779—790 (1964).

Konopka, E. A., L. Lewis, and W. L. Bencze: Activity of aromatic substituted tertiary amines on experimental dermatophytosis. Abstracts of papers presented at the 3rd Interscience Conf. on Antimicrobial Agents and Chemotherapy, October 28—30, 1963, Washington D. C., p. 21.

Kotcher, E., J. W. Robinson, and M. P. Miller: The isolation of Histoplasma capsulatum from tissues of experimentally infected mice. J. Bact. 62, 613—620 (1951).

Kovac, W., u. Ch. Kunz: Experimentelle Untersuchungen mit Pilzstämmen aus Frühgeburten-Pneumonien. Zbl. Bakt., I. Abt. Orig. 168, 460—474 (1957).

Kozinn, P. G., J. J. Burchall, C. L. Taschdjian, H. Wiener, and C. Numerof: Preparation of P^{32}-labeled Candida albicans. Amer. J. Dis. Child. 98, 765—767 (1959).

Kozinn, P. J., C. L. Taschdjian, J. J. Burchall, and H. Wiener: Transmission of P^{32}-labeled Candida albicans to newborn mice at birth. Amer. J. Dis. Child. 99, 31—34 (1960).

Krentel, G., u. K. Kühne: Vorläufige Mitteilung über Untersuchungsergebnisse bei menschlichen Trichophytien und Rindertrichophytien in der Umgebung von Magdeburg. Mykosen 5, 122—130 (1962).

Kubo, J., M. Hori, H. Niitani, J. Yokoyama, and T. Takemoto: Studies on the pathogenesis of candidiasis. In: Studies on candidiasis in Japan, ed. by Research Commitee of Candidiasis, Japan 1961, p. 145—152.

Kuhn, L. R.: Effect of elevated body temperature on cryptococcis in mice. Proc. Soc. exp. Biol. (N.Y.) 71, 341—343 (1949).

Kuprowski, M.: Patogeneza i morfologia moniliazy kuraków w swietle badań własnych. Med. weteryn. 16, 2—8 (1960).

Kuroda, K.: Experimental study on fungus granuloma. I. Fungus granulomas experimentally produced at the ears of rabbits by dorsal cutaneous reinfection with Trichophyton mentagrophytes var. asteroides. Bull. pharm. Res. Inst. No 16, 1—18 (1958a).

— Experimental study on fungus granuloma. II. Antibody production in experimental fungus granuloma upon dermal reinoculation with Trichophyton mentagrophytes var. asteroides, using crude polysaccharide (from Tr. mechanically disintegrated) as antigen. Bull. pharm. Res. Inst. No 17, 6—17 (1958b).

— Experimental studies on fungus granuloma. III. Trichophytin skin reaction in experimental fungus granuloma, using crude polysaccharide (from Tr. mentagrophytes, var. asteroides mechanically disintegrated) as trichophytin. Bull. pharm. Res. Inst. No 18, 5—18 (1958c).

— Experimental study on fungus granuloma. IV. Blood-borne fungi in rabbits with dermal fungus granuloma on the ears due to a second dermal inoculation with Trichophyton mentagrophytes var. asteroides. Bull. pharm. Res. Inst. No 19, 5—12 (1959a).

— Experimental study on fungus granuloma. V. Fungus granuloma on the ears of immune rabbits with Trichophyton mentagrophytes var. asteroides, following intracardiac injection with its suspension. Bull. pharm. Res. Inst. No 20, 8—20 (1959b).

— Experimental study on fungus granuloma. VI. Fungus granuloma, fungus "id" reaction experimentally produced. Bull. pharm. Res. Inst. No 21, 7—18 (1959c).

—, and C. Ohashi: Experimental study of Trichophyton-granuloma of visceral organs. I. Artificial production of mycotic granuloma in lungs etc. of test-rabbits sensitized by Trichophyton mentagrophytes var. asteroides, following the intracardiac reinjection of the Trichophyton-suspension. Bull. pharm. Res. Inst. No 37, 4—11 (1962).

Kuroda, M., and T. Yamada: Experimental studies on cryptococcosis. Osaka Daigaka Igaku Zasshi (Med. J. Osaka Univ.) 11, 56—97 (1959).

Kuroda, T.: Serological studies of experimental trichophytosis. I. Serological reaction using a mechanically prepared antigen. Ann. Tuberc. (Tenri) 4, 15—19 (1953a).

— Serological studies of experimental trichophytosis. II. Antibody production in infected rabbits. Ann. Tuberc. (Tenri) 4, 20—25 (1953b).

Kurotchkin, T. J., and C. E. Lim: Anaphylaxis with water soluble specific substance from yeast-like fungi. Proc. Soc. exp. Biol. (N.Y.) 28, 223 (1930).

Lacaz, C. S.: Manual de micologia médica, 3. ed. Rio de Janeiro u. São Paulo: Livraria Atheneu S/A 1960.

— S. T. Faria, M. Ferreira, A. A. Martins, e V. S. Vega: Blastomycose experimental. Nota preliminar. Hospital (Rio de J.) 36, 341—349 (1949).

Laethem, R. van, A. Thys et R. Vanbreuseghem: Troisième cas congolais d'histoplasmose par Histoplasma duboisii Vanbreuseghem 1952. Ann. Soc. belge Méd. trop. 39, 319—330 (1959).

Lamater, E. D. de: Experimental studies with the dermatophytes. III. Development and duration of immunity and hypersensitivity in guinea pigs. J. invest. Derm. 4, 143 (1941).

— Experimental studies with the dermatophytes. IV. The influence of age upon the allergic response in experimental ringworm in the guinea pig. J. invest. Derm. 5, 423—429 (1942).

—, and R. W. Benham: Experimental studies with the dermatophytes. I. Primary disease in laboratory animals. J. invest. Derm. 1, 451 (1938).

Landi, S., and J. D. L. Fitzgerald: Sensitization and anaphylactic shock induced in guinea-pigs by using fungus extracts. Mycopathologia (Den Haag) 12, 257—264 (1960).

Langeron, M., et S. Milochevitch: Morphologie des dermatophytes sur milieux naturels et milieux à base de polysaccharides. Essai de classification. Ann. Parasit. hum. comp. 8, 465—508 (1930).

—, et R. V. Talice: Nouveau type de lésion pilaire expérimentale produite par la culture purement pléomorphique du Sabouraudites felineus. Ann. Parasit. hum. comp. 8, 419 (1930).

—, et R. Vanbreuseghem: Précis de Mycologie. Paris: Masson & Cie. 1952.

Larsh, H. W.: Natural and experimental epidemiology of histoplasmosis. Ann. N.Y. Acad. Sci. 89, 78—90 (1960).

— A. Hinton, and S. L. Silberg: Conversion and maintenance of Histoplasma capsulatum in tissue culture. Proc. Soc. exp. Biol. (N.Y.) 93, 612—615 (1956).

— — — The use of the tissue culture method in evaluating antifungal agents against systemic fungi. Antibiot. Ann. 1957/58, 988—991.

— V. E. Scholes, A. Hinton, and S. Silberg: Minimal infectious inoculum of Histoplasma capsulatum for mouse and chick embryo. Proc. exp. Biol. (N.Y.) 98, 570—573 (1958).

—, and C. C. Shepard: HELA-cells and Histoplasma capsulatum. Phagocytosis and subsequent intracellular growth. J. Bact. 76, 557—563 (1958).

— S. L. Silberg, and A. Hinton: Use of the tissue culture method in evaluating antifungal agents. Antibiot. Ann. 1956/57, 918.

LATAPI, F.: Das Mycetom. In: Handbuch der Haut- und Geschlechtskrankheiten, Erg.-Werk, Bd. IV/3, S. 463—526. Berlin-Göttingen-Heidelberg: Springer 1963.

LA TOUCHE, C. J.: Mouse favus due to Trichophyton quinckeanum (Zopf) Mac Leod & Muende: A reappraisal in the light of recent investigations I and II. Mycopathologia (Den Haag) 11, 257—276 (1959).

—, and R. A. FORSTER: Spontaneous infection in the hedgehog (Erinaceus europaeus) by a variety of Trichophyton mentagrophytes (Robin) Blanchard. Sabouraudia 2, 143—145 (1963).

LAUDER, J. M., and J. G. O. SULLIVAN: Ringworm in cattle. Prevention and treatment with griseofulvin. Vet. Rec. 70, 949—951 (1958).

LAWLESS, T.: Ein experimenteller Beitrag zur Pathologie der Sporotrichose. Derm. Z. 40, 257—288 (1924).

LEVADITI, J.-C., E. DROUHET, G. SEGRÉTAIN et F. MARIAT: Sur le caractère histiocytaire de l'histoplasmose à petites formes et le caractère giganto-cellulaire de l'histoplasmose à grandes formes. Ann. Inst. Pasteur 96, 659—668 (1959).

LEVINE, H. B.: Purification of the spherule-endospore phase of Coccidioides immitis. Sabouraudia 1, 112—115 (1961).

— J. M. COBB, and C. E. SMITH: Immunity to coccidioidomycosis induced in mice by purified spherule, arthrospore, and mycelial vaccines. Trans. N.Y. Acad. Sci. 22, 436—449 (1960).

— —, and C. H. SMITH: Immunogenicity of spherule-endospore vaccines of Coccidioides immitis for mice. J. Immunol. 87, 218—227 (1961).

—, and M. KONG, YI-CHI: Onset and extent of immunity in mice induced by killed coccidioidal spherules. Bact. Proc. 1964, 163.

— —, and C. E. SMITH: Immunization of mice to Coccidioides immitis: dose, regimen, and spherulation stage of killed spherule vaccines. J. Immunol. 94, 132—142 (1965).

—, and S. H. MADIN: Enhancement of experimental coccidioidomycosis in mice with testosterone and oestradiol. Sabouraudia 2, 47—55 (1962).

—, and C. E. SMITH: Induced immunity in experimental respiratory coccidioidomycosis. Mycopathologia (Den Haag) 19, 149—150 (1963).

LEVINE, S., H. M. ZIMMERMAN, and A. SCORZA: Experimental cryptococcosis. Amer. J. Path. 33, 385—410 (1957).

LEVY, B., and B. BLACK-SCHAFFER: Studies in experimental systemic mycosis. I. Systemic chromomycosis (chromoblastomycosis) in mice: preliminary study. Amer. J. trop. Med. 25, 117—127 (1945).

LEVY, B. M.: Chemotherapy of experimental histoplasmosis in white mice. Amer. J. trop. Med. 25, 241—251 (1945).

LEY, A. P.: Experimental fungus infections of the cornea. A preliminary report. Amer. J. Ophthal. 42, 59—71 (1956).

LICHTHEIM, L.: Über pathogene Mucorineen und durch sie erzeugte Mykosen des Kaninchens. Z. klin. Med. 7, 140—177 (1884).

LINDT, W.: Mitteilungen über einige neue pathogene Schimmelpilze. Naunyn-Schmiedebergs Arch. exp. Path. Pharmak. 21, 269—298 (1886).

LITTMAN, M. L., and S. S. SCHNEIERSON: Cryptococcus neoformans in pigeon excreta in New York City. Amer. J. Hyg. 69, 49—59 (1959).

—, and E. TSUBURA: Effect of degree of encapsulation upon virulence of Cryptococcus neoformans. Proc. Soc. exp. Biol. (N.Y.) 101, 773 (1959).

—, and L. E. ZIMMERMAN: Cryptococcosis. Torulosis or European blastomycosis. New York and London: Grune & Stratton 1956.

LODDER, J., and N. J. W. KREGER-VAN RIJ: The yeasts. A taxonomic study. Amsterdam: North Holland Publ. Co. 1952.

LOMANITZ, R., and J. M. HALE: Production of delayed hypersensitivity to Cryptococcus neoformans in experimental animals. J. Bact. 86, 505—509 (1963).

LONES, G. W., and C. L. PEACOCK: Alterations in Candida albicans during growth in the presence of amphotericin B. Antibiot. and Chemother. 9, 535—540 (1959).

LOPEZ-FERNANDES, J. R.: Acción patógena experimental de la levadura Torulopsis glabrata (Anderson, 1917) Lodder y de Vries, 1938, productora de lesiones histopatológicos semejantes a las de la histoplasmosis. An. Fac. Med. Montevideo 37, 470—483 (1953).

LOURIA, D. B.: Specific and non-specific immunity in experimental cryptococcosis in mice. J. exp. Med. 111, 643 (1960).

— R. G. BRAYTON, and G. FINKEL: Studies on the pathogenesis of experimental Candida albicans infections in mice. Sabouraudia 2, 271—283 (1963).

—, and H. G. BROWNE: The effects of cortisone on experimental fungus infections. Ann. N.Y. Acad. Sci. 89, 39—46 (1960).

Louria, D. B., M. Busé, R. G. Brayton, and G. Finkel: The pathogenesis of Candida tropicalis infections in mice. Sabouraudia 5, 14—25 (1966).
— N. Fallon, and H. G. Browne: The influence of cortisone on experimental fungus infections in mice. J. clin. Invest. 39, 1435—1449 (1960).
— N. Feder, and C. W. Emmons: Amphotericin B in experimental histoplasmosis and cryptococcosis. Antibiot. Ann. 1956/57, 870—877.
— — W. Mitchell, and C. W. Emmons: Influence of fungus strain and lapse of time in experimental histoplasmosis and of volume of inoculum in cryptococcosis upon recovery of the fungi. J. Lab. clin. Med. 53, 311—317 (1959).
—, and T. Kaminski: Passively-acquired immunity in experimental cryptococcosis. Sabouraudia 4, 80—84 (1965).
— —, and G. Finkel: Further studies on immunity in experimental cryptococcosis. J. exp. Med. 117, 509—520 (1963).
Lowe, E. P., J. L. Converse, G. P. Blundell, and M. W. Castleberry: Experimental respiratory infection with Coccidioides immitis in the monkey. Proc. Ann. VA-Armed Forces Cooperative Coccidioidomycosis Study Group Meeting 1959, 14—15.
Lubarsky, R., and O. A. Plunkett: Survival of C. immitis in passage through the digestive tract of mice. Publ. Hlth Rep. (Wash.) 69, 494—497 (1954).
Lucet, A.: Étude expérimentale et clinique sur l'Aspergillus fumigatus. Rec. Méd. vét. Ser. VIII, 3, 575—614 (1896).
— De l'Aspergillus fumigatus chez animaux domestiques et dans les œufs en incubation. Étude clinique et expérimentale, 108 p. Paris: Ch. Mendel 1897.
Lutsky, J., and J. Brodish: Experimental canine cryptococcosis. J. infect. Dis. 114, 273—276 (1961).
Lutz, A., u. A. Splendore: Über eine bei Menschen und Ratten beobachtete Mykose. Ein Beitrag zur Kenntnis der sog. Sporotrichosen. Zbl. Bakt., I. Abt. Orig. 45, 631—637 (1908).
Mackenzie, D. W. R.: Trichophyton mentagrophytes in mice: infections of humans and incidence amongst laboratory animals. Sabouraudia 1, 178—182 (1961).
— Morphogenesis of Candida albicans in vivo. Sabouraudia 3, 225—232 (1964).
Mackinnon, J. E.: Caracteres y gradia de la virulencia experimental de las torulopsidaceas de la sub-familia Micotoruleas. An. Fac. Med. Montevideo 21, 320 (1936).
— Amfotericina B en la blastomicosis Sudamericana experimental. An. Fac. Med. Montevideo 43, 201—206 (1958).
— Miositis en la blastomicosis sudamericana experimental. An. Fac. Med. Montevideo 44, 149—155 (1959a).
— Blastomicosis sudamericana experimental evolutiva por vía pulmonar. An. Fac. Med. Montevideo 44, 355—358 (1959b).
— Miositis en la blastomicosis sudamericana y en la histoplasmosis. Mycopathologia (Den Haag) 15, 171—176 (1961).
— R. C. Artagaveytia-Allende y N. García-Zorrón: Diamidinodifenilamina y coccidioidomycosis experimental. An. Fac. Med. Montevideo 42, 196—198 (1957).
— — M & B 938 in experimental coccidioidomycosis in mice. Trans. roy. Soc. trop. Med. Hyg. 52, 92—93 (1958).
—, y J. A. Conti-Díaz: Miositis en la histoplasmosis experimental. An. Fac. Med. Montevideo 44, 608—609 (1959).
— — The effect of ambient temperature on experimental histoplasmosis of the mouse. Sabouraudia 2, 31—34 (1962).
— — The effect of temperature on sporotrichosis. Sabouraudia 2, 56—59 (1962).
— —, and L. A. Yarzabal: Experimental sporotrichosis, ambient temperature and amphotericin B. Sabouraudia 3, 192—194 (1964).
— — — y N. Tavella: Temperatura ambiental y blastomycosis sudamericana. An. Fac. Med. Montevideo 45, 310—318 (1960).
— L. V. Ferrada-Urzúa, and L. Montemajor: Madurella grisea n.sp. A new species of fungus producing the black variety of maduromycosis in South America. Mycopathologia (Den Haag) 4, 384—392 (1949).
—, y J. Gurry: Morfología y mecanismo de multiplicación de Paracoccidioides brasiliensis en su forma parasitaria, estudiada por el método de carbonato de plata. An. Fac. Med. Montevideo 35, 1033—1037 (1950).
— — La cápsula de Histoplasma capsulatum coloreada con el carmin de Best. An. Fac. Med. Montevideo 35, 1191—1194 (1950).
Maddy, K. T., and R. E. Reed: Artificial infection of cattle with Coccidioides immitis. Trans. 3rd Ann. Meeting VA-AF Coccidioidomycosis Cooperative Study Group 1958, p. 20—21.
— — R. J. Trautmann, and V. N. Snell: Experimental bovine coccidioidomycosis. Amer. J. vet. Res. 21, 748—752 (1960).

MAGARINOS TORRES, C., A. E. ARÊA LEÃO e J. F. SALLES: Gastrite espontânea do camon-dongo e cogumelos do gênero Geotrichum Link. Mem. Inst. Osw. Cruz 39, 97—103 (1943).

MALDONADO, W. E., and F. G. FELTON: Experimental North American blastomycosis. Amer. Rev. resp. Dis. 89, 89—94 (1964).

MANGANIELLO, L. O. J.: Experimental studies on torulosis. Part I. Preliminary experiments on therapy. Amer. Surg. 17, 706—710 (1951).

MANKIEWICZ, E., and M. LIIVAK: Effect of Candida albicans on the evolution of experimental tuberculosis. Nature (Lond.) 187, 250—251 (1960).

MANKOWSKI, Z. T.: The influence of various sex hormones on experimental fungus infections. Antibiot. and Chemother. 4, 1100—1104 (1954).

— The influence of hormonal conditions on experimental fungus infection. In: Therapy of fungus diseases, ed. by T. H. STERNBERG and V. D. NEWCOMER, p. 90—99. Boston: 1955.

— The experimental pathogenicity of various species of Candida in swiss mice. Trans. N.Y. Acad. Sci. 19, 548—570 (1957).

— The pathological activity of metabolic products of Candida albicans on newborn mice (occurence of progeria and glycogenosis). Mycopathologia (Den Haag) 17, 165—175 (1962a).

— Occurrence of calcinosis in the course of experimental fungus infections. Sabouraudia 1, 234—236 (1962b).

— Occurrence of malignancy, collagen diseases and myasthenia gravis in the course of ex-perimental infections with Candida albicans. Mycopathologia (Den Haag) 19, 1—20 (1963).

— The occurrence of liver portal cirrhosis and atrophy of the islet cells of the pancreas in the course of experimental Candida albicans infection. Mycopathologia (Den Haag) 22, 271—284 (1964a).

— Occurrence of brain calcifications, iron deposits, and tonic-clonic convulsions following experimental infections with Candida albicans. Mycopathologia (Den Haag) 23, 141—149 (1964b).

—, and J. C. DILLER: Granule formation in animal tissues by Candida albicans. Mycopatho-logia (Den Haag) 6, 298—300 (1953).

—, and B. J. LITTLETON: Action of cortisone and ACTH on experimental fungus infection. Antibiot. and Chemother. 4, 253—258 (1954).

— M. YAMASHITA, and J. C. DILLER: Effect of Candida guilliermondi polysaccharide on transplantable mouse sarcoma 37. Proc. Soc. exp. Biol. (N.Y.) 96, 79—80 (1957).

MAPLESTONE, P. A.: Enquiry into medical mycology under Dr. P. A. Maplestone at the School of Tropical Medicine, Calcutta. Rep. Sci. adv. Bd. Indian Res. Fund Ass. 1942, p. 81.

MARAIS, V., and D. L. OLIVIER: Isolation of Trichophyton mentagrophytes from a porcupine. Sabouraudia 4, 49—52 (1965).

MARCUS, S., and F. R. RAMBO: Comparative aspects of the immunization of mice against systemic mycosis. Proc. Soc. Amer. Bact. 8, 92 (1955).

MARIAT, F.: The action of nystatin on the growth of Sporotrichum schenckii and on its behaviour in vivo. In: Therapy of fungus diseases, ed. by T. H. STERNBERG and V. D. NEWCOMER, p. 160—163. Boston: Little, Brown & Co. 1955.

—, et E. DROUHET: Sporotrichose expérimentale du hamster. Observation de formes asté-roides de Sporotrichum. Ann. Inst. Pasteur 86, 485—492 (1954).

—, et W. E. GARDINI-TUESTA: Pouvoir pathogène expérimental d'une souche d'Histoplasma capsulatum isolée du singe Africain. Ann. Inst. Pasteur 96, 669—679 (1959).

— P. LAVALLE et P. DESTOMBES: Recherches sur la sporotrichose. Étude mycologique et pouvoir pathogène de souches mexicaines de Sporotrichum schenckii. Sabouraudia 2, 60—79 (1962).

MARKOWITZ, H.: Antibody production in experimental histoplasmosis. Bact. Proc. 1964, 167.

MARPLES, M. J., and J. M. B. SMITH: Trichophyton terrestre as a resident in hedgehog skin. Sabouraudia 2, 100—107 (1962).

MARŠÁLEK, E., Z. ŽIŽKA, N. ŘIHA, J. DUŠEK u. C. DVOŘÁČEK: Plicní aspergilóza s generalizací vyvolana druhem Aspergillus restrictus. Čas. Lék. Čes, 49, 1285—1291 (1960)

MARTIN, A. R.: The systemic and local treatment of experimental dermatophytosis with griseofulvin. J. Invest. Derm. 32, 525—528 (1959).

MASSHOFF, W., u. W. ADAM: Histomorphologie der experimentellen Candida-Infektion. Arch. klin. exp. Derm. 204, 416—447 (1957).

MATRUCHOT, L., et C. DASSONVILLE: Sur le champignon de l'herpès (Trichophyton) et les formes voisines, et sur la classification des ascomycetes. Bull. Soc. mycol. France 15, 240 (1899a).

— — Sur le Ctenomyces serratus Eidam, comparé aux champignons des teignes. Bull. Soc. mycol. France 15, 305 (1899b).

— — Sur une forme de reproduction d'ordre élevé chez les trichophytons. Bull. Soc. mycol. France 16, 201 (1900).

MATSUDA, A.: Chemotherapy of experimental cryptococcosis of mice. Shinkin to Shinkinshô (Jap. J. Med. Mycology) 1, 66—76 (1960).

MAYER, R. L., P. C. EISMAN, S. GEFTIC, E. KONOPKA, and J. TANZOLA: Sulfonamides and experimental histoplasmosis. Antibiot. and Chemother. 6, 215—225 (1956).

— E. KONOPKA, S. GEFTIC, and J. TANZOLA: Sulfonamides and experimental histoplasmosis. In: Therapy of fungus diseases, p. 292—301. Boston: Little, Brown & Co. 1955.

McCOY, E., and J. S. KISER: An evaluation of nystatin and candicidin against a standardized systemic Candida albicans infection in mice. Antibiot. Ann. 1958/59. 903—909.

McDONOUGH, E. S., L. AJELLO, R. J. AUSHERMAN, A. BALOWS, J. T. McCLELLAN, and S. BRINKMAN: Human pathogenic fungi recovered from soil in an area endemic for North American blastomycosis. Amer. J. Hyg. 73, 75—83 (1961).

McKEEVER, S., R. W. MENGES, W. KAPLAN, and L. AJELLO: Ringworm fungi of feral rodents in south western Georgia. Amer. J. vet. Res. 19, 969—972 (1958).

MELLO, G. C. DE, and J. S. KISER: The effects of several chemical compounds on experimental infections with Candida albicans. Antibiot. Ann. 1954/55, 678.

MENGES, R. W.: Histoplasmin sensitivity in animals. Cornell Vet. 44, 21—31 (1954).

— M. L. FURCOLOW, and A. HINTON: The role of animals in the epidemiology of histoplasmosis. Amer. J. Hyg. 59, 113—118 (1954).

— —, and J. S. RUHE: Experimental histoplasmosis in a dog. A nonfatal case. Publ. Hlth Rep. 65, 628—631 (1950).

—, and L. K. GEORG: An epizootic of ringworm among guinea pigs caused by Trichophyton mentagrophytes. J. Amer. vet. med. Ass. 128, 395—398 (1956).

— —, and R. T. HABERMANN: Therapeutic studies on ringworm-infected guinea pigs. J. invest. Derm. 28, 233—237 (1957).

—, and R. T. HABERMANN: Experimental avian histoplasmosis. Amer. J. vet. Res. 16, 314—320 (1955).

—, and L. D. KINTNER: Bovine histoplasmosis. Case report. N. Amer. Vet. 32, 692—695 (1951).

— G. J. LOVE, W. W. SMITH, and L. K. GEORG: Ringworm in wild animals in southwestern Georgia. Amer. J. vet. Res. 18, 672—677 (1957).

— J. T. McCLELLAN, and R. J. AUSHERMAN: Canine histoplasmosis and blastomycosis in Lexington, Kentucky. J. Amer. vet. med. Ass. 124, 202—207 (1954).

MENNA, M. E. DI, and M. J. MARPLES: Microsporum distortum sp. nov. from New Zealand. Trans. Brit. mycol. Soc. 37, 372 (1954).

MEYER, E., and Z. J. ORDAL: The action of streptothricin and other antibiotic agents on Blastomyces dermatitidis infections of the chick embryo. J. infect. Dis. 79, 199—204 (1946a).

— — Pathogenicity of Candida species for the chick embryo. J. Bact. 52, 614—615 (1946b).

MEYER, G.: Über zwei Laborinfektionen mit Trichophyton mentagrophytes, ausgehend von spontan erkrankten Meerschweinchen. Mykosen 1, 70—73 (1957).

MICHELSON, J. D., and A. D. DULANEY: Experimental blastomycosis. Sth. med. J. (Bgham., Ala.) 24, 1034 (1931).

MIDDLETON, J. G., D. L. McVICKAR, and J. C. PETERSON: Experimental histoplasmosis in the white rat. Proc. Soc. exp. Biol. (N.Y.) 75, 164—166 (1950).

MILLBERGER, H., u. E. BLANK: Versuche zur Nachprüfung der Wirkung von Mycostatin auf die experimentelle Candida albicans-Infektion der weißen Maus. Naturwissenschaften 41, 503 (1954).

MILLER, J. M., G. W. SMITH, and W. H. HEADLEY: Treatment of Cryptococcus neoformans in mice with stilbamidine. Science 118, 31 (1953).

MILOCHEVITCH, S.: Contribution à l'étude du Trichophyton rubrum. Ann. Parasit. hum. comp. 13, 253 (1935).

—, u. M. MILOVANOVITCH: Beitrag zum Studium des Favus in Jugoslawien. (Experimente an Tieren.) Med. Pregl. 10, 63 (1935).

MITZE, A.: Über das Verhalten pathogener Dermatophyten im Tierversuch. Z. Haut- u. Geschl.-Kr. 23, 133—137 (1957).

MIZUBA, S. S.: Pathogenicity and nutritional studies of Sporotrichum schenckii (Matruchot, 1905) and variants obtained by ultra violet irradiation. Diss. Abstr. 19, 3097 (1959).

MOHAPATRA, L. N., and H. C. GUGNANI: Studies on strains of Microsporon gypseum isolated from soil. Mycopathologia (Den Haag) 22, 175—181 (1964).

— —, and K. SHIVRAJAN: Natural infection in laboratory animals due to Trichophyton mentagrophytes in India. Mycopathologia (Den Haag) 24, 275—280 (1964).

MOHR, W.: Die Mykosen. In: Handbuch der inneren Medizin, Bd. I, Teil 1, S. 827—942. Berlin-Göttingen-Heidelberg: Springer 1952.

MONBREUN, W. A. DE: The cultivation and cultural characteristics of Darling's H. capsulatum. Amer. J. trop. Med. 14, 93—125 (1934).

MONBREUN, W. A. DE: Experimental chronic cutaneous blastomycosis in monkeys. Arch. Derm. Syph. (Chic.) **31**, 831 (1935).
— The dog as a natural host for Histoplasma capsulatum. Report of a case of histoplasmosis in this animal. Amer. J. trop. Med. **19**, 565—588 (1939).
MONTEIRO, E. L.: Conjunto alanto-corial no estudo de agentes infecciosos. Folio clin. biol. (S. Paulo) **16**, 8—19 (1949).
— Experimental behaviour of the etiologic agents of South American blastomycosis and keloid blastomycosis in the chick embryo. Sabouraudia **2**, 12—13 (1962).
— F. ALMEIDA e R. A. MOURA: Conjunto alanto-corial no estudo de agentes infecciosos. I. Obtenção experimental da Granulomatose Paracoccidióidica (Blastomicose Sul-americana) em ovos embrionados. Folia. clin. (S. Paulo) **16**, 96—122 (1950).
—, and T. DE BRITO: Infection of the chorioallantoic membrane of the chick with the agent of keloid blastomycosis (Paracoccidioides loboi). J. Path. Bact. **78**, 567—569 (1959).
MONTENEGRO, J.: Acerca da inoculabilidade da blastomycose no Brasil. Brasil-méd. **41**, 808—812 (1927).
MOORE, M.: The chorio-allantoic membrane of the developing chick embryo as a medium for the cultivation and histo-pathologic study of pathogenic fungi. Amer. J. Path. **17**, 103—120 (1941a).
— Histoplasma capsulatum: its cultivation on the chorioallantoic membrane of the developing chick and resulting lesions. Amer. J. trop. Med. **21**, 627—643 (1941b).
— The virulence of strains of Phialophora verrucosa determined by inoculating chorioallantoic membranes of chick embryos. J. invest. Derm. **5**, 411—422 (1942).
— In vivo and in vitro effect of aureomycin hydrochloride on Syringospora (Monilia, Candida) albicans. J. Lab. clin. Med. **37**, 703—712 (1951).
MORENZ, J.: Geotrichum candidum Link. Mykologische Schriftenreihe, H. 1. Leipzig: Johann Ambrosius Barth 1963.
MORIKAWA, T.: Granuloma trichophyticum Majocchi, hervorgerufen von Sabouraudites ruber (Castellani) (Trichophyton purpureum Bang). Arch. Derm. Syph. (Berl.) **176**, 265 (1937).
MORIOKA, Y.: Immunbiologische Untersuchung von Trichophyton purpureum Bang. Jap. J. Derm. **35**, 86 (1934).
MORQUER, R., et L. ENJALBERT: Sur un nouvel agent de l'aspergillose humaine. Rev. Mycol. **22**, 130—154 (1957).
— C. LOMBARD et M. BERTHELON: Pouvoir pathogène de quelques espèces de Geotrichum. C. R. Acad. Sci. (Paris) **240**, 378—380 (1955).
MOULIN-BRAHY, L. DE: La capsule de Cryptococcus neoformans. Proc. Internat. Coll. Med. Mykologie, Antwerpen 1964.
MOURAD, S., and L. FRIEDMAN: Active immunization of mice against Candida albicans. Proc. Soc. exp. Biol. (N.Y.) **106**, 570—572 (1961a).
— — Pathogenicity of Candida. J. Bact. **81**, 550—556 (1961b).
MURRAY, I. G.: Skin sensitivity to Madurella mycetomi in guinea-pigs. Trans. roy. Soc. trop. Med. Hyg. **55**, 209—215 (1961).
—, and H. D. HOLT: Is Cephalosporium acremonium capable of producing maduromycosis? Mycopathologia (Den Haag) **22**, 335—338 (1964).
— E. T. C. SPOONER, and J. WALKER: Experimental infection of mice with Madurella mycetomi. Trans. roy. Soc. trop. Med. Hyg. **54**, 335—341 (1960).
MUSSO, E.: Effet de la triamcinolone sur la mycose expérimentale du cobaye. Dermatologica (Basel) **119**, 75—79 (1959).
Mycologie médicale. Communications et rapports présentés aux journées de mycologie médicale (14—15 décembre 1956) organisées par l'Institut Pasteur et la Société Française de Mycologie Médicale. Paris: L'expansion Scientifique Française 1955.
MYERS, W. F., and N. P. SHERWOOD: Experimental histoplasmosis in the grass frog, Rana pipiens. Bact. Proc. **1951**, 114—115.
NAKANO, Y.: Studies on the fungi phagocytosis of leucocytes. III. Candida albicans phagocytosis of leucocytes of rabbit following several drugs administration and that of radiated rabbit. Shinkin to Shinkinshô (Jap. J. med. Mycol.) **1**, 166—172 (1960).
NAKAZIMA, M.: Disease in mice induced by yeasts. J. jap. Bot. **32**, 261—267 (1957).
NANNIZZI, A.: Ricerche sui rapporti morfologici e biologici tra Gymnoascacee e Dermatomiceti. Ann. Mycologici **24**, 1/2 (1926).
— Ricerche sull'origine saprofitica dei funghi delle tigne. II. Gymnoascus gypseum sp.n. forma ascofera del Sabouraudites (Achorion) gypseum (Bodin) Ota et Langeron. Atti Accad. Fisiocr. Siena Soz. med.-fis. **10**, 89—97 (1927).
NEGRONI, P.: Estudio micológico del primer caso sudamericano de histoplasmosis. Rev. Inst. Malbrán **9**, 239—294 (1940).
— Micosis profundas. II. Histoplasmosis. Publicación especial No 1, Comisión de investigación científica, Provincia de Buenos Aires, La Plata 1960.

Negroni, P., y M. B. Negroni de Bonvehi: Histoplasmosis experimental. J. Vet. Fac. Cienc. Vet., La Plata 2.—3. 8. 1958.

—, y J. M. Prado: Alergía e inmunidad en la esporotricosis experimental. Rev. Inst. Malbrán 15, 301—304 (1950/53).

—, y D. Vivoli: Estudios sobre el Coccidioides immitis. IV. Virulencia de las cepas y su relación con los caracteres micológicos. Rev. argent. Dermatosif. 32, 239—244 (1948).

— — y H. Bonfiglioli: Estudos sobre el Coccidioides immitis Rixford et Gilchrist: VII. Reacciones immunoalórgicas en la infección experimental del cobayo. Rev. Inst. Malbrán 14, 273 (1949).

Neill, J. M., J. Abrahams, and C. E. Kapros: A comparison of the immunogenicity of weakly encapsulated and of strongly encapsulated strains of Cryptococcus neoformans (Torula histolytica) J. Bact. 59, 263—275 (1950).

—, and C. E. Kapros: Serological tests on soluble antigens from mice infected with Cryptococcus neoformans and Sporotrichum schenckii. Proc. Soc. exp. Biol. (N.Y.) 73, 557 (1950).

Neisser, A.: Plato's Versuche über die Herstellung und Verwendung von Trichophytin. Nach seinem Ableben mitgeteilt. Arch. Derm. Syph. (Berl.) 60, 63 (1902).

Nelson, L. M.: Experimental cutaneous reactions of American blastomycosis in the guinea pig. J. invest. Derm. 5, 257—267 (1942).

Nery Guimarães, F.: Infecção do hamster (Cricetus auratus, Waterhouse) pelo agente da micose de Lutz (blastomicose sul-americana). Hospital (Rio de J.) 40, 515—520 (1951).

Nesbitt, B. F., J. O'Kelly, K. Sargeant, and A. Sheridan: Toxic metabolites of Aspergillus flavus. Nature (Lond.) 195, 1062—1063 (1962).

Newcomer, V. D., E. T. Wright, A. J. Leer, J. E. Tarbet, and T. H. Sternberg: The evaluation of nystatin on the course of coccidioidomycosis in mice. J. invest. Derm. 22, 431—440 (1954).

— —, and T. H. Sternberg: A study of the host-parasite relationship of Trichophyton mentagrophytes and T. rubrum when introduced into the granuloma pouch of rats. J. invest. Derm. 23, 359—367 (1954).

— —, and E. E. Tamblyn: The embryonated egg as a culture medium for the animal phase of Coccidioides immitis. J. infect. Dis. 90, 258—266 (1952).

— — J. E. Tarbet, L. H. Winer, and T. H. Sternberg: The effect of cortisone on experimental coccidioidomycosis. J. invest. Derm. 20, 315—327 (1953).

Nicolau, S. G., A. Avram u. L. Baluş: Candidoza cobaiului: un nou model experimental. Derm.-Vener. (Buc.) 1962, 15—18.

Nicolle, C., et É. Pinoy: Sur un cas de mycétome à grains noirs. Culture et inoculation expérimentale. Bull. Soc. Path. exot. 1, 95 (1908).

Nordén, A.: Lungaspergillos. Nord. Med. 38, 1683—1685 (1948).

— Sporotrichosis. Clinical and laboratory features and a serologic study in experimental animals and humans. Acta path. microbiol. scand., Suppl. 89 (1951).

Norris, R. F., W. K. Shorey, and A. M. Bongiovanni: Lesions produced in chick embryos by Candida (Monilia) albicans. Arch. Path. 45, 506—512 (1948).

Nye, R. N., L. G. Zerfas, and M. A. Cornwell: The pathogenicity of yeast-like fungi isolated from the human gastro-intestinal tract. Amer. J. med. Sci. 178, 515 (1929).

Oehlert, W.: Autoradiographische Untersuchungen bei der experimentellen Aspergillose der Ratte. Acta histochem. (Jena) 6, 315—332 (1959).

—, u. F. Düffel: Experimentelle Untersuchungen über die Aspergillusinfektion mit Nachweis toxisch wirkender Stoffwechselprodukte des Aspergillus fumigatus. Zbl. allg. Path. path. Anat. 98, 41—49 (1958).

O'Grady, F., and R. E. M. Thompson: Comparative effects of chlortetracycline and cortisone on a local monilial lesion in the mouse. Brit. J. Pharmacol. 13, 1—5 (1958).

— —, and R. E. Cotton: The effect of griseofulvin on Candida albicans lesions in mice. Brit. J. exp. Path. 44, 334—338 (1963).

Ohashi, Y.: On a rare disease due to Alternaria tenuis Nees (alternariasis). Tohoku J. exp. Med. 72, 78—82 (1960).

O'Hern, E. M.: Resistance of hamsters in infections with Histoplasma capsulatum J. Immunol. 87, 728—736 (1961).

— Interferon-like effect in Histoplasmosis; activity against heterologous strains. Bact. Proc. 63, 70 (1963).

— Studies on histoplasmosis. I. Comparative virulence of variant and parent strain Histoplasma capsulatum in hamsters. Mycopathologia (Den Haag) 12, 167—174 (1964).

Okudaira, M., and J. Schwarz: Infection with Histoplasma duboisii in different experimental animals. Mycologia 53, 53—63 (1962a).

— — Histoplasma capsulatum infection in rat air pouch. Arch. Path. 74, 239—243 (1962b).

Okudaira, M., and J. Schwarz: Experimental ocular histoplasmosis in rats. A histopathologic study of immunogenic and hypersensitive ophthalmitis produced in rats by Histoplasma capsulatum and histoplasmin. Amer. J. Ophthal. 54, 427—444 (1962c).
— M. Straub, and J. Schwarz: The etiology of discrete splenic and hepatic calcifications in an endemic area of histoplasmosis. Amer. J. Path. 39, 599—611 (1961).
— E. Tsubura, and J. Schwarz: A histopathological study of experimental murine sporotrichosis. Mycopathologia (Den Haag) 14, 284—296 (1961).
O'Meara, D. C., and H. L. Chute: Aspergillosis experimentally produced in hatching chicks. Avian Dis. 3, 404—406 (1959).
Ormea, F.: L'azione terapeutica della soluzione di Castellani nella tricofizia sperimentale della cavia. Riv. Ist. sieroter. ital. 24, 43—50 (1949).
Osswald, H., u. H. P. R. Seeliger: Tierexperimentelle Untersuchungen mit antimykotischen Mitteln. I. Untersuchungen zur Wirkung von Mycostatin und Amphotericin B am Versuchsmodell der mit Candida albicans oder Mucor pusillus infizierten Maus. Arzneimittel-Forsch. 8, 370—374 (1958).
— — Tierexperimentelle Untersuchungen mit antimykotischen Mitteln. II. Vergleichende Untersuchungen zur Wirksamkeit der peroralen und subcutanen Applikation von Amphotericin B am Versuchsmodell der mit Candida albicans, Cryptococcus neoformans, Mucor pusillus oder Aspergillus fumigatus infizierten Maus. Z. Immun.-Forsch. 119, 161—174 (1960).
O'Sullivan, J. G.: Griseofulvin treatment in experimental Microsporum canis infection in the cat. Sabouraudia 1, 103—107 (1961).
Ota, M., u. S. Kawatsure: Über das positive Impfresultat der Endodermophytonpilze am Haar des Meerschweinchen. Jap. J. Derm. 30, 45 (1930).
— — Inoculabilité au cobaye et immunologie des champignons parasites du genre Endodermophyton Castellani. Ann. Parasit. hum. comp. 9, 144 (1931).
Otčenášek, M., and J. Dvořák: The isolation of Trichophyton terrestre and other keratinophilic fungi from small mammals of South Eastern Moravia. Sabouraudia 2, 111—113 (1962).
— — u. Z. Sova: Das gehäufte Auftreten einer Dermatophytose bei der Großzucht von Pferden. Mykosen 5, 131—135 (1962).
Oxford, A. E., H. Raistrick, and P. Simonart: Studies in the biochemistry of microorganisms. Griseofulvin, $C_{17}H_{17}O_6Cl$, a metabolic product of Penicillium griseofulvum Dierckx. Biochem. J. 33, 240—248 (1939).
Padhye, A. A., and M. J. Thirumalachar: Hamycin in the treatment of Cryptococcus neoformans infection in mice (preliminary communication). Hindustan Antibiot. Bull. 6, 41—43 (1963).
Palmer, A., A. L. Almosch, and L. W. Shaffer: Histoplasmosis with mucocutaneous manifestations. Arch. Derm. Syph. (Chic.) 45, 912—916 (1942).
Paplanus, S. H., and W. H. Sheldon: Acute inflammation and tissue mast cells in adrenalectomized rats with cutaneous mucormycosis. J. exp. Med. 118, 165—174 (1963).
Pappagianis, D.: Factors associated with virulence of Coccidioides immitis. These, University of California Berkeley 1955.
— H. B. Levine, C. E. Smith, R. J. Berman, and G. S. Kobayashi: Immunization of mice with viable Coccidioides immitis. J. Immunol. 86, 28—34 (1961).
— R. L. Miller, C. E. Smith, and G. S. Kobayashi: Response of monkeys to respiratory challenge following subcutaneous inoculation with Coccidioides immitis. Amer. Rev. resp. Dis. 82, 244—250 (1960).
— C. E. Smith, R. J. Berman, and G. S. Kobayashi: Experimental subcutaneous coccidioidal infection in the mouse. J. invest. Derm. 32, 589—598 (1959).
— —, and G. S. Kobayashi: Relationship of the in vivo form of Coccidioides immitis to virulence. J. infect. Dis. 98, 312—319 (1956).
Parfentje, J. A.: Prenatal protection of mice by yeast antibiotic (malucidin). Science 126, 928 (1957).
Parrish, H. J., and S. Craddock: A ringworm epizootic in mice. Brit. J. exp. Path. 12, 209 (1931).
Parsons, R. J.: Experimental histoplasmosis in mice. Arch. Path. 34, 229—239 (1942).
Partridge, B. M.: The use of the chorioallantoic membrane of the developing chick for culture of dermatophytes, a modified technic. A preliminary report upon its use for serial passage. J. invest. Derm. 32, 605—619 (1959).
Pastorino, V. M.: Indagini botaniche, cliniche e statistiche sulle dermatomicosi nella provincia di Sassari. Arch. ital. Derm. 9, 283 (1933).
Pates, A. L.: Precipitin reactions in experimental histoplasmosis and blastomycosis. Science 108, 383—385 (1948).

Pearson, I. A., J. M. Hammer, K. E. Corrigan, and H. S. Hayden: Studies on the metabolism of radioisotopes by various fungi and bacteria. The distribution of organisms containing radioiodine (J^{131}) in the animal body. Amer. J. Roentgenol. **61**, 839—846 (1949).

Penn, A.: Behaviour of certain fungi injected in a mixed suspension into mice. Mycopathologia (Den Haag) **19**, 229—237 (1963).

Perceval, A. K.: Experimental cryptococcosis: hypersensitivity and immunity. J. Path. Bact. **89**, 645—655 (1965).

Peryassú, D.: Ensaio clinico e experimental sôbre a ação de sulfamido derivados na blastomicose brasileira. An. bras. Derm. Sif. **17**, 261 (1942).

— O sistema retículo-endotelial na blastomicose brasileira experimental do cobaio. Rev. bras. Biol. **6**, 265—305 (1946).

Pesce de Ruiz Holdago, A.: Tratamiento de micosis a Candida per la hidracida del acido iso-nicotinico en essayo experimental. Arch. Farm. Bioquím. Tucumán **7**, 365—372 (1956).

Pezenburg, E.: Allescheria boydii Shear 1921, isoliert aus einer Hautveränderung beim Hund. Mykosen **1**, 172—183 (1958).

Phillips, A. W.: Candida albicans in the gnotobiotic animal. IX. Internat. Congr. Microbiol. 24. to 30. July 1966, Moscow 1966, p. 349—370.

Piantoni, L.: Azione del cortisone sulle infezioni sperimentali da lieviti asporigeni avirulenti e virulenti. G. Mal. infett. **7**, 47 (1955a).

— Patogenicità da massa di un micete avirulento (Torulopsis utilis). Biol. lat. (Milano) **8**, 1155—1192 (1955b).

—, e G. Boselli: Il quadro sieroproteico all'analisi elettroforetica su carta in conigli sottoposti a plurime infettanze con un fungo apatogeno. Biol. lat. (Milano) **8**, 1—8 (1955).

—, e P. G. Sirtori: Contributo allo studio della patologia sperimentale da Debaryomyces neoformans (Sanfelice) Red. Cif. et Gior. Biol. lat. (Milano) **8**, 953—983 (1955).

Pickett, J. P., C. M. Bishop, E. W. Chick, and R. D. Baker: A simple fluorescent stain for fungi. Selective staining of fungi by means of a fluorescent method for mucin. Amer. J. clin. Path. **34**, 197—202 (1960).

Piggott, W. R., and C. W. Emmons: Device for inhalation exposure of animals to spores. Proc. Soc. exp. Biol. (N.Y.) **103**, 805—806 (1960).

Pillsbury, D. M., and A. M. Kligman: A new histochemical tool for the definitive diagnosis of fungus infections. Trans. N.Y. Acad. Sci., Ser. II, **13**, 145—148 (1951).

Pine, L., and C. L. Peacock: Studies on the growth of Histoplasma capsulatum. IV. Factors influencing conversion of the mycial phase to the yeast phase. J. Bact. **75**, 167—174 (1958).

Pinkerton, M. E., and M. Patterson: The effect of some selected antibiotics on experimental candidiasis. Tex. Rep. Biol. Med. **15**, 50—58 (1957).

Pinoy, E.: Sur une teigne cutanée du singe. C. R. Soc. Biol. (Paris) **72**, 59 (1912a).

— Epidermophyton du singe. Bull. Soc. Path. exot. **5**, 60—63 (1912b).

Plaut, H. C., u. O. Grütz: Die Hyphenpilze oder Eumyzeten. In: Handbuch der pathogenen Mikroorganismen, 3. Aufl. von W. Kolle, R. Kraus u. P. Uhlenhuth, Bd. V, S. 133—320. Jena: Gustav Fischer; Berlin: Urban & Schwarzenberg 1928.

Plehn, A.: Madurafuß (Mycetoma pedis). In: Handbuch der pathogenen Mikroorganismen, 3. Aufl. von W. Kolle, R. Kraus u. P. Uhlenhuth, Bd. V, S. 113—132. Jena: Gustav Fischer; Berlin: Urban & Schwarzenberg 1928.

Polemann, G.: Histologische Untersuchungen zur experimentellen Hahnenkamm-Trichophytie. Arch. klin. exp. Derm. **202**, 604—607 (1956).

— (Editor): Klinik und Therapie der Pilzkrankheiten. Stuttgart: Georg Thieme 1961.

—, u. R. Scharfenberger: Experimentelle Hahnenkamm-Trichophytie als antimykotisches Testobjekt. Dermatologica (Basel) **109**, 137—142 (1954).

Pospíšil, L., J. Pillich u. B. Procházka: Pathogenita kandid pro bílou myš. Scr. med. Fac. Med. Brun. **33**, 289—295 (1960).

Prior, J. A., and C. R. Cole: Studies on the communicability of histoplasmosis. Amer. Rev. Tbc. **63**, 538—546 (1951).

— S. Saslaw, and C. R. Cole: Experiences with histoplasmosis. Ann. intern. Med. **40**, 221 (1954).

Procknow, J. J., M. J. Page, and C. G. Loosli: Early pathogenesis of experimental histoplasmosis. Arch. Path. **69**, 413—426 (1960).

—, and C. G. Ray: Effect of amphotericin B on Histoplasma capsulatum infection in the rabbit ear chamber. J. Lab. clin. Med. **59**, 496—508 (1962).

Randall, C. C., and A. L. Hackney: Observations on human tissue cultures naturally infected by Histoplasma capsulatum. Amer. J. Path. **29**, 861—865 (1953).

—, and D. L. McVickar: Histoplasma capsulatum in tissue culture. Proc. Soc. exp. Biol. (N.Y.) **77**, 150—153 (1951).

RANDALL, C.C., M. F. ORR, and F. G. SCHELL: Detection by tissue cultures of an organism resembling Histoplasma capsulatum in an apparently healthy horse. Proc. Soc. exp. Biol. (N.Y.) **78**, 447—450 (1951).
—, and D. J. TURNER: Cultivation of yeast in Earl's "L" strain mouse cells in vitro. Proc. Soc. exp. Biol. (N.Y.) **83**, 584—585 (1953).
RANQUE, J.: Influence de divers milieux de culture sur la morphologie et la virulence de Histoplasma capsulatum (Darling 1906). C. R. rend. Soc. Biol. (Paris) **144**, 558 (1950).
RAO, G. R., and M. SIRSI: Studies on the genus Candida. Part I. Pathogenicity and susceptibility to antifungal antibiotics of some species in the genus Candida. Indian J. med. Res. **52**, 75—80 (1964).
RAPER, K. B., and C. THOM: A manual of the Penicillia. Baltimore: Williams & Wilkins Co. 1949.
—, and D. I. FENNELL: The genus Aspergillus. Baltimore: Williams & Wilkins Co.1965.
RAU, E. M., E. B. TILDEN, and V. L. KOENIG: Partial purification and characterization of the endotoxin from Aspergillus fumigatus. Mycopathologia (Den Haag) **14**, 347—358 (1961).
RAUBITSCHEK, F.: Mechanical versus chemical keratinolysis by dermatophytes. Sabouraudia **1**, 87—90 (1961).
RDZANEK, J., and D. WEYMAN-RZUCIDŁO: Isolation of the geophilic dermatophytes from the soil in Warsaw and in central territories of Poland. Proc. Internat. Symp. Med. Mycol. Warschau, Polen, 1965, p. 47—51.
REBELL, G., H. F. TIMMONS, J. H. LAMB, P. K. HICKS, F. GROVES, and R. E. COALSON: Experimental Microsporum canis infections in kittens. Amer. J. vet. Res. **17**, 74—78 (1956).
REDAELLI, G.: Ricerche sulle mastiti micotiche. I. Riproduzione sperimentale della mastite criptococcica. Arch. vet. ital. **8**, 39—65 (1957).
— Ricerche sulle mastiti micotiche. II. Controllo sperimentale dell'azione patogena di alcuni blastomiceti sporigeni e asporigeni (Saccharomyces, Hansenula, Pichia, Torulopsis e Candida) per la mammela degli animali da latte. Arch. vet. ital. **8**, 97—120 (1957).
—, e F. ROSASCHINO: Ricerche sulle mastiti micotiche. III. Tentavi di terapia della mastite criptococcica. Arch. vet. ital. **8**, 311—322 (1957).
REDAELLI, P.: Micosi del piede da M. apiospermum. Sperimentale **65**, 383—413 (1911).
— Experimental moniliasis. J. trop. Med. Hyg. **27**, 211—213 (1924).
— C. CAVALLERO, M. BORASI, G. SALA e A. AMIRA: Infezione sperimentale de Coccidioides immitis e steroidi corticosurrenali. Mycopathologia (Den Haag) **6**, 7—14 (1951).
—, e R. CIFERRI: Saggio di inoculazioni incrociate di funghi patogeni tra animali e piante. Mycopathologia (Den Haag) **9**, 201—205 (1958).
REID, J. D., J. H. SHERER, P. A. HERBUT, and H. IRVING: Systemic histoplasmosis. Systemic histoplasmosis diagnosed before death and produced experimentally in guinea pigs. J. Lab. clin. Med. **27**, 419—434 (1942).
REILLY, E. B., and E. L. ARTMAN: Cryptococcosis: report of a case and experimental studies. Arch. intern. Med. **81**, 1—8 (1948).
REISS, F.: Successful inoculations of animals with Trichophyton purpureum. Arch. Derm. Syph. (Chic,) **49**, 242 (1944a).
— Successful inoculations of animals with Trichophyton purpureum: observations on the course of the disease and immunologic and histologic features. Arch. Derm. Syph. (Chic.) **49**, 242—248 (1944b).
— The effect of hormones on the growth of Trichophyton purpureum and Trichophyton gypseum. The effect of sex hormones on experimental Trichophyton purpureum infection in rabbits. J. invest. Derm. **8**, 245—253 (1947).
— The pathogenicity of the genus Candida in relation to antibiotic therapy. Monogr. on ther. **2**, 67—68 (1957).
—, and L. CAROLINE: The influence of ACTH and cortisone upon experimental Achorion quinckeanum infection and upon anaphylaxis in guinea pigs. J. invest. Derm. **19**, 365—371 (1952).
— —, and L. LEONARD: Experimental Microsporum lanosum infection in dogs, cats, and rabbits. I. Observations on the course of the primary infection. Trans. N.Y. Acad. Sci. **16**, 277—280 (1954).
— —, and M. S. LEONARD: Experimental Microsporum canis infection in dogs, cats and rabbits. I. Observations on the course of the primary infection and attempts to develop a method for screening antifungal agents in laboratory animals. J. invest. Derm. **24**, 575—587 (1955).
—, and L. LEONARD: Experimental Microsporum lanosum infection in dogs, cats and rabbits. II. Studies on the course of reinfection. J. invest. Derm. **24**, 589—598 (1955).

REISS, F., and L. LEONARD: Active immunization against Trichophyton gypseum infection in guinea pigs. In: Therapy of fungus diseases, ed. by T. H. STERNBERG and V. D. NEWCOMER, p. 100—105. Boston: Little, Brown & Co. 1955.

— — Failure of active immunization against Trichophyton gypseum infection in guinea pigs. J. invest. Derm. 26, 449—452 (1956).

— E. M. ROSENBAUM, and L. CAROLINE: The cause of Trichophyton gypseum infection in rabbits previously infected with Trichophyton purpureum. The effect of ACTH on the trichophytin test. J. invest. Derm. 21, 191—198 (1953).

RÉNON, L.: Recherches cliniques et expérimentales sur la pseudotuberculose aspergillaire. Thèse Paris 1893.

RÉNON, M.: De la résistance des spores de l'Aspergillus fumigatus, C. R. Soc. Biol. (Paris) 47, 91—93 (1895).

RESSELER, J. J. C., H. L. FARRIOR et R. VANBREUSEGHEM: Deux nouveaux cas congolais d'histoplasmose par Histoplasma duboisii Vanbreuseghem 1952. Ann. Soc. belge Méd. trop. 5, 801—814 (1962).

REY, M.: Les mycétomes dans l'Ouest Africain. Monographie. Paris: Foulon & Cie. 1961.

RICH, M. A., and A. M. STERN: The pathogenicity of Dematium nigrum for mice. Canad. J. Microbiol. 3, 607—610 (1957).

— — Studies on Cryptococcus nigricans n.sp. I. Identification and taxonomic classification. Mycopathologia (Den Haag) 9, 189—193 (1958).

RIETH, H.: Differential-Diagnose der Mikrosporie-Erreger. Mykosen 2, 89—96 (1959).

— Gibt es in der Natur sexuelle Formen der hautpathogenen Pilze? Hautarzt 10, 161—164 (1959).

— Die Isolierung pathogener Pilze aus dem Erdreich und von Tieren. Arch. klin. exp. Derm. 213, 662 (1961).

—, u. A. Y. EL-FIKI: Spontane Trichophytie bei Tierversuchen mit Mikrosporie-Erregern. Z. Haut- u. Geschl.-Kr. 26, 52—58 (1959).

RIMBAUD, P., H. HARANT, J. A. RIOUX et J. CAROU: Essai thérapeutique dans la candidose digestive expérimentale: étude du pouvoir antifongique de la dichloroxyquinaldine. Sem. Hôp. Paris 33, 1291 (1957).

RIOUX, J. A., D. T. JARRY, D. M. JARRY et C. BOURELLY: Isolement de Trichophyton mentagrophytes des sols du sud de la France. Sabouraudia 4, 11—16 (1965).

RIPPON, J. W., and G. H. SCHEER: Experimental histoplasmosis in cold-blooded animals. Bact. Proc. 1959, 82.

RITTER, R. C., and H. W. LARSH: The infection of white mice following an intranasal instillation of Cryptococcus neoformans. Amer. J. Hyg. 78, 241—246 (1963).

ROBBINS, E. S.: North American blastomycosis in the dog. J. Amer. vet. med. Ass. 125, 391—398 (1954).

ROESSLER, W. G., J. L. CONVERSE, and J. A. GEATING: Virulence assay of Coccidioides immitis in embryonated eggs. J. Bact. 81, 226—232 (1961).

ROSENTHAL, S. A., N. GOLDFARB, and R. L. BAER: Therapeutic and preventive effects of griseofulvin in guinea-pigs. J. invest. Derm. 33, 419—426 (1959).

—, and R. VANBREUSEGHEM: A comparison between strains of Sabouraudites langeroni and Microsporum audouini. Ann. Soc. belge Méd. trop. 3, 205—210 (1962).

ROSENTHAL, S. R., and F. H. ELMORE: Studies on the contagiousness of coccidioidomycosis. II. The fate of spherules in sputum, exposed out of doors. III. Infection in guinea pigs by contact with diseased animals. Amer. Rev. Tuberc. 61, 95—115 (1950).

—, and J. B. ROUTIEN: Contagiousness of coccidioidomycosis: an experimental study. Arch. intern. Med. 80, 343—357 (1947).

ROTH, F. H., and W. H. MURPHY: Lethality of cell-free extract of Candida albicans for chlortetracycline-treated mice. Proc. Soc. exp. Biol. (N.Y.) 94, 530—552 (1957).

ROTH, F. J., J. FRIEDMAN, and J. T. SYVERTON: Effect of roentgen radiation and cortisone on susceptibility of mice to Candida albicans. J. Immunol. 78, 122—127 (1957).

ROWLEY, D. A., R. T. HABERMANN, and C. W. EMMONS: Histoplasmosis: pathologic studies of fifty cats and fifty dogs from Loudoun County, Virginia. J. infect. Dis. 95, 98—108 (1954).

—, and M. HUBER: Pathogenesis of experimental histoplasmosis in mice. I. Measurement of infecting dosages of the yeast phase of Histoplasma capsulatum. J. infect. Dis. 96, 174—183 (1955a).

— — Pathogenesis of experimental histoplasmosis in mice. II. Comparison of the intravenous and intraperitoneal routes of infection; comparison of the pathogenesis of four strains of Histoplasma capsulatum. J. infect. Dis. 97, 27—34 (1955b).

— — Growth of Histoplasma capsulatum in normal, superinfected, and immunized mice. J. Immunol. 77, 15—23 (1956).

RUHE, J. S., and P. D. CAZIER: A review of histoplasmosis. J. Amer. vet. med. Ass. 115, 47—50 (1949).

Russo, G., e F. Graziosi: Sul potere patogeno sperimentale dell'Aspergillus nidulans. R. C. Ist.. sup. San. 13, 46—56 (1950).

Sabouraud, R.: Les teignes. Paris: Masson & Cie. 1910.

Sacquet, E., E. Drouhet et A. Vallée: Un cas spontané de cryptococcose (Cryptococcus neoformans) chez la souris. Ann. Inst. Pasteur 97, 252—253 (1959).

Saenz, G. F.: Inoculación experimental de Sporotrichum schenckii en embrión de pollo. Rev. Biol. trop. (S. José) 8, 123—143 (1960).

Salazar Leite, A., e J. Horta: Resultados de inoculacões a animais de laboratorio de estirpes de fungos leveduriformes. Ann. Inst. Med. Trop. 2, 141—147 (1945).

Salfelder, K., C. Capretti u. A. Romero: Histoplasma capsulatum im Boden. II. Morphologischer Pilznachweis, Gewebsreaktionen und Vergleich der Kulturversuche mit Histoplasma capsulatum mit den histologischen Untersuchungen bei Mäusen. Mycopathologia (Den Haag) 19, 62—82 (1963).

—, and J. Schwarz: Cross reactions to Histoplasma capsulatum in mice. Sabouraudia 3, 164—166 (1964).

Salvin, S. B.: Complement fixation studies in experimental histoplasmosis. Proc. Soc. exp. Biol. (N.Y.) 66, 342—345 (1947).

— Endotoxin in pathogenic fungi. J. Immunol. 69, 89—99 (1952b).

— Immunization of mice against Histoplasma capsulatum. J. Immunol. 70, 267—270 (1953).

— Cultural and serological studies on nonfatal histoplasmosis in mice, hamsters, and guinea pigs. J. infect. Dis. 94, 22—29 (1954).

— Resistance to reinfection in experimental histoplasmosis. J. Immunol. 74, 214—221 (1955a).

— Hypersensitivity in mice with experimental histoplasmosis. J. Immunol. 75, 1—6 (1955b).

— Further studies on immunization of mice against Histoplasma capsulatum. Amer. J. Hyg. 61, 72—81 (1955c).

— Acquired resistance in experimental histoplasmosis. Trans. N.Y. Acad. Sci., Ser. II, 18, 462—468 (1956).

— The influence of leucocytes from sensitized mice on resistance to Histoplasma capsulatum. Amer. J. Hyg. 68, 233—241 (1958).

— Immunologic aspects in the mycoses. In: Progress in allergy, vol. VII, p. 213—331. Basel u. New York: S. Karger 1963.

— J. C. Cory, and M. K. Berg: The enhancement of the virulence of Candida albicans in mice. J. infect. Dis. 90, 177—182 (1952a).

—, and E. J. Bell: Resistance of mice with experimental histoplasmosis to infection with Rickettsia typhi. J. Immunol. 75, 57—62 (1955).

—, and E. Ribi: Structural elements of Histoplasma capsulatum and their role in immunization against experimental disease. In: Therapy of fungus diseases, ed. by T. H. Sternberg and V. D. Newcomer, p. 279. Boston: Little, Brown & Co. 1955.

Salvo, A. F. di, and J. F. Denton: Lipid content of four strains of Blastomyces dermatitidis of different mouse virulence. J. Bact. 85, 927—931 (1963).

Sandhu, R. S., H. S. Randhawa, and J. M. Gupta: Pathogenicity of Candida viswanathii for laboratory animals. A preliminary study. Sabouraudia 4, 37—40 (1965).

Sanfelice, F.: Über eine für Tiere pathogene Sproßpilzart und über die morphologische Übereinstimmung, welche sie bei ihrem Vorkommen in den Geweben mit den vermeintlichen Krebscoccidien zeigt. Zbl. Bakt., I. Abt. Orig. 17, 113—118 (1895a).

— Sull'azione patogena dei blastomiceti. Ann. Ist. Ig. Univ. Roma 5, 239—262 (1895b).

Sartory, A., et R. Sartory: Un Aspergillus pathogène nouveau, Aspergillus septatus n.sp. C. R. Acad. Sci. (Paris) 216, 426—428 (1943a).

— — Étude d'un Acremonium nouveau, agent d'une affection gommeuse, Acremonium cinnabarinum n.sp. C. R. Acad. Sci. (Paris) 216, 389—391 (1943b).

Saslaw, S., H. N. Carlisle, and J. Sparks: Experimental histoplasmosis in monkeys. Proc. Soc. exp. Biol. (N.Y.) 103, 342—344 (1960).

— G. E. Maurice, C. R. Cole, and H. N. Carlisle: Experimental histoplasmosis in large domestic animals. Proc. Soc. exp. Biol. (N.Y.) 105, 76—78 (1960).

—, and J. Schaefer: Relation of sex and age to resistance of mice to experimental Histoplasma infections. Proc. Soc. exp. Biol. (N.Y.) 90, 400—402 (1955).

— — Survival of Histoplasma capsulatum in experimental histoplasmosis in mice. Proc. Soc. exp. Biol. (N.Y.) 91, 412—414 (1956).

Saubermann, G., u. H. J. Scholer: Aspergillose der Hornhaut. I. Kasuistischer und experimenteller Beitrag zur Diagnose und Therapie. Bibl. ophthal. (Basel) H. 54, 1959.

Sawasaki, H., K. Horie, M. Yamada, A. Makita, Y. Naito, S. Watabe, G. Tajima, A. Murabayashi, S. Katsura, S. Sumida, K. Jo, and A. Yamanaka: Pulmonary aspergillosis in Japan. Mycopathologia (Den Haag) 19, 142—143 (1963).

Saxer, F.: Pneumonomycosis aspergillina. Jena: Gustav Fischer 1900.

SCHABINSKI, G., u. G. BADER: Möglichkeiten, Bewertung und Grenzen des Nachweises von Pilzen im Gewebe. Path. et Microbiol. (Basel) **28**, 487—500 (1965).

—, u. G. ESSIGKE: Klinische und experimentelle Beobachtungen zur Therapie der Candida-Mykosen. Arzneimittel-Forsch. **7**, 507—513 (1957).

— H. OEHRING u. H. P. BRANDT: Zum Krankheitsbild der Sporotrichose. Dtsch. med. Wschr. **87**, 692—694 (1962).

SCHAEFER, J., and S. SASLAW: Some factors affecting resistance of mice to experimental histoplasmosis. Proc. Soc. exp. Biol. (N.Y.) **85**, 223—225 (1954).

SCHEFF, G. J., and J. M. PFEIFFER-SCHEFF: The cellular and immunological reactions in rabbits infected with Histoplasma capsulatum. Amer. Rev. Tuberc. **62**, 374—389 (1950).

SCHERR, G. H.: The susceptibility of mice infected with Cryptococcus neoformans to encephalomyocarditis virus. J. Bact. **65**, 480—481 (1952).

— The use of yeast cells to enhance the virulence of Candida albicans for mice. Mycopathologia (Den Haag) **6**, 260 (1953).

— The effect of cortisone on the course of systemic moniliasis in mice. I. The efficacious effect of cortisone for severe infections. II. An attempt to reverse the toxic effect of cortisone with lowered environmental temperature or somatotrophic hormone (STH). Mycopathologia (Den Haag) **6**, 325—353 (1953).

— The effects of environmental temperature on the course of systemic moniliasis in mice. Mycologia **45**, 359—363 (1953).

— The effect of cortisone, somatotrophic hormone, and piromen on experimental moniliasis in mice. Mycologia **47**, 305—310 (1955).

— The therapeutic effect of cortisone, somatotrophic hormone and hesperedin methyl chalcone in suppressing experimental moniliasis in mice. Mycopathologia (Den Haag) **7**, 321—327 (1956).

— The effect of hormones on experimental moniliasis in mice. I. Sex hormones, cortisone, and somatotrophic hormone. II. Gonadotropins. Mycopathologia (Den Haag) **8**, 62—82 (1957a).

— The influence of hormones on experimental moniliasis. Monogr. on Ther. **2**, 80—81 (1957b).

—, and J. W. RITTON: Experimental histoplasmosis in cold-blooded animals. Mycopathologia (Den Haag) **11**, 241—249 (1959).

SCHIEFER, B., u. B. MEINERT: Geotrichum candidum als Krankheitserreger beim Tier. Verh. deutschsprachige mykologische Ges. 17.—18. 7. 1965 München.

SCHIRREN, C., u. H. RIETH: Folliculitis barbae durch Candida albicans. Arch. klin. exp. Derm. **202**, 577—589 (1956).

— — Experimentelle Untersuchungen bei einigen durch Haustiere übertragbaren Dermatomykosen. Berufsdermatosen **6**, 31 (1958).

— — u. H. KOCH: Tierexperimentelle Untersuchungen zur Pathogenität von Hefepilzen. Arch. klin. exp. Derm. **210**, 86—122 (1960).

SCHLAEGEL jr., T. F., S. SWINTON, J. C. WEBER, and R. S. MOORMAN jr.: A comparison of the intraocular reactions of rabbits to yeast-phase and mycelial-phase histoplasmin. Exp. Eye Res. **4**, 162—167 (1965).

SCHLUMBERGER, H. G.: A fatal case of cerebral coccidioidomycosis with cultural studies. Amer. J. med. Sci. **209**, 483—496 (1945).

SCHMIDT, E. G., J. A. ALVAREZ-DE CHOUDENS, N. F. McELVAIN, J. BEARDSLEY, and S. A. A. TALAB: A microbiological study of Cryptococcus neoformans. Arch. Biochem. **26**, 15—24 (1950).

SCHMITT, J. A., W. L. MARGARD, and C. A. MEIER: Variation in susceptibility to experimental dermatomycosis in genetic strains of mice. I. Preliminary studies. Mycopathologia (Den Haag) **18**, 241—245 (1962).

— R. J. ZABRANSKY, A. S. JANIDLO, and J. E. PARSONS: Experimental maduromycosis in the laboratory mouse. Mycopathologia (Den Haag) **18**, 164—168 (1962).

SCHNEIDER, W.: Favusepidemie durch Feldmäuse. Hautarzt **5**, 348 (1954).

SCHOFIELD, R. A., and R. D. BAKER: Experimental mucormycosis (Rhizopus infection) in mice; failure of chronic alloxan diabetes to modify host susceptibility. Arch. Path. **61**, 407—415 (1956).

SCHOLER, H. J.: Experimentelle Aspergillose der Maus (Aspergillus fumigatus) und ihre chemotherapeutische Beeinflussung. Schweiz. Z. Path. **22**, 564—576 (1959).

— Experimentelle Vaginal-Candidiasis der Ratte. Path. et Microbiol. (Basel) **23**, 62—68 (1960).

SCHULZE-BADER, U., u. H. RIETH: Latente Pilzinfektion als Komplikation bei experimenteller Mäusetrichophytie. Bull. pharm. Res. Inst. Nr 27, 1—7 (1960).

SCHUMAIER, G., B. PANDA, H. M. DE VOLT, N. C. LAFFER, and R. D. CREEK: Hemorrhagic lesions in chickens resembling naturally occurring "hemorrhagic syndrome" produced experimentally by mycotoxins. Poultry Sci. **40**, 1132—1134 (1961).

Schumberger, H. C., and A. C. Service: A case of histoplasmosis in an infant with autopsy. Amer. J. med. Sci. 207, 230—239 (1944).

Schwarz, J., and S. Adriano: Failure of stilbamidine to arrest experimental blastomycosis in mice. J. invest. Derm. 20, 329—330 (1953).

— G. L. Baum, C. J. K. Wang, E. L. Bingham, and H. Rubel: Successful infection of pigeons and chickens with Histoplasma capsulatum. Mycopathologia (Den Haag) 8, 189—193 (1957).

— E. Bingham, and D. Roubenoff: The communicability of experimentally induced histoplasmosis. Amer. J. clin. Path. 25, 932—934 (1955).

—, and E. Drouhet: Morphologic features of an African strain of Histoplasma in hamsters and mice. Arch. Path. 64, 409—413 (1957).

Seelig, M. S.: Mechanisms by which antibiotics increase the incidence and severity of candidiasis and alter the immunological defenses. Bact. Rev. 30, 442—459 (1966).

Seeliger, H. P. R.: Experimentelle Untersuchungen zur mykologischen Serodiagnostik. Habil.-Schr. Bonn 1954.

— Ein neues Medium zur Pseudomycelbildung von Candida albicans. Z. Hyg. Infekt.-Kr. 141, 488—494 (1955).

— Mykologische Serodiagnostik. Leipzig: Johann Ambrosius Barth 1958.

— Das kulturell-biochemische und serologische Verhalten der Cryptococcus-Gruppe. Ergebn. Mikrobiol. 32, 23—72 (1959).

— Listeriosis. Basel-New York, S. Karger 1961.

— Immunbiologisch-serologische Nachweisverfahren bei Pilzerkrankungen. In: Handbuch der Haut- und Geschlechtskrankheiten, Erg.-Werk, Bd. IV/4. Berlin-Göttingen-Heidelberg: Springer 1963.

— W. Bisping u. H. P. Brandt: Über eine Microsporum-Enzootie bei Kappen-Gibbons (Hylobates lar) verursacht durch eine Variante von Microsporum canis. Mykosen 6, 61—68 (1963).

— u. M. Gardini-Tuesta: Pathogenitätsuntersuchungen an Laboratoriumsstämmen pathogener Pilze. Unveröffentlichte Befunde 1961.

Segrétain, G.: Étude de la maladie expérimentale d'un lapin provoqué par un Candida albicans, agent probable d'une mycose pulmonaire. Ann. Inst. Pasteur 73, 674 (1947).

— Diagnostic biologique des maduromycoses. Sem. Hôp. Paris 33, 951—955 (1957).

— Penicillium marneffei n.sp., agent d'une mycose du système réticulo-endothélial. Mycopathologia (Den Haag) 11, 327—353 (1959).

—, et E. Drouhet: Mycose expérimentale à Torulopsis histolytica. Ann. Inst. Pasteur 73, 1161—1166 (1947a).

— — Torulose expérimentale. C. R. Acad. Sci. (Paris) 224, 1783—1784 (1947b).

— — L'action de la streptomycine sur Torulopsis histolytica (= Torulopsis neoformans) in vitro et in vivo. C. R. Soc. Biol. (Paris) 142, 319—320 (1948).

— — Blastomycoses expérimentales du hamster doré. Ann. Inst. Pasteur 89, 593—595 (1955).

— H. Fromentin, P. Destombes, E.-R. Brygoo et A. Dodin: Paecilomyces viridis n.sp., champignon dimorphique, agent d'une mycose généralisée de Chameleo lateralis Gray. C. R. Acad. Sci. (Paris) 259, 258—261 (1964).

Seligmann, E.: Virulence enhancing activities of aureomycin on Candida albicans. Proc. Soc. exp. Biol. (N.Y.) 79, 481—484 (1952).

— Virulence enhancement of Candida albicans by antibiotics and cortisone. Proc. Soc. exp. Biol. (N.Y.) 83, 778 (1953).

Sethi, K., K. Salfelder, and J. Schwarz: Cross reactions to Blastomyces dermatitidis in mice. Mycopathologia (Den Haag) 24, 70—72 (1964).

Sharp, W. B., and M. B. John: Pathogenicity of the aspergilli of otomycosis. Tex. St. J. Med. 4, 353—363 (1946).

Sheldon, W. H., and H. Bauer: Activation of quiescent mucormycotic granulomata in rabbits by induction of acute alloxan diabetes. J. exp. Med. 108, 171—178 (1958).

— — The development of the acute inflammatory response to experimental cutaneous mucormycosis in normal and diabetic rabbits. J. exp. Med. 110, 845—852 (1959).

Shields, A. B., and L. Ajello: Medium for selective isolation of Cryptococcus neoformans. Science 151, 208—209 (1966).

Shimazono, Y., K. Isaki, H. Torii, R. Otsuka, and R. Fukushiro: Brain abscess due to Hormodendrum dermatitidis (Kano) Conant, 1953. Folia psychiat. neurol. jap. 71, 80—96 (1963).

Shimizu, M.: An immunobiological aspect of experimental fungus epididymitis. Bull. pharm. Res. Inst. 49, 1—11 (1964).

Shintani, J., W. Florsheim, and J. W. Wilson: Radioautographic study of experimental sporotrichosis after the administration of radioactive iodine. J. invest. Derm. 26, 137—142 (1956).

SHIRATA, Y., and N. KAWABATA: Experimental study on the development of bronchopulmonary candidiasis. Osaka Cy. med. J. 4, 63—77 (1958).

SHOWALTER, W. V.: Morphological studies of dermatophytes in chick-embryo membranes. Trans. Kans. Acad. Sci. 57, 149—156 (1954).

SIDRANSKY, H., and L. FRIEDMAN: The effect of cortisone and antibiotic agents on experimental pulmonary aspergillosis. Amer. J. Path. 35, 169—183 (1959).

—, and E. VERNEY: Experimental aspergillosis. Lab. Invest. 11, 1172—1183 (1962).

— —, and H. BREEDE: Experimental pulmonary aspergillosis. Arch. Path. 79, 299—309 (1965).

SIEBURTH, J. M., and F. J. ROTH: The effect of aureomycin and terramycin on Candida albicans in the fecal microflora of chicks and turkey poults. J. Bact. 67, 460—464 (1954).

SILBERG, S. L., and A. HINTON: Actidione medium and inoculation of mice as means of isolating Histoplasma capsulatum from clinical specimens. Amer. J. clin. Path. 26, 1482—1485 (1956).

SILVA, M.: The parasitic phase of the fungi of chromoblastomycosis: development of sclerotic cells in vitro and in vivo. Mycologia 44, 318—331 (1957).

— Growth characteristics of the fungi of chromoblastomycosis. Ann. N.Y. Acad. Sci. 89, 17—29 (1960).

—, and R. W. BENHAM: Nutritional studies of the dermatophytes with special reference to the red pigment-producing varieties of Trichophyton mentagrophytes. J. invest. Derm. 22, 285 (1954).

— B. KESTEN, and R. W. BENHAM: Trichophyton rubrum infections: a clinical, mycologic and experimental study. J. invest. Derm. 25, 311 (1955).

SIMSON, F. W., M. A. F. HELM, J. W. BOWEN, and F. A. BRANDT: The pathology of sporotrichosis in man and experimental animals. In: Sporotrichosis infections on mines of the Witwatersrand, p. 34—58. A Symposium 1947. The Transvaal Chamber of Mines, Johannesburg.

SINGER, J. A., and J. LAWTON SMITH: Experimental corneal histoplasmosis. Brit. J. Ophthal. 48, 293—297 (1964).

SINSKI, J. T., E. P. LOWE, M. W. CASTLEBERRY, L. F. MAIRE, J. E. DEL FAVERO, S. P. PAKES, and J. L. CONVERSE: Comparison of serologic reactions in experimental canine and simian coccidioidomycosis. Sabouraudia 3, 100—113 (1963).

SKOBEL, P., u. H. P. R. SEELIGER: Die Lungenmykosen im europäischen Raum. In: Klinik der Lungenkrankheiten, herausgegeb. von H. W. KNIPPING u. H. RINK. Stuttgart: Schattauer 1964.

SMITH, A. G., and J. P. GILLOTTE: Aberrant morphologies of Coccidioides immitis in vivo. Bact. Proc. 1960, 137.

SMITH, C. D., R. RITTER, H. W. LARSH, and M. L. FURCOLOW: Infection of white swiss mice with airborne Cryptococcus neoformans. J. Bact. 87, 1364—1368 (1964).

SMITH, J. L., and D. B. JONES: Experimental avian ocular histoplasmosis. Arch. Ophthal. 67, 349—356 (1962).

—, and J. A. SINGER: Experimental ocular histoplasmosis. III. Experimentally produced retinal and choroidal lesions. Amer. J. Ophthal. 58, 413—423 (1964).

— — R. H. GOLDWYN, S. M. KULVIN, and G. PINNAS: Experimental ocular histoplasmosis. II. Primary infection in the primate eye. Amer. J. Ophthal. 58, 226—230 (1964).

SMITH, R. H., and W. MCKERNAN: Hepatotoxic action of chromatographically separated fractions of Aspergillus flavus extracts. Nature (Lond.) 195, 1301—1302 (1962).

SOLOTOROVSKY, M., and E. J. BUGIE: The effect of streptothricin on systemic infection with Cryptococcus neoformans in mice. J. Immunol. 60, 497—502 (1948).

— E. J. IRONSON, F. J. GREGORY, and S. WINSTEN: Activity of certain diamidines against blastomycosis and Candida infection in mice. Antibiot. and Chemother. 4. 165—168 (1954).

— G. QUABECK, and S. WINSTEN: Antifungal activity of candidin, nystatin, eleucin, and stilbamidine against experimental infections in the mouse. Antibiot. and Chemother. 8, 364—371 (1958).

SONCK, C. E., u. G. MIESCHER: Der Einfluß von Cortison auf die Meerschweinchentrichophytie. Bull. schweiz. Akad. med. Wiss. 8, 220 (1952).

SOX, H. C., and E. C. DICKSON: Experimental therapy in coccidioidal granuloma. J. Amer. Med. Ass. 106, 777—779 (1936).

STAIB, F.: Cryptococcus neoformans beim Kanarienvogel. Zbl. Bakt., I. Abt. Orig. 185, 129—134 (1962a).

— Cryptococcus neoformans im Muskelgewebe. Zbl. Bakt. I. Abt. Orig. 185, 135—144 (1962b).

— Cryptococcus neoformans und Guizotia abyssinica (syn. G. oleifera D.C.) (Farbreaktion für Cr. neoformans). Z. Hyg. Infekt.-Kr. 148, 466—475 (1962c).

Staib, F., u. H. P. R. Seeliger: Zum Nachweis von Cryptococcus neoformans mittels eines neuen Selektivmediums (Negersaat-Kreatinin-Diphenyl-Agar). Im Manuskript 1965; vorgetragen auf der Sondersitzung der Soc. Française de Mycologie 3. 12. 1965 Paris.

Stanley, N. F.: Polysaccharide haptens from Torula histolytica. Austral. J. exp. Biol. med. Sci. 27, 409—415 (1949).

— Biological properties of polysaccharide and lipoid fractions from a pathogenic strain of Aspergillus fumigatus. The augmenting action of lecithin and the lipoids of Aspergillus fumigatus and Listeria monocytogenes in antibody formation using Salmonella typhimurium as an antigen. Aust. J. exp. Biol. med. Sci. 27, 99—115 (1950).

Stauber, M.: Die immunoallergischen Reaktionen bei Griseofulvinbehandlung der tierexperimentellen Trichophytie. Proc. Internat. Symp. Med. Mycol. Warschau, Polen 1965, p. 185—189.

Steinberg, B. A., and W. P. Jambor: The effect of nystatin (mycostatin) on experimental candidiasis in mice and embryonated eggs. In: Therapy of fungus diseases, ed. by T. H. Sternberg and V. D. Newcomer, p. 195—198. Boston: Little, Brown & Co. 1955.

— —, and L. O. Suydam: Amphotericins A and B: two new antifungal antibiotics possessing high activity against deep-seated and superficial mycoses. Antibiot. Ann. 1955/56, 457—578.

Sternberg, T., J. E. Tarbet, V. D. Newcomer, and L. H. Winer: Deep infection of mice with Trichophyton rubrum (purpureum). J. invest. Derm. 19, 373—384 (1952).

Sternberg, T. H., and V. D. Newcomer (Editores): Therapy of fungus diseases. An international symposium. Boston and Toronto: Little, Brown & Co. 1955.

— — C. G. Steffen, M. Fields, and R. L. Libby: The distribution of radioactive iodine (J^{131}) in experimental coccidioidomycosis and sporotrichosis. J. invest. Derm. 24, 397—415 (1955).

Stockdale, P. M.: Nannizzia incurvata gen. nov., sp. nov., a perfect state of Microsporum gypseum (Bodin) Guiart et Grigorakis. Sabouraudia 1, 41—48 (1961/62).

— D. W. R. Mackenzie, and P. K. C. Austwick: Arthroderma simii sp. nov., the perfect state of Trichophyton simii (Pinoy) comb. nov. Sabouraudia 4, 112—123 (1965).

Stoddard, J. L., and E. C. Cutler: Torula infection in man. Monogr. Rockefeller Inst. med. Research No 6, 1—98 (1916).

Stoeckel, H., u. C. Ermer: Ein Fall von Monosporium-Mycetom der Lunge. Beitr. Klin. Tuberk. 122, 30—38 (1960).

Stovall, W. D., and S. B. Pessin: Pathogenicity of certain species of Monilia. Amer. J. publ. Hlth 24, 594—602 (1934).

Straub, M., and J. Schwarz: General pathology of human and canine histoplasmosis. Amer. Rev. resp. Dis. 82, 528—541 (1960).

Strauss, R. E., and A. M. Kligman: The use of gastric mucin to lower resistance of laboratory animals to systemic fungus infections. J. infect. Dis. 88, 151—155 (1951).

Stuart, P.: An outbreak of bovine mastitis from which yeasts were isolated, and attempts to reproduce the conditions experimentally. Vet. Rec. 63, 314 (1951).

Sussman, A. S.: Studies on an insect mycosis. Host and pathogen ranges. Mycologia 43, 423—429 (1951).

Swatek, F. E., and O. A. Plunkett: Ecological studies on Coccidioides immitis. Experimental infections of wild rodents and animals other than mammals. Proc. Symposium on Coccidioidomycosis 1957, p. 161—167. U.S. Department of Health, Education, and Welfare, Communicable Disease Center, Atlanta, Ga.

Sweany, H. C. (Editor): Histoplasmosis. Springfield (Ill.): Ch. C. Thomas 1960.

Symeonidis, A., and C. W. Emmons: Granulomatous growth induced in mice by Absidia corymbifera. Arch. Path. 60, 251—258 (1955).

Symmers, D.: Experimental reproduction of maduromycotic lesions in rabbits. Arch. Path. 6, 358—363 (1945).

Szathmary, S., and Z. Herpay: Peritheciumformation of Microsporum gypseum and its cognate, Epidermophyton radiosulcatum var. flavum Szathmary 1940 on soil. Mycopathologia (Den Haag) 13, 1 (1960).

Tager, M., and A. A. Liebow: Observation on histoplasmosis. Induced infection in the mouse. Yale J. Biol. Med. 14, 469—490 (1942).

— — Intranasal and intraperitoneal infection of the mouse with Coccidioides immitis. Yale J. biol. Med. 15, 41—59 (1942).

Takahashi, S.: Experimentelle Untersuchungen über Coccidioides immitis. Arch. Derm. Syph. (Berl.) 168, 597 (1933).

Takahashi, Hisao, Hiraku, Tanaka, and Ko Tanaka: Influence of antibiotics upon the onset of candidiasis. J. Antibiot. (Tokyo) 11, Suppl. 50 (1958).

— —, and K. Iwata: Studies on establishing pulmonary aspergillosis in rabbits with the aid of sensitization by the cell components of Aspergillus fumigatus (engl. Titel des japan. Originals). Jap. J. Bact. 18, 178—183 (1963).

TAKEUCHI, H.: Antigenicity of relatively "purified" polysaccharide from Trichophyton mentagr. v. ast. mechanically disintegrated. I. Comparison of the antigenicity of relatively "purified" polysaccharide from (Trichophyton mentagr. v. ast.) with the antigenicity of crude polysaccharide (from the Trichophyton). II. Antigenicity in vivo of relatively "purified" fractions. Bull. pharm. Res. Inst. 36, 1—6; 37, 1—3 (1962).

TAKOS, M. J.: Experimental cryptococcosis produced by the ingestion of virulent organisms. New Engl. J. Med. 254, 598—601 (1956).

TALICE, R. V., J. E. MORELLI et V. CALZADA: Nouvelle technique pour l'inoculation des trichophytons faviformes au cobaye. C. R. Soc. Biol. (Paris) 108, 903 (1931).

TANAKA, S.: Experimental studies on the pathogenesis of mycotic infection. I. Experimental aspergillosis. Shinkin to Shinkonshô (Jap. J. med. Mycology) 2, 45—49 (1960).

TANAKA, T.: Histopathological studies on experimental candidiasis, in reference to the effects of antibiotics. Chemotherapy 5, 134—147 (1957).

TARBET, J. E., E. T. WRIGHT, and V. D. NEWCOMER: Experimental coccidioidal granuloma; developmental stages of sporangia in mice. Amer. J. Path. 28, 901—917 (1952).

TASCHDJIAN, C. L., G. B. DOBKIN, L. CAROLINE, and P. J. KOZINN: Immune studies relating to candidiasis. II. Experimental and preliminary clinical studies on antibody formation in systemic candidiasis. Sabouraudia 5, 129—139 (1964).

—, and P. J. KOZINN: Metabolic studies of the tissue phase of Candida albicans induced in vitro. Sabouraudia 1, 73—82 (1961).

— F. REISS, and P. J. KOZINN: Experimental vaginal candidiasis in mice; its implications for superficial candidiasis in humans. J. invest. Derm. 34, 89—94 (1960).

TAYLOR, W. W., F. RADCLIFFE, and P. F. D. VAN PEENEN: The isolation of pathogenic fungi from the soils of Egypt, the Sudan, and Ethiopia. Sabouraudia 3, 235—238 (1964)

TEWARI, R. P., and C. C. CAMPBELL: Isolation of Histoplasma capsulatum from feathers of chickens inoculated intravenously and subcutaneously with the yeast phase of the organism. Sabouraudia 4, 17—22 (1965).

THIRUMALACHAR, M. J., and A. A. PADHYE: Experimental blastomycosis treated orally with hamycin. Sabouraudia 4, 6—10 (1965).

THOM, C., and K. B. RAPER: A manual of the Aspergilli. Baltimore: Williams & Wilkins Co. 1945.

TILDEN, E. B., E. H. HATTON, S. FREEMAN, W. M. WILLIAMSON, and V. L. KOENIG: Preparation and properties of the endotoxins of Aspergillus fumigatus and Aspergillus flavus. Mycopathologia (Den Haag) 14, 325—346 (1961).

— W. M. WILLIAMSON, and V. L. KOENIG: Preparation and properties of the toxins of Aspergillus fumigatus and Aspergillus flavus. Bact. Proc. 1960, 138.

TORRES, G., and L. K. GEORG: A human case of Trichophyton gallinae infection. Disease contracted from chicken. Arch. Derm. 74, 191 (1956).

TREJOS, A.: Cromoblastomicosis experimental en Bufo marinus. Rev. biol. trop. Univ. Costa Rica 1, 39—53 (1953).

TRIPATHY, S. B.: Observations of changes in turkeys exposed to Candida albicans. Diss. Abstr. 25, 3187 (1965).

TRUANT, J. P., and H. TESLUK: The effect of cortisone upon experimental cryptococcosis. Bact. Proc. 1956, 87.

TSUBURA, E.: Experimental studies on treatment of candidiasis. Chemotherapy (Jap. Soc. Chemother.) 6, 72—90 (1958).

— M. OKUDAIRA, G. BAUM, J. SCHWARZ, and D. ARTIS: Comparative virulence studies of Histoplasma capsulatum isolated from men, dogs and soils. Mycopathologia (Den Haag) 17, 176—184 (1962).

—, and J. SCHWARZ: Treatment of experimental sporotrichosis in mice with griseofulvin and amphotericin B. Antibiot. and Chemother. 10, 753—757 (1960).

— — Treatment of experimental sporotrichosis in mice. Mycopathologia (Den Haag) 14, 55—56 (1961).

T'UNG, T., and S. C. WONG: Sensitizing capacity of polysaccharide of Monilia tropicalis. Proc. Soc. exp. Biol. (N.Y.) 41, 155 (1939).

UDEN, N. v., M. C. BRAÇO FORTE jr., and L. DO CARMEN SOUSA: The occurrence of Cryptococcus neoformans in the equine intestinal tract. Bull. off. int. Epizootics 51, 82 (1959).

UNDERWOOD, P. C., J. H. COLLINS, C. G. DURBIN, F. A. HODGES, and H. E. ZIMMERMAN: Critical tests with copper sulfate for experimental moniliasis (crop mycosis) of chickens and turkeys. Poultry Sci. 35, 599—605 (1956).

URAGUCHI, K., T. TATSUNO, M. TSUKIOKA, Y. SAKAI, F. SAKAI, Y. KOBAYASHI, M. SAITO, M. ENOMOTO, and M. MIYAKE: Toxicolocigal approach to the metabolites of Penicillium islandicum Sopp growing on the yellowed rice. Jap. J. exp. Med. 31, 1—18 (1961a).

Uraguchi, K., T. Tatsuno, F. Sakai, M. Tsukioka, Y. Sakai, O. Yonemitsu, H. Ito, M. Miyake, M. Saito, M. Enomoto, T. Shikata, and T. Ishiko: Isolation of two toxic agents, luteoskyrin and chlorine-containing peptide, from the metabolites of Penicillium islandicum, with some properties therof. Jap. J. exp. Med. **31**, 19—46 (1961b).

Urso, B.: A note on experimental bronchomoniliasis. J. trop. Med. Hyg. **54**, 94—98 (1951).

Usui, N.: Experimental studies on the Candida albicans. Successive infection tests by means of simultaneous inoculation of Candida albicans, antibiotics, VB and glucuronic acid into mice. Nihon Densenbyô Gakkai Zasshi (J. jap. Ass. infect. Dis.) **33**, 1043—1055 (1960).

Vanbreuseghem, R.: Contribution à la connaissance de Ctenomyces persicolor. Rapport d'un cas personnel. Ann. Parasit. hum. comp. **24**, 124—142 (1949a).

— A propos de Trichophyton rubrum. Sa présence en Belgique et au Congo Belge. Arch. belges Derm. **5**, 240 (1949b).

— Position systématique et nomenclature de l'Achorion quinckeanum. Ann. Parasit. hum. comp. **25**, 188 (1950a).

— Étude sur le Trichophyton soudanense: Sa présence en Congo belge. Création du genre «Langeronia». Ann. Parasit. hum. comp. **25**, 493 (1950b).

— Contribution à l'étude des dermatophytes du Congo belge: Le Sabouraudites (Microsporum) langeroni n.sp. Ann. Parasit. hum. comp. **25**, 509 (1950c).

— Technique biologique pour l'isolement des dermatophytes du sol. Ann. Soc. belge Méd. trop. **32**, 173—178 (1952a).

— Intérêt théorique et pratique d'un nouveau dermatophyte isolé du sol: Keratinomyces ajelloi gen. nov. sp. nov. Bull. Acad. voy. Belg. **38**, 1068—1077 (1952b).

— Histoplasma duboisii and African histoplasmosis. Mycologia **45**, 803—816 (1953).

— A propos d'un «Aspergillus flavus Link 1809» isolé d'une urine. Acta urol. belg. **25**, 310—317 (1957).

— Faut-il distinguer Microsporum langeroni de Microsporum audouini? Bull. Soc. franç. Derm. Syph. **70**, 34—37 (1963a).

— Contribution à l'identification du Trichophyton (Langeronia) soudanense et du Trichophyton ferrugineum. Ann. Soc. belge Méd. trop. **3**, 259—270 (1963b).

—, et J. P. Bernaerts: Production expérimentale de grains maduromycosiques par Monosporium apiospermum el Allescheria boydii. Ann. Soc. belge Méd. trop. **35**, 451—456 (1955).

—, et J. Bosmans: Cryptococcose chez la souris blanche. C. R. Soc. Franç. Mycol., Séance du 14 Nov. 1964, Lille.

—, et M. van Brussel: Pouvoir pathogène des dermatophytes cultivés sur terre. C. R. Soc. Biol. (Paris) **146**, 1261—1263 (1952).

— N. P. Buu-Hoi, N. D. Xuong et G. Lambelin: Activité fongistatique, pharmacodynamique et thérapeutique du 3:5-dichloro-4'-fluorothiocarbanilide. Biochem. Pharmacol. **11**, 813—822 (1962).

— A. Dubois, P. Brutsaert et P. G. Jannsens: Transmissibilité au cobaye d'Histoplasma duboisii à partir de la forme parasitaire humaine. Ann. Soc. belge Méd. trop. **33**, 171—176 (1953).

—, and M. Vandeputte: Mycétome de la nuque chez un noir du Congo belge. Ann. Soc. belge Méd. trop. **39**, 227—238 (1959).

Vidari, E.: Granulomatosi sperimentali da specie del genere Monosporium. Mycopathologia (Den Haag) **3**, 225—239 (1943).

Virchow, R.: Beiträge zur Lehre von den beim Menschen vorkommenden pflanzlichen Parasiten. Virchows Arch. path. Anat. **9**, 557 (1856).

Visco, G.: Ricerche sull'infezione da Candidae nell'embrione di pollo. G. Mal. infett. **10**, 699—700 (1958).

— Ricerche sulla candidosi sperimentale dell'embrione di pollo. Nota I. Le caratteristiche generali del processo. Riv. Ist. sieroter. ital. **34**, 29—46 (1959).

Viswanathan, R., and H. S. Randhawa: Candida viswanathii sp. nov., isolated from a case of meningitis. Sci. and Culture (Calcutta) **25**, 86—87 (1959).

Vogel, R. A., and N. F. Conant: Coccidioides immitis spherule antigen in a complement fixation test for experimental coccidioidomycosis. Proc. Soc. exp. Biol. (N.Y.) **79**, 544—547 (1952).

— — The cultivation of Coccidioides immitis in the embryonated hen's egg. J. Bact. **64**, 83—86 (1952).

— B. F. Fetter, N. F. Conant, and E. P. Lowe: Preliminary studies on artificial active immunization of guinea pigs against respiratory challenge with Coccidioides immitis. Amer. Rev. Tuberc. **70**, 498—503 (1954).

— M. Koger, M. Johnson, and M. Hunter: Tuberculin hypersensitivity associated with immunization of guinea pigs with Candida albicans and the presence of this organism in normal guinea pigs. Mycopathologia (Den Haag) **16**, 117—124 (1962).

Vogel, R.A., and W. Krehl: Experimental sensitization of guinea-pigs with Candida albicans and adjuvants. Amer. Rev. Tuberc. 76, 692—696 (1957).
— M. Michael jr., and A. Timpe: Cortisone in experimental histoplasmosis. Amer. J. Path. 31, 535—543 (1955).
— R. J. Peace, and M. T. Koger: Histopathologic reactions of the yolk sac tissue of embryonated hen's eggs to Coccidioides immitis. Amer. J. Path. 33, 1023—1033 (1957).
Vyotčikov, G., u. E. Apasova: Die Veränderlichkeit der pathogenen Dermatomyzeten bei Passage durch einen immunisierten Organismus. J. Mikrobiol. Epidem. Immunobiol. 8, 26 (1931).
Wada, T.: Immunological studies on aspergillosis. I. Immunological reactions in experimental aspergillosis by the filtrate from ground mycelia of Aspergillus fumigatus. Nihon Saikingaku Zasshi (Jap. J. Bacteriol.) 15, 528—530 (1960)a.
— Immunological studies on aspergillosis. II. Studies on Aspergillus fumigatus polysaccharide as a diagnostic antigen in experimental aspergillosis. Nihon Saikingaku Zasshi (Jap. J. Bacteriol.) 15, 573—580 (1960b).
Wade, H. E., and L. D. Stevenson: Torula infection. Yale J. Biol. Med. 13, 467—476 (1941).
Wagoner, N. E., A. L. Morehart, and H. W. Larsh: Improved technique for the reversion of Histoplasma capsulatum in tissue culture. Mycopathologia (Den Haag) 26, 117—122 (1965).
Wang, C. J. K., and J. Schwarz: The etiology of interstitial pneumonia. Identification as Hansenula anomala of a yeast isolated from lungs of infants. Mycopathologia (Den Haag) 9, 299—306 (1958).
— —, and G. L. Baum: Large forms of Histoplasma. Mycopathologia (Den Haag) 10, 53—70 (1958).
Watson, K. C.: Cerebral chromoblastomycosis. J. Path. Bact. 84, 233—237 (1962).
Weeks, R. J.: A rapid, simplified medium for converting the mycelial phase of Blastomyces dermatitidis to the yeast phase. Mycopathologia (Den Haag) 12, 153—156 (1964).
Weidenmüller, H.: Zur Pathogenese der Aspergillose bei Eintagsküken. Tierärztl. Wschr. 71, 237—238 (1964).
Weidman, F. D., and A. M. Kligman: A new species of Cephalosporium in madura foot (Cephalosporium granulomatis). J. Bact. 50, 491—495 (1945).
Weiss, C., J. H. Perry, and M. C. Shevky: Infection of the human eye with Cryptococcus neoformans (Torula histolytica; Cryptococcus hominis). A clinical and experimental study with a new diagnostic method. Arch. Ophthal 39, 739—751 (1948).
Welsh, R. A., and D. J. Guidry: Histoplasma capsulatum infection in the chorioallantois of embryonated eggs. Amer. J. Path. 46, 883—899 (1965).
Wenk, P.: Über die Ursachen der Selbstheilung der experimentellen Meerschweinchen-Trichophytie. Z. Tropenmed. Parasit. 13, 201—218 (1962).
, u. J. R. Frey: Untersuchungen über die Wirkungsbedingungen chemischer Verbindungen auf T. mentagrophytes unter Verwendung infizierter Meerschweinchenhaare (Haartest). Arch. klin. exp. Derm. 207, 1—23 (1958a).
— — Prüfung von Antimykotica am Meerschweinchen unter Verwendung von zwei Mykoseherden am gleichen Tier (Kombinationsversuch). Dermatologica (Basel) 116, 156—167 (1958b).
— — u. B. Fust: Vergleichende Prüfung chemischer Verbindungen auf antimykotische Wirksamkeit in vitro, im Haartest und am Meerschweinchen. Dermatologica (Basel) 116, 167—187 (1958).
West, M. K., and W. F. Verwey: Effect of stilbamidine on experimental Blastomyces dermatitidis infections in mice. J. invest. Derm. 22, 363—365 (1954).
Westphal, O., u. O. Lüderitz: Chemische Erforschung von Lipopolysacchariden gramnegativer Bakterien. Angew. Chem. 66, 407—417 (1954).
Wharton, M. L., F. Reiss, and D. R. A. Wharton: Active immunization against Trichophyton purpureum infection in rabbits. J. invest. Derm. 14, 291—303 (1950).
Whittle, C. H., and G. A. Gresham: Candida in vitro and in vivo. Mycopathologia (Den Haag) 12, 207—215 (1960).
Williams jr., T. W., and C. W. Emmons: Hamycin treatment of experimental blastomycosis in mice. Proc. Soc. exp. Biol. (N.Y.) 120, 481—484 (1965).
Wilson, B. J., and C. H. Wilson: Toxin from Aspergillus flavus: production on food materials of a substance causing tremors in mice. Science 144, 177—178 (1964).
— — Characteristics of a tremorgenic toxin produced by Aspergillus flavus on food materials. Bact. Proc. No M 169 (1964).
Winner, H. J.: Immunity in experimental moniliasis. J. Path. Bact. 71, 234—237 (1956).
— An experimental approach to the study on infections by yeast-like organisms. Proc. roy. Soc. Med. 51, 496—499 (1958).
— Immunity in yeast infection. In: Fungous diseases and their treatment, p. 75—83. London: Butterworth & Co. 1959.
— Experimental moniliasis in the guinea pig. J. Path. Bact. 79, 420—423 (1960).

WINNER, H. J., and R. HURLEY: Candida albicans. Monographie, 306 p. London: J. & A. Churchill Ltd. 1964.

WINSTEN, S., and T. J. MURRAY: Virulence enhancement of a filamentous strain of Candida albicans after growth on media containing cysteine. J. Bact. 71, 738 (1956).

WINTER jr., W. D., and G. E. FOLEY: Enhancement of Candida infection: differential distribution of venal lesions in mice treated with aureomycin. J. infect. Dis. 98, 150—156 (1956).

WISE, E. G.: Experimental cutaneous reactions of American blastomycosis in the guinea-pig. J. invest. Derm. 5, 353 (1942).

WOODROW, W. S., and C. R. VALENTINE: Effect of a mortality-enhancing factor from Listeria on experimental histoplasmosis. Bact. Proc. 1965, 42.

WRIGHT, E. T., V. D. NEWCOMER, and T H. STERNBERG: The growth of Coccidioides immitis in the granuloma pouch of the rat with the development of hyphae and other forms. J. invest. Derm. 26, 217—223 (1956).

WRIGHT, M. L., G. W. ANDERSON, N. A. EPPS, and J. D. McCONACHIE: The effect of chlortetracycline on chicks infected with Aspergillus fumigatus. Avian Dis. 6, 118—126 (1962).

WÜNSCHE, K.: Penicillium, eine Sterilitätsursache beim Rind? Wien. tierärztl. Wschr. 39, 476—480 (1952).

YACOWITZ, H., S. WIND, and J. D. LEVIN: The incidence of Candida albicans in poultry. Evaluation of nystatin and chlorhydroxyquinoline in the prevention of experimental moniliasis. Antibiot. Ann. 1958/59, 994—997.

YANAI, H.: Immunological studies on Cryptococcus. II. Studies on the specificity of the polysaccharide antigen of Cryptococcus neoformans in experimental cryptococcosis. Nihon Saikingaku Zasshi (Jap. J. Bacteriol.) 16, 460—462 (1960).

YARZABAL, L. A.: Rectitis y lesions perianales en la blastomicosis sudamericana experimental. G. E. N. (Caracas) 16, 1—10 (1961).

YAZBEK, A. E.: Dos mycetomes. Thesis Fac. Med. S. Paulo 1920.

YONEKURA, S.: Studies on the mechanism of microbial superinfections. Report I. Influence of antibiotics and corticosteroids on the fluctuation of intestinal microbial flora in experimental aspergillosis. Shinkin to Shinkinshô (Jap. J. med. Mycology) 1, 24—29 (1960).

— Studies on the mechanism of microbial superinfections. Report II. Influence of antibiotics and corticosteroids on the fluctuation of intestinal microbial flora in experimental candidiasis. Shinkin to Shinkinshô (Jap. J. med. Mycology) 1, 140—144 (1960).

YOUNG, G.: The process of invasion and the persistance of Candida albicans injected intraperitoneally into mice. J. infect. Dis. 102, 114—120 (1958).

—, and W. SILVERMAN: Persistance of Candida albicans in peritoneal cavity and kidney of the mouse. Bact. Proc. 1956, 86.

ZABALUEVA, T. S.: Über die Wirkung von Cortison auf die experimentelle Infektion mit Hefepilzen (übersetzt aus dem Russischen). J. Microbiol. Epidem. Immunobiol. 33, 127—128 (1962).

ZACKHEIM, H. S., L. J. SCHROEDER, and R. KEY: The effect of molybdenum and other trace elements on experimental fungus infections in guinea pigs. J. invest. Derm. 32, 623—625 (1959).

ZETTERGREN, L.: Thresher's lung (Pulmonary moniliasis). An experimental investigation. Acta Soc. Med. upsalien. 55, 257—313 (1950).

ZIJDEN, A. S. M. VAN DER, W. A. A. BLANCHE KOELENSMID, J. BOLDING, C. B. BARRETT, W. O. ORD, and J. PHILP: Isolation in crystalline form of a toxin responsible for turkey X disease. Nature (Lond.) 195, 1060—1062 (1962).

ZINI, F.: Sulla diffusione de lieviti patogeni nelle mebrane corion-allantoidea e testacea dell'embrione di pollo. G. Batt. Immun. 44, 329—334 (1952).

Wir danken Herrn Prof. Dr. S. LEVINE, U.S. Navy, Naval Biological Laboratory, Berkely, California, für seine Hilfe bei der Beschaffung der aus diesem Institut stammenden Abbildungen.

Bacillus anthracis und andere aerobe Sporenbildner*

G. Gillissen

Mit 6 Abbildungen

1. Einleitung

Die Familie der „Bacillaceae" umfaßt die Genera I. Bacillus und II. Clostridium. Bacillen werden definiert als aerobe oder fakultativ anaerobe, katalasepositive Sporenbildner und Clostridien als anaerobe oder aerotolerante Keime, die ebenfalls Endosporen bilden, bei denen aber eine Katalaseproduktion nicht bekannt ist (Bergeys Manual, 1957).

Die aeroben Sporenbildner sind ubiquitär. Ihr einziger, epidemiologisch wichtiger pathogener Vertreter ist der Erreger des Milzbrands, der B. anthracis.

Der Milzbrand als Krankheit war schon im Altertum bekannt (siehe Sobernheim, 1931; R. Müller, 1930; Nusshag, 1956; Seidel, 1963; Klemm und Klemm, 1959). Die Krankheitserreger wurden dann von Delafond (1860), Davaine und Rayer (zit. Burrows, 1963), sowie von Pollender (zit. Seidel, 1963) im Blut und in Organausstrichen gesehen. Brauell führte die erste experimentelle Infektion durch. Robert Koch gelang dann 1876 der Nachweis einer ätiologischen Beziehung zwischen den im mikroskopischen Präparat darstellbaren Mikroorganismen und der Erkrankung. Die Beweiskette umfaßt die Züchtung der Keime aus pathologischem Material, den Beweis ihrer morphologischen Identität mit denen des Untersuchungsmaterials und schließlich die Auslösung einer typischen Milzbrandinfektion beim Tier mit den in vitro gezüchteten Keimen. L. Pasteur (1881a, b, c) zeigte dann mit seinem auf dem Marktplatz von Pouilly le Fort durchgeführten spektakulären Versuch die Möglichkeit einer aktiven Immunisierung auf. Dieser Versuch verlief zwar bei Nachuntersuchern nicht immer ebenso glücklich. Dennoch geht die Bedeutung dieser Resultate weit über das Milzbrandproblem hinaus, da sie die Entwicklung der aktiven Immunisierung schlechthin maßgeblich beeinflußt haben.

Liegen beim Menschen oder Tier klinisch typische Kranheitsbilder vor, dann ist der Nachweis von B. anthracis leicht. In solchen Fällen begnügt man sich, wie häufig in der Diagnostik, mit einem einfachen bakterioskopischen Befund, indem man die klinischen Erscheinungen für die bakteriologische Diagnose sozusagen mitverwertet. Schwierigkeiten können bei der bakteriologischen Bestimmung aber dann auftreten, wenn es sich um aerobe Sporenbildner handelt, die bei weniger charakteristischen klinischen Erscheinungen aus pathologischem Material — vor allem beim Tier — isoliert wurden. Dies gilt ganz besonders auch für die Bestimmung von Keimen, die aus Erde oder Wasser gewonnen wurden. Die Schwierigkeiten sind hauptsächlich darauf zurückzuführen, daß für B. anthracis eine präzise serologische Klassifizierung fehlt. Man ist deswegen gezwungen, ein ganzes „Bukett" anderer Eigenschaften zur Bestimmung der Keime heranzuziehen. Diese unterliegen aber meist einer größeren Variabilität als immunologische Definitionskriterien. Für den Experimentator kann die differentialdiagnostische

---

* Die im Rahmen dieser Übersicht erwähnten eigenen Untersuchungen wurden durch Mittel des Bundesatomministeriums bzw. später des Bundesgesundheitsministeriums unterstützt.

19*

Abgrenzung von B. anthracis aus verschiedenen Gründen von Bedeutung sein. Dies gilt nicht nur für eine Isolierung von B. anthracis aus pathologischem Material von Mensch und Tier — also für eine Erstisolierung — oder für eine Isolierung aus sekundär kontaminiertem Material, sondern auch für die Durchführung der Versuche selbst. Es ist möglich, daß sich je nach Zahl der Passagen und nach den experimentellen Milieubedingungen manche Lebenserscheinungen der Keime ändern.

Aus diesem Grunde werden als Voraussetzung für das experimentelle Arbeiten mit B. anthracis zuerst die Eigenschaften des Keimes besprochen, die zur Abgrenzung gegen andere aerobe Sporenbildner wichtig sind, dann die experimentelle Infektion und schließlich die zum Schutz des Experimentators erforderlichen Maßnahmen.

2. Die bakteriologischen Charakteristika von B. anthracis

Milzbrandbacillen zeichnen sich durch ein ausgesprochenes Variabilitätsvermögen aus (Übersicht s. Gillissen und Lust, 1950). Dies wurde schon 1883 im Pasteurschen Laboratorium festgestellt. Seit dieser Zeit sind zahlreiche Abweichungen vom klassischen Typ beschrieben worden (Preisz, 1911; G. Wagner, 1923; Nungester, 1929; Sterne, 1937; Bail und Flaumenhaft, 1917; W. Schäfer, 1937; Lusena, 1938; Takahashi, 1938; Eisenberg, 1922; Lutz, 1922; Ducloux, 1920; Abt, 1921). Solche Abweichungen wurden nicht nur bei frisch isolierten Stämmen beobachtet. Sie treten auch unter experimentellen Bedingungen auf. Nach bakteriologischen Gesichtspunkten lassen sich die Charakteristika von Milzbrandbacillen nach ihren morphologischen und tinktoriellen Eigenschaften sowie nach ihrem Verhalten auf verschiedenen Nährböden bzw. nach ihrer fermentativen Leistung umreißen.

a) Morphologische und tinktorielle Eigenschaften

B. anthracis besitzt wie auch alle anderen Sporenbildner zwei morphologisch distinkte Erscheinungsformen: die vegetative Form und die Spore als Dauerform.

Im infizierten Organismus liegen Milzbrandbacillen nur in der vegetativen Form vor. Im Falle einer Infektion findet man im mikroskopischen Präparat von Blut oder Gewebe also nie Milzbrandsporen. Dies gilt unter der Voraussetzung, daß das Untersuchungsmaterial von noch lebenden Tieren oder doch kurz nach dem Tode gewonnen wurde. Diese vegetativen Formen sind mit einer Breite von 0,8—1,2 μ und einer Länge von 2—4,5 μ (u. U. bis 10 μ) relativ groß. Sie zeichnen sich durch eine auffallende Bambusform aus, die als typisch bezeichnet werden kann. Andererseits kommt diese Form aber nicht nur beim B. anthracis vor (Nungester, 1929). In demselben Sinne typisch, aber nicht beweisend, ist die Bildung von Kapseln (s. unten). Sie entstehen ohne Ausnahme im infizierten anthraxkranken Organismus, werden aber auch in vitro gebildet. Die vegetativen Formen liegen im mikroskopischen Präparat entweder einzeln oder zu kurzen Ketten aneinandergelagert. Bei den in vitro gewachsenen vegetativen Formen ist die Kette meist länger.

In Kadavern geht ein Teil der Milzbrandbacillen zugrunde. Die Kapseln bleiben dabei zurück und sind im gefärbten Präparat noch sichtbar. Ein anderer Teil der Bacillen ist versport. Werden unter den Bedingungen eines Experiments antibiotische Wirkstoffe verwandt, dann treten hierdurch nennenswerte morphologische Veränderungen auf. Dieses Verhalten wurde auch bei anderen Keimarten beobachtet; es ist aber bei B. anthracis besonders ausgeprägt. In unterschwelligen Konzentrationen von Penicillin bilden sich aufgequollene Zellen, die in einer Kette angeordnet als Perlschnur- oder Kugelform angesprochen werden (JENSEN und KLEEMEYER, 1953). Die Keime sind in Ketten bis zu 20 Zellen aneinandergelagert.

Sporen sind die resistenten Dauerformen von B. anthracis. Sie sind oval, liegen meist mittelständig — selten etwas exzentrisch — und treiben die Zelle nicht auf. Sporen werden im infizierten Organismus nicht gebildet.

Zur Darstellung von Milzbrandbacillen sowie ihrer Kapseln und Sporen gibt es zahlreiche Methoden (s. Kap. 9). Milzbrandbacillen (vegetative Form) sind grampositiv; Ausnahmen stellen jugendliche oder Involutionsformen dar (SEIDEL, 1963). Generell kann gesagt werden, daß alle Färbemethoden etwa gleich leistungsfähig sind.

Für die Kapselfärbung sind zu nennen die Verfahren nach JOHNE (1893), nach OLT (zit. SEIDEL, 1963), nach KLETT (1900) und nach FOTH (1920) oder am einfachsten mit Methylenblau (s. Kap. 9). Im letztgenannten Fall ist die Zelle blaugefärbt. Die Kapsel erscheint kirschrot und macht wie bei metachromatischen Färbungen einen dehydratisierten Eindruck. Einen ähnlichen Färbeeffekt erhält man mit Toluidinblau.

Auf eine Sporenfärbung kann man in den meisten Fällen verzichten, da die Sporen sich mit den üblichen Verfahren nicht oder nur sehr schwach anfärben. Liegen die Sporen noch in der vegetativen Zelle, in der sie gebildet wurden, dann sind sie also auch ohne Anfärbung erkennbar. Überdies hat die Morphologie der Sporen keine differentialdiagnostische Bedeutung (SEIDEL, 1963). Will man die Sporen dennoch anfärben, dann können die Verfahren nach KLEIN (s. HALLMANN, 1955) und RAKETTE (zit. K. WAGNER, 1944) angewandt werden (s. Kap. 9).

Ein wesentliches morphologisches Kriterium von B. anthracis ist seine Unbeweglichkeit, d.h. das Fehlen von Geißeln. Für die diagnostische Praxis darf gelten, daß Milzbrandbacillen unbeweglich sind (PESTI, 1958), während die Mehrzahl aller anderen aeroben Sporenbildner beweglich ist. Es ist aber zu berücksichtigen, daß die Beweglichkeit von Pseudostämmen u. U. so wenig ausgeprägt ist, daß sie übersehen wird (HEIM, 1907). Die Methode der Beweglichkeitsprüfung ist deswegen von besonderem Interesse. Die Beweglichkeit darf aber nicht als alleiniges differentialdiagnostisches Kriterium herangezogen werden, da es auch sehr viele unbewegliche Nichtmilzbrandstämme gibt (McFARLAND, 1898; BURDON, 1956; BURDON und WENDE, 1960).

Die Prüfung auf Beweglichkeit kann auf verschiedene Weise erfolgen:

1. Prüfung auf Eigenbeweglichkeit im hängenden Tropfen: Hierzu werden zweckdienlicherweise Keime aus jungen, flüssigen Kulturen aus der logarithmischen Wachstumsphase genommen.

2. Die Deckglaskultur nach FORTNER (s. SOBERNHEIM, 1931).

3. Die Schwärmkultur nach SVEN GARD (s. SEIDEL, 1963) mit Züchtung der Keime auf feuchtem Agar.

4. Die Transmigrationskultur nach FISCHER (1932) mit 0,5%igem Agar. Dabei wachsen unbewegliche Keime auf der Oberfläche, während bewegliche Stämme den Nährboden nach 4—6 Std in der Tiefe mit Ringbildung trüben.

5. Die Transgressionskultur nach VAHLNE mit U-Röhrchen (s. Kap. 9).

Das Verfahren des hängenden Tropfens bringt die meisten Fehlentscheidungen. Außerdem besteht dabei eine große Infektionsgefahr. Empfohlen werden besonders die unter 3. und 5. genannten Verfahren.

b) Kapsel- und Sporenbildung unter experimentellen Bedingungen

Anthraxbacillen bilden im infizierten Organismus *Kapseln*. Mit einigen Ausnahmen (IVÁNOVICS, 1937a, b) ist dies auch in vitro der Fall, wenn die Keime in proteinreichen Medien sowie fortlaufend in CO_2-Atmosphäre (10—25% CO_2; 37°C) gezüchtet werden (Übersichten s. Seidel, 1963; Grumbach, 1958). Als Ausnahme ist das Fehlen der Kapselbildung in Froschserum anzusehen (Kodama, 1913). Das Optimum der Kapselbildung in vitro ist nach einer Inkubation von 6 Std erreicht. Bei längerer Bebrütung scheint die Kapsel zu verschwinden (Nordberg und Thorsell, 1955). Diese Erscheinung wird aber eher als Schrumpfungsvorgang und nicht als echter Kapselverlust gewertet (Tomcsik, 1956), weil mit dem Tuscheverfahren unter Verwendung lebender Keime auch bei Anthraxbacillen aus Agar und Bouillon Kapseln nachgewiesen wurden (Toeniessen, 1912). Dennoch sollen in vitro auch unbekapselte Varianten auftreten können (Phänotypen). Voraussetzung dafür sind ungenügende Kulturbedingungen und eine nicht ausreichend hohe CO_2-Spannung (Ivánovics, 1937a, b; 1939). Es wurde daran gedacht, daß eine Hemmung der Kapselbildung in vitro durch einen Hemmstoff zustande kommt, der möglicherweise eine Fettsäure ist.

Die Kapselsubstanz kann sich im tierischen Organismus ablösen (Smith, Keppie u. Stanley, 1953a). Ein Unterschied zwischen der in vitro und der in vivo gebildeten Kapsel scheint nicht vorhanden zu sein. Es handelt sich allenfalls um quantitative Unterschiede. Der einzige Hinweis, der u. U. auch für eine qualitative Differenz sprechen könnte, ist die Beobachtung, daß sich nur die Kapsel von solchen Keimen auflösen läßt, die aus dem infizierten Organismus stammen; dies kann mit 0,16%iger Ammoniumcarbonatlösung gezeigt werden.

Die Fähigkeit von B. anthracis, *Sporen* zu bilden, ist auf vielseitige Weise beeinflußbar. Wesentlich ist die Temperatur z.B. für die Züchtung der Keime. Der für eine Sporenbildung optimale Temperaturbereich wird mit 32,0—37,0 °C angegeben (Minett, 1950; Weil, 1901a, b). Bei niedrigeren Temperaturen beginnt die Sporulation später, so bei 18°C nach 50 Std, bei 21°C nach 24 Std und bei 32—37°C nach 10—16 Std. Höhere Temperaturen sind schädlich. Schon L. Pasteur beobachtete 1881, daß bei einer Temperatur von 41,5°C ein Verlust der Sporenbildung auftrat. Das Sporenbildungsvermögen kann aber auch unter üblichen Kulturbedingungen und einer Temperatur von 37°C spontan verlorengehen (Kujumgieff, 1938; Lehmann, 1887). Darüber hinaus gibt es noch verschiedene andere Möglichkeiten, die Sporenbildung zu hemmen oder zu verhindern. So ist ein Verlust der Sporenbildung zu beobachten bei Züchtung in phenolisierter Bouillon (Chamberland und Roux, 1883) oder auf einem Nährboden mit verdauter Milch und 10% Tween bei 37°C unter Luftzutritt. Ein Zusatz von reinem Lecithin zum Nährboden hemmt die Sporenbildung, während sie durch Eigelbzusatz gefördert wird (Taranuchin, zit. Seidel, 1963). Ca^{++} übt auf das Wachstum einen toxischen Einfluß aus und fördert die Bildung asporogener Stämme. Demgegenüber wird das Wachstum durch Na-Oxalat gefördert (Bordet und Renaux, 1930; Renaux, 1952; Govaerts, 1951).

c) Kulturelle Eigenschaften — fermentative Leistungen

Die Nährbodenansprüche von B. anthracis sind gering. Die Keime wachsen sehr gut auf Nähragar, Kartoffelnährböden (Sobernheim, 1931), auf Gelatine, in Bouillon und in synthetischen Medien (Gladstone, 1939, u.a.). Das Wachstumsoptimum liegt im Bereich von 30—37°C. Unter 15°C und über 45°C findet kein Wachstum mehr statt (Tesarz, 1946). Das pH-Optimum für das Wachstum liegt zwischen pH 7,5 und pH 7,8 (Whiteworth, 19124). Für ein optimales Wachstum ist ferner die Anwesenheit von O_2 erforderlich. Bei einer O_2-Spannung von 20 mm Hg waren die erzielten Keimzahlen um 23mal größer als bei einer solchen von nur 1 mm Hg (Tesarz, 1946).

Auf Blutagar (mit Schafserythrocyten) zeigen Milzbrandbacillen in jungen Kulturen keine Hämolyse (Sobernheim, 1931; Jarmai, 1913; Nordberg, 1951,

1953; MICHIN u. Mitarb., 1928). Eine solche tritt aber auf, wenn die Kulturen länger als 24 Std inkubiert werden (v. BUZA, 1939). Ausnahmen sind möglich (PREISZ, 1943; POPPE, 1922; BAERTHLEIN, 1914). Das Ausmaß der Hämolyse ist in gewisser Beziehung auch abhängig von der Erythrocytenart. Kaninchen- und Schafserythrocyten werden beispielsweise leichter als Pferdeerythrocyten angegriffen (SEIDEL, 1963). Generell kann man aber mit IVÁNOVICS und FÖLDES (1958) sagen, daß die hämolytische Aktivität von Anthraxbacillen im allgemeinen schwach ist.

Auf Agar, ebenso wie auf Blutagar wächst B. anthracis meist in Form von trockenen, grauweißen Kolonien. Durch Auskeimen von Sporen der Primärkolonie können sich gelegentlich als Sekundärkolonien bezeichnete Knötchen bilden (PREISZ, 1904). Die Kolonien bestehen aus Fäden grampositiver Bacillen. Sie sind nachweisbar im Abklatschpräparat. An der Peripherie der Kolonie liegen diese Fäden haarlockenähnlich, liegen also in parallelen Gruppen und sind am Ende in Richtung des Koloniezentrums umgebogen. Man spricht von Medusenhaupt-Kolonien. Neben diesen typischen Wuchsformen gibt es zahlreiche Abweichungen (EURICH, 1912/13; v. BUZA, 1938/39, u.a.). SEIDEL (1963) beobachtete unter 99 Anthraxstämmen 13 Stämme mit einem atypischen Wachstum.

Die wesentlichsten Wuchstypen sind die R- und S-Formen. Daneben unterscheidet man eine mucoide Form und „L"-Formen (NUNGESTER, 1929). Letztere wurden von HAAG (1927) im Rahmen der von ihm angenommenen Cyclogenie des B. anthracis mit filtrierbaren mäusepathogenen Elementen beschrieben. Anthraxkeime der R- und der S-Form bilden bei Züchtung in Gegenwart von 10—15% CO_2 Kolonien mit mucoidem Aspekt (= Rm, m), manchmal aber auch nur diskrete Kolonien, die mit Rp resp. Sp (p = Phantom) bezeichnet wurden (BROWN und CHERRY, 1955).

In flüssigen Medien, also speziell in Bouillon, wächst B. anthracis in Form eines flockigen Bodensatzes mit überstehender klarer Flüssigkeit ohne Kahmhautbildung. Diese Wuchsform ist ziemlich regelmäßig zu beobachten (SEIDEL, 1963). Ein Wachstum in Form einer homogenen Trübung ist die Ausnahme (WEIDENMÜLLER, 1952, 1954).

Die biochemischen Leistungen von B. anthracis sind in Tabelle 5 (Kap. 9) wiedergegeben. Vergoren werden Glucose, Saccharose, Maltose, Trehalose und Dextrin. Nicht verwertet werden Salicin, Lactose, Galactose, Arabinose, Rhamnose, Mannose, Raffinose, Inulin, Mannit, Dulcit, Sorbit, Inosit und Adonit (PESTI, 1958; BURDON und WENDE, 1960). Harnstoff wird nicht angegriffen. Eine H_2S- und Indolbildung erfolgt nicht. Stärke wird in Zucker umgesetzt. Bei manchen Stämmen ist auf Eigelbmedien eine Lecithinaseaktivität nachweisbar. Sie fehlt aber bei der Mehrzahl der Stämme. Ähnliche biochemische Leistungen findet man auch bei milzbrandähnlichen Sporenbildnern. Tabelle 5 (Kap. 9) vermittelt einen Eindruck über die Verteilung dieser Eigenschaften bei einigen der wichtigsten der aeroben Sporenbildner. Zur Differentialdiagnose im einzelnen reichen diese Kennzeichen also nicht aus; ihre Kenntnis kann aber je nach der experimentellen Fragestellung von Bedeutung sein.

Eingehend wurde das Reduktionsvermögen von B. anthracis untersucht. Hierzu wurden verschiedene Verfahren benutzt. Methylenblau wird von den meisten Anthraxstämmen bei einer Beobachtungszeit von 24 Std nicht oder nur wenig reduziert. Eine Beschleunigung der Reduktion kann erreicht werden in dem halbfesten Agarmedium von BURDON (1956) (29 g Tryptose, 5 g NaCl, 8 g Agar, Aqua dest. ad 1000,0 und 1%ige wäßrige Methylenblaulösung, pH 7,2—7,4). Zur Prüfung des Reduktionsvermögens wurden noch eine Reihe anderer Verfahren angewandt. So wurden benutzt: Lakmusmilch (BROWN u. Mitarb., 1955) oder Lakmusagar (v. Behring, 1889a, b), die Löffler-Grün-Lösung (Klimmer, 1923) oder Prontosil in Bouillon (Kujumgieff, 1938) (2—3 Tropfen Prontosil in 4,5 ml Bouillon). Nach Seidel (1963) erwies sich das Prontosilmedium als besonders geeignet. Alle Untersuchungen ergaben prinzipiell das gleiche Resultat. Milzbrandbacillen reduzieren mit gewissen Ausnahmen nicht oder nur sehr langsam.

d) Die differentialdiagnostische Abgrenzung von B. anthracis

Geht man davon aus, daß der Experimentator gezwungen ist, B. anthracis in einem Untersuchungsmaterial zu diagnostizieren, das von Tieren mit nicht ganz typischem, also nur anthraxähnlichem Krankheitsverlauf stammt, dann ist die Differentialdiagnose u.U. sehr schwer: Gerade bei Tierversuchen ist es leicht möglich, daß das zu untersuchende Material bei der Entnahme mit anderen aeroben Sporenbildnern verunreinigt wird. Diese sind bei der Darstellung von B. anthracis abzugrenzen. Außerdem gibt es beim Tier auch milzbrandähnliche Erkrankungen, die nicht auf Milzbrandbacillen zurückzuführen sind. Die Fragen der Pathogenität und Virulenz von aeroben Sporenbildnern werden im Zusammenhang mit der experimentellen Infektion besprochen. Hier soll zunächst nur auf die Möglichkeiten der bakteriologischen Differentialdiagnose eingegangen werden.

Durch die große Variabilität von B. anthracis können sich häufig Eigenschaften von B. anthracis mit anthraxähnlichen Bacillen decken. Deswegen glauben die meisten Autoren zur Definition eines gegebenen Stammes — bei einem nicht möglichen Vergleich mit klinischen Erscheinungen — Kombinationen verschiedener Kriterien heranziehen zu müssen (Brown u. Mitarb., 1958; Gillissen u. Lust, 1950; Uémura, 1915; Ivánovics und Földes, 1958b). Unter diesen Voraussetzungen ist man fast geneigt, zu fragen, inwieweit bei differentialdiagnostischen Gegenüberstellungen die Bezeichnung B. anthracis im einzelnen Fall berechtigt ist, und zwar besonders dann, wenn ein Stamm von verschiedenen Autoren auch verschieden klassifiziert wurde.

Differential- und Selektivnährböden. Zuerst stellt sich die Frage, aus einem Gemisch verschiedener Keime B. anthracis zu gewinnen. Indirekte Nachweisverfahren wie die sog. Thermopräcipitation nach Ascoli mit authentischen Antikörpern (s. Koljakow und Melichow, 1960) und einem Kochextrakt aus Organen oder anderen Untersuchungsmaterialien wie Wasser, Abwasser, Schlamm u. a. halten wir nicht für optimal.

Zur Isolierung werden nur feste Kulturmedien benutzt, um einzelne Kolonien zu erhalten. Dabei versucht man entweder mit Selektivnährböden das Wachstum von Begleitkeimen zu unterdrücken oder auf Differentialnährböden die Kolonien von B. anthracis in einer nach Farbe oder Form von den Kolonien anderer Keime unterscheidbaren Art zu erhalten. Bei allen diesen Verfahren sind Vor- und Nachteile im Hinblick auf das Ausgangsmaterial gegeneinander abzuwägen. So ist der Nährboden nach Pearce und Powell (1951) nur bedingt selektiv. Es werden nicht alle anderen Keime unterdrückt. Gut ist das Medium von Morris (1955), welches Propamidin (4:4-Diamidinophenylamin) und Polymyxin B enthält. Nicht gehemmt werden aber auch hier die differentialdiagnostisch wichtigen B. cereus sowie Proteus vulgaris, der besonders im Leichenmaterial vorherrscht. Der Propamidineffekt ist empfindlich gegen pH-Änderungen und gegen zu hohe Erythrocytenkonzentration des Grundmediums. Hat man vornehmlich eine Kontamination des Untersuchungsmaterials mit E. coli zu berücksichtigen, dann filtriert man es über ein Seitz-EK-Filter. Durch Inkubation dieses Filters auf einem Medium, welches nur das Wachstum von E. coli zuläßt, nicht aber das von B. anthracis, werden die sich vermehrenden Colibakterien durch das gleichzeitig vorhandene

Polymyxin B abgetötet (GILLISSEN u. SCHOLZ, 1961 b). Die Anthraxkeime wachsen nicht aus, bleiben aber vermehrungsfähig, da sie gegen dieses Antibioticum sowohl in der vegetativen Form als auch erst recht in der Sporenform sehr resistent sind (BOGER u. WILLIAM, 1953). Gibt man diese Filterscheiben anschließend auf ein übliches Medium wie Nähragar oder Blutagar, dann wachsen nur noch die Milzbrandbacillen aus. Die vorhandenen Anthraxkeime werden dabei praktisch quantitativ erfaßt. Durch dieses Vorgehen werden E. coli, Staph. albus und B. mesentericus eliminiert, nicht aber die ebenfalls aeroben Sporenbildner B. subtilis oder Schimmelpilze wie Asp. flavus. Letztere lassen sich aber durch ihre ausgeprägte Hämolyse, durch das Aussehen der Kolonien und/oder wegen ihres langsameren Wachstums unterscheiden.

JANISCH (1914) sowie CICALA (1940) geben Differentialnährböden an. Auf dem von JAENISCH beschriebenen Medium unterscheiden sich die Kolonien von B. anthracis durch eine schwache Rötung gegenüber anthraxähnlichen Keimen. Ebenfalls nur geringe Farbunterschiede sind auf dem Medium von CICALA (modifizierter Tb-Nährböden) zu beobachten. Die Anthraxkolonien erscheinen dunkelgrün gegenüber der hellgrünen Farbe anthraxähnlicher Sporenbildner. Für eine Differentialdiagnose werden diese Unterscheidungsmöglichkeiten nicht zu Unrecht als unbefriedigend angesehen (SEIDEL, 1963).

Anreicherungsverfahren. Bei spärlichem Gehalt des Untersuchungsmaterials an B. anthracis und bei gleichzeitigem Vorhandensein zahlreicher Begleitkeime sind für den Nachweis von Milzbrandbacillen besondere Maßnahmen erforderlich. Diese Verfahren unterteilen sich in solche mit einer vorhergehenden Anreicherung der gesuchten Keime oder deren Sporen und in solchen mit Verwendung von Selektivnährböden. Diese Verfahren (s. Tabelle 6, Kap. 9) unterscheiden sich etwas je nach dem zu untersuchenden Ausgangsmaterial. Das Prinzip beruht aber immer darauf, die Sporen von B. anthracis aus diesem Material (tierische Organe, Häute, Felle, Wolle oder auch Erde) freizulegen und anzureichern. Die dann meist in größerer Zahl vorhandenen Begleitkeime werden abgetötet oder unter entsprechenden Kulturbedingungen selektiv gehemmt (s. oben).

Die Freilegung der Keime geschieht durch mechanisches Zerkleinern und Auswaschen des Sporenträgers, die Anreicherung durch Zentrifugieren oder Abfiltrieren (z. B. über ein keimdichtes Seitz-EK-Filter) und die Abtötung der Begleitflora meist durch Erwärmen. Da Anthraxsporen im Gegensatz zu Sporen nichtpathogener Bacillen relativ thermosensibel sind, darf die Temperatur nicht zu hoch sein. Bei dem hier in Frage kommenden Temperaturbereich werden aber dennoch die meisten nichtsporenbildenden Mikroorganismen abgetötet.

Grundsätzlich gilt, daß eine Anreicherung von B. anthracis durch Züchtung einer Mischpopulation von Keimen in Bouillon wenig aussichtsreich ist, da Anthraxbacillen durch die dabei stets vorhandenen Colibakterien gehemmt und abgetötet werden.

Diese als Antagonismus bezeichnete Erscheinung kann experimentell folgendermaßen umrissen werden: Vegetative Formen von B. anthracis werden in Mischkulturen mit E. coli abgetötet. Anthraxsporen, die sich unter bestimmten Bedingungen (z. B. Schlamm) nicht vermehren, werden anscheinend nicht oder zumindest weniger leicht angegriffen (GILLISSEN, 1953 a, sowie GUNDEL u. KLIEWE, 1932). Derselbe Effekt auf die vegetativen Formen kann mit einem zellfreien Mischkulturfiltrat, nicht aber mit einem Filtrat aus Reinkulturen von E. coli erzielt werden. Dieser Antagonismus von Colibakterien gegen Milzbrandbacillen ist ähnlich demjenigen von Schimmelpilzen in Mischkulturen gegenüber Tuberkelbakterien (GILLISSEN, 1953 a). Es wurde gezeigt, daß der nur in Mischkulturen auftretende antagonistische Effekt nicht auf pH-Verschiebungen, Nährbodenerschöpfung oder die üblicherweise vom Antagonisten gebildeten antibakteriellen Stoffe zustande kommt (Gillissen, 1953a). Eine Aufklärung des Mechanismus im einzelnen steht noch aus.

Der Coli-Milzbrand-Antagonismus ist nicht nur in vitro demonstrierbar, sondern kann sich auch in vivo bei der experimentellen Infektion auswirken (s. Kap. 5).

Morphologische Kriterien. Die Morphologie der Milzbrandbacillen, die Kettenlänge, die Kapselbildung in entsprechenden Medien [von Thomson (1955) als Kriterium empfohlen], sowie die Schnelligkeit der Sporenbildung sind keine abgrenzenden Kriterien. So wurde bei 43 von 115 Stämmen von B. cereus eine Kapselbildung beobachtet; umgekehrt fehlte aber eine solche bei 46 von 131 Anthraxstämmen verschiedener Provenienz (Brown u. Mitarb., 1958). Dabei wurde der mikroskopische Kapselnachweis mit verschiedenen Verfahren versucht.

Die *Unbeweglichkeit* von B. anthracis, d.h. das Fehlen von Geißeln ist eine regelmäßig vorhandene Eigenschaft, wenn auch bewegliche Varianten für möglich gehalten wurden (Sterne u. Proom, 1957); über eine Induktion der Beweglichkeit durch Phagenlysate ist berichtet worden (Brown u. Mitarb., 1955). Allerdings sind nicht alle Methoden der Beweglichkeitsprüfung gleich aussagekräftig. Das Verfahren des hängenden Tropfens steht der Beweglichkeitsprüfung mit Edwards und Brunners (1942) Medium, mit der Gard-Platte oder mit dem Transmigrationsmedium nach (Nordberg, 1951).

Im Gegensatz zu B. anthracis ist B. cereus fast immer beweglich. B. mycoides-Stämme sind z.T. beweglich, z.T. unbeweglich, unterscheiden sich aber von B. anthracis in anderen Eigenschaften. Für die Differentialdiagnose von B. anthracis gegenüber anderen aeroben Sporenbildnern ist danach die Beweglichkeitsprüfung als eine der wichtigen Methoden anzusehen.

Weniger aussagekräftig ist die Kolonieform auf Agar. Vor allem kann diese Eigenschaft oft nicht zur Unterscheidung gegenüber B. cereus verwendet werden. Kolonien von B. anthracis haben häufig denselben Aspekt wie die Cereusbacillen (s. Tabelle 7, Kap. 9).

Eine wesentliche differentialdiagnostische Bedeutung kommt der Prüfung der Phagensensibilität zu. Das Prinzip der sog. Lysotypie, welches bei anderen Arten von Mikroorganismen (z.B. Salmonellen) zur Charakterisierung bestimmter Stämme innerhalb eines serologischen Typs verwendet wird, kann bei B. anthracis zur Abgrenzung gegen andere aerobe Sporenbildner dienen.

Der erste Anthraxphage wurde 1931 — ohne nähere Bezeichnung — aus Abwasser isoliert (Cowles, 1931). Von Interesse erwies sich später dann der Anthraxphage W (McCloy, 1951a, b) und der daraus isolierte γ-Phage (Brown und Cherry, 1955). An Hand einer großen Zahl von Anthraxstämmen wurde gezeigt (Seidel, 1963; Ivánovics und Földes, 1958b; Brown, Moody und Cherry, 1955; Kielwein, 1957), daß sowohl der W-Phage als auch der γ-Phage alle Anthraxstämme lysieren. Während aber der W-Phage auch einen Teil der am schwersten abgrenzbaren (Chadwick, 1959) B. cereus-Stämme lysiert, geht dem γ-Phagen diese Eigenschaft ab (s. Tabelle 7, Kap. 9). Eine gute Differenzierung ist also möglich mit Hilfe von γ-Phagen (Brown und Cherry, 1955; Brown u. Mitarb., 1958), nicht aber mit W-Phagen. Es fällt dabei nicht ins Gewicht, daß die γ-Phagen auch einen Teil der nichtrhizoiden Stämme von B. mycoides auflösen, da diese Keime durch andere Verfahren von B. anthracis unterschieden werden können.

Die Anschauungen verschiedener Autoren über den Wert der Phagentypisierung divergieren etwas, weil z.B. Seidel unter 470 Nicht-Anthraxstämmen acht Stämme fand, die sowohl gegen W- als auch gegen γ-Phagen sensibel waren. Wegen der nur sehr geringen Zahl unspezifischer Reaktionsausfälle kann man aber dennoch sagen, daß der Phagentest mit zu den am meisten geeigneten differential-diagnostischen Methoden gehört.

Ergänzend sei erwähnt, daß noch ein weiterer Phage gefunden wurde — ein Phage mit der Bezeichnung 201 —, der aber nur wenig spezifisch war (Tabelle 7, Kap. 9).

Eine Modifikation der Phagentechnik stellt die fluorescenzserologische Phagen-Antiphagenreaktion dar. Bei Verwendung von Sporen sind gekreuzte Reaktionen häufig (DOWDLE und HANSEN, 1961).

Eine Aussage über die Natur des Phagenreceptors ist noch nicht möglich. Für die W-Phagen wurde festgestellt, daß der Phagenreceptor weder mit dem D(—)-Glutaminsäure-Polypeptid noch mit dem spezifischen Polysaccharid von B. anthracis identisch ist, da diese Phagen durch die genannten Stoffe nicht inaktiviert werden. Dagegen ist eine Inaktivierung der Phagen mit einem Gesamtextrakt aus B. anthracis möglich (IVÁNOVICS und FÖLDES, 1958 b).

Die *Stoffwechselleistungen* weisen keine charakteristischen Eigentümlichkeiten auf, die als differentialdiagnostische Kriterien verwendet werden könnten (siehe GILLISSEN u. LUST, 1950; SEIDEL, 1963). Dies wird besonders deutlich, wenn eine größere Anzahl von Anthraxstämmen mit anderen aeroben Sporenbildnern verglichen werden (Tabelle 5, Kap. 9) (SMITH u. Mitarb., 1952; BROWN u. Mitarb., 1958). Dies gilt auch für besondere Verfahren und Eigenschaften wie die Art des Wachstums in Bouillon oder in Gelatine, die Hämolyse auf Blutagar (STEIN, 1943, 1944), die Bildung von Lecithinase auf Eigelbagar (McGAUGHEY und CHU, 1948; COSTLOW, 1958; COLMER, 1948) und letztlich auch das Wachstum auf Penicillin-Agar oder die Reduktion von Methylenblau und von Lackmusmilch (SMITH u. Mitarb., 1952). Bei allen diesen Kriterien gibt es Überschneidungen mit anthrax-ähnlichen Sporenbildnern.

B. anthracis wächst in der Gelatine-Stichkultur in Form eines umgekehrten Tannenbaums (SOBERNHEIM, 1931). Dies kommt zustande durch eine relativ langsame Verflüssigung der Gelatine, die sich von oben nach unten fortsetzt. Oft wurde diese Wuchsform als charakteristisch angesehen, doch ist auch diese Eigenschaft einer großen Variabilität unterworfen (SEIDEL, 1963), so daß sie keineswegs als differentialdiagnostisches Kriterium gelten kann.

Besonders zu erwähnen ist der sog. „Perlschnurtest" von JENSEN und KLEE-MEYER (1953). Es handelt sich dabei um die Beobachtung, daß Penicillin zu einer Volumenvergrößerung von B. anthracis-Zellen führt. Die Bacillen werden kugelig aufgetrieben, so daß die Stäbchenketten das Aussehen einer Perlschnur annehmen. Die damit gemachten differentialdiagnostischen Erfahrungen sind z. T. gut (TOMCSIK und BAUMANN — GRACE, 1959; LEISE u. Mitarb., 1954, 1959; WEIDEN-MÜLLER, 1952, 1954), jedoch wurde andererseits auch über atypische Reaktionen berichtet (BROWN u. Mitarb., 1958). Andere Antibiotica wie Aureomycin, Terramycin oder Chloramphenicol führen zu mehr oder weniger ausgeprägten Degenerationsformen, was für die einzelnen Antibiotica aber nicht charakteristisch ist (KAFFKA, 1955).

Auch heute noch wird gelegentlich die Thermoreaktion nach ASCOLI für die Differentialdiagnose von B. anthracis und auch zur Feststellung einer Anthrax-Verseuchung von Fellen und Häuten empfohlen (s. auch BELLONI, 1957). Es handelt sich dabei um eine immunologische Reaktion: Kochextrakte aus den zu untersuchenden Stämmen bzw. aus dem Untersuchungsmaterial (Felle und Häute) werden mit dem authentischen Anthraximmunserum präcipitiert. Dieser Test ist aber nur eine mäßige diagnostische Hilfe, da 15 von 97 Nicht-Anthraxbacillen ebenfalls ein positives Resultat gaben (SEIDEL, 1954).

Zusammenfassend können folgende Eigenschaften als bestimmende Kriterien für die Differentialdiagnose von B. anthracis angesehen werden: das Fehlen einer Beweglichkeit und die Lyse durch γ-Phagen. Eine Reihe anderer Kriterien können die Diagnose unterstützen wie der „Perlschnurtest" nach Jensen und Kleemeyer (1953), die fehlende Hämolyse auf Blutagar bei jungen Kulturen (Kulturalter etwa 16 Std) und die Bambusform mit Kapselbildung.

Die Probleme der Pathogenitätsprüfung werden im Zusammenhang mit der experimentellen Infektion besprochen.

Über die Antigenstruktur von B. anthracis wurde vornehmlich im Hinblick auf eine ungefährliche aktive Immunisierung gearbeitet (s. Kap. 5). Diese Beobachtungen sind aber noch für die praktische Durchführung einer serologischen Differentialdiagnose nicht geeignet.

3. Infektionsspektrum und Epidemiologie

Milzbrand ist vornehmlich eine Zoonose. Die Infektion des Menschen erfolgt praktisch ausschließlich über infizierte Tiere oder infizierte tierische Produkte. Die Übertragung des Milzbrandes von Mensch zu Mensch ist — obwohl denkbar — unseres Wissens nicht beschrieben worden.

Das Wirtsspektrum des Milzbranderregers ist außerordentlich breit. Es bestehen aber bei den einzelnen Species und Rassen erhebliche Unterschiede der Sensibilität resp. der Resistenz (s. Grumbach, 1958). Dies spielt zwangsläufig eine besondere Rolle bei der experimentellen Infektion, sei es bei der Prüfung von Abwehrreaktionen, sei es bei der Bestimmung der Virulenz isolierter Anthraxstämme.

Zahlenmäßig wird Milzbrand am häufigsten beobachtet bei Schafen, Ziegen, Rindern und Pferden (Kolmodin, 1957), weniger bei Schweinen. Besonders empfänglich sind die kleinen Nager (Marchette, Lundgreen und Smart, 1957), also Kaninchen, Meerschweinchen und weiße Mäuse. Der Milzbrandbefall von Ratten variiert mit dem Tierstamm (Taylor u. Mitarb., 1961). Carnivoren sind durchweg für Milzbrand weniger empfänglich, wenn sie auch nicht völlig gefeit sind.

Die meisten Beobachtungen über die Breite des Wirtsspektrums stammen aus Wildreservaten und zoologischen Gärten. Folgende Tierarten zeigten eine Milzbrandempfänglichkeit: Hase, Reh, Hirsch, Elch (s. Seidel, 1963), Hamster, Affe (Nungester, 1948), Saugferkel (Glässer, 1941), ferner Marder, Frettchen, Dachs, nicht aber Löwen, Füchse, Wildkatzen, Wölfe, Windhunde (Schaaf, 1941). Im Krüger-Nationalpark beobachtete man Milzbrand beim Kudu, beim Wasserbock, beim Büffel und bei Pferdeantilopen (Pienaar, 1961). Füchse und Schakale scheinen völlig resistent zu sein, nicht aber der Hund (Andral u. Serié, 1954), Katze, Tiger, Gepard, Jaguar, der Waschbär und der Iltis (Urbain, 1940). Eine hohe Resistenz und u. U. eine Unempfänglichkeit besitzen Vögel. Die Beobachtungen über Milzbranderkrankungen bei Hühnern und Wildvögeln sind selten (Burrows, 1963; Seidel, 1963). Beim Fischadler, Geier und Uhu wurden sie nicht gesehen (Schaaf, 1941). Völlig resistent sind — soweit bekannt — Insekten, jedoch können sie als Träger (Stechmücken, Aasfliegen) von B. anthracis zur Ausbreitung der Erkrankung beitragen. Im Blut der Insekten gehen die Keime aber bald zugrunde (Nungester, 1948).

Über die Häufigkeit von Milzbrand in den einzelnen Gebieten geben die Berichte der WHO, des internationalen Tierseuchenamtes und verschiedene einzelne Zusammenstellungen Auskunft (Seidel, 1963; Wurm und Walter, 1961; König, 1956; Anders, 1964; Smyth, 1939; Grassman, 1958, u. a.).

Der Infektionsweg geht im allgemeinen von der verseuchten Weide aus. Dadurch kommt es zur Infektion von Tieren und zur Infektionsgefährdung des mit Tieren beschäftigten Personenkreises. Gefährdet sind besonders auch die Personen, die in der felle- und häute- oder schlechthin tierische Produkte verarbeitenden Industrie oder in dem entsprechenden Transportwesen tätig sind (SEVERN, 1942). Praktisch muß jedes Abwasser dieser Industriezweige als verseucht angesehen werden, da die Herkunftsländer oder Rohwaren je nach Marktlage variieren. Besonders der Schlamm der für die Abwässer von Lederfabriken vorgesehenen Absetzbecken ist stets verseucht. Über das Abwasser kann es zu einem neuen Infektionskreislauf kommen (s. GRAF, 1950, u. a.).

Anthraxsporen können auch in der Luft von felleverarbeitenden Betrieben recht zahlreich sein (ALBRINK u. Mitarb., 1960; BRACHMAN u. Mitarb., 1960). Dennoch ist pulmonaler Anthrax relativ selten, da zum Angehen einer Infektion auf diesem Wege eine größere Infektionsdosis notwendig ist (etwa 1300 Anthraxsporen in 8 Std führten bei nichtimmunen Personen zu keiner Infektion). Anthraxsporen bleiben im Boden oder unter bestimmten in vitro-Bedingungen sehr lange kontagiös. In einem Fall waren Milzbrandbacillen in einer Bodenprobe, die in einer Flasche aufbewahrt wurde, noch nach 60 Jahren infektionstüchtig (WILSON u. RUSSEL, 1964; BRANDIS, 1960). Dasselbe gilt für Anthraxsporen, die an Seidenfäden angetrocknet waren (50 bzw. 70 Jahre), oder Sporen auf Agar (50 Jahre) (SCHNABL, 1952). In einem 60 Jahre alten Material hatten die Sporen ihre Pathogenität für Meerschweinchen und z.T. für Mäuse verloren; wenige Jahre jüngere Stämme waren aber noch größtenteils voll virulent (JACOTOT und VIRAT, 1952).

Die Übertragungsmöglichkeiten im einzelnen sind aus dieser Aufstellung ableitbar. Beim Tier handelt es sich in den meisten Fällen um intestinalen Anthrax. Die Infektion erfolgt auf der Weide oder durch Futtermittel (WILSON u. MILES, 1955; RUTQUIST u. SWALM, 1957; FLIGHT, PIENING, 1958). Ein Eindringen der Keime in den Organismus ist nur möglich durch Haut- oder Schleimhautdefekte.

Gelegentlich wird Anthrax ausgebreitet durch die selbst resistenteren Vögel oder durch Carnivoren sowie durch Stechmücken (POPPE, 1922) und Kadaverinsekten.

Eine potentielle Gefahr stellen gesunde Anthraxträger dar. In diesen Fällen werden Anthraxsporen vor allem in Nase und Rachen gefunden. Über die Dauer des Trägertums liegen aber keine Angaben vor. Einen Hinweis auf subklinische Infektionen können serologische Teste [z. B. Präcipitationshemmungstest oder Komplementbindungsreaktion (NORMAN u. Mitarb., 1960)] geben. Die Möglichkeit einer Übertragung von Anthraxsporen, ausgehend von klinisch gesunden Sporenträgern, ist durch Tierversuche mit Meerschweinchen und Affen gestützt (PHILLIPS, JEMSKI und BRAUT, 1956), aber speziell für den Menschen nicht bewiesen (ANDERS, 1964).

Darmmilzbrand ist beim Menschen vor allem wegen einer geringeren intestinalen Anfälligkeit weniger häufig. Dies wurde aus der Beobachtung geschlossen, daß bei Notschlachtungen wohl Hautmilzbrand, aber kein intestinaler Milzbrand zustande kam (BOQUIEN, 1950).

Besonders selten sind Fälle von Anthrax-Meningitis und Encephalitis nach Anthraxinfektionen. Oft ist bei Anthrax-Meningitis keine Eintrittspforte der Keime feststellbar (GROSS und PLATE, 1940; KIENITZ und RITZERFELD, 1962; BEZZI, 1952; HAIGHT, 1952). Tierversuche lassen annehmen, daß auch nach einer aktiven Immunisierung das Gehirn seine Empfänglichkeit für Anthrax bewahrt (MELANIDI u. TZORTZAKI, 1958). Fälle von Anthrax-Meningo-Encephalitis (RAPER, 1953) wurden beschrieben (Übersicht s. HENNEBERG).

Auch Laborinfektionen bei der Handhabung von gefärbten mikroskopischen Präparaten wurden beschrieben und experimentell gestützt (Soltys, 1948). Die übliche Hitzefixierung der Präparate und die nachfolgende Färbung reichen zur Abtötung der Sporen nicht aus (Schutzmaßnahmen s. Kap. 8).

4. Die Erscheinungen bei der natürlichen Anthraxinfektion

a) Milzbrand beim Menschen

Beim Menschen lassen sich fünf klinische Formen der Erkrankung unterscheiden (s. Mohr-Eningk, 1961): 1. der Hautmilzbrand, 2. das Milzbrandödem, das sich meist an den Hautmilzbrand anschließt, 3. der Lungenmilzbrand, 4. der Darmmilzbrand und 5. die außerordentlich seltene Milzbrandmeningitis.

Der *Haut- und Schleimhautmilzbrand*, die Pustula maligna, macht zusammen mit dem Milzbrandödem etwa 95% aller Milzbranderkrankungen des Menschen aus (s. Wurm und Walter, 1961).

Prädilektionsstellen sind die ungeschützte Haut, wie Gesicht, rasierter Hals, Nacken, Auge, Rumpf und Gliedmaßen. Bei der erstgenannten Lokalisation ist ein tödlicher Ausgang besonders häufig beobachtet worden (Graf, 1950). Die Letalität scheint also in einer gewissen Abhängigkeit von der Lokalisation zu stehen.

Nach einer Inkubationszeit von 2—3 Tagen (ausnahmsweise nur wenige Stunden) bildet sich eine Macula mit zentraler Papel und blauschwärzlichem, hartem Zentrum. In der Folge bildet sich ein Bläschen (gelb oder blutig-eitrig), das sich öffnet. Durch Ausdehnung des Prozesses in Tiefe und Breite entwickelt sich der örtliche, nicht schmerzhafte Milzbrandkarbunkel mit zentralnekrotischem (schwärzlichem) Wundschorf, u. U. umgeben von Satellitenbläschen. In der Peripherie kommt es zu einer derben Gewebsinfiltration mit Zellansammlung, häufig mit Blutextravasaten und Fibrinablagerungen. Vermehrungsfähige Milzbrandbacillen finden sich hauptsächlich in der ödematös durchtränkten Umgebung. In dem hauptsächlich aus nekrotischem Cutisgewebe und untergegangenen Epithelzellen bestehenden Schorf sind die Milzbrandbacillen meist schon abgestorben. Dafür findet man aber andere Keime, besonders Streptokokken. Entlang der regionären Lymphbahnen kommen entzündliche Veränderungen zustande.

Im Falle einer Ausheilung bildet sich am Ende der ersten oder Anfang der zweiten Krankheitswoche unter Rückgang des Ödems eine demarkierende Eiterung aus. Der Schorf lockert sich, die Entzündung der Lymphwege klingt ab, und es bleibt eine granulierende, später vernarbende Fläche zurück.

Die schon früher eintretenden Allgemeinerscheinungen sind uncharakteristisch: Fieber, Mattigkeit, Appetitlosigkeit, bei schweren Fällen schon in den ersten Tagen Glieder- und Kopfschmerzen, septische Temperaturen, Kreislaufschwäche, u. U. blutige Durchfälle und Erbrechen, profuse Schweiße und Cyanose. Der Tod tritt dann meist in der ersten, Anfang der zweiten Woche ein.

Die Verifizierung der klinischen Verdachtsdiagnose geschieht zweckdienlicherweise durch eine mikroskopische Untersuchung der Ödemflüssigkeit, aber auch durch kulturelle Isolierung der Keime aus demselben Material.

Die Prognose ist günstig, da ein Hautmilzbrand leicht diagnostizierbar ist und auf die Chemotherapie anspricht. Bei unbehandelten Personen liegt die Letalität um 20%. Spontanheilungen sind also durchaus möglich.

Das *Milzbrandödem* wird gelegentlich als klinische Sonderform angeführt, kann aber oft nicht streng vom Milzbrandkarbunkel unterschieden werden. Es tritt besonders bei Infektionen im Bereich des Gesichts und der Schleimhäute in Erscheinung. Es ist charakterisiert durch eine teigig-weiche Schwellung, die hell oder anämisch bis dunkelrot erscheinen kann. Oft bilden sich Blasen, die platzen.

Pathologisch-anatomisch findet sich eine zellig-seröse Durchtränkung der Haut und des Unterhautbindegewebes. Gelegentlich tritt eine umschriebene Gangrän ein.

Der *Lungenmilzbrand* (BURROWS, 1963; ALBRINK, 1961) kommt durch Aspiration von Milzbrandsporen zustande und stellt vornehmlich eine Berufskrankheit dar. Diese Form des Milzbrandes verläuft unter dem Bild einer schweren, hoch fieberhaften Pneumonie, oft mit Pleurabeteiligung. Die Allgemeinerscheinungen setzen früh und meist schlagartig mit Schüttelfrost und Fieber ein. Dazu kommen Dispnoe, Rötung und Schwellung der Schleimhäute von Nase, Rachen und Kehlkopf. Oft findet man in der Schleimhaut der Nase und des Kehlkopfes hämorrhagische Infiltrate und Pusteln. Eine anfängliche Bronchitis geht über in lobuläre, pneumonische Infiltrate, die eine Tendenz haben zu konfluieren und lobäre Infiltrate zu bilden. Ferner kommt es zu blutigen Infarkten und gangränösen Herden. Der erregerhaltige Auswurf ist blutig-schaumig. Nicht regelmäßig, aber oft sind diese Erscheinungen begleitet von einer exsudativen Pleuritis. In den Stammbronchien kommt es gelegentlich zur Entwicklung keimhaltiger, fibrinöser Pseudomembranen (FRAENKEL u. REYE, zit. MOHR und ENINGK, 1961). Die Bronchialdrüsen sind stets geschwollen, hyperämisch und z.T. hämorrhagisch. Die Milz ist weich, vergrößert und blutreich. In den Nieren sind die Glomeruligefäße oft mit Krankheitserregern verstopft. Das Organ ist blutreich und weist z.T. eine Epitheldegeneration auf. Gehirn und Hirnhäute sind ebenfalls hyperämisch und ödematös. Oft sind Blutungen vorhanden. Eine Umwandlung in Erweichungsherde ist möglich. Der Tod tritt u.U. schon in 2—3 Tagen ein. Die Prognose unbehandelter Fälle ist schlecht. Die Letalität beträgt 50—87% und sogar bis zu 100%. Spontanheilungen sind also selten (LOMMEL, 1939). Die schlechte Prognose ist hauptsächlich bedingt durch eine nicht oder zu spät erfolgte Diagnose und weniger durch mangelnde Erfolgsaussichten einer immunologischen oder Chemotherapie.

Darmmilzbrand ist selten und kommt meist durch Genuß von infiziertem Fleisch oder Milch zustande. Die vegetativen Formen der Keime werden im sauren Magensaft abgetötet. Die Sporen können dagegen die Schleimhaut passieren und führen danach zu karbunkelartigen Infiltrationen (serös-eitrige Infiltrationen in der Submucosa mit Übergang zur Ulceration) und zur Ausbildung einer septischen Milz. In abnehmender Häufigkeit sind befallen: Dünn- und Dickdarm, Duodenum, Mastdarm und Magen. Es kommt fast immer zu stärkeren Hämorrhagien und zu einem Weiterwandern der Infektion in mesenteriale und oft auch in retroperitoneale Lymphdrüsen. Schon früh ist der Leib druckempfindlich und meteoristisch aufgetrieben. Zu den klinischen Erscheinungen gehören noch die häufig auftretenden blutigen Durchfälle und Erbrechen.

Der Verlauf der Erkrankung ist stürmisch und führt ohne Behandlung meist in wenigen Tagen unter dem Bilde einer Peritonitis und eines toxischen Kollapses zum Tode. Für die Prognose und den therapeutischen Erfolg gilt dasselbe wie für den Lungenmilzbrand.

Möglich sind Hautmetastasierungen, ausgehend von einem primären Milzrand der inneren Organe ebenso wie ein Darmmilzbrand als Folge eines primären Lungen- oder Hautmilzbrandes.

Die Milzbrand-Meningitis ist außerordentlich selten (WURM u. WALTER, 1961; ECK, 1949; SHANAHAN u. Mitarb., 1947).

b) Die natürliche Infektion beim Tier

Bei Tieren, speziell bei Pferden, verläuft die Erkrankung manchmal perakut (MOHR u. ENINGK, 1961), bei den hoch empfindlichen Tieren wie Rind und Schaf aber meist akut. Sie führt unter dem Zeichen einer typischen Septikämie mit hohem Fieber, hochgradiger Erregung, sistierender Futteraufnahme sowie Blutabgang aus Darm, Nase, Mund und Urethra bei einer Krankheitsdauer von nur 1—3 Tagen u. U. unter Fehlen lokaler Erscheinungen in etwa 80% der Fälle zum Tode. Man beobachtet eine terminale Hypoglykämie (BLOOM u. Mitarb., 1947), eine Störung des Elektrolythaushaltes und eine Abnahme des zirkulierenden Blutvolumens um ca. 25% (SMITH u. Mitarb., 1955). Die Blutsenkungsgeschwindigkeit ist erhöht und der Blutdruck erniedrigt. Es kommt zu Veränderungen im Phosphatstoffwechsel, zu einer Abnahme der alkalischen Phosphatase (ROSS, 1955) und zu Nierenschädigungen in Form von Nekrosen des Tubulusepithels im absteigenden Schenkel der Henleschen Schleifen (RENAUX). Die Milz ist tiefrot und vergrößert. Man findet eine starke Vermehrung der Bacillen im Blut und in den inneren Organen. Die Capillaren von Leber und Milz sind durch die Bacillen geradezu verstopft. In allen Organen stellt man seröse Ergüsse und Blutungen fest, daneben eine Degeneration von Leber-, Nieren- und Herzmuskelgewebe.

Bei einem mehr chronischen Verlauf tritt der Tod erst in 2—3 Monaten unter Abmagerung ein. Bei den resistenten Species wie beim Schwein oder Hund verläuft die Erkrankung gutartig und ist meist nur auf den Pharynx und die zugehörigen Lymphknoten lokalisiert.

Im Gegensatz zum Menschen ist der Darmmilzbrand beim Tier die häufigste Form der Erkrankung.

5. Die experimentelle Infektion

Die experimentelle Infektion wird von ganz verschiedenen Faktoren beeinflußt. Zu nennen sind: a) die Empfänglichkeit bzw. Resistenz der Versuchstiere, b) die Pathogenität und Virulenz verschiedener Anthraxstämme und c) der Infektionsmodus.

a) Die Empfänglichkeit bzw. Resistenz der Versuchstiere

Die für Laborversuche meist benutzten kleinen Nager wie Kaninchen, Meerschweinchen oder die weiße Maus sind gegen eine Inoculation sehr sensibel. Sie gehen häufig schon nach kleinsten Dosen ein. Die natürliche, also nichtimmunologisch induzierte Abwehrbereitschaft der Versuchstiere wird mit Resistenz bezeichnet; sie ist bei den einzelnen Tierspecies sehr verschieden. So haben Carnivoren im allgemeinen eine ausgeprägte, wenn auch nicht eine völlige Widerstandsfähigkeit. Bei Ratten wurde gezeigt, daß selbst verschiedene Rassen dieser Species ganz unterschiedlich für Milzbrand empfänglich sind. So starben bei gleicher Infektionsdosis und subcutaner Verabreichung von Anthraxsporen von einem Stamm weißer Ratten 14%, von einem Stamm schwarz-weißer Ratten 23,4% und von einem Stamm schwarzer Ratten sogar 79,4% der Tiere (TAYLOR, 1961; TAYLOR, ROONEY u. BLUNDELL, 1961). Da hierbei der gleiche Anthraxstamm und die gleiche Infektionsdosis benutzt wurde, können diese Unterschiede als Maß für die verschiedene Empfänglichkeit der Versuchstiere gewertet werden.

Den besten Eindruck über die unterschiedliche Resistenz verschiedener Tierspecies gibt die LD 50 (subcutane Applikation der Anthraxsporen), wenn die Sporendosis auf das Körpergewicht der Tiere bezogen wird (Tabelle 1).

Danach sind Meerschweinchen für Milzbrandbacillen fünfmal empfänglicher als Mäuse, während Hunde und Ratten um mehrere 1000mal resistenter sind. Bei Hunden wurde eine genaue LD 50 nicht ermittelt, doch lassen einige Versuche mit Sporendosen bis 10^9 die Annahme zu, daß die LD 50 bei dieser Species zwischen 10^6 und 10^9 Sporen liegt.

Wegen der z.T. erheblichen Speciesunterschiede wurde an einen unterschiedlichen Mechanismus der Resistenz gedacht.

Seit R. KOCH u. L. PASTEUR ist bekannt, daß es praktisch unmöglich ist, Vögel und Frösche künstlich mit Todesfolge zu infizieren. Die hohe Resistenz von Hühnern (s. auch WEIDENMÜLLER, 1952, 1954) wurde von PASTEUR auf die hohe Körpertemperatur der Tiere zurückgeführt, da die Resistenz der Tiere in der Kälte weniger ausgeprägt war. Bei Fröschen führt eine Infektion mit Anthraxbacillen unter Freilandbedingungen nicht zu einer Erkrankung. Die poikilothermen Tiere gehen aber an der Infektion ein, wenn sie in eine Umgebungstemperatur zwischen 35^{0}C und 37^{0}C gebracht werden (GIBIER, 1882). Danach erhob sich die Frage, ob die Temperaturhöhe direkt oder indirekt die Bedingungen für die Vermehrung von B. anthracis verbessert.

GRUMBACH und TESARZ (1945) stellten fest, daß sich das Blut-pH von Fröschen mit zunehmender Umwelt- und Körpertemperatur nach der alkalischen Seite verschiebt. TESARZ (1946) untersuchte über die Bestimmung des Oxyhämoglobinwertes den O_2-Gehalt des Blutes bei Kalt- und Warmwasserfröschen. Nach diesen Versuchen wurde angenommen, daß die Unempfänglichkeit des Kaltwasserfrosches auf die minimale O_2-Spannung des Gewebes und auf die so gehemmte Vermehrung von Anthraxbacillen zurückzuführen sei.

Schon früh wurde — ohne dafür eine Erklärung geben zu können — beob-

Tabelle 1. *Die Resistenz verschiedener Tierspecies bei subcutaner Applikation von Anthraxsporen. (Nach* YOUNG, ZELLE *u.* LINCOLN, *1946)*

Tierspecies	LD 50 (Sporen)	Sporen/g Körpergewicht
Meerschweinchen	30	0,1
Mäuse	10	0,5
Hunde	10^6 *	500
Ratten	$2,5 \times 10^5$	1700

* Infizierende, aber nicht tödliche Dosis.

achtet, daß sich Anthraxbacillen nach subcutaner Applikation beim sensiblen Tier schnell vermehren, während sie im resistenten Tier abgetötet werden, ehe sie Kapseln gebildet haben (PREISZ, 1907, 1909, 1911). CROMARTIE u. Mitarb. (1947a, b) kamen zu ähnlichen Resultaten. Bei den anthraxsensiblen Meerschweinchen und Kaninchen proliferieren die Keime und bleiben bekapselt. Bei den nicht empfänglichen Ratten wachsen die Keime nach der Injektion normal über etwa 4 Std. Dann kommt es zu ausgeprägten Infiltrationen mit polymorphkernigen Leukocyten, zu einem Verschwinden der Kapseln, zum Verlust der Färbbarkeit des Plasmas nach GIEMSA und Auflösung der Bacillen ohne auffallende Phagocytose („aphagocide Leukocytenwirkung").

Schon BEHRING suchte nach einem in vitro darstellbaren Korrelat für die Erklärung der Resistenz. Er erklärte die Resistenz von Ratten mit der anthracociden Wirkung des Serums. Andererseits zeigte sich, daß das Serum der empfänglichen Kaninchen ebenso anthracocid ist, während das Serum vom resistenten Hund und von Hühnern keine Anthracocidie aufweist (WAGNER, 1890).

Als Ursprung der anthracociden Aktivität von Gewebeflüssigkeiten wurden dann — wenigstens zum Teil — Leukocyten angenommen, da mit einer Leukocyteninfiltration die Auflösung der Anthraxbacillen beginnt. Für diese Vorstellung sprach auch, daß aus Leukocyten des resistenten Hundes (bei dem keine Serum-Anthracocidie nachweisbar ist) eine anthracocide Substanz, ein basisches Polypeptid, isoliert wurde. Diese Substanz hebt die Bacillenatmung auf (Abb. 1) und tötet die Keime ab. Auch konnte damit im Tierversuch ein gewisser Schutzeffekt erzielt werden (BLOOM, WATSON u. Mitarb.).

Ähnliche Stoffe wurden auch im Pankreas vom Schwein, in Kälberthymus und im Kaninchencoecum gefunden.

Eine Beziehung der Resistenz zur DNase wurde angenommen, aber nicht bestätigt (Weissman u. Graf, 1947).

Das Angehen einer Infektion und damit das Erscheinungsbild der Resistenz eines Versuchstieres kann durch eine Reihe von Umweltsfaktoren beeinflußt werden (Gladstone und Johnston, 1955). So wird die natürliche Resistenz von Hunden durch eine Röntgenbestrahlung vermindert (Berdjis u. Mitarb., 1963). Bei Ratten kann ein Resistenzverlust durch einen diätetisch erzeugten Lysinmangel (Grag, 1963) oder durch eine subklinische Chlorinhalation (Velu u. Mitarb., 1941; Ross, 1957) erreicht werden.

Eine Veränderung der Schwere einer Infektion kann dann beobachtet werden, wenn Anthraxbacillen zusammen mit bestimmten Begleitstoffen verabreicht

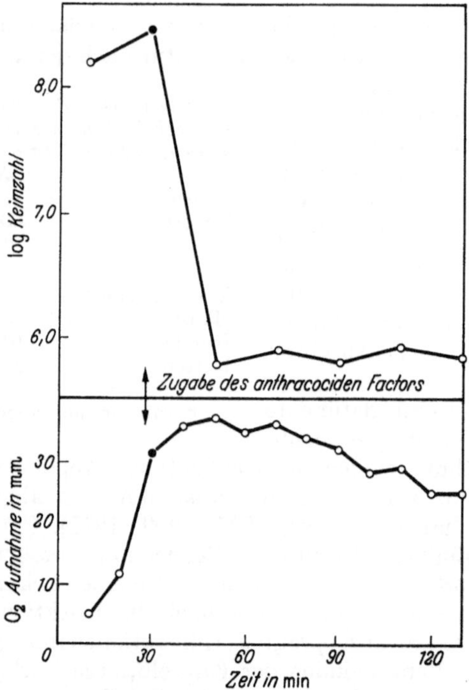

Abb. 1. Beeinflussung des Sauerstoffverbrauchs von B. anthracis durch ein anthracocides Polypeptid (Nach Bloom, Watson, Cromartie u. Freed, 1947)

werden. So kommt es nach Injektion von Anthraxbacillen im Gemisch mit Eidotter nicht nur bei Meerschweinchen und Mäusen, sondern auch bei Ratten zu einem schweren Infektionsverlauf. Andererseits sollen aber Eidotter und Dextrose Zahl und Schwere der Infektion bei Meerschweinchen und Mäusen vermindern, wenn die Sporen in Form eines Aerosols verabreicht werden (siehe Mesrobeanu und Slavescu, 1942; Rhian u. Mitarb., 1963).

Gelegentlich wurde versucht das Lysozym mit der natürlichen Resistenz des Organismus in Verbindung zu bringen. In vitro ist ein Teil der Anthraxstämme in Gegenwart von 0,05—0,1 M $NaHCO_3 + 10$—20% CO_2 lysozymanfällig (Gladstone u. Johnston, 1955). Dieser in vitro-Versuch allein dürfte aber kaum eine Erklärung des Resistenzphänomens in vivo zulassen.

Eine Resistenz des tierischen Organismus gegen eine Anthraxinfektion kann ebenso wie die Apathogenität des verwendeten Stammes vorgetäuscht werden, wenn die injizierten Anthraxkeime mit E. coli verunreinigt sind. Colibakterien zeigen nicht nur in vitro (s. oben) einen gegen Anthraxbacillen gerichteten antagonistischen Effekt, sondern auch in vivo. Tierexperimente haben gezeigt, daß eine Infektion bei sensiblen Tieren durch gleichzeitige Verabreichung von Anthraxbacillen mit Colibakterien unterdrückt werden kann (GUNDEL u. KLIEWE, 1932; GILLISSEN und LUST, 1950; GILLISSEN, 1953a, b). Der Mechanismus dieser leicht reproduzierbaren Erscheinung ist im wesentlichen unbekannt.

b) Pathogenität und Virulenz von B. anthracis

Wie bei anderen Bakterienarten können auch Anthraxstämme jeweils eine verschiedene Virulenz zeigen. Diese ist ein Gradmesser der pathogenen Wirkung des Einzelstammes zu einem gegebenen Zeitpunkt. Die Wirkung kann ausgedrückt werden als diejenige Keimzahl, welche für einen mittleren letalen Effekt (LD 50) unter Standardbedingungen (gleiche Tierart und Rasse, gleicher Infektionsmodus) erforderlich ist. Zu einer orientierenden Virulenzprüfung kann auch die unterschiedliche Empfänglichkeit von Tieren (s. oben) herangezogen werden. So können kleine Dosen wenig virulenter Anthraxstämme u. U. noch beim Meerschweinchen, nicht mehr aber bei Mäusen zum Tode führen. Bei hochvirulenten Stämmen kann dagegen sogar eine einzige Spore für eine letale Infektion der Maus genügen (Ross, 1957).

Diese Versuchsanordnungen sind brauchbar, wenn man mit sicher definierten Stämmen arbeitet. Sonst ist zu berücksichtigen, daß für manche Tierspecies auch andere aerobe Sporenbildner pathogen sein können (s. Tab. 2). Dies spielt auch

Tabelle 2. *Die Pathogenität* aerober Sporenbildner für kleine Nager.*
(Nach BROWN u. Mitarb., 1958)

Versuchstier	B. anthracis	B. cereus	B. mycoides	B. mycoides (nicht rhizoid)	B. megaterium	B. subtilis
Maus	107/120**	26/36	3/27	0/12	0/5	0/5
Meerschweinchen	41/47	7/26	3/27	0/12	0/5	0/5
Kaninchen	34/42	0/24	0/27	0/12	0/5	0/5

* Infektionsdosis = sc-Injektion von 0,2 ml einer 18 Std alten Herzextraktbouillon (approximativ 2×10^8 Keime/Dosis).

** Zahl der pathogenen Stämme/Zahl der insgesamt getesteten Stämme.

dann eine Rolle, wenn die Pathogenität als abgrenzendes Merkmal für B. anthracis benutzt werden soll. Aus Tabelle 2 ist zu ersehen, daß bei einer gegebenen Standarddosis von Keimen z. B. bei Mäusen eine größere Anzahl von Nicht-Anthraxstämmen zur Infektion führt, während für Kaninchen nur B. anthracis pathogen ist. Einschränkend ist allerdings zu sagen, daß im letzteren Falle auch eine Reihe von Anthraxstämmen nicht angeht. Diese Gegebenheiten müssen bei der Anlage von Versuchen berücksichtigt werden. Es ist aber auf jeden Fall nicht möglich, die Virulenz eines Stammes — bestimmt durch die LD 50 — als hauptsächlichstes Kriterium für die Definition eines Stammes als B. anthracis heranzuziehen (LEISE u. Mitarb., 1959). Die z.T. unterschiedliche Bewertung einer Pathogenitätsprüfung mit Kaninchen (und kleinen Inocula) resp. mit Mäusen ist im wesentlichen auf die von den einzelnen Autoren für notwendig erachtete Genauigkeit einer Aussage zurückzuführen (BROWN, MOODY u. Mitarb., 1958; LEISE u. Mitarb., 1954).

Pathogenität und Virulenz sind ähnlich wie bei anderen Mikroorganismen auch bei B. anthracis keine konstanten Eigenschaften (PREISZ, 1911). Nach vielen in vitro-Passagen auf üblichen Medien wie Agar kommt es zu einer Virulenzeinbuße der Population. Andererseits kann die Virulenz durch Tierpassagen wiedergewonnen werden, da von dem Virulenzverlust nicht alle Zellen gleichzeitig betroffen waren. Es handelt sich dabei also um eine Selektion virulenter Varianten. Es ist auch durchaus möglich, daß Stämme von B. cereus und selbst von B. mycoides, die für Kaninchen apathogen waren, eine Pathogenität und Virulenz für dieselbe Tierspecies erwerben. Experimentell wurde dies durch Passagezüchtung dieser Stämme in Kaninchenblut erreicht (Brown, Moody u. Mitarb., 1958). Nach diesem Vorgehen wurden 14 von 28 B. cereus-Stämmen sowie 12 Mycoides-Stämmen für Kaninchen virulent.

Ergänzend ist zu erwähnen, daß manche Nicht-Anthraxstämme auch bei anderen als nur kleinen Labortieren pathogen sein können (Nikodemus u. Gonda, 1963). B. cereus wurde beispielsweise bei einer Mastitis der Kuh in Reinkultur ebenso wie bei einer septischen Enteritis der Katze isoliert (Röhr u. Schwarz, 1961; Terplau, 1957; Niléhn, 1958). Auch wurde eine Infektion von Seidenraupen mit allen Übergängen zwischen einer reinen Intoxikation und einer echten Septicämie beschrieben (Toumanoff, 1953, 1954; Toumanoff und Vago, 1953a, b). Eine Abgrenzung gegenüber B. anthracis ist aber dadurch gegeben, daß anthraximmunisierte Tiere ihre Empfänglichkeit für B. cereus beibehalten (Burdon und Wende, 1960).

Der Versuch, die Pathogenität mit einem morphologischen Kriterium, der Unbeweglichkeit, zu identifizieren, gelingt nicht. Bei der überwiegenden Mehrzahl der Stämme von B. anthracis kommen zwar Pathogenität und das Fehlen von Geißeln zusammen vor. Brown u. Mitarb. (1958) nehmen aber an, daß noch folgende Kombinationen vorkommen: pathogen und nicht beweglich, pathogen und beweglich, nichtpathogen und nichtbeweglich sowie nichtpathogen und beweglich. Die erstgenannte Form entspricht dem Typ B. anthracis und die letztgenannte dem Typ B. cereus.

Uneinheitlich sind auch die Vorstellungen über eine Beziehung zwischen dem Hämolysevermögen auf Blutagar und der Virulenz eines Stammes (Gillissen u. Lust, 1950; Pesti, 1958; v. Buza, 1939, 1940, 1943).

Ausführlich wurde die Frage diskutiert, ob der Aspekt von Anthraxkolonien auf festen Nährböden Rückschlüsse auf deren Virulenz erlauben.

Unter den üblichen Kulturbedingungen, d.h. bei Züchtung von B. anthracis auf Agar unter Luftzutritt, darf gemeinhin die R-Form mit Virulenz und die S-Form mit Avirulenz gleichgesetzt werden. Andererseits können Keime aus R-Kolonien auch avirulent sein. Züchtet man R-Formen in 50%igem Serumagar unter 65%iger CO_2-Atmosphäre, dann bilden sich glatte, leicht schleimige Kolonien (= Sm) aus kapseltragenden, voll virulenten Keimen (Brewer u. Mitarb., 1946). Bei weiterer Bebrütung kommt es dann zur Abspaltung von rauhen, kapsellosen, avirulenten Formen (Sterne, 1937). Grumbach (1958) schlägt zur Unterscheidung die Bezeichnung R (= rau und virulent) sowie r (= rauh und avirulent) vor. Avirulente r-Formen zeigen bei Luftzutritt zur Kultur Wuchsformen wie die virulente R-Form, bleiben aber bei CO_2-Atmosphäre unbekapselter r-Formen (Chu, 1952; Thorne u. Mitarb., 1952). Andererseits können gegebenenfalls avirulente Stämme unter Bildung mucoider Kolonien unter Luftzutritt Kapseln bilden, ohne jedoch ein Toxin zu produzieren (s. Burrows, 1963). Virulente S-Formen können bei Zutritt von Luft-O_2 in R-Formen umgewandelt werden.

Auch das Sporenbildungsvermögen ist nicht grundsätzlich gekoppelt mit der Virulenz eines Stammes. Als Regel kann zwar gelten, daß sporogene Stämme virulent und asporogene Stämme avirulent sind; es gibt aber auch asporogene virulente wie sporogene und avirulente Stämme (s. Burrows, 1963).

c) Der Infektionsmodus

Für den Verlauf der Erkrankung spielt der Infektionsmodus eine wesentliche Rolle. Eine experimentelle Infektion kann gesetzt werden durch subcutane, durch intramuskuläre, durch intravenöse Verabreichung von Sporen oder vegetativen Zellen von B. anthracis. Ebenso können die Keime als Aerosol oder durch Verfütterung verabreicht werden.

Am häufigsten wird der *sc-Infektionsmodus* angewandt. Beim Meerschweinchen zeigt sich im Gegensatz zu Großtieren wie Rindern und Schafen ohne wesentliche Beeinträchtigung des Allgemeinbefindens am Ort der Infektion eine kleine, sich dann etwas ausdehnende teigige Schwellung. Die Tiere sind ruhig, fallen dann nach einiger Zeit plötzlich um und gehen unter Krämpfen in Minuten ein. Bei der Sektion findet man an der Injektionsstelle ein gelblich-sulziges Ödem, das nicht

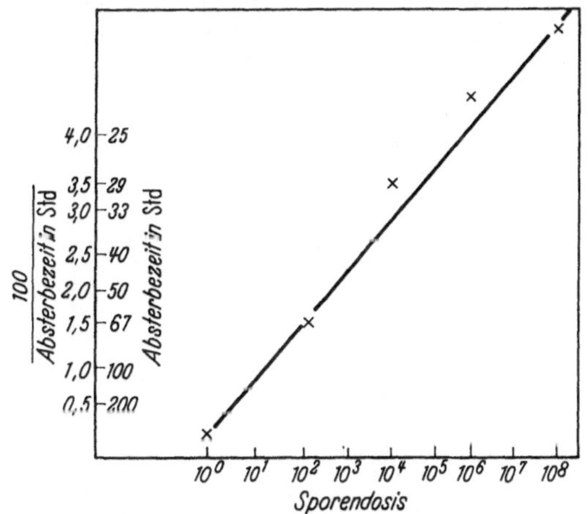

Abb. 2. Die dosisabhängige Überlebenszeit von Meerschweinchen nach Infektion mit Sporen von B. anthracis. (Nach DE ARMON jr. u. Mitarb., 1961)

von einem durch Cl. oedematiens verursachten Ödem zu unterscheiden ist. Die Milz ist bei genügend langer Lebensdauer vergrößert, dunkelrot, brüchig-brandig (septischer Milztumor).

Nach einer massiven sc-Infektion sind die Keime schon 5 min später im Urin nachzuweisen. TRNKA u. Mitarb. (1958) betonen die Bedeutung des subcutanen Primärprozesses für den weiteren Krankheitsverlauf, da hier beim Auskeimen und beim Wachstum der Keime toxische Stoffe gebildet werden. Dieses Stadium dauert bis zu 3 Tagen. In dieser Zeit sollen — von Ausnahmen abgesehen — im Blut keine Keime isolierbar sein. Bei eingegangenen Tieren findet man in Organausstrichen aus Milz, Leber und Blut viele bekapselte, sporenlose, einzeln oder in Diplo- oder Kettenform liegende Anthraxbacillen. Gehen Meerschweinchen sehr früh, d.h. innerhalb 34 Std nach der experimentellen Infektion ein, dann finden sich Milzbrandbacillen regelmäßig erst nach 22 Std, nie aber vor 17 Std im Blut (FRANK und LUBARSCH, 1892).

Die Absterbezeit der Versuchstiere ist abhängig von der Infektionsdosis (ROTH u. Mitarb., 1956; FERNELIUS u. Mitarb., 1960; DE ARMON jr. u. Mitarb., 1961). Durch Eintragung der Sporendosis auf log Abszisse gegen die reziproke Absterbezeit in Stunden × 100 (Ordinate), wodurch eine rechnerische Erfassung auch der überlebenden Tiere möglich ist, erhält man eine Gerade (Abb. 2).

Die Bestimmung der LD 50 eines Anthraxstammes ist bei Verwendung derselben Tierspecies und Rasse und dem gleichen Infektionsmodus Ausdruck der

Virulenz dieses Stammes. Andererseits kann bei Verwendung eines Standardstammes von B. anthracis mit der LD 50 der Resistenzgrad verschiedener Versuchstiere umrissen werden. In vergleichbarer Weise kann diese Testmethode mit
einem gegebenen Stamm von B. anthracis zur Ermittlung eines Immunitätsgrades
von Versuchstieren verwandt werden (s. Kap. 6, d).

Auch bei der Maus kommt es nach sc-Infektion mit Anthraxsporen ähnlich wie
beim Meerschweinchen nach einer frühen transitorischen Bacillämie erst später
zur eigentlichen Sepsis. Beim Hund und beim Schwein, die wie der Mensch eine
gewisse Resistenz besitzen, entwickeln sich eher lokale Läsionen (Saunders, 1939).

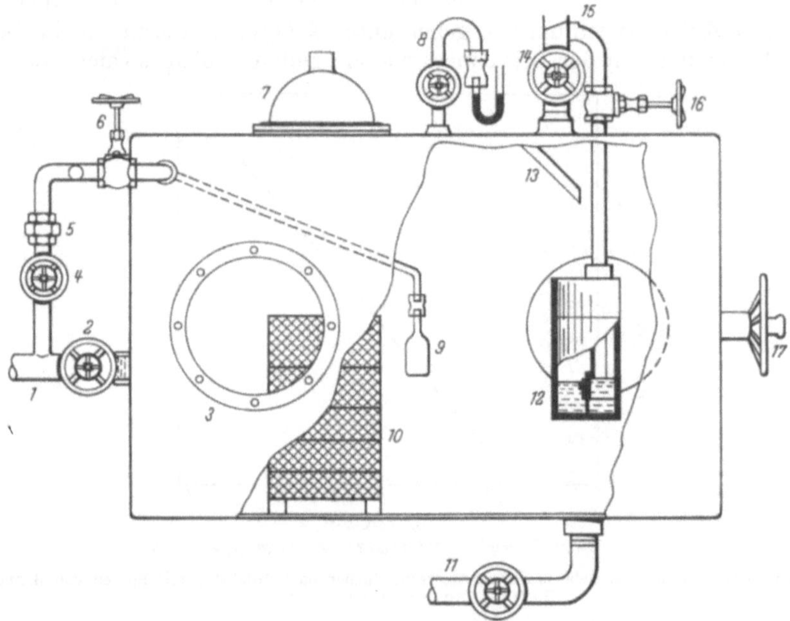

Abb. 3. Gerät zur aerogenen Infektion mit Sporen von B. anthracis. (Nach Young, Zelle und Lincoln, 1946.)
1 Vakuumleitung, 2 Kontrollventil für die Vakuumleitung, 3 Beobachtungsfenster, 4 und 6 Ventile der Leitung
zur Probeentnahme von Sporenmaterial, 5 Siebplatte, 7 Lampe, 8 Hg-Manometer, 9 Baumwollfilter, 10 Draht-
käfige für Versuchstiere, 11 Kondenswasserabfluß, 12 Vernebler, 13 Gegenplatte für Sporenstrom, 14 Ventil der
Leitung für Druckluft, 15 Kombination der Leitungen für Druckluft und Sporennebel, 16 Kontrollventil der
Leitung für den Sporennebel, 17 Kammerverschluß

Werden Anthraxsporen *intravenös* verabreicht, dann stellt das RES das erste
Blutfilter dar. Von dort gelangen die Keime dann wieder sekundär in das Blut
(Singer, 1925). In Leber und Milz wird 7—15 min nach der Injektion ein erstes
Maximum der Keimkonzentration festgestellt. In der Folge nimmt die Konzen-
tration über 11—15 Std ab, um dann wieder stetig zuzunehmen (Weringo, 1894).
Bei Mäusen fanden Boventre u. Mitarb. (1961) die mit ^{35}S-Methionin markierten
Anthraxbacillen in Lunge, Leber, Milz, Niere und Blase wieder.

Für eine *orale Infektion* durch Verfütterung kann nur die Sporenform von
B. anthracis verwendet werden. Die vegetativen Formen werden unabhängig von
der Virulenz der Anthraxstämme und der Empfänglichkeit der Versuchstiere
durch den sauren Magensaft abgetötet. Es kommt in keinem Fall zur Infektion.
Dagegen kann durch orale Verabreichung von Anthraxsporen bei empfänglichen
Tieren eine Infektion ausgelöst werden. Die Resultate sind aber oft unregelmäßig
(Sobernheim und Murata, 1924), auf jeden Fall weniger sicher als nach sc-Verabreichung (s. Burrows, 1963). Dies ist noch ausgeprägter der Fall bei einer
resistenteren Tierspecies wie beim Schwein.

Eine aerogene Infektion kann durch Verabreichung von Sporenaerosolen ausgelöst werden (ALBRINK u. GOODLOW, 1959; YOUNG u. Mitarb., 1946). Zweckdienlicherweise wird hierzu die Apparatur von YOUNG, ZELLE und LINCOLN (1946) benutzt (Abb. 3).

In Abb. 3 ist das Schema eines Geräts zur aerogenen Infektion dargestellt. Ein rechteckiger Metallkasten wird mit zwei Beobachtungsfenstern aus Pyrexglas versehen. In ein drittes Fenster wird eine Lampe (7) zur Beleuchtung des Kammerinneren eingebaut. Im Inneren der Kammer befindet sich ein Käfig mit 16 Abteilungen (10) für die Versuchstiere. Die zu testende Sporensuspension (Gewinnung der Sporen s. Kap. 9) wird in die beiden parallel angeordneten Vernebler (12) gegeben und die Kammertür (17) verschlossen. Dann werden die Ventile der zum Hg-Manometer (8) führenden Leitung (Messung des Innendrucks der Kammer) für die Probeentnahme (4, 6) geöffnet. Anschließend wird das Ventil (16) für die Vernebler (12) geöffnet und dann gleichzeitig das Ventil (14) der Druckluftleitung und das Ventil (2) der Vakuumleitung (1). Nach 5 min werden die Vernebler abgeschaltet.

Die Sporensuspension hat gemeinhin eine Dichte von 5×10^{10} Sporen pro ml.

Bei konstantem Druck und einer gegebenen Größe der Luftöffnungen ist die Rate der Durchströmung mit sporenhaltigem Nebel konstant. Bei einer gegebenen Konzentration der in den Vernebler vorgegebenen Sporensuspension ist die Sporenkonzentration des Nebels reproduzierbar.

Die Sporenkonzentration im Aerosol wird in der Weise bestimmt, daß ein bekanntes Volumen des Aerosols durch ein Baumwollfilter (9) gezogen wird. Dies wird erreicht durch ein 5 min langes Sammeln des Aerosols bei gegebener Durchflußrate, die wiederum reguliert wird durch eine Siebplatte (5). Der sporenhaltige Baumwollfilter wird in Wasser ausgewaschen und die Sporenkonzentration in der Waschflüssigkeit durch Ausstreichen auf Agarplatten bestimmt.

Die mittlere Zahl von Sporen $\times 10^{-4}$ pro Liter Sporenaerosol bei einer Expositionszeit der Tiere von 5 min dient als Maß für die Nebelkonzentration RE (= respiratory exposure). Beispielsweise ist $RE = 20$, wenn die Tiere 5 min lang einem Aerosol mit einer mittleren Sporendichte von 200000 Sporen pro Liter ausgesetzt werden.

Der Vergleich der Pathogenität eines Anthraxstammes mit der eines Standardstammes geht von der Voraussetzung aus, daß die Pathogenität der Standardsuspension von Sporen sowie die Neigung der an verschiedenen Tagen aufgestellten Dosis-Mortalitätskurven konstant sind.

Die mittlere Neigung der Kurve $\bar{b}$ und der Varianz $V(\bar{b})$ werden nach folgender Formel berechnet:

$$\bar{b} = \frac{\sum \dfrac{b}{V(b)}}{\sum \dfrac{1}{V(b)}}, \qquad V(\bar{b}) = \frac{1}{\sum \dfrac{1}{V(b)}}.$$

Die Pathogenität eines Anthraxstammes für eine gegebene Tierspecies oder umgekehrt die natürliche Resistenz einer Tierspecies für einen gegebenen Stamm wird durch die LRE 50 ausgedrückt. Dies ist das Symbol für die RE-Dosis, welche für 50% der Versuchstiere bei einer Beobachtungszeit von 7 Tagen letal ist.

Die Ratio R der Pathogenität eines Stammes wird definiert:

$$R = \frac{\text{LRE 50 des untersuchten Stammes}}{\text{LRE 50 des Standardstammes}}.$$

Die im Aerosol applizierten Anthraxsporen sollen nicht in Form von Sporenaggregaten, sondern einzeln vorliegen (YOUNG u. Mitarb., 1946). Dies wird durch eine bestimmte Tröpfchengröße des Aerosols erreicht, deren kritische Größe zwischen 1 und 5 μ Durchmesser liegt (Goodlow und Leonard, 1961). Liegen mehrere Sporen in einem Aerosoltröpfchen zusammen, dann ergeben die LD 50-Bestimmungen nennenswerte Fehler (Langmuir, 1956). Ein Beispiel für solche Untersuchungen ist in Tabelle 3 mit Pasteurella tularensis wiedergegeben.

Beim experimentellen Lungenmilzbrand ist damit zu rechnen, daß zahlreiche Sporen in den Luftwegen liegenbleiben, ohne auszukeimen. Um eine Infektion auszulösen, wird deswegen meist eine höhere Infektionsdosis benötigt als bei sc-Verabreichung der Milzbrandsporen. Außerdem wird der größte Teil der inhalierten Sporen wieder ausgeatmet. Die Zahl der aus dem Aerosol in den Lungen zurückgehaltenen Sporen läßt sich in folgender Weise schätzen: Der Luftaustausch der Lungen beträgt beim Meerschweinchen 250 ml pro min, bei Ratten 150 ml pro min und bei Mäusen 10 ml pro min. Mit diesen Werten und der bekannten Sporendichte im Aerosol läßt sich die Zahl der inhalierten Sporen schätzen. Ein Vergleich dieser Werte mit der Zahl der unmittelbar nach der Inhalation in den Lungen gefundenen Sporen läßt eine Schätzung der in den Luftwegen zurückgehaltenen Sporen zu. Diese sog. Retentionswerte betragen bei Meerschweinchen und Ratten etwa 7% und bei Mäusen etwa 10%.

Tabelle 3. *Die Abhängigkeit der LD 50 von der Tröpfchengröße eines Aerosols. (Nach Goodlow und Leonard, 1961)*

Durchmesser des Aerosoltröpfchens in μ	LD 50 für Meerschweinchen (Zahl der Zellen)
1	3
7	6 500
12	20 000
22	170 000

Für die Bewertung der Resultate ist noch der Hinweis von Young, Zelle und Lincoln (1946) wichtig, wonach die bei Inhalationsversuchen zwangsläufig auftretende Kontamination des Fells der Versuchstiere mit Anthraxsporen die Mortalität nicht beeinflußt.

In Tabelle 4 ist das Beispiel eines Versuchs zur Bestimmung der Resistenz verschiedener Tierspecies gegen Milzbrand bei aerogener Infektion wiedergegeben.

Die in Tabelle 4 dargestellten Ergebnisse zeigen, daß bei aerogener Applikation im Gegensatz zur sc-Verabreichung der Sporen (s. Tabelle 1) meist höhere Sporendosen erforderlich sind.

Auch bei der aerogenen Infektion sind

Tabelle 4. *Die Resistenz verschiedener Tierspecies gegen Milzbrand bei aerogener Infektion. (Nach Young, Zelle und Lincoln, 1946)*

Tierspecies	LRE 50	Sporen/g Körpergewicht [*]
Affen	20	50
Meerschweinchen	19	100
Mäuse	145	400
Hunde	800	150
Ratten	700	3500

[*] Berechnet auf der Basis einer 10%igen Sporenretention in den Luftwegen.

Meerschweinchen gegenüber anderen Tierspecies außer Affen sehr sensibel. Mäuse sind auch hier resistenter als Meerschweinchen. Ratten sind die resistenteste Species.

Für eine LRE 50 — ausgedrückt in Sporen pro g Körpergewicht — werden bei der aerogenen Infektion weitaus mehr Sporen benötigt als bei einer sc-Applikation. Eine Ausnahme bildet der Hund.

Bei anderen Tierspecies wie bei Schafen, beim Hamster und bei Kaninchen liegt die LRE 50 nicht sicher fest. Die Werte für Schafe scheinen bei 2 und für Kaninchen und Hamster um 10 zu liegen.

Die aerogene Infektion führt auch zu einer tödlichen Septicämie. Eine Pneu-Keime erfolgt lymphogen (Young u. Mitarb., 1946; Widdicombe und Hughes, 1956; Barnes, 1947). Nach einer massiven Infektion sind die mediastinalen Lymphdrüsen Ausgangspunkt der Bacillämie. Auffallend ist, daß bei den an aerogenem Milzbrand eingegangenen Tieren keine groben Veränderungen der Lunge festzustellen sind. Überdies wurden selbst nach einer sehr großen Impfdosis von RE = 2000 bei Mäusen in Lungenschnitten nur sehr wenige Sporen beobachtet.

Etwas deutlicher waren die histopathologischen Veränderungen. Diese traten im Lungenepithel von Mäusen und Meerschweinchen zuerst 12 Std nach der Infektion auf. Es handelt sich dabei um eine geringe Hyperämie und Ödem, um eine Zunahme an großen mononuclären Zellen und polymorphkernigen Leukocyten. Nach 16 Std waren die letztgenannten Zellen bei gleichzeitiger Zunahme der großen mononucleären Zellen verschwunden (YOUNG u. Mitarb., 1946).

6. Chemisch und immunologisch definierte Bestandteile von B. anthracis und ihre Bedeutung für den Infektionsablauf

a) Die Kapselsubstanz

Die Kapselsubstanz von B. anthracis ist ein hochmolekulares, biuretnegatives Polypeptid. Es besteht ausschließlich aus D(—)-Glutaminsäure. Die Kapselsubstanz ist eine optisch reine Poly-D-Glutaminsäure (TORII, 1955, 1956; IVÁNOVICS u. BRUCKNER, 1937a, b; IVÁNOVICS, 1937a, b, 1939, 1940). Eine Vorstellung vom Synthesevorgang vermitteln die Untersuchungen von THORNE und MOLNAR (1955) über die Transaminierung von D-Aminosäuren. Es sei darauf hingewiesen, daß die D(—)-Glutaminsäure kein normaler Bestandteil des tierischen Organismus ist.

Eine ähnliche Substanz wird auch von verschiedenen anderen, aeroben mesophilen Sporenbildnern wie B. subtilis resp. B. mesentericus in den Nährboden abgegeben (BOVARNIK, 1942). Die aus B. subtilis gewonnene Substanz setzt sich zu etwa 85% aus D-isomeren und etwa 15% L-isomeren Glutaminsäureresten zusammen (BRUCKNER u. Mitarb., 1939). Diese Relation zwischen L- und D-Isomeren kann aber je nach Züchtungsart variieren. Da das D-Glutaminsäurepolypeptid auch von nichtpathogenen aeroben Sporenbildner gebildet wird, kann es nicht als spezifisch für B. anthracis angesehen werden (IVÁNOVICS und HORVATH, 1953; IVÁNOVICS, 1937a, b; BRUCKNER u. IVÁNOVICS, 1937; BRUCKNER u. Mitarb., 1939; BOVARNIK, 1942; THORNE u. Mitarb., 1952, 1954, 1958; IVÁNOVICS und ERDÖS, 1937; IVÁNOVICS u. BRUCKNER, 1937a, b; HANBY u. RYDON, 1946).

Während sich die Polypeptide von B. subtilis sehr leicht und meist vollständig im Medium auflösen, ist das Polypeptid von B. anthracis mehr kapselgebunden. Es geht aber auch in Lösung vor allem bei Alterung und Autolyse der Zelle sowie beim Autoklavieren der Kulturen (THORNE u. Mitarb., 1954).

Immunologisch sind beide Polypeptide als immunspezifische Haptene der Anthrax-Subtilisgruppe zu betrachten. Sie haben also nur einen antigenen Effekt in Verbindung mit höhermolekularen Trägern. Das Anthrax-Polypeptid reagiert mit homologen Pferde- bzw. Kaninchen-Antikörpern nach verschiedenen Typen (IVÁNOVICS, 1940d).

Aus Abbauversuchen wurde geschlossen, daß beide Polypeptide γ-Glutaminsäure darstellen (BRUCKNER, KÓVACS u. NAGY, 1953; KÉVACS u. BRUCKNER, 1952a, b; BRUCKNER, KÓVACS, KÓVACS u. NAGY, 1953; WALLEY, 1955). Es handelt sich also beim Anthrax-Polypeptid offensichtlich nicht um α-Glutamylbindungen (HANBY u. Mitarb., 1946, 1950). Einen synthetischen Beweis für die Konstitution der natürlichen Polyglutaminsäure erbrachten BRUCKNER u. Mitarb. 1939, 1953. IVÁNOVICS (1940d) zeigte dann durch einen immunologischen Vergleich der γ-Polyglutaminsäure verschiedener Konfiguration mit dem Anthrax- und dem Subtilis-Polypeptid, daß das Anthrax-Polypeptid die Konstitution der

γ-Polyglutaminsäure besitzt. Ein antikapsulärer Antikörper vom Pferd, gewonnen durch Immunisierung mit hitzegetöteten, bekapselten Anthraxbacillen (Tomczik u. Ivánovics, 1938), präcipitiert nur γ-Poly-D-Glutaminsäure und „mesoide" γ-Glutaminsäure. Völlig unwirksam sind Polyglutaminsäuren anderer Konstitution einschließlich der γ-Poly-L-Glutaminsäure. Die Reaktion von Anthrax-Kapsel-immunseren mit „mesoider" γ-Polyglutaminsäure läßt es auch nach diesen Untersuchungen (s. auch Bruckner u. Ivánovics, 1937) möglich erscheinen, daß in den Subtilis-Polypeptidketten D- und L-Glutamylreste vergesellschaftet sind. Auch fanden Thorne und Leonard (1958) in Kulturfiltraten von B. subtilis D- und L-Glutaminsäure. Von drei Glutamylpolypeptidpräparaten bestand eines vornehmlich aus L-Glutaminsäure, ein weiteres vornehmlich aus D-Glutaminsäure und das dritte etwa zu gleichen Teilen aus D- und L-Glutaminsäure. Alle drei Präparationen sind im neutralen Milieu löslich. Die D- und L-Peptide sind auch im sauren Milieu einzeln löslich, nicht aber als D,L-Peptid.

Um größere Mengen Glutamylpolypeptid von B. subtilis zu erhalten, wird ein besonderes Züchtungsverfahren in Schüttelkulturen empfohlen (Thorne u. Mitarb., 1954; Leonard u. Mitarb., 1958; s. Kap. 9). Wird zu dem von Thorne u. Mitarb. angegebenen Grundmedium Mn^{++} zugegeben, dann erhält man ein maximales Wachstum, jedoch wenig Polypeptid. Eine maximale Polypeptidausbeute gewinnt man durch Zugabe der Mindestkonzentration von Mn^{++} und einer entsprechenden Konzentration von Ca^{++} (Leonard u. Mitarb.). Mn^{++} soll überdies eine Verlängerung der Überlebenszeit der Zellen bewirken. Die Kulturfiltrate enthalten ein Enzym zum Abbau des Peptids (Leonard u. Mitarb., 1958).

Das γ-Glutamylpolypeptid aus B. subtilis kann auch im Organismus durch verschiedene Zellen und Gewebe unter Bildung freier Glutaminsäure enzymatisch degradiert werden, z. B. durch Extrakte aus Leber, Niere, Milz, weniger durch Extrakte aus Gehirn und gar nicht durch Muskelextrakte. Erythrocyten, nicht 15 min langes Erhitzen auf 90—95°C inaktiv (Kream u. Mitarb., 1954). Eine Besonderheit des Glutaminpolypeptids aus B. anthracis wird darin gesehen, daß es im Gegensatz zu dem aus B. megaterium und B. subtilis durch einen Extrakt aus Hundeleber nicht hydrolysiert wird (Torii, 1956). Dies wird damit in Verbindung gebracht, daß das Anthraxpolypeptid nur aus D-Glutaminsäure und die Polypeptide aus B. subtilis und B. megaterium aus D- und L-Glutaminsäure bestehen. Volcani u. Mitarb. (1957) beschrieben eine neue Species von Flavo-bacterium polyglucamicum. Diese Keime bilden ein Ferment, welches spezifisch γ-Glutamyl-Bindungen in L-Polypeptiden spaltet. Das Ferment hat ein pH-Optimum von pH 8,0—8,5, ein Temperaturoptimum von 35—40°C, ist intracellulär nachweisbar und wird bei —20°C paritell, bei 2°C innerhalb mehrerer Tage partiell und bei 60°C 3 min völlig inaktiviert.

Die biologische Bedeutung der Kapselsubstanz für die Infektion und den Infektionsablauf ist wie folgt zu umreißen: Die Kapsel ist ein Faktor, aber nicht der Träger der Virulenz schlechthin. Die Funktion der Kapsel wird im Sinne eines Schutzeffektes gegen Phagocytose aufgefaßt (Sobernheim, 1931). Andererseits kann diese Funktion aber nur in Kraft treten, wenn sie im infizierten Organismus nicht zerstört wird. Dies ist der Fall im Körper von milzbrandempfänglichen und nichtimmunen Tieren. Dagegen kann sie im Organismus von empfänglichen, aber immunen Tieren ebenso wie im Organismus von natürlich resistenten Tieren zerstört oder in ihrer Bildung gehemmt werden. Die Folge ist dann eine Phagocytose und Vernichtung der „nackten" Anthraxbacillen (Cromartie u. Mitarb., 1947a, b).

Die Beeinflussung der Bacillenkapseln im anthraximmunen Tier legt den Gedanken nahe, daß den gegen die Kapsel gerichteten Antikörpern eine protektive Bedeutung zukommt. Nach Tierversuchen schien es zunächst, daß diese Antikörper nur Mäusen, nicht aber Meerschweinchen und Kaninchen einen Infektionsschutz vermitteln. STAUB und GRABAR (1943) zeigten dann, daß der Infektionsschutz nicht an kapselhomologe Antikörper gebunden ist, da Meerschweinchen und Kaninchen auch durch nichtbekapselte Anthraxvarianten immunisiert werden können. Damit wurde die Frage nach anderen antigen wirkenden Bestandteilen von B. anthracis aufgeworfen.

b) Polysaccharide von B. anthracis

B. anthracis bildet ein Mucopolysaccharid, welches aus isolierten Zellwänden extrahiert werden kann (BAUMANN-GRACE u. Mitarb., 1959). Immunologisch ist es ebenso wie die Kapselsubstanz ein Hapten. Eine Beziehung zur Pathogenität und Virulenz der Keime besteht nicht, da das aus virulenten und avirulenten Varianten isolierte Polysaccharid chemisch und serologisch gleich ist (IVÁNOVICS, 1940a, b, c).

Die Versuche, das Anthrax-Polysaccharid zu gewinnen, gehen bis 1929 zurück (COMBIESCO u. Mitarb., 1929; IVÁNOVICS, 1940a, b, c; TOMCZIK u. SZONGOTT, 1932). IVÁNOVICS ersetzte die chemische Extraktion durch Autolyse der von Nährbodenbestandteilen befreiten Keime bei pH 8,0 nach Zugabe von Trypaflavin (24 Std, 37°C). Nach Reinigung gewann er ein Mucopolysaccharid, das 4,2% Stickstoff und nach Hydrolyse 59% reduzierende Substanzen enthielt und in dem im äquimolekularen Verhältnis Galaktose und D-Glucosamin sowie ein Essigsäurerest nachzuweisen waren. Nach SMITH u. Mitarb. (1956) sind im Molekül des Anthrax-Mucopolysaccharid 2—3% Peptide enthalten. Darin konnte Alanin, Asparagin, Glykokoll, Glutaminsäure, α,ε-Diaminopimelinsäure sowie ein Hexosamin nachgewiesen werden. Diese Substanz verhielt sich elektrophoretisch und in der Ultrazentrifuge homogen und besitzt ein Molekulargewicht von 29000 (RECORD u. WALLIS, 1956). Eine ähnliche Substanz wurde auch aus der Kulturflüssigkeit und aus Anthraxödem isoliert (STRANGE u. BELTON, 1954; SMITH und ZWARTOUW, 1956). Die Isolierung eines D-Mannan aus Anthraxkulturen konnte nicht bestätigt werden (SMITH und ZWARTOUW, 1956). Nach den Untersuchungen von BAUMANN-GRACE, KOVÉCS und TOMCZIK (1959) stammte diese Substanz aus dem Nährboden. Nach denselben Autoren enthält das Anthrax-Mucopolysaccharid Glucose, Glucosamin, Muraminsäure, Alanin, Glutaminsäure, Asparagin, Glycin, α,ε-Diaminopimelinsäure sowie zwei andere, nicht identifizierte Komponenten, welche die Aminosäurereaktion geben.

Für die Lagerung des Mucopolysaccharids in der Zellwand sprechen die von TOMCZIK (1954) beschriebene spezifische Zellwandreaktion mit Polysaccharid-Antikörpern, sowie die Tatsache, daß die im Peptid mit Polysaccharid gekoppelte α,ι-Diaminopimelinsäure bisher nur in der Zellwand von Bakterien nachgewiesen wurde (SMITH, STRANGE und ZWARTOUW, 1956). Bei ihrer Darstellung aus isolierten Zellwänden (BAUMANN-GRACE u. Mitarb., 1959) gingen die Zellwand-Mucopolysaccharide schon durch Extraktion mit 2—10% Antiformin bei 37°C in Lösung. Ähnliche Stoffe wurden aus Autolysaten von B. anthracis, aber auch aus einigen den Milzbrandbacillen serologisch verwandten Stämmen von B. cereus gewonnen (IVÁNOVICS und FÖLDES, 1958a).

TOMSCIK u. Mitarb. (1959) untersuchten mit der Agglutination, der Zellwandreaktion und den Stoffwechselreaktionen die Beziehung zwischen zahlreichen Stämmen von B. cereus, B. mycoides, B. anthracis und B. thuringensis. Alle Keime zeigten gleiches Stoffwechselverhalten. Mit der Zellwandreaktion und meist auch gleichsinnig mit der Agglutination wurden bei 23 Cereusstämmen 13 Zellwandtypen unterschieden, die aber z. T. Kreuzreaktionen gaben. Bei B. anthracis sind die Verhältnisse etwas schwieriger, doch sind auch hier Typenunterschiede in der Zellwand anzunehmen. Einige Cereusseren reagierten mit Anthraxzellwand, aber keine Anthraxseren mit Zellwandmaterial von B. cereus.

PESTI (1958) gibt eine Aufstellung über die Polysaccharide von aeroben Sporenbildnern (s. auch SEIDEL, 1963). Danach besitzt B. anthracis mit B. cylindrosporum ein gemeinsames Polysaccharid und B. anthracoides ebenso wie B. cereus, B. cylindrosporum, B. subtilis und B. megaterium je ein artspezifisches Polysaccharid.

Über die biologische Funktion des Anthrax-Polysaccharids beim Infektionsablauf ist zu sagen, daß es im Gegensatz zu den Polysacchariden anderer Keime wie Pneumokokken zumindest keine ausschlaggebende Bedeutung für die Ausbildung eines Immunitätsschutzes hat. Es soll etwas granulomfördernd sein (DESAULLES, SCHÄR und MEIER, 1956).

c) Das Anthraxtoxin

Die Frage nach einem pathogenetisch ausschlaggebenden Agens blieb lange offen. Ein Anthraxtoxin konnte nicht nachgewiesen werden, so daß man zunächst über den Bailschen Aggressinbegriff nicht hinaus kam. Dann wurde festgestellt (CROMARTIE u. Mitarb., 1947b; SMITH u. Mitarb., 1953a, b), daß ein steriler Rohextrakt aus Anthraxödem oder auch Plasma von an Anthrax sterbenden Meerschweinchen eine milzbrandähnliche Schwellung verursacht. Die mehrmalige Injektion dieses Materials schützte aber nicht vor einer Infektion; bei Meerschweinchen und Mäusen war der Infektionsverlauf lediglich in der Weise abgewandelt, daß die Kapselbildung verzögert war. WATSON u. Mitarb. (1947) stellten dann aus infiziertem Gewebe eine entzündungsbildende toxische Substanz dar. Durch Ultrazentrifugation von Plasma, von Ödemflüssigkeit oder von Exsudat infizierter Tiere erhielten sie die Fraktionen I und II (s. auch SMITH, TEMPERT u. Mitarb., 1956). Beide Fraktionen sind für sich allein wenig toxisch, in Kombination aber stark toxisch. Ihr Zusammenwirken entspricht also einem Synergismus. Damit läßt sich die hohe Toxicität von nichtfraktioniertem Plasma erklären (SMITH, TEMPERT u. Mitarb., 1956; STANLEY u. Mitarb., 1960, 1963).

Fraktion I stellt eine einzige serologische Komponente dar. Fraktion II und die später noch gefundene Fraktion III (SMITH und STANLEY, 1962) sind serologisch heterogen. Die Fraktion III soll den Kombinationseffekt der Fraktionen I und II etwas hemmen (STANLEY u. SMITH, 1963; SMITH, TEMPERT u. Mitarb., 1956; SARGEANT, STANLEY und SMITH, 1960). Gegen eine von BEALL u. Mitarb. (1962) bei der Fraktionierung von Anthraxtoxin beschriebene dritte Komponente sind Ratten erstaunlicherweise empfindlicher als die sehr infektionsempfänglichen Meerschweinchen. Alle drei Fraktionen besitzen keine Enzymaktivität. Untersucht wurde auf ATPase, alkalische oder saure Phosphatase, Katalase, Kollagenase, RNase, DNase, Gelatinase, Hyaluronidase, Lecithinase, Lipase und Proteinase (STANLEY und SMITH, 1963). Diese toxische Substanz wurde auch bei Tieren in der Ödemflüssigkeit gefunden, die durch kapsellose Anthraxbacillen erzeugt worden war (GRABAR u. STAUB, 1946).

Unter den üblichen Kulturbedingungen konnte ursprünglich in vitro keine Toxinbildung nachgewiesen werden. Deshalb wurde die Möglichkeit ventiliert, daß das Toxin von B. anthracis nur unter in vivo Bedingungen gebildet wird. Man glaubte, daß das Toxin durch das infizierte Gewebe des Wirtsorganismus entsteht. Der Nachweis einer Toxinbildung in vitro gelang dann durch die Züchtung der Keime in Blut, Plasma oder serumhaltigen Nährböden unter Verwendung junger Kulturen (HARRIS-SMITH, SMITH und KEPPIE, 1957; THORNE u. Mitarb., 1960; SARGEANT u. Mitarb., 1960; SMITH, 1958, 1960). Schon bei einem Kulturalter von nur 7 Std war kein Toxin mehr nachzuweisen. Es wurde also sehr schnell wieder abgebaut. Es konnte gezeigt werden, daß in den Zellen aus Kulturen dieses Alters ein inaktivierender Faktor vorhanden ist. In vivo scheint die Toxinzerstörung begrenzt zu sein (HARRIS-SMITH u. Mitarb., 1957).

Mit der Entdeckung des Anthraxtoxins glaubte man im Hinblick auf die Pathogenese des Milzbrands sehr viel weiter gekommen zu sein, doch ist über den eigentlichen Wirkungsmechanismus des Anthraxtoxins noch wenig bekannt (SLEIN u. LOGAN jr., 1960). Die intravenöse Verabreichung von Anthraxtoxin führt bei Kaninchen zu einer Erhöhung der Serumaldolase, der Phosphoglucose-Isomerase, der Glutaminsäure-Oxalessigsäure-Transaminase, der Amylase und des Cholesterins. Wird gleichzeitig ein Immunserum injiziert, dann sind diese Erscheinungen weniger ausgeprägt (SLEIN u. LOGAN jr., 1960). Eine Hyperphosphatasämie wird durch eine beidseitige Nephrektomie nicht verhindert. Die Toxinglyhyperkämie wird durch Ergotamin gehemmt.

Der ödembildende Effekt wie auch die letale Funktion des Anthraxtoxins kann durch ein Anti-Milzbrandserum aufgehoben werden (DESAULLES u. Mitarb., 1956). Es wird eine Beziehung des Toxins zu dem nichttoxischen, aber immunisierenden Antigen des B. anthracis, dem sog. „Schutzantigen" (s. unten), angenommen, nicht aber zum Kapselantigen (Hapten).

d) Die Immunität — „Das Schutzantigen" von B. anthracis

PASTEUR zeigte durch einen Großversuch die Möglichkeit einer Schutzimpfung von Schafen, Enten und Kühen gegen Milzbrand. Neben dem grundsätzlichen Hinweis auf die Möglichkeit einer Immunprophylaxe wurde durch diese Versuche gezeigt, daß die Virulenz von Mikroorganismen in vitro stufenweise abgeschwächt werden kann. PASTEUR injizierte eine Vaccine I. Diese wurde aus Subkulturen eines Stammes hergestellt, der etwa 15—20 Tage bei 42—43° C gehalten worden war. Diese Keime waren noch tödlich für Mäuse und junge Meerschweinchen, nicht mehr aber für große Meerschweinchen und Kaninchen. Nach 12 Tagen wurde eine Vaccine II appliziert, die durch Züchtung von nur 10—12 Tagen und demselben Temperaturbereich auch für große Meerschweinchen und einen Teil der Kaninchen tödlich war. Als Nachteil erwies sich später, daß ein sog. Vaccineanthrax auftreten kann und daß der Impfschutz nur etwa 1 Jahr anhält. Bei zu geringer Abschwächung kann es also zur Infektion kommen und umgekehrt bei zu starker Verminderung der Virulenz zum Verlust des Schutzeffektes.

SOBERNHEIM (1931) verbesserte das Pasteursche Verfahren durch Reduktion der Infektionsrate, indem er die Verabreichung der Pasteur-Vaccine II mit einer passiven Immunisierung koppelte.

Einen weiteren Fortschritt stellte eine aus Sporen hergestellte Vaccine dar. Ein Vergleich der beiden Vaccinen brachte bei Schafen folgendes Resultat (GOCHENOUR u. Mitarb., 1935): 4, 16 und 108 Tage nach Verabreichung von Bacillenvaccine wurde der Immunisierungserfolg mit virulenten B. anthracis getestet. Es überlebten 35%, 100% resp. 17% der Tiere. Von den nicht geimpften Tieren überlebten 25%. Nach Immunisierung mit Sporenvaccine überlebten bei der Prüfung nach 4 und 16 Tagen 65% resp. 100% der Tiere. Eine Simultanimpfung mit Sporenvaccine in Kombination mit einer passiven Immunisierung wurde in Peru an Rindern erfolgreich erprobt (SEIFERT, 1960).

RAMON und STAUB (1942) sahen schon 5 Tage nach Impfung mit Sporenvaccine (Virulenzgrad entsprechend der Pasteur-Vaccine I), die mit Alaun und Agar versetzt war, bei Rindern, Ziegen, Pferden und Schafen einen Immunitätsschutz. Zugabe von Hyaluronidase zu Anthraxvaccine beeinflußt den Impferfolg nicht (DE SIMON u. Mitarb., 1961). Dagegen können Antibiotica den Impferfolg von

Sporenvaccine (benutzt wurde ein kapselloser, ödematogener Stamm) beeinträchtigen (Jacotot und Virat, 1960, 1963; Nemotot u. Mitarb., 1958). Wurde kein Antibioticum gegeben, dann war der Immunisierungserfolg im Versuchsansatz 100%ig. Wurde Penicillin 24 Std vor der Vaccination gegeben, dann überlebten nur 22% der Tiere die Prüfinfektion im Gegensatz zu 62—87%, wenn Penicillin gleichzeitig oder etwas später verabreicht wurde. Auch Streptomycin und Sulfathiazol, nicht aber Prontosil, können den Impfeffekt aufheben oder zumindest verringern.

Eine weitere Möglichkeit der aktiven Immunisierung besteht in der Verwendung von Sporen eines teilabgeschwächten Stammes, gemischt mit 0,6% Saponin in 50%igem Glycerinwasser mit 1$^0/_{00}$ Agar. Dieses Vorgehen war bei Meerschweinchen, Ziegen und Pferden erfolgreich, etwas weniger bei Kaninchen (Personeus, 1956).

Ergänzend sei noch auf verschiedene andere Versuche einer aktiven Immunisierung hingewiesen. Verwandt wurde beispielsweise bei Schafen eine stabile, kapsellose Variante von B. anthracis mit gutem Ödembildungsvermögen nach Adsorption an Al(OH)$_3$ (Dela Gracia, 1947). Negativ war das Ergebnis mit einer Vaccine aus vier abgeschwächten Stämmen, die noch für Mäuse, nicht mehr aber für Meerschweinchen virulent waren. Erfolgreich waren dagegen Versuche mit bekapselten oder unbekapselten Anthraxbacillen oder mit Sporen eines unbekapselten Stammes, jedoch war der Vaccinationserfolg von der Suspension dieser Vaccinen in Paraffinöl abhängig (Jacotot u. Virat, 1960, 1963).

Bail hatte schon 1904 auf die Möglichkeit einer Immunisierung mit Extrakten aus anthraxinfizierten Wunden hingewiesen. Watson u. Mitarb. (1947) zeigten dann, daß in Extrakten aus subcutanem Ödem anthraxinfizierter Kaninchen eine Substanz mit immunogenem Effekt, ein sog. Schutzantigen (PA = protective antigen), vorhanden ist. Gewonnen wurde dieser Faktor durch Präcipitation des Ausgangsmaterials mit Äthanol in der Kälte. Er ist ein Protein und wird bei 57°C (30 min) sowie durch proteolytische Enzyme zerstört. Das PA bewirkt bei Kaninchen, weniger bei der Maus, beim Hamster und beim Meerschweinchen einen Schutz gegen 100 Letaldosen von Anthraxsporen.

Eine enzymatische Zerstörung von PA ist auch in der Kultur durch die Anthraxbacillen selbst möglich. Dies mag ein Grund dafür gewesen sein, daß dieser Faktor zunächst in vitro nicht gefunden wurde. Das PA (Watson u. Mitarb., 1947) wird unter folgenden Bedingungen in vitro gebildet (Gladstone, 1946, 1948): Züchtung von B. anthracis in aktivem oder inaktiviertem (30 min, 56°C) Serum einer beliebigen Species, Zugabe von Na-Bicarbonat (keine Bildung von PA bei pH 6,5), geringe Einsaat und frühe Aufarbeitung der Kulturen, d.h. nach einer Inkubationsdauer zwischen 12 und 18 Std.

Die Bildung des PA ist unabhängig von der Virulenz und dem Kapsel- oder Sporenbildungsvermögen des Anthraxstammes. Durch B. cereus, der den B. anthracis nahesteht, wird kein PA gebildet. Das PA aus Kulturen scheint mit dem aus Ödemflüssigkeit identisch zu sein. Es ist ein Protein. Seine Wirksamkeit bleibt bei pH 7,0 und Zimmertemperaturen über 12—180 Tage sowie nach Lyophilisieren erhalten, wird aber bei 60° C in 1$^1/_2$ Std zerstört. Es gibt als Kulturfiltrat von B. anthracis in üblichen Medien weder eine Präcipitation noch eine Komplementbindungsreaktion (KBR) mit Anthraximmunseren (McGann u. Mitarb., 1961). Positiv werden diese Reaktionen aber mit einem das PA enthaltenden Kulturfiltrat von B. anthracis in besonderen, definierten Medien. Das Mißlingen der Reaktion mit PA in üblichen Medien wird auf eine Maskierung der Reaktion durch nicht protektive, thermostabile Komponenten des Kulturfiltrats zurückgeführt. Nach Ausschaltung dieser Schwierigkeit wurde mit 200 Filtraten eine gute Übereinstimmung des KBR-Titers mit der antigenen Schutzwirkung festgestellt (McGann u. Mitarb., 1961).

Das PA steht nicht in Beziehung zur Glutamyl-Polypeptidkapselsubstanz, wohl aber zum Toxin, ohne daß dies aber präzise definiert werden könnte.

Das PA wurde zur Immunisierung angewandt bei Kaninchen, Meerschweinchen, Affen und bei Menschen (Auerbach u. Wright, 1955). Es wurde gewonnen durch Präcipitation mit Alaun (Wright u. Mitarb., 1954) oder durch Aussalzen und Reinigung durch Adsorption und Elution (Strange und Thorne, 1958).

Mit einer durch UV-Bestrahlung erhaltenen, nicht bekapselten, nicht proteolytischen Mutante von B. anthracis erhält man bei längerer Inkubationszeit eine große Ausbeute an PA in vitro (Wright u. Mitarb., 1951). Dies spricht wiederum für die Annahme (s. oben), daß PA in Kulturen von üblichen Anthraxstämmen enzymatisch zerstört wird. Die Immunisierung mit diesem PA war wirksam gegen Infektionen mit allen von 35 untersuchten verschiedenen Anthraxstämmen (Auerbach und Wright, 1955).

Mit einem synthetischen Medium aus Aminosäuren, anorganischen Salzen, Adenin, Guanidin, Uracil, Thiamin, Glutamin, Glucose und Na-Bicarbonat erhielt man mit der nichtproteolytischen Anthraxmutante eine konstante, wenn auch niedere Ausbeute an PA. Bestimmte Aminosäuren, Bicarbonat und Calcium sind für die Bildung des PA, weniger aber zum Wachstum notwendig (Puziss u. Wright, 1954). Andererseits soll in bicarbonatfreiem Milieu und konstantem alkalischem pH die beste Ausbeute an PA erzielt werden (Puziss u. Howard, 1963). Belton und Strange (1954) erhielten mit einem Caseinhydrolysatnährboden (Difco-Casaminoacids) mit Hefeextrakt, der zur Entfernung von Hemmstoffen mit Aktivkohle behandelt wurde, eine gute Ausbeute an nichttoxischem, mit Al-K-Sulfat präcipitierbarem Antigen. Mit 25 µg konnte gegen eine 250fache Letaldosis von Anthraxsporen geschützt werden.

PA wird von B. anthracis auch unter anaeroben Kulturbedingungen gebildet. Dieses Verfahren wird für die Herstellung im Großen unter Verwendung einer nicht bekapselten, nicht proteolytischen Anthraxvariante empfohlen (Wright u. Puziss, 1957; Puziss u. Mitarb., 1963). Das unter diesen Bedingungen gebildete PA wird durch Adsorption an Al(OH)$_3$-Gel gewonnen und am besten durch Zugabe von Benzethoniumchlorid 1:40000, weniger gut mit Themerosol 1:10000 konserviert. Dieses PA wird auch vom Menschen toleriert (Puziss und Wright, 1963).

Die aktive Immunisierung mit PA ist bei Mensch und Tier sicherer und wirkungsvoller als alle sonstigen Verfahren (Auerbach und Wright, 1955; Dresselt und Boor, 1955; Wright u. Mitarb., 1954; Boor, 1955). Ein mit Alaun präcipitiertes PA aus Kulturen von Anthraxmutanten in eiweißfreiem Medium wurde bei Rindern, Schafen und Schweinen erprobt (Schlingman u. Mitarb., 1956). Eine solide Immunität wurde beim Rind nach 1 Monat, beim Schaf nach 3 Monaten beobachtet, jedoch überlebten von den Schafen, die nach 1, 6, 7 und 8 Monaten getestet wurden, nicht alle Tiere. Die Versuche mit Schweinen sind nicht verwertbar, da bei diesen Tieren Anthraxinfektionen auch ohne Vaccination nicht zum Tode führen.

Das PA erwies sich als nichttoxisch für Mäuse, Kaninchen, Meerschweinchen, Affen und Mensch. Bei Kaninchen hielt der Schutzeffekt über 3 Monate und beim Affen über 16 Monate an.

Die aktive Immunisierung gegen Anthrax wird durch eine Simultanimpfung gegen Tetanus und Rauschbrand (gleichzeitig Injektion, aber an verschiedenen Stellen) nicht beeinträchtigt.

Die antigene Wirksamkeit eines Impfstoffes bzw. der Immunitätsgrad sind quantitativ u. U. schwer zu erfassen. Vorgeschlagen wurde ein Hauttest (Belton und Henderson, 1956), eine Erfassung der Korrelation zwischen Schutz und dem Titer an komplementbindenden Antikörpern (McGann u. Mitarb., 1961) und die Bestimmung des Immunitätsindex. Die letztgenannte Methode dürfte sicherlich eine größere Aussagekraft besitzen (Klein u. Mitarb., 1962, 1963).

Der Immunitätsindex wird mit 3—5 verschiedenen Sporendosen unter Angabe der Dosen in $\log_1{}^0$ wie folgt berechnet (de Armon u. Mitarb., 1961):

$$\bar{I} = 100/b \, \frac{(\bar{t}_i - \bar{t}_c)}{(\bar{t}_i \times \bar{t}_c)} \, .$$

Dabei ist $\bar{I}$ = Immunitätsindex,

$\bar{t}$ = harmonisches Mittel der Absterbezeit in Stunden,

i = resp. c = immunisierte Tiere und Kontrolltiere,

b = lineare Neigung der Dosiswirkungskurve.

Die reziproke Absterbezeit in Stunden ist direkt abhängig von der $\log_{10}$-Dosis der Erfolgsprüfung. Die Kurven für immunisierte und die Kontrolltiere sind linear (de Armon jr. u. Mitarb., 1961; s. Abb. 4).

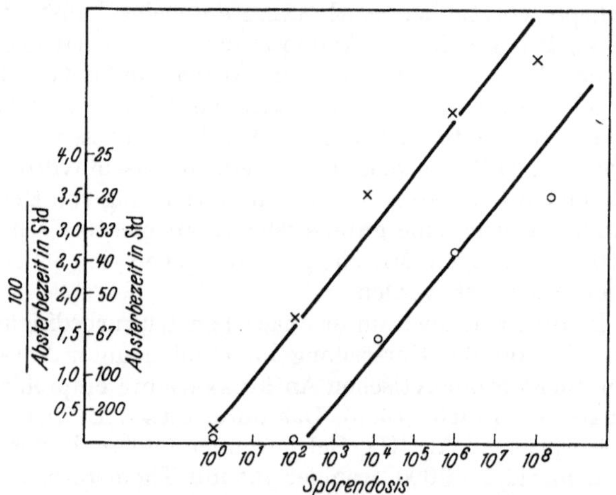

Abb. 4. Prüfung von nichtimmunisierten und immunisierten Meerschweinchen durch i.p. Injektion von Anthrax-Sporen. (Nach de Armon jr. u. Mitarb., 1961.)
×——× Kontrolle = Absterbezeit nichtimmunisierter Tiere. O——O Versuch = Absterbezeit immunisierter Tiere. Jeder Punkt ist das Mittel von 23 oder 24 Meerschweinchen

Die Verteilung der Immunitätsindices bei individuellen Tieren ist als Schema in Abb. 5 wiedergegeben.

Bei dem in Abb. 5 gedachten Beispiel haben nur etwa 46% der immunisierten Meerschweinchen einen Index, der größer ist als der Grenzindex der Kontrollen; diese Tiere können als signifikant geschützt betrachtet werden.

Mit dieser Methode untersuchten Klein u. Mitarb. (1962) die Schutzwerte von PA, von Lebendvaccine aus nichtbekapselten, avirulenten Mutanten und von beiden zusammen. Die Versuche ergaben das in Abb. 6 wiedergegebene Resultat.

Nach diesen Befunden wird mit Lebendvaccine allein eine 10—15fache Immunitätszunahme beobachtet; mit Schutzantigen allein wird eine etwa 1000fache Immunitätssteigerung erzielt, während die Kombinationsimpfung eine etwa 100000fache Schutzzunahme ergibt.

Der Immunitätsindex als Ausdruck der Immunität ist weniger variabel und empfindlicher als die serologische Antikörperbestimmung mit der Ouchterlony-

Technik. Bei niederen Immunitätsspiegeln, nicht aber bei hohen, gibt der serologische Test mehr falsche negative Resultate. Titer, die kleiner sind als 1:32 können nicht als Ausdruck eines Schutzes gewertet werden (KLEIN u. Mitarb., 1963).

Versuche einer passiven Immunisierung mit PA-homologen Antikörpern mißlangen. Damit wird aber auch die Erklärung der mit PA erzeugten Immunität unsicher. Es wird angenommen, daß die bei der aktiven Immunisierung mit PA gebildeten Antikörper gegen die aggressinähnliche, antiphagocytäre Aktivität von

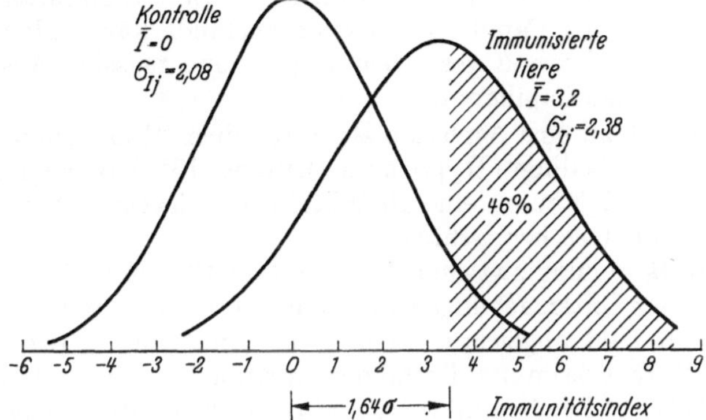

Abb. 5. Schematische Darstellung der Immunitätsverteilung bei individuellen Meerschweinchen.
(Nach DE ARMON jr. u. Mitarb., 1961)

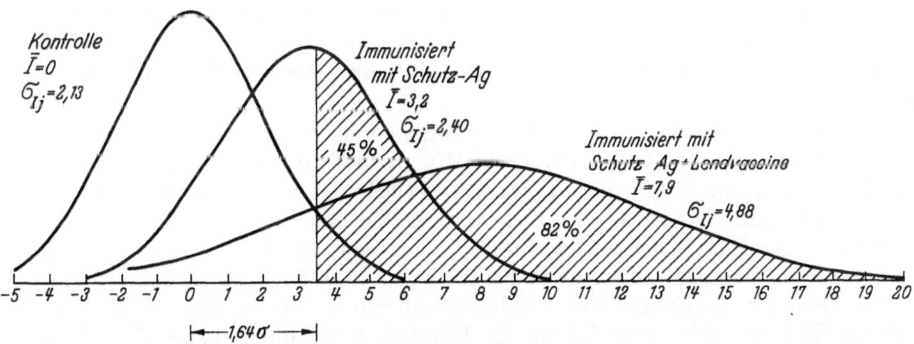

Abb. 6. Schutzeffekt von PA (Schutzantigen) und von PA + Lebendvaccine.
(Nach KLEIN u. Mitarb., 1962)

Substanzen aus B. anthracis gerichtet sind. Obwohl diese PA-homologen Antikörper keine eigentlichen antitoxischen Antikörper sind, sollen sie in der Hinsicht antitoxisch wirken, daß die durch i.c. Toxininjektionen bedingten Läsionen gehemmt werden (BELTON u. HENDERSON, 1956). Auffallend ist folgende Beobachtung: Bis 1 Std nach der Injektion von PA bei der Ratte ist die Verabreichung des Letalfaktors (Toxin) von B. anthracis noch tödlich, nicht mehr aber nach 3 Std. Ein Schutz gegen das Gesamttoxin wird nach 4 Std beobachtet (MOLNAR und ALTENBERN, 1963). Dieser „antitoxische" Effekt kann nach aller Erfahrung mit der aktiven Immunisierung nicht als eine immunologische Neutralisation des Toxins durch Antikörper erklärt werden, da das Intervall zwischen der Injektion von PA und der Toxininjektion für eine ausreichende Antikörperbildung zu kurz ist.

7. Probleme der Pathogenese

Der Mechanismus der pathogenetischen Vorgänge ist bei Milzbrand noch keineswegs abgeklärt. Dies gilt sowohl für die Krankheitsentwicklung wie für die unmittelbare Todesursache nach Anthraxinfektion. Faktoren, welche den Krankheitsverlauf beeinflussen können, wurden beschrieben. Nachdem ein Anthraxtoxin festgestellt worden war, ist es naheliegend, dieses Toxin als den eigentlichen letalen Faktor anzunehmen. Andererseits genügen die vorliegenden Daten noch nicht für eine Beantwortung aller offenen Fragen.

Ursprünglich stellte man sich vor, daß der Anthraxtod unmittelbar durch eine Asphyxie als Folge einer Capillarobstruktion zustande käme. Man fand nämlich bei Tieren, die an Milzbrand gestorben waren, eine massive Ansammlung von Anthraxbacillen in den Capillaren.

Man dachte auch an eine Asphyxie als Folge einer Alteration des ZNS oder an eine durch Hämolyse bedingte Hypoxämie (Burow, 1912), da man bei Kaninchen, Meerschweinchen und Mäusen eine Reduktion der Erythrocyten auf ein Drittel nebst einer Poikilocytose beobachtete.

Eine direkte Beziehung zwischen Keimzahl im Blut und Tod der Tiere wurde nach vergleichenden Untersuchungen an immunisierten und an nichtimmunisierten Kaninchen schon bald abgelehnt (siehe Bloom u. Mitarb., 1947b), da die am Todestag der Tiere bestimmte Keimkonzentration im Blut zwischen 2—3 Bacillen/ml und $3,5 \times 10^7$ Bacillen/ml betrug, also außerordentlich schwankte. Ebenso variabel ist die Bacillenkonzentration bei partiell immunisierten Tieren am Todestag. Auch steht die Keimkonzentration nicht in Beziehung zur Virulenz des Krankheitserregers. Für eine Unabhängigkeit des Todeseintritts von der Bacillenkonzentration im Blut spricht auch die Beobachtung, daß Milzbrandtiere während einer Streptomycinbehandlung, also ohne Bacillämie, sterben können. Diese Beobachtungen schließen aber einen Toxineffekt als unmittelbare Todesursache noch nicht aus.

Extrakte aus experimentellen Milzbrandläsionen enthalten ein letales Toxin (Cromartie u. Mitarb., 1947b; Smith u. Mitarb., 1955a, 1956a, 1962). Ausgehend vom Inhalationsmilzbrand nimmt Albrink (1961) einen direkten Toxineffekt als Todesursache an. Es wurde vermutet, daß Zellen des RES mit dem Toxin eine irreversible Bindung eingehen. Bei Affen war nach einem Anthraxtod im Blut Anthraxtoxin nachzuweisen. Für eine Beteiligung des Toxins spricht auch der bei Ratten nach i.v. Injektion von Milzbrandkulturfiltrat in wenigen Stunden eintretende Tod mit schwerem Ödem der Lungen, mit Flüssigkeitsansammlung in den alveolären und peribronchialen Räumen, mit einer erhöhten Permeabilität der pulmonalen Gefäße, vermehrtem Erythrocytenverfall und mit extrem niederen O_2-Werten (Eckert u. Bonventre, 1963).

Als Schädigungseffekt der Wirtszelle wurde ein scheinbarer Einriß der cytoplasmatischen Membran bis zur völligen Auflösung der Zellsubstanz im cytopathischen Bereich beobachtet (Roth, Lewis und Williams, 1960).

Nach anderen Autoren kommen für den schädigenden Effekt vor allem Fermente wie Kollagenase, Gelatinase, Proteasen und Lecithinasen in Betracht (Evans und Wardlew, 1953; Rhian u. Mitarb., 1963; McGaughey und Chu, 1948). Dabei kann es sich aber nicht um einen unmittelbaren Fermenteffekt handeln, da alle drei Fraktionen des letal wirkenden Anthraxtoxins keine Enzymaktivität besitzen (Stanley u. Smith, 1963).

Nordberg u. Mitarb. (1961) beobachteten im Endstadium eine Asphyxie mit extrem niederen O_2-Konzentrationen im Blut und fortgeschrittener Hämolyse, was für Anthraxinfektionen als typisch angesehen wird. Auch in vitro ließ sich eine

Minderung der O_2-Konzentration des normalen Blutes nach Zugabe von B. anthracis nachweisen. Dennoch ist die O_2-Kapazität des Hämoglobins nicht nennenswert beeinträchtigt. Auf die Zellrespiration haben Anthraxkeime keinen allgemein blockierenden Effekt. Die Erythrocyten haben im Stadium der Erkrankung eine wesentlich verringerte osmotische Resistenz, womit die Hämolyse erklärt werden kann. Der Hauptgrund für die niederen O_2-Werte, die als *ein* Hauptfaktor für das Eintreten des Todes angesehen werden, ist unbekannt (NORDBERG u. Mitarb., 1961).

Pathologisch-anatomisch findet man im Endstadium eine Sepsis, Splenitis, Lymphadenitis, petecchiale Hämorrhagien und Nierenschäden vom Typ der hämoglobinurischen Nephrose sowie degenerative Veränderungen in Leber und Myokard (s. auch NORDBERG u. Mitarb., 1961).

An hämatologischen Veränderungen wurden bei Anthrax beobachtet: Verlängerung der Blutungs- und Gerinnungszeit, Minderung der Thrombocyten, Verlängerung der Prothrombinzeit, ein fast stets positiver Ausfall des Rumpel-Leedschen Phänomens und spontane Blutungen nebst Bacillämie (ARNOLDS, BREDE u. VOLLAND, 1951).

8. Wie schützt man sich vor einer Infektion?

a) Desinfektion

Die Sporen von B. anthracis sind gegen physikalische und chemische Einflüsse nennenswert resistenter als die vegetativen Formen. Daher dient die Abtötung der Sporen als Kriterium für den Erfolg irgendwelcher Desinfektionsmaßnahmen. Die Wahl des Verfahrens hängt im wesentlichen von der Art des verseuchten Materials ab. Manchmal ist es beispielsweise erforderlich, Anthraxsporen unter solchen Bedingungen abzutöten, daß das Material des Sporenträgers weitgehend geschont wird. Dies gilt z. B. für die Desinfektion von Fellen und Häuten, die später noch industriell verwertet werden müssen. Eine Übersicht gibt Tabelle 8 (Kap. 9).

Grundsätzlich gelten für die Resistenz von Anthraxsporen und damit für ihre Abtötung die nachfolgend beschriebenen Gesichtspunkte.

Die Thermoresistenz. Die Thermoresistenz der Anthraxsporen ist stammverschieden und abhängig vom Sporenträger (mechanische Schutzwirkung). Eine Abtötung von Sporen in wäßriger Suspension (Kultur) wird aber gemeinhin durch 5—10 min langes Kochen erreicht. In Keimträgern werden dagegen sehr viel höhere Temperaturen und Einwirkungszeiten benötigt. Dies gilt beispielsweise für sporenhaltige Erde. Die Sporen sollen in diesem Milieu u. U. 6 Std bei 120° C überdauern können (KURZWEIL, 1954). Deswegen wird oft eine thermische Beeinflussung mit Desinfektionsmitteln kombiniert (4 Std 10% Formalin, etwa 60°C). Die Thermoresistenz der Sporen von anthraxähnlichen Keimen ist im allgemeinen höher als die von echten Anthraxbacillen (KÖHLER, 1921). Durch Einfrieren wird die Lebensfähigkeit der Sporen praktisch nicht beeinträchtigt. Eine Aufbewahrung von Sporen in feuchtem Milieu und bei Temperaturen, die deutlich über dem Gefrierpunkt liegen, führen wegen einer allmählichen Auskeimung zu einer graduellen Zerstörung.

Resistenz gegen kurzwellige Strahlen. Direktes Sonnenlicht tötet B. anthracis in 6—12 Std ab. Zur Entkeimung wurde gelegentlich mit gutem Erfolg eine UV-Bestrahlung (Abtötungsquote bis 99,9%) nach vorhergehender Behandlung mit quarternären Ammoniumverbindungen, Ampholytseifen und Hypochloriten benutzt (SCHÖNBERG, 1954).

Anthraxsporen können auch in Keimträgern wie z. B. in Ziegenhaaren durch Bestrahlung mit ^{60}Co abgetötet werden (Horne u. Mitarb., 1959). Empfohlen wird eine Dosis von $2,0 \times 10^6$ rad.

Vinter (1961) nimmt einen Zusammenhang zwischen Radioresistenz und Cystingehalt an.

Die chemische Desinfektion. Farbstoffe können Anthraxbacillen hemmen oder sogar abtöten. Dieser Effekt wurde gelegentlich sogar mit dem von Desinfektionsmitteln verglichen (siehe Boese, 1955; Seidel u. Hoffmann, 1958). Eine praktische Bedeutung haben diese Beobachtungen aber nicht erlangt.

Die wesentlichsten Versuche einer chemischen Desinfektion sind in Tabelle 8 (Kap. 9) zusammengefaßt.

Heicken (1952) untersuchte systematisch die Möglichkeit einer Bekämpfung des gewerblichen Milzbrands durch Desinfektionsmaßnahmen. Er stellte fest, daß die Sporozidie aliphatischer Carbonsäuren von der Konstitution abhängt. Bei Monocarbonsäuren nimmt die Sporozidie mit der Länge der C-Kette zu, bei di-Carbonsäuren ab. Dreibasige und Oxycarbonsäuren sind nur wenig wirksam.

Die Beurteilung mancher Verfahren ist manchmal nicht einheitlich. Grundsätzlich läßt sich aber sagen, daß für die unterschiedlichen Bedürfnisse durchaus Möglichkeiten der Desinfektion zur Verfügung stehen, und zwar auch dann, wenn die Qualität des Trägermaterials erhalten bleiben muß. Der limitierende Faktor ist dabei lediglich der erforderliche Aufwand.

Vermeidung einer Laborinfektion durch mikroskopische Präparate. Die übliche Hitzefixierung mikroskopischer Präparate und deren nachfolgende Anfärbung garantiert nicht eine Abtötung aller Anthraxsporen, die sich auf dem Präparat befinden. Dies kann aber erreicht werden durch Eintauchen der Präparate in 1°/$_{00}$ Sublimat (5 min). Dadurch wird die Färbung nicht beeinträchtigt. Anthraxsporen werden ebensogut abgetötet durch 5 min resp. 10 min lange Behandlung mit einer gesättigten resp. 4%igen Lösung von $KMnO_4$. Ein so behandeltes Präparat ist aber nicht mehr für die Färbung geeignet.

Ein Färbeverfahren bei gleichzeitiger Vermeidung einer Infektionsgefahr wurde von Seidel (1963) ausgearbeitet (s. Kap. 9).

b) Chemotherapeutische Maßnahmen

Im Gegensatz zur Desinfektion ist bei chemotherapeutischen Maßnahmen ausschließlich der Resistenzgrad der vegetativen Formen von B. anthracis im Verhältnis zum üblicherweise erreichten Blut- und Gewebespiegel des Chemotherapeuticums von Bedeutung.

Die Antibioticaresistenz von B. anthracis läßt sich nach in vitro-Versuchen wie folgt umreißen:

Die überwiegende Mehrzahl der Anthraxstämme zeichnet sich durch eine ausgeprägte Penicillinsensibilität aus (Clarenburg u. Mitarb., 1956; Gustafson u. Svehag, 1956). Die anderen aeroben Sporenbildner sind meist wesentlich resistenter und bilden z. T. auch Penicillinase (Rudat, 1955, 1956). Die für B. anthracis antibakteriellen Grenzkonzentrationen werden für einige Wirkstoffe wie folgt angegeben (Garrod, 1952; Vogel, 1953).

Penicillin	0,06 µg/ml resp. 0,009—0,037 µg/ml
Aureomycin	12,5 µg/ml
Terramycin	0,075—0,15 µg/ml
Chloromycetin	25,0 µg/ml resp. 2,5—5,0 µg/ml
Neomycin	2,0 µg/ml
Bacitracin	1,0 µg/ml
Streptomycin	0,6—1,25 µg/ml

Versuche mit $CoCl_2$ ergaben eine Wachstumsförderung in Konzentrationen zwischen 10 und 20 µg/ml und in Kombination mit Penicillin eine Verbesserung der anthracociden Antibioticumwirkung (LOSTIA, 1956).

Die Therapie von Milzbrand ist — eine frühzeitige bakteriologische Diagnose vorausgesetzt — fast in allen Fällen erfolgreich. Zur Therapie bieten sich an die passive Immunisierung und die Chemotherapie. Die Letalität der unbehandelten menschlichen Anthraxfälle liegt um 20% (NUNGESTER, 1948).

Chirurgische Eingriffe sind auf jeden Fall zu vermeiden. Die Letalität steigt sonst gegenüber der konservativen Behandlung auf über das 6fache an (WURM und WALTER, 1961).

Die passive Immunisierung als alleinige therapeutische Maßnahme (zweimal 100—200 ml Serum s.c. oder i.m.) wird unterschiedlich beurteilt (SEELE, 1950; HODGSON, 1941; CZICKELO, 1942; McCULLOUGH und AUERSPERG, 1947), jedoch kann dieses Vorgehen mit chemotherapeutischen Maßnahmen kombiniert werden.

Die gute Ansprechbarkeit von Milzbrand auf die Therapie ist aus einer Aufstellung von GOLD (1955) zu entnehmen. Er beobachtete nur einen Todesfall (spät behandelter Lungenmilzbrand) unter 117 Anthraxpatienten. In diesen Fällen wurde die Immunotherapie mit Gaben von Antibiotica kombiniert.

Folgende Antibiotica wurden erfolgreich angewandt (WURM und WALTER, 1961; ELLINGSON u. Mitarb., 1946; JOHNSON u. PERCIVAL, 1955; GOCHENOUR jr. u. Mitarb., 1962; BOQUIEN, 1960):

Penicillin 1—6 Mill. E in 2—7 Tagen,
Chlortetracyclin 4,5 g in 24 Std bis 20,5 g in 8 Tagen,
Chloramphenicol 2,5 g in 2 Tagen bis 25 g in 7 Tagen,
Oxytetracyclin 3 g in 3 Tagen bis 20,5 g in 8 Tagen,
Tetracyclin 10 g in 5 Tagen bis 14 g in 10 Tagen   oder
Erythromycin 3,2 g in 90 Std bis 5,6 g in 7 Tagen.

Auch Kombinationen von Penicillin und Sulfadiacin oder von Penicillin und Achromycin (MOHR, 1960) wurden an mehreren Fällen erfolgreich erprobt.

Früher wurden gute Resultate auch mit Salvarsan erzielt (HODGSON, 1941), wobei manchmal zusätzlich noch ein dem Prontosilum album entsprechendes Präparat verabreicht wurde (FERENCZI, 1940). Zur lokalen Anwendung wird Neomycin und Bacitracin empfohlen (HOFFMANN, 1960).

Im Gegensatz zum Menschen (HODGSON, 1941) hatten Sulfonamide im Tierversuch mit Kaninchen keinen therapeutischen Effekt (MARGINESU und SIRCANA, 1941). Beim experimentellen Lungenmilzbrand mit Affen als Versuchstiere erwies sich als günstigste Behandlungszeit für eine Penicillintherapie die Zeit zwischen 24 und 72 Std nach der Infektion (GOCHENOUR jr., GLEISER u. TIGERTT, 1962).

Zur Behandlung von Anthrax-Meningitis wurde Penicillin und Neoarsphenamin oder Aureomycin i.v. benutzt (HAIGHT, 1952). Zur Behandlung septischer Verlaufsformen mit ausgedehntem Ödem wurden Corticosteroide unter Antibioticaschutz empfohlen (WURM und WALTER, 1961).

9. Technik
Verfahren der Kapselfärbung

1. *Verfahren nach* JOHNE (1893). Gentianaviolett 2%, erwärmen bis Dampf aufsteigt; abspülen mit Wasser; entfärben in 2%iger Essigsäure, 10 sec; abspülen mit Wasser.

2. *Verfahren nach* OLT (zit. SEIDEL, 1963). Safraninlösung 3%, erwärmen bis zum Aufkochen, 2 min; abspülen mit Wasser (Kapsel orange — Bacillenleib rot).

3. *Verfahren nach* FOTH (1920). Ausstrich nur lufttrocknen; aufgeben von 2 Tropfen einer Giemsa-Stammlösung; nach 1—2 min etwa 1 ml Aqua dest. zu-

setzen und den Objektträger zur Herstellung einer Mischung vorsichtig bewegen; Einwirkungszeit 2—3 min; abspülen mit Wasser.

4. *Verfahren nach* Klett (1900). Färben mit Methylenblau unter Aufkochen; abspülen mit Wasser; Fuchsinlösung, 5 sec; abspülen mit Wasser.

5. *Einfache Methylenblaufärbung.* Hitzefixiertes Präparat mit Methylenblau $1/_2$—1 min färben; abspülen mit Wasser.

Tabelle 5. *Biochemische Charakteristika von aeroben Sporenbildnern.*
(*Nach* Brown u. *Mitarb., 1958*)

	B. anthracis 122 Stämme		B. cereus 115 Stämme		B. mycoides 70 Stämme		B. mycoides 38 Varianten	
	pos.	neg.	pos.	neg.	pos.	neg.	pos.	neg.
Glucose	122	0	115	0	70	0	38	0
Sucrose	122	0	115	0	70	0	38	0
Lactose	1	121	0	115	0	70	0	38
Dulcit	0	122	0	115	0	70	0	38
Salicin								
innerhalb 24 Std	28	94	78	37	52	18	19	29
innerhalb 48 Std	35	87	109	6	62	8	33	5
Xylose	0	122	0	115	0	70	0	38
Maltose	110	12	95	20	47	23	29	9
Mannit	0	122	0	115	0	70	0	38
Arabinose	0	122	0	115	0	70	0	38
Trehalose	120	2	114	1	70	0	38	0
Sorbit	0	122	0	115	0	70	0	38
Inosit	0	122	0	115	0	70	0	38
Adonit	15	107	25	90	41	29	23	15
Glycerin	77	45	101	14	62	8	36	2
Raffinose	0	122	0	115	0	70	0	38
Rhamnose	0	122	0	115	0	70	0	38
Galaktose	0	122	0	115	0	70	0	38
Mannose	0	122	0	115	0	70	0	38
Katalase	122	0	115	0	70	0	38	0
Hydrolyse von Stärke	122	0	115	0	70	0	38	0
Hydrolyse von Casein	122	0	115	0	70	0	38	0
H_2S-Bildung	0	122	0	115	0	70	0	38
Nitratreduktion	95	27	81	34	59	11	20	18
Indolbildung	0	122	0	115	0	70	0	38

6. *Färbeverfahren zur Vermeidung einer Infektionsgefahr nach* Seidel (1963). Fixieren mit Zenker-Lösung während 1—2 min; Abspülen mit Wasser; Lösung A, 10 min: Lösung A = $NH_4Al(SO_4)_2 \times 12\ H_2O$ (gesättigte wäßrige Lösung) 20 ml, Aqua dest. 10 ml, bas. Fuchsin (gesättigte Lösung in 95% Äthanol, Haltbarkeit eine Woche) 3 ml; abspülen mit Wasser; Lösung B, 5—10 min: Lösung B = Methylenblau als Substanz 0,1 g, Borax 1,0 g, Aqua dest. 100 ml.

Sporenfärbung

1. *Verfahren nach* Klein (s. Hallmann, 1955). Karbolfuchsin 1:4, erwärmen, bis Dampf aufsteigt, 10 min einwirken lassen; abspülen mit Wasser; Methylenblau, $1/_2$—1 min.

2. *Verfahren nach* Rakette (zit. K. Wagner, 1944). Präparate lufttrocknen; hitzefixieren; wäßrige Malachitgrünlösung 5%, 20 sec aufkochen, weitere 30 sec stehenlassen; abspülen mit Wasser; wäßrige Eosinlösung 2,5%, 1 misbn; apülen mit Wasser (Bacillenleib rosa gefärbt, Sporenleib grün).

Tabelle 6. *Verfahren zur Isolierung von B. anthracis.*
(Nach G. SEIDEL, 1963, erweitert)

Untersuchungs-Material	Verfahren	Medium	Literatur
Wolle sowie Schlamm und Abwasser	Wolle in Leitungswasser mit Pril + Trichloräthylen + Äther. Keimentnahme von der Oberfläche mit Ölstab (nach CONRADI). Aufbringen auf Nährböden Schlamm- und Abwasserproben ohne Wasser- und Prilzusatz	Agar oder Selektivmedien	SEIDEL, 1963; HAILER u. HEICKEN, 1948, 1950a, b; RAU, 1957
Haare und Wolle	Abwaschen in 50—100 ml kochendem Wasser, dann Zugabe von 3—5 ml einer 5%igen Kalilauge. Auf 50°C erwärmen. Material auf Nährböden bringen	Agar	EURICH, 1912/13
Haare	Material mit physiologischer NaCl-Lösung (80° C) übergießen und schütteln, nochmals auf 80° C erhitzen, zentrifugieren	beliebig	SCHLOSSBERGER, 1952
Häute	Etwa 2 g Haut in Bouillon oder physiologischer NaCl-Lösung. 18 Std 37° C und 2 Tage bei Zimmertemperatur. Dann auf 65° C erhitzen, Untersuchung im Tierversuch und kulturell. Reste des Materials mit Seesand verreiben und das Ganze über Wattefilter filtrieren	beliebig	POHL, 1957
Futtermittel	Material zerkleinern, aufschwemmen in physiologischer NaCl-Lösung, erhitzen auf 65° C und zentrifugieren. Sediment für die Untersuchung verwenden	Blutkultur und Tierversuch	THOMSON, 1955
Knochen	Nur Tierversuch mit Meerschweinchen. Kulturelle Methoden werden als nicht geeignet erachtet		DAVIES u. HARVEY, 1955
Wasser und Schlamm	Anreicherung von Anthraxsporen durch Filtrieren, Zentrifugieren oder Ausfällen. Erwärmen auf 80° C 20 min	20 Std in Bouillon, dann auf Agar; mikroskopische Untersuchung und Tierversuch	BEGER, 1948
Wasser	Bei kleinen Mengen Anreicherung durch Zentrifugieren, 1 Std 3000 U/min. Sonst Anreicherung durch Filtration über Seitz-EK-Filter-Scheiben; diese werden zerzupft und bis zur Auflösung in physiologischer NaCl-Lösung geschüttelt und ausgepreßt. Bodensatz auf 65° C 2 Std lang erwärmen	beliebig und Tierversuch	FRANCKE u. STANDFUSS, 1926a, b; STANDFUSS u. POHL, 1930/31; POHL, 1957
Wasser und Abwasser	Anreicherung durch Filtration über Membranfilter. Inkubation der Filter auf synthetischem Medium mit Polymyxin B, dann Inkubation der Filter auf Agar	synthetisches Medium, dann Agar	GILLISSEN u. SCHOLZ, 1961b

Nachweis der Beweglichkeit

1. *Schwärmplatte.* Zentrale Beimpfung von Nähragar (0,57%) und 24 stündige Bebrütung bei 37° C sowie 4 Tage bei Zimmertemperatur. Im Falle der Unbeweglichkeit wachsen die Keime nur an der Impfstelle, schwärmen also nicht aus.

Tabelle 7. *Differentialdiagnostische Untersuchung von aeroben Sporenbildnern.*
(Nach Brown u. Mitarb., 1958)

Kriterien	B. anthracis 122 Stämme	B. cereus 115 Stämme	B. mycoides 38 Stämme	B. mycoides 32 dissoziierte Stämme
Kolonieform auf Agar (37⁰ C)				
anthraxähnlich	106	26	rhizoid	16
cereusähnlich	16	89	rhizoid	16
Wachstum in Herzextraktbouillon (18 Std), flockiges Sediment, keine Trübung, kein Oberflächenhäutchen	78	16	4	26
Granulär flockiges Sediment, Trübung, kein Oberflächenhäutchen	44	89	34	6
Gelatineverflüssigung (20⁰ C)				
verflüssigt in 4 Tagen	32	67	18	13
nicht verflüssigt in 4 Tagen	90	48	17	19
Reduktion von Methylenblau (37⁰ C)				
in 24 Std	7	69	36	19
in 96 Std	122	115	38	32
Reduktion von Lakmusmilch (37⁰ C)				
in 48 Std	0	36	7	15
in 48 Std bis 3 Wochen	122	61	31	17
Lyse durch Phagen				
γ-Phagen	122	0	0	8
W-Phagen	122	3	0	6
201-Phagen	122	10	8	8
Hämolyse auf 5% Kaninchenblut-Agar (48 Std)				
nicht hämolytisch	75	26	0	26
hämolytisch	45	89	38	6
Lecithinase				
untersuchte Stämme	89	97	15	9
positiv	19	89	15	3
negativ	70	8	0	6
Wachstum auf Penicillinagar (6 μg/ml)				
untersuchte Stämme	13	12	10	6
gehemmt	12	3	2	5
nicht gehemmt	1	9	8	1

2. Transgressionskultur. Der eine Schenkel eines U-Röhrchens mit 0,2%igem Agar wird beimpft und 24 Std bei 37⁰ C sowie 4 Tage bei Zimmertemperatur bebrütet. Im Falle der Unbeweglichkeit des untersuchten Stammes zeigt sich nur in der beimpften Agarsäule ein Keimwachstum in Form eines umgekehrten Tannenbaumes.

Selektion von B. anthracis aus verschiedenem Untersuchungsmaterial

1. Isolierung von B. anthracis aus Wolle. 40 g Wolle werden in 1 Liter Leitungswasser mit 1 g Pril (oberflächenaktives Waschmittel) geschüttelt. Nach Zugabe von 30 ml Trichloräthylen und nach kräftigem Schütteln Zugabe von 20 ml Äther zu 300 ml der Waschflüssigkeit wird nach 30 min langem Stehenlassen Material von der Oberfläche mit einem Ölstab zur Untersuchung abgenommen. Zur Herstellung des „Ölstabs" wird auf das Ende eines Glasstabes Zellstoff, überzogen mit Filterpapier, aufgebunden und 1 Std vor Gebrauch in steriles Olivenöl getaucht (Seidel, 1963).

Tabelle 8. *Verfahren zur Abtötung von Anthraxsporen*

Material	Verfahren	Wirkung	Bemerkungen	Literatur
Infizierte Gegenstände	a) 30 min kochen in 0,5%iger Sodalösung	gut	—	WHO-Tech. Rep. Ser. 169, 1959
	b) 5%ige wäßrige Chloraminlösung	gut	—	WHO-Tech. Rep. Ser. 169, 1959
	c) mindestens 1%ige Formalinlösung	gut	—	WHO-Tech. Rep. Ser. 169, 1959
Eß- und Trinkgeschirre	a) „Morbocid" 4% — 12 Std	gut	—	WHO-Tech. Rep. Ser. 169, 1959
	b) Chloroform 4% — 12 Std	gut	—	WHO-Tech. Rep.Ser. 169, 1959
	c) Formalin 1% — 12 Std	gut	—	WHO-Tech. Rep. Ser. 169, 1959
Anthraxsporen in wäßriger Suspension	beta-Propiolakton	gut	Beeinträchtigung der Wirkung durch NaCl, weniger durch Eiweiß	GILLISSEN u. SCHOLZ, 1960
B. anthracis in Gegenwart hoher Serumkonzentrationen	Alkyldimethylammoniumchlorid (Rodalon) 1:500	gut	bei 50° C	VASTA u. PESSINA, 1962a, b
Wäsche	Morbocid oder Chloroform oder Formalin (s.o.)	gut	—	WHO-Tech. Rep. Ser. 169, 1959
Krankenzimmer	Desinfektion mit 5% Formalin	gut	—	WHO-Tech. Ser.Rep. 169, 1959

Die Desinfektion von Häuten und Fellen sowie von Wasser, Abwasser oder Schlamm sind in diesem Zusammenhang weniger von Interesse. Die entsprechenden Verfahren wurden beschrieben von SEIDEL (1963); GILLISSEN und SCHOLZ (1960, 1961a, b, c); HEICKEN (1952, 1956); HAILER und HEICKEN (1948a, b, 1950a); siehe NIKODEMUSZ und GONDA (1963); BOYARSHINOW (1951); KRASNOBAJEW (1955); HARNACH u. FRYBA (1958); CORETTI (1957); HILGERMANN und MARMANN (1913).

2. *Selektivnährböden nach* PEARCE u. POWELL (1951). 1 Vol. 400 µg Hämin/ml in 0,01 N NaOH (Sterilisation durch Autoklavieren) + 1 Vol. 60 µg Lysozym/ml in 0,01 N Essigsäure (erhitzt auf 50—60° C über 15 min). Zugabe dieser Lösung zu 8 Vol. Peptonagar (Evans-Pepton 2%, NaCl 0,5%, Agar 2%, pH 7,4).

3. *Selektivnährboden nach* MORRIS (1955). Evans-Pepton 2%, NaCl 0,5%, Agar 2% in Aqua dest., pH 7,6 (Sterilisation bei 120°C über 20 min), Erythrocyten als dichtes Sediment 1%, 4:4-Diamidino-phenylamin (Propamidin) und 20 E Polymyxin B pro ml. Die Erythrocyten können vom Menschen, vom Pferd, vom Schaf oder vom Kaninchen stammen. Erythrocytenkonzentrationen über 2% vermindern die selektiven Eigenschaften des Nährbodens. Beim pH-Wert von 8,0 wird unter diesen Nährbodenbedingungen B. anthracis gehemmt, bei pH 7,0 wird dagegen die selektive Wirkung reduziert.

4. *Isolierung von B. anthracis aus Abwässern nach* GILLISSEN und SCHOLZ (1961 b). Filtration der Wasserprobe über Membranfilter. Diese werden dann auf ein

synthetisches Medium gegeben, welches das Wachstum von E. coli, nicht aber das von B. anthracis erlaubt. Die Zusammensetzung ist folgende: 0,1 g $CaCl_2 \times$ 6 H_2O; 0,01 g $Fe(SO)_4 \times$ 7 H_2O; 0,05 g $MgSO_4 \times$ 7 H_2O; 0,03 g $MnSO_4 \times 4 H_2O$; 8,0 g Glucose; 5,0 g K_2HPO_4; 4,0 g KH_2PO_4; Aqua dest. ad 1000 zuzüglich 0,2 µg Thiamin/ml und 530 µg Leucin/ml sowie 340 µg Methionin/ml. Zur Abtötung von E. coli in der Wachstumsphase werden dem Medium 100 µg Polymyxin B/ml (Endkonzentraltion im Nährboden) zugegeben. Zur Herstellung eines festen Nährmediums wird Agar in einer Endkonzentration von etwa 2% zugesetzt. Nach einer Inkubationszeit von 18—20 Std wird die Filterscheibe auf Blutagar übertragen.

Kulturverfahren zur Gewinnung von Glutamylpolypeptid aus B. subtilis nach Thorne u. Mitarb., 1954, bzw. nach Leonard u. Mitarb., 1958

Züchtung von B. subtilis in Schüttelflaschen bei 37° C. Zusammensetzung des Mediums: Glycin 80,0 g; Zitronensäure 12,0 g; L-Glutaminsäure 20,0 g; NH_4Cl 7,0 g; $MgSO_4 \times$ 7 H_2O 0,5 g $(2,03 \times 10^{-3}$ M); K_2HPO_4 0,5 g $(2,88 \times 10^{-3}$ M); $CaCl_2 \times$ 2 H_2O 0,15 g $(1,02 \times 10^{-3}$ M); $FeCl_3 \times$ 6 H_2O 0,04 g $(1,02 \times 10^{-3}$ M); $MnSO_4 \times H_2O$ 0,000026 g $(1,54 \times 10^{-7}$ M) bis 0,42 g $(2,46 \times 10^{-3}$ M); Aqua dest. ad 1000 ml. Einstellung des Nährbodens mit Na-OH auf pH 7,4. Nach einer Kulturdauer von 3—4 Tagen beträgt die Ausbeute bis 15 mg Glutamylpolypeptid.

Herstellung einer Suspension von Anthraxsporen für die experimentelle Infektion

Erlenmeyerkolben mit einem Volumen von 250 ml werden mit 25 ml eines sterilen Mediums beschickt. Das Medium enthält 1,0% Pepticase (tryptisch hydrolysiertes Casein), 0,6% Pepton (USP), 0,8% Glucose, 0,25% plasmolysierte Hefe als Substanz, 0,03 M K_2HPO_4, 0,03 M KH_2PO_4, 0,00004 M $FeSO_4 \times$ 7 H_2O, 0,001 M $MnSO_4 \times$ 4 H_2O, 0,0002 M $MgSO_4 \times$ 7 H_2O, 0,0002 M $CaCl_2 \times$ 6 H_2O. Glucose wird vor der Zugabe sterilisiert und das komplette Medium 20 min auf 120° C erhitzt. Die mit B. anthracis beimpften Kolben werden unter Schütteln (Schüttelfrequenz = 100/min) bei 35° C inkubiert. Die Sporenausbeute beträgt so etwa $1,5 \times 10^9$ Sporen pro ml. Die Sporen werden durch Zentrifugieren angereichert und durch Zugabe von Phosphatpuffer auf 5×10^{10} Sporen pro ml eingestellt. Die Sporensuspension wird im Eisschrank aufbewahrt.

Literatur

Abt: Production de races asporogènes de Bactéridie charboneuse. C. R. Soc. Biol. (Paris) 84, 627 (1921).

Alboin, M., D. Cormus u. F. Roman: Resulta telle vaccinarii simultane contra carbunelui emfizematos, carbunelui bacteridian si a tetanosului la cobaies. Lucrările stintifice inst. ser. si vaccin., Pasteur, Bukaresti 4, 139 (1960).

Albrink, W. S.: Pathogenesis of inhalation anthrax. Bact. Rev. 25, 268 (1961).

— S. M. Brooks, R. E. Biron, and M. Kopel: Human inhalation anthrax. Amer. J. Path. 36, 457 (1960).

—, and R. J. Goodlow: Experimental inhalation anthrax in the chimpanze. Amer. J. Path. 35, 1055 (1959).

Anders, W.: Epidemiologie des Milzbrandes 1958—1962 in der Bundesrepublik Deutschland. Bundesges.-Blatt 7, 145 (1964).

Andral, L., et Ch. Serié: Un cas de charbon bactéridien chez le chien. Ann. Inst. Pasteur 87, 738 (1954).

Armon jr., J. A. de, F. Klein, R. E. Lincoln, B. G. Mahlandt, and A. L. Fernelius: Immunological studies of anthrax. I. An index to determine quantitative immunization. J. Immunol. 87, 233 (1961).

Arnolds, P., H. D. Brede u. W. Volland: Experimentelle Untersuchungen über die hämorrhagische Diathese beim Milzbrand. Z. ges. inn. Med. 6, 287 (1951).

AUERBACH, WRIGHT G. G.: Studies on immunity in anthrax. VI. Immunizing activity of protective antigen against various strains of Bacillus anthracis. J. Immunol. 75, 129 (1955).

BAERTHLEIN, K.: Über Blutveränderung durch Bakterien. Zbl. Bakt., I. Abt. Orig. 74, 201 (1914).

BAIL, O.: Untersuchungen über natürliche und künstliche Milzbrandimmunität. XI. Erster Bericht über Milzbrandschutzimpfungen bei Schafen. Zbl. Bakt., I. Abt. Orig. 37, 270 (1904).

— Über die Korrelation zwischen Kapselbildung, Sporenbildung und Infektiosität des Milzbrandbacillus. Zbl. Bakt., I. Abt. Orig. 75, 158 (1915).

— XI. Untersuchungen über kapsellosen Milzbrand. Zbl. Bakt., I. Abt. Orig. 76, 38 (1915).

—, u. FLAUMENHAFT: Versuche mit abgeschwächten Milzbrandbacillen im Meerschweinchenkörper. Zbl. Bakt., I. Abt. Orig. 79, 425 (1917).

BARNES, J. U.: The development of anthrax following the administration of spores by inhalation. Brit. J. exp. Path. 28, 385 (1947).

BAUMANN-GRACE, J. B., H. KOVÁCS u. J. TOMCSIK: Extraktion von Polysaccharidhaptenen aus der Zellwand des Bac. anthracis und des Bac. cereus. Schweiz. Z. Path. 22, 158 (1959).

BEALL, F. A., M. J. TAYLOR, and C. B. THORNE: Rapid lethal effect in rats of a third component found upon fractionating the toxin of Bacillus anthracis. J. Bact. 83, 1274 (1962).

BEGER, H.: Leitfaden der bakteriologischen Trinkwasseruntersuchungen, 2. Aufl. Berlin u. München 1948.

BEHRING, E. v.: Über die Ursache der Immunität von weißen Ratten gegen Milzbrand. Zbl. Bakt., I, 2, 726 (1888).

— Beiträge zur Ätiologie des Milzbrandes. Z. Hyg. Infekt.-Kr. 6, 117 (1889a).

— Beiträge zur Ätiologie des Milzbrandes. VI. Über asporogenen Milzbrand. Z. Hyg. Infekt.-Kr. 7, 171 (1889b).

BELLONI, A.: Die Präcipitationsprüfung im Tropfen auf den Objektträger angewandt beim Thermopräcipitationsverfahren zur Diagnose des Milzbrandes. Dtsch. Schlacht- u. Viehhof-Ztg 190 (1957).

BELTON, F. C., D. W. HENDERSON: A method for assaying anthrax immunizing antigen and antibody. Brit. J. exp. Path. 37, 156 (1956).

—, and R. E. STRANGE: Studies on a protective antigen produced in vitro from Bacillus anthracis: Medium and methods of production. Brit. J. exp. Path. 35, 144 (1954).

BERDJIS, CH. C., W. S. GOCHENOUR jr., and J. E. HENDERSON: Modification of anthrax by jonizing radiation. J. infect. Dis. 113 (3), 219 (1963).

BERGEY: Manual of derterminative bacteriology. Von R. S. BREED, E. G. D. MURRAY and N. R. SMITH, 7th ed. Baltimore 1957.

BEZZI, C.: Un raro caso di meningite da carbonchio ematico. G. Batt. Immun 44, 353 (1952).

BLOOM, W. L., W. J. MCGHEE, W. J. CROMARTIE, and D. W. WATSON: Studies on infection with Bacillus anthracis. VI. Physiological changes in experimental animals during the course of infection with Bacillus anthracis. J. infect. Dis. 80, 137 (1947).

— D. W. WATSON, W. J. CROMARTIE, and M. FREED: Studies on infection with Bacillus anthracis. IV. Preparation and characterization of an anthracidal substance from various animal tissues. J. infect. Dis. 80, 41 (1947).

BOESE, W.: Studien über den Bacillus mesentericus. Ergeb. Hyg. Bakt. 29, 39 (1955).

BOGER, W. P.: Observations on in vitro sensitivity to seven antibiotics with a comment on therapeutic implications. Arch. Derm. 67, 6, 541 (1953).

BOOR, A. K.: An antigen prepared in vitro effective for immunization against anthrax. I. Preparation and evaluation of the crude protective antigen. J. infect. Dis. 97, 194 (1955).

BOQUIEN, M.: Sur une épidemie de charbon animal et humain observée dans le Morbihan. Bull. Acad. nat. Méd. (Paris) 134, 585 (1950).

BORDET, J., et E. RENAUX: L'influence du calcium sur l'évolution des cultures de charbon. Ann. Inst. Pasteur 45, 1 (1930).

BOVARNIK, M.: Formation of extracellular d(—)-glutamic acid polypeptide by Bacillus subtilis. J. biol. Chem. 145, 415 (1942).

BOVENTRE, P. F., B. K. NORDBERG, and C. G. SCHMITERLÖW: An autoradiographic study of anthrax infection in the mouse. J. infect. Dis. 108, 205 (1961).

BOX, G. E. P., and H. COLLUMBINE: The relationship between survival time and dosage with certain toxic agents. Brit. J. Pharmac. 2, 27 (1947).

BOYARSHINOW, P. K.: Rep. 1st Sowiet., Conf. vet. Disinfect. Moskau 1951. Ref. in Vet. Bull. (Weybridge) 26, 181 (1956).

BRACHMAN, PH. S., ST. A. PLOTKIN, F. H. BUMFORD, and M. M. ATCHISON: An epidemic of inhalation anthrax: the first in the twentieth century. Amer. J. Hyg. 72, 6 (1960).

BRANDIS, H.: Über die Lebensdauer von Milzbrand und Mesentericussporen. Zbl. Bakt., I. Abt. Orig. **177**, 434 (1960).

BRAUELL, F.: Versuche und Untersuchungen, betr. den Milzbrand- des Menschen und der Tiere. Virchows Arch. path. Anat. **11**, 132 (1857).

— Weitere Mittheilungen über Milzbrand und Milzbrandblut. Virchows Arch. path. Anat. **14**, 4432 (1858).

BREWER, C. R., W. G. McCULLOUGH, R. C. MILLS, W. C. ROESSLER, E. J. HERBST, and A. F. HOWE: Studies on the nutritional requirements of Bacillus anthracis. Arch. Biochem. **10**, 65 (1946).

BROWN, E. R., and W. B. CHERRY: Specific identification of Bac. anthracis by means of a variant bacteriophage. J. infect. Dis. **96**, 34 (1955).

— — M. D. MOODY, and M. A. GORDON: The induction of motility in Bacillus anthracis by means of bacteriophage lysates: significance for the relationship of Bac. anthracis to Bac. cereus. J. Bact. **69**, 590 (1955).

— M. D. MOODY, E. L. TREECE, and H. SMITH: Differential diagnosis of Bac. cereus, Bac. anthracis and Bac. cereus Var. mycoides. J. Bact. **75**, 499 (1958).

BRUCKNER, V., u. IVÁNOVICS: Über das natürliche Vorkommen und über eine einfache biologische Gewinnungsart der l(—)-Glutaminsäure. Hoppe-Seylers Z. physiol. Chem. **247**, 281 (1937).

— — u. M. KOVÁCS-OSKOLAS: Über das natürliche Vorkommen des Polypeptids der d(—)-Glutaminsäure. Die chemische Untersuchung der immunspezifischen Kapselsubstanz des Milzbrandbacillus. Magy. Kém. Folyó rait **45**, 131 (1939).

— J. KOVACS, and G. DIENES: Structure of poly-D-glutamic acid isolated from capsulated strains of B. anthracis. Nature (Lond.) **172**, 508 (1953).

— — K. KOVÁCS u. H. NAGY: Über die Struktur der nativen D-Polyglutaminsäure. Experientia (Basel) **9**, 63 (1933).

— —, and H. NAGY: The structure of native poly-D-glutamic acid. P. III. J. chem. Soc., 148 (1953).

BURDON, K. L.: Useful criteria for the identification of Bacillus anthracis and related species. J. Bact. **71**, 25 (1956).

—, and WENDE: On the differentiation of anthrax bacilli from Bacillus cereus. J. infect. Dis. **107**, 224 (1960).

BUROW, W.: Offene Fragen bei Milzbrand und seine Bekämpfung. Z. Infekt.-Kr. Haustiere **11**, 15 (1912).

BURROWS, W.: Textbook of microbiology. Philadelphia and London: W. B. Saunders Co. 1963.

BUZA, L. v.: Über die hämolysierende Wirkung der Milzbrandbacillen. Zbl. Bakt., I. Abt. Orig. **143**, 244 (1938/39).

— Über die hämolysierende Wirkung des Milzbrandbacillus. Vet. Diss. Budapest 1939.

— Untersuchungen über die Virulenz des Milzbrandbacillus. Zbl. Bakt., I. Abt. Orig. **146**, 18 (1940).

— Über den Zusammenhang zwischen Kapselbildung, Hämopepsie und Virulenz des Milzbrandbacillus. Erwiderung auf die Bemerkung von Dr. J. H. BEKKER. Zbl. Bakt., I. Abt. Orig. **150**, 150 (1943).

CHADWICK, P.: Rapid identification of Bacillus anthracis by microscopical observation of bacteriophage lysis. J. gen. Microbiol. **21**, 631 (1959).

CHAMBERLAND, CH., et E. ROUX: Sur l'atténuation de la virulence de la bactéricidie charbonneuse, sous l'influence des substances antiseptiques. C. R. Acad. Sci. (Paris) **96**, 1088 (1883).

CHAO, K., and R. P. WILLIAMS: Pigment production by Bacillus anthracis. Texas Rep. Biol. Med. **17**, 197 (1959).

CHU, H. P.: Variations of Bac. anthracis with special reference to the non-capsulated avirulent variant. J. Hyg. (Lond.) **50**, 433 (1952).

CICALA, G.: Contributo alla differenziazione colturale del Bac. antracis dai germi carbonchiosimili. G. Batt. Immun. **24**, 31 (1940).

CLARENBURG, A., E. H. KAMPELMACHER u. B. LOK: Bemoeilijkte bacteriologische miltvuurdiagnose door antibiotica-therapie. T. Diergeneesk. **81**, 216 (1956).

COLMER, A.: The action of Bac. cereus and related species on the lecithin complex of egg-yolk. J. Bact. **55**, 777 (1948).

COMBIESCO, D., E. SORU et S. STAMATESCO: Les substances solubles spécifiques de la Bactéricidie charbonneuse. Propriétés chimiques et biologiques. C. R. Soc. Biol. (Paris) **102**, 124 (1929).

CORETTI, K.: Kaltentkeimung von Gewürzen mit Äthylenoxyd. Fleischwirtschaft **9**, 183 (1957).

COSTLOW, R. D.: Lecithinase from Bac. anthracis. J. Bact. **76**, 317 (1958).

COWLES, P. B.: A bacteriophage for B. anthracis. J. Bact. **21**, 161 (1931).

CROFT, C. C., and B. S. STEGMILLER: The isolation of Bac. anthracis from bonemeal. The Publ. Health Lab., Bull. Conf. State and Prov. Publ. Health Lab. Dir. 10, 95 (1952).
CROMARTIE, W. J., W. L. BLOOM, and E. W. WATSON: Studies on infection with Bac. anthracis. I. A histopathological study of skin lesions produced by B. anthracis in susceptible and and resistant animal species. J. infect. Dis. 80, 1 (1947).
— D. W. WATSON, W. L. BLOOM, and R. J. HECKLEY: Studies on infection with Bac. anthracis. II. The immunological and tissue damaging properties of extracts prepared from lesions of B. anthracis infection. J. infect. Dis. 80, 14 (1947).
CZICKELO, H.: Über den Milzbrand und seine Behandlung mit hohen Serumdosen. Münch. med. Wschr. 1942, 602.
DAVAINE, C. J., and P. F. RAYER: Cit. W. BURROWS, Textbook of microbiology. Philadelphia and London: W. B. Saunders Co. 1963.
DAVIES, D. G., and R. W. S. HARVEY: The isolation of Bacillus anthracis from bones. Lancet 1955 I, 86.
DELAFOND, O.: Rec. Méd. véd. 37, 574 (1860). Zit. in: Spezielle Pathologie und Therapie der Haustiere, 7. Aufl., Bd. 1. Jena 1938.
DELA GRACIA, M.: Ricerche su alcuni stipiti avirulenti e attenuati del B. anthracis. G. Batt. Immun. 36, 409 (1947).
DESAULLES, P., B. SCHÄR u. R. MEIER: Wirkung von Anthraxfraktionen auf mesenchymale Zellreaktionen in vitro und in vivo. Schweiz. Z. Path. 19, 639 (1956).
DOWDLE, W. R., and P. A. HANSEN: A phage-fluorescent antiphage staining system for Bac. anthracis. J. infect. Dis. 108, 125 (1961).
DUCLOUX, C. R.: Sur la formation de races asporogènes du Bac. anthracis. Atténuation de sa virulence. C. R. Acad. Sci. (Paris) 170, 1527 (1920).
ECK: Über einen Fall einer Milzbrandmeningitis nach Infektion durch ein Spielzeug. Z. Hyg. Infekt.-Kr. 129, 97 (1949).
ECKERT, N. J., and T. F. BONVENTRE: In vivo effects of Bac. anthracis culture filtrates. J. infect. Dis. 112, 226 (1963).
EDWARDS, P. R., and D. W. BRUNER: Serological identification of Salmonella cultures. Kentucky Agric. Exp. Station, Univ. Kentucky, Arcular 54. Lexington, Ky. 1942.
EISENBERG: Neue Ergebnisse der Milzbrandforschung und Milzbrandbekämpfung. Siehe POPPE, Ergebn. Hyg. Bakt. 5, 597 (1922).
ELLINGSON, H. V., P. J. KADULL, H. L. BOOKWALTER, and C. HOWE: Cutaneous anthrax. J. Amer. med. Ass. 131, 1105 (1946).
EURICH, F. W.: The cultivation of anthrax bacilli from wool and hair. J. Path. Bact. 17, 249 (1912/13).
EVANS, D. G., and A. C. WARDLEW: Gelatinase and collagenase production by certain species of bacillus. J. gen. Microbiol. 8, 481 (1953).
FERENCZI, A.: Über eine neue Behandlung des Milzbrands. Dtsch. med. Wschr. 1940, 435.
FERNELIUS, A. L., J. A. DE ARMON jr., F. KLEIN, and R. E. LINCOLN: Comparison of graded and quantal. virulence tests for bacillus anthracis spores. J. Bact. 79, 594 (1960).
FISCHER, G.: Studien über die normale Entwicklung der Transmigrationskultur von Bacterium coli. Acta path. microbiol. scand., Suppl. 9, 1 (1932).
FLIGHT, C. H.: Two outbreaks of anthrax in equines due to ingestion of contaminated oats. J. S. Afr. vet. med. Ass. 20, 42 (1949).
FORD, W. F.: Bacillus anthracoides Hueppe and Wood. In: FORD's Textbook of bacteriology. Philadelphia: W. B. Saunders Co. 1927.
FOTH, H.: Die Kapsel des Milzbrandbacillus. Z. Infekt.-Kr. Haustiere 21, 57 (1920).
FRAENKEL, E., u. REYE: Zit. W. MOHR u. K. ENINGK: Seltene Infektionskrankheiten, vorwiegend Zoonosen. In: Lehrbuch der inneren Medizin (L. HEILMEYER). Berlin-Göttingen-Heidelberg: Springer 1961.
FRANCKE, G., u. R. STANDFUSS: Neue Wege zur Bekämpfung des Milzbrands. Tierärztl. Rdsch. 32, 893 (1926a).
— — Entgegnung auf die Ausführungen von Prof. KURT SCHERN, Montevideo, Zum Milzbrandnachweis von Auslandhäuten. Berl. tierärztl. Wschr. 42, 558 (1926b).
FRANK, G., u. O. LUBARSCH: Zur Pathogenese des Milzbrandes bei Meerschweinchen und Kaninchen. Z. Hyg. Infekt.-Kr. 11, 259 (1892).
GARROD, L. P.: The sensitivity of Bacillus anthracis to antibiotics. Antibiot. and Chemother. 2, 689 (1952).
GIBIER, P.: De l'aptitude communiquée aux animaux à sang froid à contracter le charbon par l'élévation de leur température. C. R. Acad. Sci. (Paris) 94, 1605 (1882).
GILLISSEN, G.: Ursache und Bedeutung des antimikrobiellen Antagonismus. Zbl. Bakt., I. Abt. Ref. 151, 161 (1953a).
— Der Coli-Milzbrand-Antagonismus. Zbl. Bakt., I. Abt. Orig. 159, 187 (1953b).

Gillillen, G.: Zur Frage der außergewerblichen Milzbrandinfektion des Menschen durch Abwässer von Lederfabriken. Desinfektion u. Gesundheitswes. **49**, 33 (1957).

—, u. D. Lust: Zur Differenzierung von Milzbrandbacillen und milzbrandähnlichen Sporenbildnern und die Bedeutung ihres Vorkommens in Abwässern. Zbl. Bakt., I. Abt. Orig. **156**, 99 (1950).

—, u. H. G. Scholz: Untersuchungen zur Abtötung von Milzbrandbacillen und deren Sporen. Gesundheitswes. u. Desinfektion **52**, 10 (1960).

— — Ein Verfahren zur Abtötung der Sporen von Bac. anthracis in Abwässern von Lederfabriken, dargestellt im Großversuch. Arch. Hyg. (Berl.) **145**, 389 (1961a).

— — Die Selektion von Milzbrandbacillen aus Flüssigkeiten mit starker Verunreinigung durch E. coli. Zbl. Bakt. I. Abt., Orig. **182**, 232 (1961b).

— — Zur Abtötung von Milzbrandsporen in Abwässern der Felle und Häute verarbeitenden Industrie. Gesundh.-Ing. **82**, 372 (1961c).

— — Zur Sanierung milzbrandverseuchter Felle und Häute. Gesundh.-Wes. u. Desinfekt. **3**, 33 (1961d).

Gladstone, G. P.: Inter-relationships between amino acids in nutrition of B. anthracis. Brit. J. exp. Path. **20**, 189 (1939).

— Immunity to anthrax: Protective antigen present in cell-free culture filtration. Brit. J. exp. Path. **27**, 394 (1946).

— Immunity to anthrax: Production of the cell-free protective antigen in cellophane sacs. Brit. J. exp. Path. **29**, 379 (1948).

—, and H. H. Johnston: The effect of cultural conditions on the susceptibility of bacillus anthracis to lysozyme. Brit. J. exp. Path. **36**, 363 (1955).

Glässer: Ein seltener Milzbrandfall bei Saugferkeln. Tierärztl. Rdsch. **47**, 361 (1941).

Gochenour jr., W. S., C. A. Gleiser, and W. D. Tigertt: Observations on penicillin prophylaxis of experimental inhalation anthrax in the monkey. J. Hyg. (Lond.) **60**, 29 (1962).

— H. Schoening, C. D. Stein, and W. M. Mohler: Agric. techn. Bull. **468**, 1 (1935). Cit. W. J. Nungester, The anthrax bacillus. In: Dubos, Bacterial and mycotic infection of man. 1948.

Gold, H.: Anthrax. A report of one hundred seventeen cases. Arch. intern. Med. **96**, 387 (1955).

Goodlow, R. J., and F. A. Leonard: Viability and infectivity of microorganisms in experimental airborne infections. Bact. Rev. **25**, 182 (1961).

Govaerts, A.: Influence du calcium sur l'atténuation du bacille du charbon par la méthode de Pasteur. Ann. Inst. Pasteur **81**, 424 (1951).

Grabar, P., et H. N. Staub: Recherches immunochimiques sur la bacteridie charbonneuse. VI. Essais d'immunisation du cobaye par le liquide d'oedème et ses fractions. Ann. Inst. Pasteur **72**, 534 (1946).

Graf, P.: Der Milzbrand vom Standpunkt des Arztes aus betrachtet. In: Lederindustrie-Berufsgenossenschaft, Maßnahmen zur Verhütung und Bekämpfung von Milzbrand. Mainz 1950.

Grag, J.: Lysine deficiency and host resistance to anthrax. J. exp. Med. **117**, 497 (1963).

Grassman, H. N.: World incidence of anthrax in man. Publ. Hlth Rep. (Wash.) **73**, 22 (1958).

Gross, H., u. H. Plate: Milzbrandbacillen-Meningitis. Klin. Wschr. **1940**, 1036.

Grumbach, A.: Der Milzbrand (Anthrax). In: Die Infektionskrankheiten des Menschen und ihre Erreger, herausgegeb. v. A. Grumbach u. W. Kikuth. Stuttgart: Georg Thieme 1958.

—, u. S. Tesarz: Die Ursache der Resistenzdurchbrechung am milzbrandinfizierten Warmwasserfrosch. Schweiz. Z. Path. **8**, 511 (1945).

Gundel, M., u. H. Kliewe. Experimentelle Untersuchungen über das antagonistisch wirksame Prinzip der Coli- gegenüber Milzbrandbacillen. Zbl. Bakt. I. Abt. Orig. **124**, 519 (1932).

Gustafson, B. A., and S. E. Svehag: The resistance condition in Bac. anthracis and some anthrax-like organisms. Nord. Vet.-Med. **8**, 902 (1956).

Haag, F. E.: Der Milzbrandbacillus, seine Kreislaufformen und Varietäten. Arch. Hyg. (Berl.) **98**, 271 (1927).

Hagan, W. A.: The laboratory diagnosis of anthrax. Diagnostic procedures and reactions reagents. 3rd. Am. Publ. Health Ass., N.Y. 1950.

Haight, Th. H.: Anthrax meningitis: review of literature and report of 2 cases with autopsies. Amer. J. med. Sci. **224**, 57 (1952).

Hailer, E., u. K. Heicken: Untersuchungen zur Bekämpfung des gewerblichen Milzbrandes. IV. Mitt. Weitere Versuche zur Sanierung der Tierhaar- und Borsten-verarbeitenden Industrie. Z. Hyg. Infekt.-Kr. **128**, 87, 109 (1948a, b).

— — Untersuchungen zur Bekämpfung des gewerblichen Milzbrandes. V. Mitt. Die keimtötende Wirkung von Natriumsulfid, Natriumhydrosulfid und Schwefelwasserstoff sowie von Kalkmilch, die mit Natriumsulfid versetzt ist, auf Milzbrandsporen bei verschiedenen Temperaturen. Z. Hyg. Infekt.-Kr. 131, 219 (1950a).

HAILER, E., u. K. HEICKEN: Untersuchungen zur Bekämpfung des gewerblichen Milzbrandes. VI. Mitt. Zur Frage der Milzbrandgefährlichkeit ausländischer Schaf- und Ziegenfelle. Z. Hyg. Infekt.-Kr. 131, 443 (1950b).

HALLMANN, L.: Bakteriologie und Serologie, 2. Aufl. Stuttgart: Georg Thieme 1955.

HANBY, W. E., and H. N. RYDON: The capsular substance of Bac. anthracis. Biochem. J. 40, 297 (1946).

— S. G. WALEY, and J. WATSON: Synthetic polypeptides. II. Polyglutamic acid. J. chem. Soc. 3239 (1950).

HARNACH, R., u. J. FRYBA: Die Sterilisierung von durch Sporen der B. anthracis verseuchten landwirtschaftlichen Flächen. In: Anthopocoonosy, Kongr. in Prag 1958.

HARRIS-SMITH, P. W., H. SMITH, and J. KEPPIE: Production in vitro of the anthrax toxin previously recognized in vivo. J. gen. Microbiol. 16, VIII (1957).

HAUSAM, W.: Die Milzbrandfrage in der Lederindustrie. Zbl. Bakt., I. Abt. Orig. 155, 352 (1950).

— Der Milzbrand vom Standpunkt des Bakteriologen und Gerbereifachmanns aus betrachtet. In: Lederindustrie-Berufsgenossenschaft: Maßnahmen zur Verhütung und Bekämpfung von Milzbrand. Mainz 1950.

HEICKEN, K.: Diskussionsbemerkung zu HAUSAM, Die Milzbrandfrage in der Lederindustrie. Zbl. Bakt., I. Abt. Orig. 155, 362 (1950).

— Untersuchungen zur Bekämpfung des gewerblichen Milzbrandes. VII. Mitt. Die Wirkung von aliphatischen Carbonsäuren und von Rhodanwasserstoffsäure auf Milzbrandsporen. Z. Hyg. Infekt.-Kr. 135, 307 (1952).

— Über die Desinfektion infektiöser Abwässer. Zbl. Bakt., I. Abt. Orig. 165, 156 (1956).

HEIM, L.: Zur Milzbrandinfektion. Arch. Hyg. (Berl.) 40, 55 (1901).

— Bakteriologische Untersuchungen bei Milzbranderkrankungen im Gewerbebetrieb. Zbl. Bakt., I. Abt. Ref. 39, 195 (1907).

HENNEBERG, G.: Literaturzusammenstellung über Encephalitis nach Milzbrand. Gutachten. Sonderdrucksammlung Robert-Koch-Institut Berlin.

HILGERMANN, R., u. J. MARMANN: Untersuchungen über die durch Gerbereien verursachten Milzbrandgefahren und ihre Bekämpfung; Nachprüfung der von SEYMOUR-JONES und SCHATTENFROH vorgeschlagenen Desinfektionsmethoden milzbrandhaltiger Rohhäute. Arch. Hyg. (Berl.) 79, 168 (1913).

HODGSON, A. E.: Cutaneous anthrax. Lancet 240, 811. 1941.

HOFFMANN, H. L.: The reverdin method of plastic surgery after anthrax erysipelas of the hand. Münch. med. Wschr. 102, 1882 (1960).

HORNE, T., G. C. TURNER, and A. T. WILLIS: Inactivation od spores of Bacillus anthracis by x-radiation. Nature (Lond.) 183, 475 (1959).

IVÁNOVICS, G.: Das Vorkommen der spezifischen Kapselsubstanz der Milzbrandbacillen in verschiedenen aeroben sporentragenden Saprophytenbacillen. Zbl. Bakt., I. Abt. Orig. 138, 211 (1937a).

— Unter welchen Bedingungen werden bei der Nährbodenzüchtung der Milzbrandbacillen Kapseln gebildet? Zbl. Bakt., I. Abt. Orig. 138, 449 (1937b).

— Das kulturelle Verhalten des Bacillus mesentericus vulgatus mucosus, insbesondere in bezug auf die Produktion der P-Substanz. Zbl. Bakt., I. Abt. Orig. 142, 52 (1938).

— Über die Milzbrandimmunität. Z. Immun.-Forsch. 94, 436 (1938).

— Das Schicksal der Kapselsubstanz (P-Substanz) der Milzbrandbacillen im Organismus. Z. Immun.-Forsch. 96, 408 (1939).

— Untersuchungen über das Polysaccharid der Milzbrandbacillen. Z. Immun.-Forsch. 97, 402 (1940a).

— Die immunbiologische Verwandtschaft zwischen dem Anthrax-Polysaccharid, der Pneumokokkus-Typus-XVI-Kapselsubstanz und der spezifischen Substanz der menschlichen roten Blutkörper der Gruppe A. Z. Immun.-Forsch. 98, 373 (1940b).

— Das serologische Verhalten der Abbauprodukte des Anthrax-Polysaccharids. Z. Immun.-Forsch. 98, 420 (1940c).

— Die Reaktion der spezifischen Substanz und des Antikörpers der Milzbrandbacillenkapsel. Z. Immun.-Forsch. 97, 443 (1940d).

— Beiträge zur Systematik und Antigenstruktur der aeroben, mesophilen, sporentragenden Mikroben. Zbl. Bakt., I. Abt. Orig. 159, 178 (1952/53).

—, u. V. BRUCKNER: Chemische Natur der immunspezifischen Kapselsubstanz der Milzbrandbacillen. Naturwissenschaften 25, 250 (1937a).

— — Chemische und immunologische Studien über den Mechanismus der Milzbrandinfektion und -immunität. I. Mitt. Die chemische Struktur der Kapselsubstanz des Milzbrandbacillus und der serologisch identischen Substanz des Bacillus mesentericus. Z. Immun.-Forsch. **90**, 304 (1937b).

Ivánovics, G., u. L. Erdös: Ein Beitrag zum Wesen der Kapselsubstanz des Milzbrand-bacillus. Z. Immun.-Forsch. **90**, 5 (1937b).

—, and J. Földes: An immunospecific substance of Bac. cereus similar to polysaccharide obtained from Bac. anthracis. Naturwissenschaften **45**, 15 (1958a).

— — Problems concerning the phylogenesis of Bac. anthracis. Acta microbiol. Acad. Sci. hung. **5**, 89 (1958b).

—, and St. Horváth: On the chemical structure of the capsule of B. anthracis and B. mega-therium. Acta physiol. Acad. Sci. hung. **4**, 401 (1953).

Jacotot, H., et B. Virat: La longévité des spores de B. anthracis (premier vaccin de Pasteur). Ann. Inst. Pasteur **82**, 215 (1952).

— — Vaccination contre l'infection charbonneuse par injection de bactéridies tuées en excipient huileux. Ann. Inst. Pasteur **98**, 297 (1960).

— — Vaccination contre l'infection charbonneuse par injection de bactéridies tuées en excipient huileux. Ann. Inst. Pasteur **104**, 822 (1963).

Jaenisch: Beitrag zum Nachweis von Milzbrand. Münch. med. Wschr. **1914**, 305.

Jarmai, K.: Hämolytische Wirkung der Milzbrandbacillen und der milzbrandähnlichen Saprophyten. Zbl. Bakt., I. Abt. Orig. **70**, 72 (1913).

Jensen, J., u. H. Kleemeyer: Die bakterielle Differentialdiagnose des Anthrax mittels eines neuen spezifischen Testes („Perlschnurtest"). Zbl. Bakt., I. Abt. Orig. **159**, 494 (1953).

Johne, A.: Zur Kenntnis der Morphologie der Milzbrandbacillen. Dtsch. Z. Tiermed. **19**, 244 (1893).

Johnson, W. P., and R. C. Percival: Tetracycline therapy of experimentally induced anthrax in sheep. J. Amer. vet. med. Ass. **127**, 142 (1955).

Kaffka: Zur Morphologie des Milzbrandbacillus unter Einwirkung von Antibioticis. Zbl. Bakt., I. Abt. Orig. **163**, 333 (1955).

Kielwein, G.: Ein Vorschlag zur praktischen Differenzierung des Bac. anthracis durch den Phagentest. Tierärztl. Umschau **12**, 183 (1957).

Kienitz, M., u. W. Ritzerfeld: Milzbrandmeningitis bei einem Kleinkind. Z. Hyg. Infekt.-Kr. **149**, 11 (1962).

Klein, F., J. A. de Armon jr., R. E. Lincoln, B. G. Mahlandt, and A. L. Fernelius: Immunological studies of anthrax. II. Levels of immunity against Bacillus anthracis obtained with protective antigen and live vaccine. J. Immunol. **88**, 15 (1962).

— B. W. Haines, B. G. Mahlandt, and R. E. Lincoln: Immunologic studies of anthrax. III. Comparison of antibody titer and immunity index after anthrax immunization. J. Immunol. **91**, 431 (1963).

— B. G. Mahlandt, R. E. Lincoln, J. A. de Armon jr., and A. L. Fernelius: Immuniza-tion as a factor affecting the course of septicemic anthrax. Science **133**, No 3457, 1021 (1961).

Klemm, D. M., and W. R. Klemm: A history of anthrax. J. Amer. vet. med. Ass. **135**, 458 (1959).

Klett, A.: Sporenbildung bei Anaerobiose. Z. Hyg. Infekt.-Kr. **35**, 420 (1900).

Klimmer, M.: Technik und Methodik der Bakteriologie und Serologie. Berlin 1923.

Koch, R.: Die Ätiologie der Milzbrandkrankheit, begründet auf die Entwicklungsgeschichte des Bac. anthracis. Cohns Beitr. Biol. Pflanz. **2**, 277 (1876).

— Über die Milzbrandimpfung. Eine Entgegnung auf den von Pasteur in Genf gehaltenen Vortrag. Mitt. Kaiserl. Gesundh.-Amt **1**, 49 (1881).

Kodama, H.: Die Ursache der natürlichen Immunität gegen Milzbrandbacillen. Zbl. Bakt., I. Abt. Orig. **68**, 373 (1913).

Köhler: Die kulturellen Eigenschaften der verschiedenen Pseudomilzbrandbacillen unter besonderer Berücksichtigung ihres Vorkommens im Fischmehle. Dtsch. tierärztl. Wschr. **29**, 25 (1921).

König, A.: Milzbrand-Epizootie in einer Schafherde. Dtsch. tierärztl. Wschr. **1956**, 473.

Koljakow, J. E., u. A. D. Melichow: Schnelldiagnostik der Milzbrandbacillen im Wasser. Veterinariya **37** (3), 81 (1960).

Kolmodin, P. J.: Mjältbrandsepizooti i Halland 1956—1957. Medlemsblad Sveriges Veterinär-vörbund **9**, 346 (1957).

Kovács, J., and V. Bruckner: Structure of the capsular substance of Bacillus anthracis. Research **5**, 194 (1952a).

— — The structure of native poly-D-glutamic acid. Part I. J. chem. Soc. 4255 (1952b).

Krasnobajew, J. K.: Die Desinfektion des Haares (Wolle) unter anderen Bedingungen als der der Industrie. Veterinariya **32** (6), 73 (1955).

Kream, J., B. A. Borek, C. J. di Grado, and M. Bovarnik: Enzymatic hydrolysis of γ-glutamyl polypeptide and its derivates. Arch. Biochem. Biophys. **53**, 333 (1954).

Kujumgieff, J.: Il prontosil quale mezzo di differenziazione del Bacillus anthracis dai germi saprofiti similcarbonchiosi. G. Batt. Immun. **20**, 1010 (1938).

Kurzweil, H.: Über Erdsporen höchster Thermoresistenz. Z. Hyg. Infekt.-Kr. **140**, 29 (1954).

Langmuir, A. D.: Airborne infection. In: Rosenau, Preventive medicine and public health. Ed.: K. F. Maxey, 8th ed., p. 152—167. New York: Appleton-Century-Crofts 1956.

Lehmann, K. B.: Über die Sporenbildung bei Milzbrand. Münch. med. Wschr. **34**, 485 (1887).

Leise, J. M., W. E. Beam, and A. Pital: Manual for the identification of pathogenic organisms. Physical Defense Div., Fort Detrick 1954.

— C. H. Carter, H. Friedländer, and S. W. Freed: Criteria for the identification of Bac. anthracis. J. Bact. **77**, 655 (1959).

Leistner, W., u. E. Schuhmann: Milzbrand beim Löwen. Pathologisch-anatomische und veterinär-polizeiliche Betrachtungen. Berl. Münch. tierärztl. Wschr. **1956**, 425.

Leonard, C. G., R. D. Housewright, and C. B. Thorne: Effects of some metallic ions on glutamyl polypeptide synthesis by Bac. subtilis. J. Bact. **76**, 499 (1958).

Lommel: Über den Milzbrand des Menschen. Med. Welt **1939**, 1569.

Lostia, G. B.: Comportamento di B. anthracis in terreni contenenti penicillina e cloruro di cobalto. Igiene mod. **49**, 779 (1956).

Lusena, R.: Aspetto morfologico del bacillo del carbonchio e suo probabile rapporto col decorso dell'infezione carbonchiosa cutanea nell'uomo. Poloclinico, Sez. prat. **1938**, 991.

Lutz, G.: Variabilität des Milzbrandbacillus. Z. Hyg. Infekt.-Kr. **97**, 12 (1922).

Marchette, N. J., D. L. Lundgreen, and K. L. Smart: Intracutaneous anthrax infection in wild rodents. J. infect. Dis. **101**, 148 (1957).

Marginesu, P., e A. Sircana: Ricerche sull'azione dei sulfamidici sui bacilli del Carbonchio „in vitro" ed „in vivo". Igiene mod. **34**, 33 (1941).

McCloy, E. W.: Unusual behaviour of a lysogenic Bacillus strain. J. gen. Microbiol. **5**, XIV (1951).

— Studies on a lysogenic Bacillus strain. I. A bacteriophage specific for B. anthracis. J. Hyg. (Lond.) **50**, 114 (1951).

McCullough, K., and A. P. v. Auersperg: Effect of penicillin and antianthrax serum in experimental anthrax. Amer. J. clin. Path. **17**, 151 (1947).

McFarland: Bacillus anthracis similis. Zbl. Bakt., I, **24**, 556 (1898).

McGann, V. G., R. L. Stearman, and G. G. Wright: Studies on immunity in anthrax. VIII. Relationship of complement-fixing activity to protective activity of culture filtrates. J. Immunol. **86**, 458 (1961).

McGaughey, C. A., and H. P. Chu: The egg-Yolk reaction of aerobic sporing bacilli. J. gen. Microbiol. **2**, 334 (1948).

Melanidi, C., et N. Tzortzaki: La sensibilité du cerveau des lapins hyperimmunisés à l'infection charbonneuse. Acta microbiol hellen. **3**, 6 (1958).

Meskobeanu, J., et Slávescu: Action du jaune d'œuf sur la virulence de la bactéridie charbonneuse. Arch. roum. Path. exp. **12**, 279 (1942).

Meyer, R.: Über zwei Nahrungsmittelvergiftungen durch Keime der Mesentericus-Subtilis-Gruppe. Z. Hyg. Infekt.-Kr. **133**, 211 (1952).

Michin, N. A., u. K. P. Tschischow: Die Bestimmungen der hämolytischen Eigenschaften von Milzbrandkulturen auf Blut-Nährböden. In: Handbuch der modernen Veterinärmedizin, Nr 21, S. 629. 1928. Zit. G. Seidel.

Middleton, G. K., and A. Standen: The electrocardiogram in fatal anthrax bacteremia. J. infect. Dis. **108**, 85 (1961).

Minett, F. C.: Sporulation and viability of B. anthracis in relation to environmental temperature and humidity. J. comp. Path. **60**, 161 (1950).

Mohr, W.: Der Milzbrand in Deutschland im Laufe der letzten 10 Jahre unter Berücksichtigung der im Hamburger Tropenkrankenhaus beobachteten Fälle. Landarzt **36**, 9 (1960).

—, u. K. Eningk: Seltene Infektionskrankheiten, vorwiegend Zoonosen. In: Lehrbuch der inneren Medizin (L. Heilmeyer). Berlin-Göttingen-Heidelberg: Springer 1961.

Molnar, D. M., and R. A. Altenbern: Alterations in the biological activity of protective antigen of Bacillus anthracis toxin. Proc. Soc. exp. Biol. (N.Y.) **114**, 294 (1963).

Morris, E. J.: A selective medium for Bacillus anthracis. J. gen. Microbiol. **13** (3), 456 (1955).

Müller, R.: 80 Jahre Seuchenbakteriologie. Die Seuchenbakteriologen vor Robert Koch. Pollender 1849, Brauell 1856, Delafond 1856, Davaine 1863. Zbl. Bakt., I. Abt. Orig. **115**, 1 (1930).

Nemotot, H., Y. Morija, and Y. Ohashi: Studies on immunization against animals with noncapsulated variants. Bull. nat. Inst. Anim. Hlth **35**, 1 (1958).

Nikodemusz, J., u. Gy. Gonda: Beiträge zur Tierpathogenität aerober Sporenbildner. Zbl. Bakt., I. Abt. Orig. **189** (3), 298 (1963).

Niléhn, P. O.: Infetioner med antrax-liknande mikrober. Nord. Vet.-Med. **10**, 325 (1958).

NORDBERG, B.: Studies of Bacillus anthracis. Stockholm: Gernandts Boktrycheri 1951.

NORDBERG, B. K.: Continued investigations of some important characteristics in anthrax-like mikroorganisms as viewed from a point of view of differential diagnosis. Nord. Vet.-Med. 5, 915 (1953).

— C. G. SCHMITERLÖW, B. BERGRAHM, and H. LUNDSTRÖM: Further pathophysiological investigations into the terminal course of experimental anthrax in the rabbit. Acta path. microbiol. scand. 60, 108 (1964).

— —, and H. J. HANSEN: Pathophysiological investigations into the terminal course of experimental anthrax in the rabbit. Acta path. microbiol. scand. 53, 295 (1961).

—, an W. THORSELL: The effect of certain enzyme systems on the capsule of Bacillus anthracis. J. Bact. 69, 367 (1955).

NORMAN, PH. S., J. G. RAY jr., PH. S. BRACHMAN, ST. A. PLOTKIN, and J. S. PAGANO: Serologic testing for anthrax antibodies in workers in a goat hair processing mill. Amer. J. Hyg. 72, 32 (1960).

NUNGESTER, W. J.: Dissociation of Bacillus anthracis. J. infect. Dis. 44, 73 (1929).

— The Anthrax Bacillus. In: DUBOS, Bacterial and mycotic infection of man. 1948.

NUSSHAG, W., u. R. v. D. AA: Beitrag zur Geschichte des Milzbrands. Mh. Vet.-Med. 11, 248 (1956).

OLT: Zit. G. SEIDEL, Die aeroben Sporenbildner unter besonderer Berücksichtigung des Milzbrandbacillus. In: Beiträge zur Hygiene und Epidemiologie, H. 17. Leipzig: Johann Ambrosius Barth 1963.

PASTEUR, L.: Pathogénie. Sur la longue durée de la vie des germes charbonneux et sur leur conservation dans les terres cultivées. C. R. Acad. Sci. (Paris) 92, 209 (1881a).

— Pathologie générale. De l'atténuation de virus et de leur retour à la virulence. C. R. Acad. Sci. (Paris) 92, 429 (1881b).

— Pathologie générale. Le vaccin du charbon. C. R. Acad. Sci. (Paris) 92, 666 (1881c).

— JOUBERT et CHAMBERLAND: Sur le charbon des poules. C. R. Acad. Sci. (Paris) 87, 47 (1878).

PEARCE, T. W., and E. O. POWELL: A selective medium for Bac. anthracis. J. gen. Microbiol. 5, 387 (1951).

PERSONEUS, G.: Studies on an anthrax vaccine prepared from noncapsulated variants of Bac. anthracis. Amer. J. vet. Res. 17, 153 (1956).

PESTI, L.: Über das Verhältnis der Milzbrandbacillen zu ihren im Boden vorkommenden Verwandten. Acta vet. Acad. Sci. hung. 8, 151 (1958).

PHILLIPS, G. B., J. V. JEMSKI, and H. G. BRAND: Cross infection among animals challenged with Bacillus anthracis. J. infect. Dis. 99, 222 (1956).

PIENAAR, V.: A second outbreak of anthrax amongst game animals in the krüger national Park. 5th June to 11th October, 1960, p. 4.

PIENING, C.: Gehäuftes Auftreten von Milzbrand im Lande Schleswig-Holstein bei Rindern. Berl. Münch. tierärztl. Wschr. 71, 474 (1958).

POCHON, J.: Recherches immunochimiques sur la bactéridie charbonneuse encapsulée et sur une souche non capsulée d'anthracoides. C. R. Soc. biol. (Paris) 127, 1185 (1938).

— Recherches sur la floculation des serums anticharbonneux. Rev. Immunol. (Paris) 4, 457 (1938).

POHL, G.: Die bakteriologische Untersuchung von Abwässern. Z. ges. Hyg. 3, 223 (1957).

POLLENDER, A.: Caspers Vjschr. gerichtl. Med. Berlin 8, 103 (1855). Zit. G. SEIDEL, Die aeroben Sporenbildner. In: Beiträge zur Hygiene und Epidemiologie. H. 17. Leipzig: Johann Ambrosius Barth 1963.

POPPE, K.: Neue Ergebnisse der Milzbrandforschung und Milzbrandbekämpfung. Ergebn. Hyg. Bakt. 5, 597 (1922).

PREISZ, H.: Studien über Morphologie und Biologie des Milzbrandbacillus (mit besonderer Berücksichtigung der Sporenbildung auch bei anderen Bacillen). Zbl. Bakt., I. Abt. Orig. 35, 280 (1904).

— Wesen der Abschwächung der Milzbrandbacillus. Zbl. Bakt., I. Abt. Orig. 44, 209 (1907).

— Experimentelle Studien über Virulenz, Empfänglichkeit und Immunität beim Milzbrand. Zbl. Bakt., I. Abt. Orig. 49, 341 (1909).

— Studien über das Variieren und das Wesen der Abschwächung des Milzbrandbacillus. Zbl. Bakt., I. Abt. Orig. 58, 510 (1911).

PUZISS, M., and M. B. HOWARD: Studies on immunity in anthrax. XI. Control of cellular permeability by bicarbonate ion in relation to protective antigen elaboration. J. Bact. 85, 237 (1963).

— L. C. MANNING, J. W. LYNCH, E. BARCLAY, I. ABELOW, and G. G. WRIGHT: Large-scale production of protective antigen of Bacillus anthracis in anaerobic cultures. Appl. Microbiol. 11, 330 (1963).

Puziss M., and G. G. Wright: Studies on immunity in anthrax; factors influencing elaboration of protective antigen of Bacillus anthracis in chemically defined media. J. Bact. 68, 474 (1954).
— — Studies on immunity in anthrax. X. Gel-adsorbed protective antigen for immunization of man. J. Bact. 85, 230 (1963).
Rakette: Zit. K. Wagner, Leitfaden f. d. Kursus in der vet.-med. Mikrobiologie, 2. Aufl., S. 21. Berlin 1944.
Ramon, G., et A. Staub: Les nouveaux procédés de vaccination contre le charbon et contre le rouget. Rev. Immunol. (Paris) 7, 237 (1942).
Raper, A. B.: Anthrax Meningo-encephalitis. E. Afr. med. J. 30, No 10, 399 (1953).
Rau, A.: Untersuchungen über das Vorkommen von B. anthracis in einem Wolle und Haare verarbeitenden Industriebetrieb. Vet. Diss. Gießen 1957.
Record, B. R., and R. G. Wallis: Physicochemical examination of the polysaccharide from Bacillus anthracis grown in vivo. Biochem. J. 63, 443 (1956).
Renaux, E.: Culture de Bacillus anthracis en milieu calcique et en milieu oxalate. Ann. Inst. Pasteur 83, 38 (1952).
Rhian, M., J. M. Riley, V. L. Wolfe, and A. H. Simmons: Change in virulence of Bacillus anthracis spores as affected by solids and challenge routes. J. infect Dis. 112, 187 (1963).
Röhr, W., u. H. Schwarz: Ein kasuistischer Beitrag zur Cereus-Mastitis des Rindes. Berl. Münch. tierärztl. Wschr. 74, 53 (1961).
Ross, J. M.: On the histopathology of experimental Anthrax in the guinea-Pig. Brit. J. exp. Path. 36, 336 (1955).
— The pathogenesis of anthrax following the administration of spores by the respiratory route. J. Path. Bact. 73, 485 (1957).
Roth, J. L., C. W. Lewis jr., and R. P. Williams: Electron microscope study of Bacillus anthracis in mouse spleen. J. Bact. 80, 772 (1960).
Roth, N. G., J. A. de Armon, and D. H. Lively jr.: Survival time as a rapid method of determining virulence with bacillus anthracis. J. Bact. 72, 666 (1956).
Rudat, K.-D.: Über die Wirkung von Penicillin gegenüber aerobenen Sporenbildnern. Z. ges. Hyg. 1, 2 (1955).
— Über die Empfindlichkeit aerober Sporenbildner gegenüber Streptomycin, Chloromycetin (Chloramphenicol), Aureomycin, Terramycin, Tetracyclin. Z. ges. Hyg. 2, 286 (1956).
Rutquist, L., u. O. Swalm: Epizootologiska odi bakteriologiska undersökningar vid mjält-brandsepizootien i Sverigi 1956—1957. Nord. Vet.-Med. 9, 641 (1957).
Sargeant, K., J. L. Stanley, and H. Smith: The serological relationship between purified preparations of factors I and II of the anthrax toxin produced in vivo and in vitro. J. gen. Microbiol. 22, 219 (1960).
Saunders, J. E.: Anthrax in swine. Vet. Rec. 51, 1489 (1939).
Schaaf, J.: Milzbrand bei Dachsen, Mardern und Frettchen. Tierärztl. Rdsch. 47, 514 (1941).
Schäfer, W.: Sur la morphologie de la Bactéridie charbonneuse. C. R. Soc. Biol. (Paris) 122, 897 (1936).
Schlingman, A. S., H. B. Devlin, G. G. Wright, R. J. Maine, and M. C. Manning: Immunizing activity of Alum-precipitated protective antigen of Bac. anthracis in cattle, sheep and swine. Amer. J. vet. Res. 17, 256 (1956).[1]
Schlossberger, H.: Experimentelle Bakteriologie und Infektionskrankheiten, 10. Aufl. Berlin 1952.
Schnabl, E.: Über die Resistenz von Milzbrandsporen. Wien. tierärztl. Mschr. 83 (1952).
Schönberg, F.: Zu den immer wieder auftretenden Schwierigkeiten der Milzbranddiagnose bei geschlachteten Rindern, insbesondere bei Notschlachtungen. Arch. Lebensmitt.-Hyg. 7, 241 (1956).
— UV-Entkeimungslampen in Fleisch verarbeitenden Betrieben. Fleischwirtschaft 6, 11 (1954).
Seele, W.: Überstandene Milzbrandinfektion in sowjetrussischer Kriegsgefangenschaft Tierärztl. Umschau 306 (1950).
Seidel, G.: Die aeroben Sporenbildner in der täglichen Praxis der bakteriologischen Untersuchung der von Tieren stammenden Lebensmittel. Lebensmitteltierarzt 5, 181 (1954).
— Zur Diagnose des Bacillus anthracis unter besonderer Berücksichtigung spezifischer Bakteriophagen. Arch. Lebensmitt.-Hyg. 41 (1958).
— Die aeroben Sporenbildner unter besonderer Berücksichtigung des Milzbrandbacillus. In: Beiträge zur Hygiene und Epidemiologie, H. 7. Leipzig: Johann Ambrosius Barth 1963.
—, u. G. Hoffmann: Über Desinfektionsversuche mit P₃-Sporid und den Einsatz von flexiblen Nährböden. Mh. Vet.-Med. 13, 436 (1958).
—, u. R. Strassmann: Zur bakteriologischen und serologischen Diagnose des Milzbrandes. Arch. exp. Vet.-Med. 10, 335 (1956).

SEIFERT, H.: Eine spezifische Milzbrandschutzimpfung für die Verhältnisse der Rinderhaltung im Tal des Rio Chicama/Peru. Dtsch. tierärztl. Wschr. 67, 356 (1960).

SEVERN, A. G. M.: Anthrax septicaemia. Lancet 242, 9 (1942).

SHANAHAN, K. H., J. R. GRIFFIN, and A. P. v. AUERSPERG: Anthrax meningitis. Amer. J. clin. Path. 17, 719 (1947).

SIMON, M., DE, M. ALBOIU, C. CONSTANTINESCU, G. H. BIRNAURE, CR. CONSTANTINESCU u. N. ARWANITOPOL: Incercari de folosire a hialuronidazei in vaccinarea anticarbunoasa. Lucrurile stiintifice ale institutului de seruri si vaccinuri Pasteur-Bucáresti 5, 259 (1961).

SINGER, E.: Milzbrandstudien. Z. Immun.-Forsch. 43, 285 (1925).

SLEIN, M. W., and G. F. LOGAN jr.: Mechanism of action of the toxin of Bacillus anthracis. I. Effect in vivo on some blood serum components. J. Bact. 80, 77 (1960).

SMITH, H.: The use of bacteria grown in vivo for studies on the basis of their pathogenicity. Amer. Rev. Microbiol. 12, 77 (1958).

— Studies on organisms grown in vivo to reveal the bases of microbial pathogenicity. Ann. N.Y. Acad. Sci. 88, 1213 (1960).

—, and J. KEPPIE: Studies on the chemical basis of the pathogenicity of Bacillus anthracis using organisms grown in vivo. In: Mechanisms of microbial pathogenicity, 5th Symp. Soc. Gen. Microbiol. Cambridge: University Press 1955.

— —, and J. L. STANLEY: A method for collecting bacteria and their products from infections in experimental animals, with special reference to Bac. anthracis. Brit. J. exp. Path. 34, 471 (1953a).

— — — The chemical basis of the virulence of Bac. anthracis. I. Properties of bacteria grown in vivo and preparation of extracts. Brit. J. exp. Path. 34, 477 (1953b).

— — — The chemical basis of the virulence of Bac. anthracis. V. The specific toxin produced by B. anthracis in vivo. Brit. J. exp. Path. 36, 460 (1955).

— — —, and P. W. HARRIS-SMITH: Chemical basis of virulence of Bac. anthracis; secondary shock as major factor in death of guinea-pigs from anthrax. Brit. J. exp. Path. 36, 323 (1955).

—, and J. L. STANLEY: Purification of the third factor of Anthrax toxin. J. gen. Microbiol. 29, 517 (1962).

— R. E. STRANGE, and H. T. ZWARTOUW: α,ε-Diaminopimelic acid in the peptide moiety of the cell wall polysaccharide of Bac. anthracis. Nature (Lond.) 178, 865 (1956).

— D. W. TEMPERT, J. L. STANLEY, P. W. HARRIS-SMITH, and R. C. GALLOP: The chemical basis of the virulence of Bac. anthracis. VII. Two components of the anthrax toxin. Their relationship to known immunizing aggressins. Brit. J. exp. Path. 37, 263 (1956).

—, and H. T. ZWARTOUW: The polysaccharide from Bacillus anthracis grown in vivo. Biochem. J. 63, 447 (1956).

SMITH, N. R., R. E. GORDON, and F. E. CLARK: Aerobic sporeforming bacteria. U.S. Dept. of Agriculture monograph No 16 (1952).

SMYTH, H. F.: 6th report of the Comittee on anthrax, Industrial Hyg. Sect. Amer. Publ. Health Ass. 1939.

SOBERNHEIM, G.: Handbuch der pathogenen Mikroorganismen (W. KOLLE, R. KRAUS u. P. UHLENHUTH), 3. Aufl., Bd. III „Milzbrand". 1931.

—, u. H. MURATA: Vergleichende Untersuchungen über die Bedeutung des Infektionsmodus bei der experimentellen Milzbrandinfektion. Z. Hyg. Infekt.-Kr. 103, 691 (1924).

SOLTYS, M. A.: Anthrax in a laboratory work, with observations on the possible source of infection. J. Path. Bact. 60, 253 (1948).

— A new method of demonstrating capsulated Bac. anthracis. J. clin . Path. 13, 526 (1960).

SOTOW, A. P.: Zit. G. SEIDEL, Die aeroben Sporenbildner unter besonderer Berücksichtigung des Milzbrandbacillus. In: Beiträge zur Hygiene und Epidemiologie, H. 17. Leipzig: Johann Ambrosius Barth 1963.

STANDFUSS, R., u. G. POHL: Beitrag zur bakteriologischen Milzbrandfeststellung. Arch. wiss. prakt. Tierheilk. 62, 178 (1930/31).

STANLEY, J. L., K. SARGEANT, and H. SMITH: Purification of factors I and II of the anthrax toxin, produced in vivo. J. gen. Microbiol. 22, 206 (1960).

—, and H. SMITH: The three factors of anthrax toxin: their immunogenicity and lack of demonstrable enzymic activity. J. gen. Microbiol. 31, 329 (1963).

STAUB, A. M., et P. GRABAR: Recherches immunochimiques sur la Bactéridie charbonneuse. Rôle de la capsule dans l'immunisation anticharbonneuse. C. R. Soc. Biol. (Paris) 137, 623 (1943).

STEIN, C. D.: Studies and observations on the laboratory diagnosis of anthrax. Vet. Med. 38, 130 (1943).

— Differentiation of Bac. anthracis from nonpathogenic aerobic spore-forming bacilli. Amer. J. vet. Res. 5, 38 (1944).

STERNE, M.: Variation in Bac. anthracis. Onderstepoort J. vet. Sci. Animal Ind. 8, 271 (1937).
—, and H. PROOM: Induction of motility and capsulation in Bacillus anthracis. J. Bact. 74, 541 (1957).
STRANGE, R. E., and F. C. BELTON: Studies on a protective antigen produced in vitro from Bac. anthracis: Purification and chemistry of the antigen. Brit. J. exp. Path. 35, 153 (1954).
—, and C. B. THORNE: Further purification studies on the protective antigen of Bac. anthracis produced in vitro. J. Bact. 76, 192 (1958).
TAKAHASHI, Y.: Dissociation de la bactéridie charbonneuse à partir d'un germe unique. C. R. Soc. Biol. (Paris) 127, 399 (1938).
TARANUCHIN, W.: Russ. Arch. Path. 6 (1898). Zit. G. SEIDEL, Die aeroben Sporenbildner unter besonderer Berücksichtigung des Milzbrandbacillus. In: Beiträge zur Hygiene und Epidemiologie, H. 17. Leipzig: Johann Ambrosius Barth 1963.
TAYLOR, M. J., G. H. KENNEDY, and G. P. BLUNDELL: Experimental anthrax in the rat. I. The rapid increase of natural Resistance observed in young hosts. Amer. J. Path. 38, 469 (1961).
— J. R. ROONEY, and G. P. BLUNDELL: Experimental anthrax in the rat. II. The relative lack of natural Resistance in germ-free (Lobund) hosts. Amer. J. Path. 38, 625 (1961).
TERPLAU, G.: Saprophyten als Mastitiserreger. Arch. Lebensmitt.-Hyg. 37 (1957).
TESARZ, Z.: Die Ursache der Resistenzdurchbrechung am milzbrandinfizierten Warmwasserfrosch. Schweiz. Z. Path. 10, 781 (1946).
THOMSON, P. D.: The use of blood culture in the routine diagnosis of anthrax. J. comp. Path. 65, 1 (1955).
THORNE, C. B., C. G. GOMEZ, and R. D. HOUSEWRIGHT: Synthesis of glutamic acid and glutamyl polypeptide by B. anthracis. II. The effect of carbon dioxide on peptide production on solid media. J. Bact. 63, 363 (1952).
— — H. E. NOYES, and R. D. HOUSEWRIGHT: Production of glutamyl polypeptide by Bacillus subtilis. J. Bact. 68, 307 (1954).
—, and C. G. LEONARD: Isolation of D- and L-glutamyl polypeptides from culture filtrates of Bacillus subtilis. J. biol. Chem. 233, 1109 (1958).
—, and D. M. MOLNAR: D-amino acid transamination in Bac. anthracis. J. Bact. 70, 420 (1955).
— —, and R. E. STRANGE: Production of toxin in vitro by Bac. anthracis and its separation into two components. J. Bact. 79, 450 (1960).
TOENNIESSEN: Untersuchungen über die Kapsel (Gummihülle) der pathogenen Bakterien. I. Die in Kulturen und im Tierkörper gebildete Kapsel: Darstellungsmethode. Zbl. Bakt., I. Abt. Orig. 65, 23 (1912).
TOMCSIK, J.: Über die Oberflächenstrukturen des Bac. anthracis. Schweiz. Z. Path. 17, 457 (1954).
— Bacterial capsules and their relation to the cell wall. 6th Symp. Soc. Gen. Microbiol. Cambridge: University Press 1956.
—, u. J. B. BAUMANN-GRACE: Serologische Typen von Bac. cereus und ihre Verwandtschaft mit Bac. anthracis. Schweiz. Z. Path. 22, 144 (1959).
—, u. G. IVÁNOVICS: Über die Herstellung des Antikapsel-Immunkörpers des Milzbrandbacillus. Z. Immun.-Forsch. 93, 196 (1938).
—, u. H. SZONGOTT: Über die spezifischen Polysaccharide der Milzbrandbacillen. Z. Immun.-Forsch. 76, 214 (1932).
— — Über ein spezifisches Protein der Kapsel des Milzbrandbacillus. Z. Immun.-Forsch. 78, 86 (1933).
TORII, M.: Decapsulation of Bac. anthracis. Med. J. Osaka Univ. 6, 725 (1955).
— Optical isomeres of glutamic acid composing bacterial glutamyl polypeptides. Med. J. Osaka Univ. 6, 1043 (1956).
TOUMANOFF, C.: Description de quelques souches entomophytes de Bac. cereus Frank et Frank; avec remarques sur leur action et celle d'autres bacilles sur le jaune d'oeuf. Ann. Inst. Pasteur 85, 90 (1953).
— A propos d'un caractère différential de Bac. cereus Var. Alesti Toum. et Vago, agent pathogène de la flacherie infectieuse des vers à soie. Ann. Inst. Pasteur 87, 486 (1954).
—, et C. VAGO: Etude histopathologique des vers à soie atteints de Bac. cereus Var. Alesti. Ann. Inst. Pasteur 84, 376 (1953a).
— — Recherches sur l'effet toxique de Bac. cereus Var. Alesti vis-à-vis des vers à soie. Ann. Inst. Pasteur 84, 623 (1953b).
TRESSELT, H. B., and A. K. BOOR: III. Immunization of monkeys against anthrax. J. infect. Dis. 97, 207 (1955).
TRUKA, Z., J. STERZL, P. MALEK, M. HOLUB u. J. KOLE: Die Dynamik der Entwicklung der Anthraxinfektion. In: Anthropocoonosy. Kongr. in Prag 1958.

UÉMURA: Untersuchungen über milzbrandähnliche Bacillen. Zbl. Bakt., I. Abt. Orig. **75**, 21 (1915).

URBAIN, A.: Réceptivité de certains carnivores à la bactéridie charbonneuse. C. R. Soc. Biol. (Paris) **134**, 8 (1940).

VASTA, M., and G. PESSINA: Antibacterial action of alkyldimethylbenzylammonium chloride on B. anthracis. I. Influence of temperature. Boll. chim. farm. **101**, 533 (1962a).

— — I. Antibacterial action of alkyldimethylbenzylammonium chloride on B. anthracis. II. Antibacterial power in the presence of blood serum. Boll. chim. farm. **101**, 536 (1962b).

VELU, H., P. SOULIE et R. COURTADE: Charbon pulmonaire expérimental de la souris à porte d'entrée intestinale. C. R. Soc. Biol. (Paris) **135**, 1354 (1941).

VINTER, V.: Changes in radioresistance of sporulating cells of Bac. cereus. Nature (Lond.) **189**, No 4764, 589 (1961).

VOGEL, H.: Hemmstoffe — Heilstoffe. Einführung in die Lehre von den Antibiotica. Nürnberg 1953.

VOLCANI, B. E., and P. MARGALITH: A new species (Flavobacterium polyglutamicum) which hydrolyzes the γ-L-glutamyl bond in polypeptides. J. Bact. **74**, 646 (1957).

WAGNER, G.: Beiträge zur Kenntnis der Milzbrand- und milzbrandähnlichen Bacillen. Zbl. Bakt., I. Abt. Orig. **84**, 386 (1920).

— Beiträge zur Kenntnis der Milzbrand- und milzbrandähnlichen Bacillen. Zbl. Bakt., I. Abt. Orig. **90**, 433 (1923).

WAGNER, K. E.: Contribution à l'étude de l'immunité. Le charbon des poules. Ann. Inst. Pasteur **4**, 570 (1890).

WALLEY, S. P.: The structure of bacterial polyglutamic acid. J. chem. Soc. 517 (1955).

WATSON, D. W., W. J. CROMARTIE, W. L. BLOOM, R. J. HECKLY, W. J. McGHEE, and N. WEISSMAN: Studies on infection with Bac. anthracis; isolation of inflammatory factor from crude extracts of lesions of B. anthracis infection and its biological and chemical relationship to glutamyl polypeptide. J. infect. Dis. **80**, 121 (1947).

— — — G. KEGELES, and R. J. HECKLY: Studies on infection with Bac. anthracis. III. Chemical and immunological properties of the protective antigen in crude extracts of skin lesious of Bac. anthracis. J. infect. Dis. **80**, 28 (1947).

WEIDENMÜLLER, H.: Zur Laboratoriumsdiagnose des Milzbrands. Tierärztl. Umschau **7**, 409 (1952).

— Fortschritte in der Milzbranddiagnostik. Mh. Tierheilk. **6**, 186 (1954).

WEIL, R.: Zur Biologie der Milzbrandbacillen. Arch. Hyg. (Berl.) **35**, 355 (1899).

— Zur Biologie der Milzbrandbacillen. Arch. Hyg. **39**, 205 (1901).

— Die Sporenbildung des Milzbrandes bei Anaerobiose. Z. Hyg. Infekt.-Kr. **36**, 451 (1901).

WEISSMAN, N., and L. H. GRAF: Studies on infection with Bac. anthracis. VII. A comparison of the antibacterial effects of calf thymus histone and a quarternary Ammonium cationic detergent on B. anthracis, J. infect. Dis. **80**, 145 (1947).

WERINGO: Développement du charbon chez le lapin. Ann. Inst. Pasteur **8**, 1 (1894).

WHITWORTH, St. H.: The influence of hydrogen-ion-concentration on the biology of the anthrax organism. Vet. Diss. Zürich 1924.

WIDDICOMBE, J. G., R. HUGHES, and A. J. MAY: The rôle of the lymphatic system in the pathogenesis of anthrax. Brit. J. exp. Path. **37**, 343 (1956).

WILSON, G. S., and A. A. MILES: Topley and Wilson's principles of bacteriology and immunity, 4th ed. London: Edward Arnold 1955.

WILSON, J. B., and K. E. RUSSEL: Isolation of Bac. anthracis from soil stored 60 years. J. Bact. **87**, 237 (1964).

World-Health-Organisation — Technical Rep. Ser. 169 (1959), Joint WHO/FAO Expert Committee on zoonosis. Reprot 2. 1959.

WRIGHT, G. G., TH. W. GREEN, and R. KANODE jr.: Studies on immunity in anthrax. V. Immunizing activity of alum-precitated antigen. J. Immunol. **73**, 387 (1954).

— M. A. HEDBERG, and R. J. FEINBERG: Studies on immunity in anthrax. II. In vitro elaboration of protective antigen by non-proteolytic mutants of Bac. anthracis. J. exp. Med. **93**, 523 (1951).

—, and M. PUZISS: Elaboration of protective antigen of Bac. anthracis under anaerobic conditions. Nature (Lond.) **179**, No 4566, 916 (1957).

WURM, K., u. A. M. WALTER: Infektionskrankheiten. In: Lehrbuch der inneren Medizin v. L. HEILMEYER. Berlin-Göttingen-Heidelberg: Springer 1961.

YOUNG jr., G. A., M. R. ZELLE, and R. E. LINCOLN: Respiratory pathogenicity of Bac. anthracis spores: methods of study and observations on pathogenesis. J. infect. Dis. **79**, 233 (1946).

ZWARTOUW, H. T., and H. SMITH: Polyglutamic acid from Bac. anthracis grown in vivo: structure and aggressin activity. Biochem. J. **63**, 437 (1956).

Namenverzeichnis

Die *kursiven* Seitenzahlen beziehen sich auf die Literatur.

Sachverzeichnis